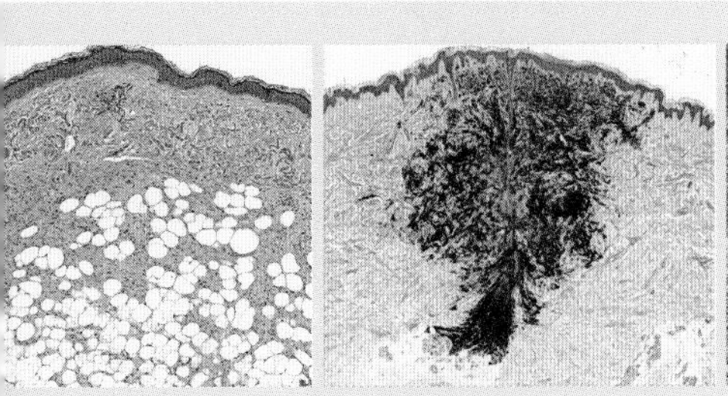
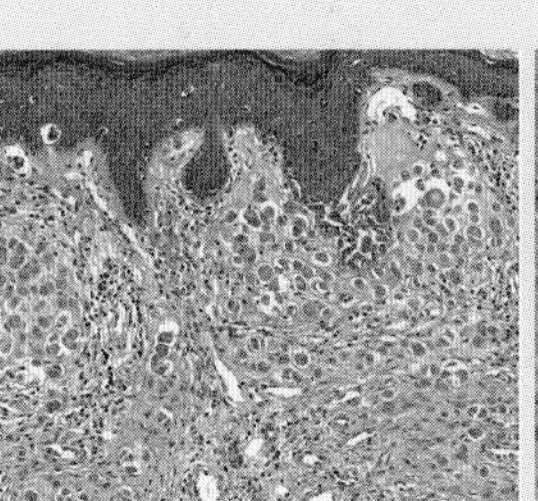
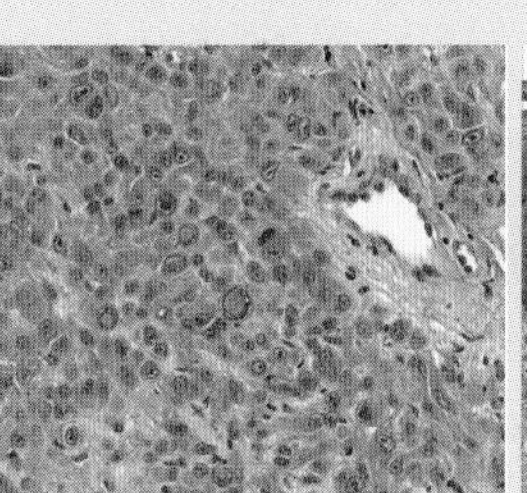
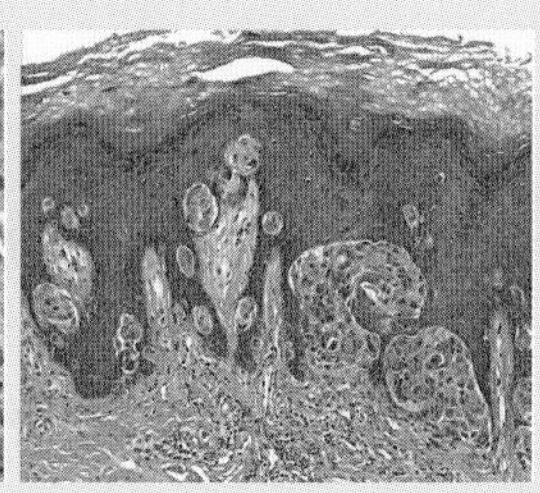

皮肤黑素细胞肿瘤
病理图谱

PATHOLOGIC ATLAS OF CUTANEOUS MELANOCYTIC TUMORS

常建民　编著

中国科学技术出版社
·北　京·

图书在版编目（CIP）数据

皮肤黑素细胞肿瘤病理图谱 / 常建民编著 . —北京 : 中国科学技术出版社 , 2020.10
ISBN 978-7-5046-8758-6

Ⅰ . ①皮… Ⅱ . ①常… Ⅲ . ①黑色素瘤 – 病理学 – 图谱 Ⅳ . ① R739.52-64

中国版本图书馆 CIP 数据核字（2020）第 160929 号

策划编辑　王久红　焦健姿
责任编辑　王久红
装帧设计　北京长天印艺广告设计有限公司
责任印制　李晓霖

出　　版　中国科学技术出版社
发　　行　中国科学技术出版社有限公司发行部
地　　址　北京市海淀区中关村南大街 16 号
邮　　编　100081
发行电话　010-62173865
传　　真　010-62179148
网　　址　http://www.cspbooks.com.cn

开　　本　787mm × 1092mm　1/16
字　　数　120 千字
印　　张　18
版　　次　2020 年 10 月第 1 版
印　　次　2020 年 10 月第 1 次印刷
印　　刷　天津翔远印刷有限公司
书　　号　ISBN　978-7-5046-8758-6/R · 2601
定　　价　168.00 元

About the Author
编著者简介

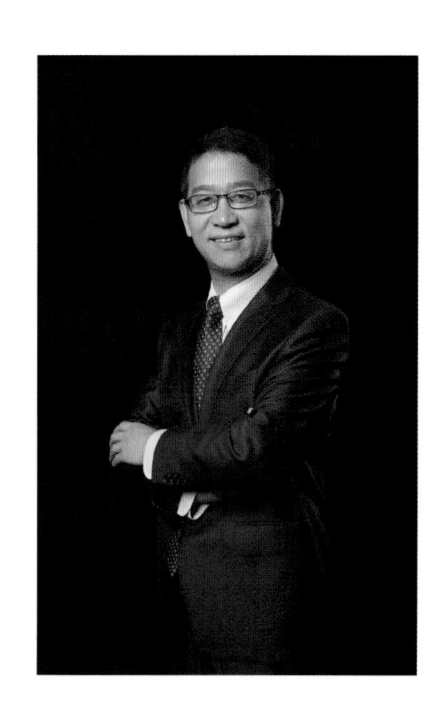

常建民，生于内蒙古赤峰市喀喇沁旗，主任医师，医学博士。北京医院皮肤科主任，北京大学医学部教授，北京大学皮肤性病学系副主任，北京协和医学院博士研究生导师，中国医师协会皮肤科医师分会常委，中国医师协会皮肤科医师分会皮肤病理专业委员会主任委员，中华医学会皮肤性病学分会皮肤病理学组副组长，中国医疗保健国际交流促进会皮肤科分会副主任委员，北京医学会皮肤性病学分会副主任委员，北京市政协委员。1988年考入北京大学医学部，1997年毕业获医学博士学位。2005年晋升为主任医师。2001年至2003年在英国卡迪夫大学医学院作访问学者，2016年12月至2017年3月在美国加州大学洛杉矶分校（UCLA）做访问学者。2011年被中国医师协会皮肤科医师分会评为优秀中青年医师，2012年被评为北京市优秀中青年医师。担任《中华皮肤科杂志》《临床皮肤科杂志》《British Journal of Dermatology》《International Journal of Dermatology and Venerology》等杂志编委，《British Journal of Dermatology》中文版常务副主编。已经在皮肤病专业国内外核心杂志上发表论文350余篇。主编《皮肤病理入门图谱》《皮肤黑素细胞肿瘤病理图谱》《皮肤附属器肿瘤病理图谱》《色素增加性皮肤病》《色素减退性皮肤病》《色素性皮肤病临床及病理图谱》《少见色素性皮肤病病例精粹》《女性外阴疾病》等专著。重点专业领域：白癜风及其他色素性皮肤病，女性外阴性皮肤病，皮肤病理诊断。

Abstract
内容提要

这是国内第一部原创皮肤黑素细胞肿瘤的病理图谱，由北京医院皮肤科常建民教授将其积累 20 余年的病理资料整理、编著而成。全书分为上、下两篇：上篇为黑素细胞痣，共 32 种。常建民教授用简明的文字、清晰的思路阐述了色素痣的病理特点，300 幅高清图片完美展示了 32 种色素痣奇妙的病理世界。下篇为黑色素瘤，共 20 种，常教授用凝练的笔墨，解读 20 种表现各异的黑素瘤的病理特征，200 余幅精美、经典的病理图片直观呈现了 20 种黑素瘤独特的病理改变。本书文字精练，条理清晰；图片精美，种类丰富，同一病种有较多不同病例的病理图片，读后会令人对 52 种皮肤黑素细胞肿瘤的病理改变有深刻的认识。本书尤其适合皮肤科临床医师以及病理科医师参考使用。

Preface
序

常建民教授是我推崇、敬佩的中青年医师。常教授治学严谨、思维慎密、办事认真、一丝不苟。1993年师从北京大学人民医院朱铁君教授，开始从事色素性疾病的研究。2001年赴英国深造，在皮肤病理上打下了坚实的基础。20余年来，他在繁忙的临床及教学工作之余，笔耕不辍，先后编写出版了《色素增加性皮肤病》《色素减退性皮肤病》《色素性皮肤病临床及病理图谱》及《少见色素性皮肤病病例精粹》等学术专著。

《皮肤黑素细胞肿瘤》是一部论述黑素细胞痣及黑色素瘤的病理图谱。黑素痣是最为常见、黑素瘤则是最为恶性的色素性疾病，常教授以大量高质量、清晰的病理照片对这二组疾病作了翔实的阐述。相信本书出版对临床及病理科医生更好地理解及诊断色素痣及黑素瘤是大有裨益的。

新冠病毒仍在肆虐，病毒无情人有情。常教授虽“不能赴抗疫一线”，但“尽心尽力，尽职尽责”，在半年时间内“夜以继日”，为同仁们献上了此专著。

祝贺常建民教授又一部力著的诞生。同时衷心地感谢他所做出的贡献。

朱学骏
北京大学第一医院终身教授

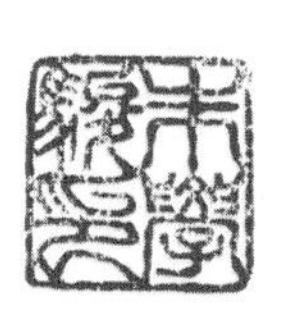

Foreword
前　言

2020年的春天，无论对于国家还是个人，皆可谓艰难。不能赴抗疫一线为国为民分忧解难，于本职工作岗位则应尽心尽力，尽职尽责。

望着窗外的阴霾，春寒料峭，地球似乎停止了转动。上苍把时间的表针调慢，似乎让我们静下来去思考、学习、总结。

时光宝贵，不可虚度。

开启电脑，翻阅着积存多年的皮肤病理图片，好像在重读每一个故事；打开切片盒，览阅珍藏数载的病理切片，犹如再次鉴赏每一颗珍珠。刹那间我忽生一念：何不让更多的同道一起来感受珍珠的璀璨？于是我决定编著《皮肤黑素细胞肿瘤病理图谱》及《皮肤附属器肿瘤病理图谱》。

自大年初二开始，便利用工作之余夜以继日地精选切片，扫描切片，挑选图片，修改图片，撰写正文。虽然时有头晕眼花，腰酸背痛，但是专注于此，可以无暇顾及各种烦恼的侵扰。

黑素细胞肿瘤是皮肤科临床中最多见的肿瘤之一，种类繁多。笔者曾出版过《色素增加性皮肤病》《色素减退性皮肤病》《色素性皮肤病临床及病理图谱》《少见色素性皮肤病病例精粹》。本书的出版可为笔者皮肤色素疾病系列书籍的补充吧。

皮肤病理对于临床皮肤科医生尤为重要。笔者虽努力学习多年，至今仍为门外之徒。对于很多病理知识，仍为一知半解，只知其一不知其二，或只知其表，不知其里。但无碍乐此不辍。犹如一京剧票友，于夜深人静之时，立于暗室之中，低声喊上数嗓，乃自我陶醉而已。

既然名曰图谱，应以图为主，文字尽量精少，图则多多益善。尽量提供不同倍数、不同视野、不同病例的图片。对于每一张图片的理解，仁者见仁智者见智，本人不去详尽注释，读者自行解读便可。

感谢美国皮肤病理专家宋杰先生为本书提供了非典型 Spitz 痣及 Spitz 痣样黑素瘤切片，也感谢美国皮肤病理专家蔡剑平先生提供了丛状 Spitz 痣切片。

一部著作的完成，如同一个新生命的诞生。该书应该是国内第一部皮肤黑素细胞肿瘤病理图谱，错误及不足肯定存在，恳请大家批评指正。

北京医院皮肤科

庚子年初春于京城

Contents
目　录

上篇　黑素细胞痣
Melanocytic Nevus

下篇　黑色素瘤 Melanoma

上篇　黑素细胞痣

Melanocytic Nevus

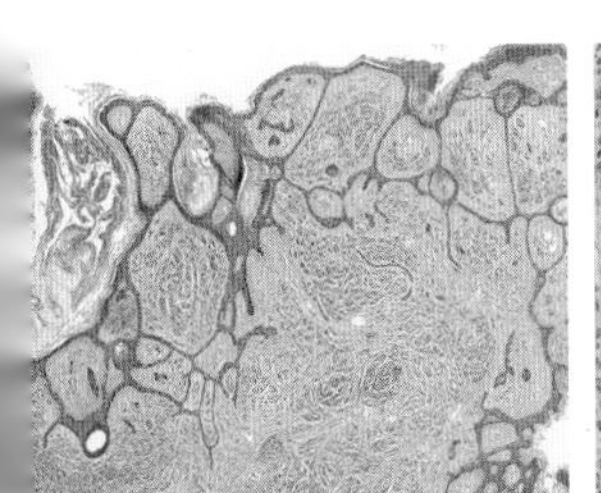
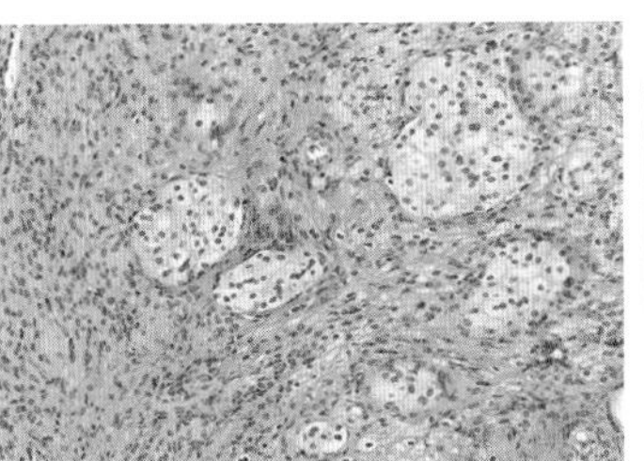
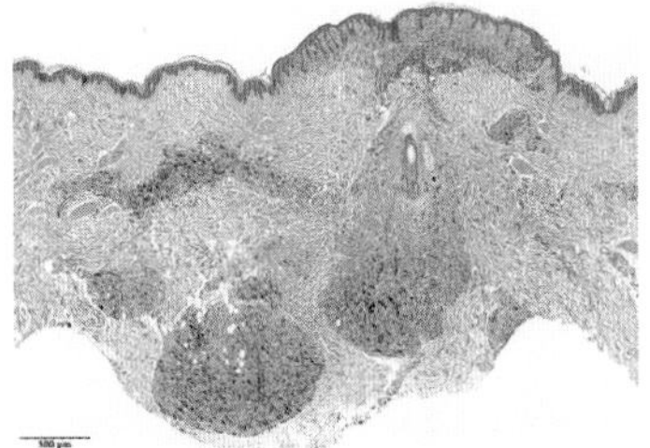
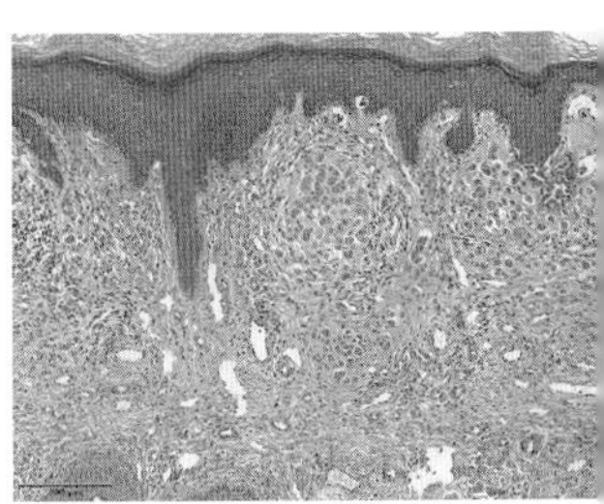

1. 交界痣
Junctional nevus

- 表皮突延长
- 痣细胞位于表皮内，通常位于表皮真皮交界处
- 痣细胞通常位于表皮突的顶端，也可在表皮突的两侧
- 痣细胞可呈多角形，上皮样或者梭形
- 痣细胞的细胞质淡染，细胞核呈多泡状
- 角质层常有色素颗粒
- 真皮浅层可见噬色素细胞
- 呈斑状或稍隆起于皮肤，浅棕或深棕色
- 边缘规则，色素均匀

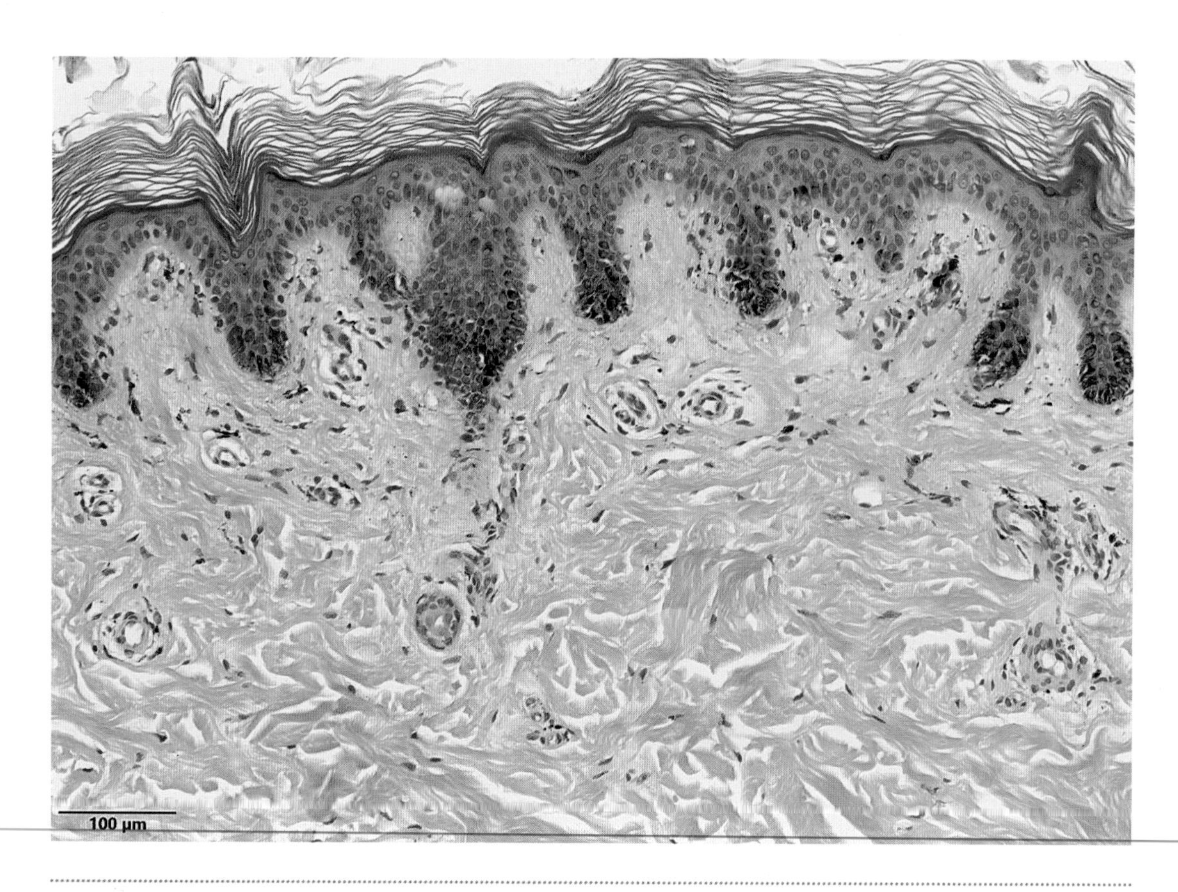

交界痣：皮突延长，皮突顶端可见痣细胞及色素

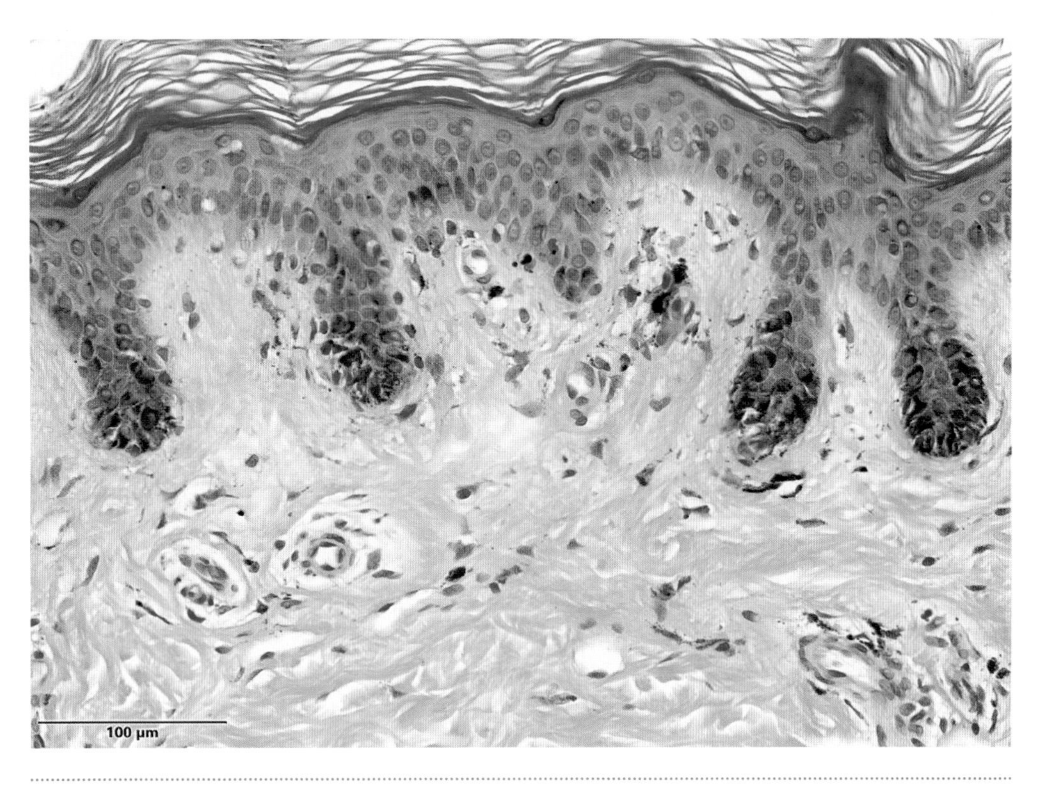

交界痣：皮突顶端可见痣细胞增生，未见明显呈巢分布

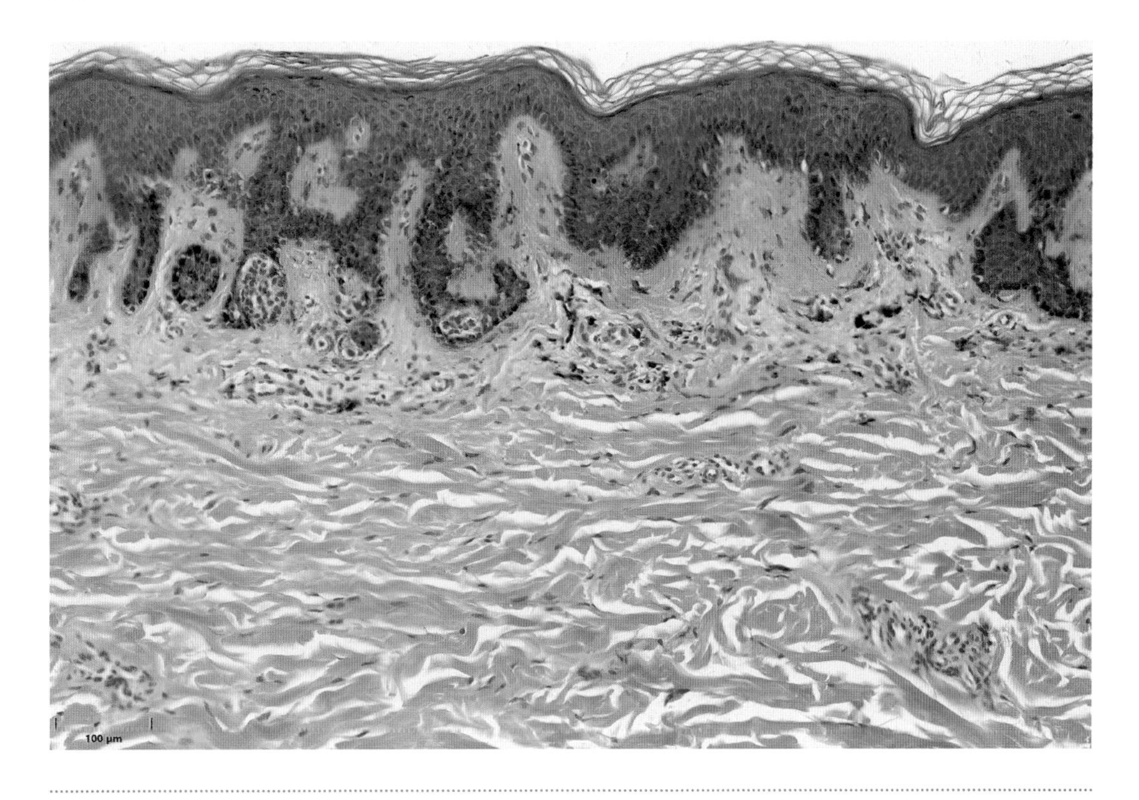

交界痣：皮突顶端可见痣细胞巢

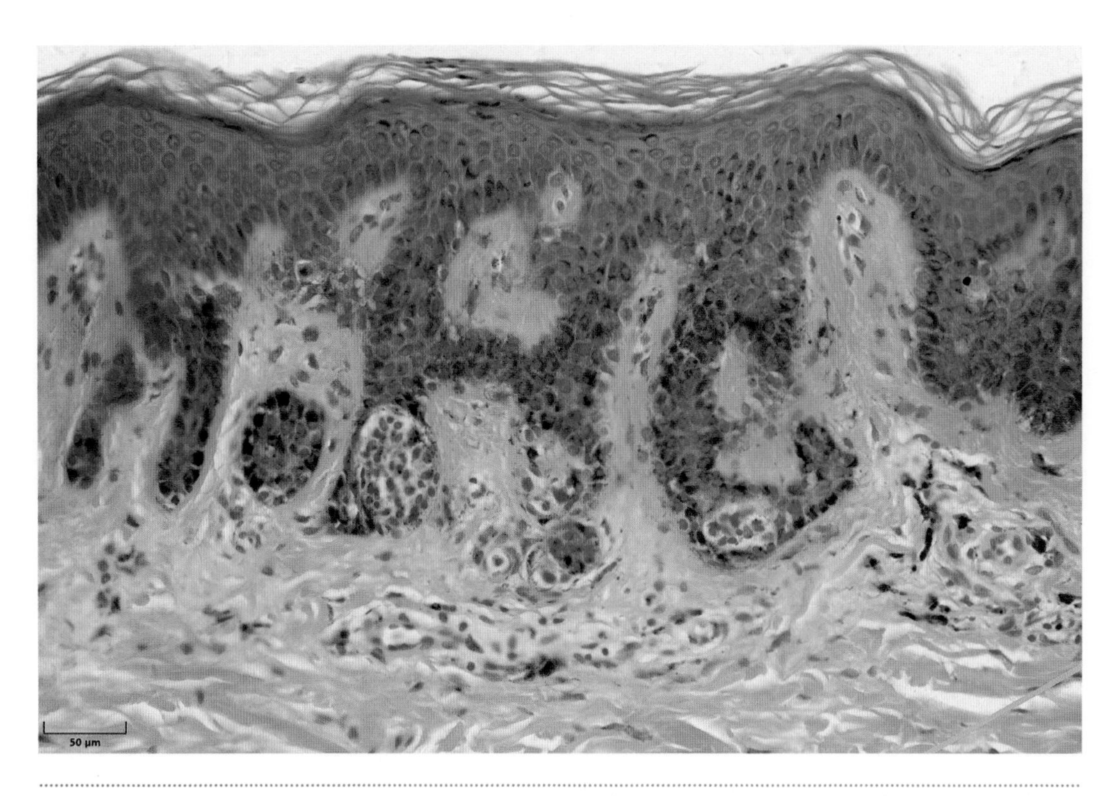

交界痣：表皮突延长伴色素增加，顶端可见痣细胞巢

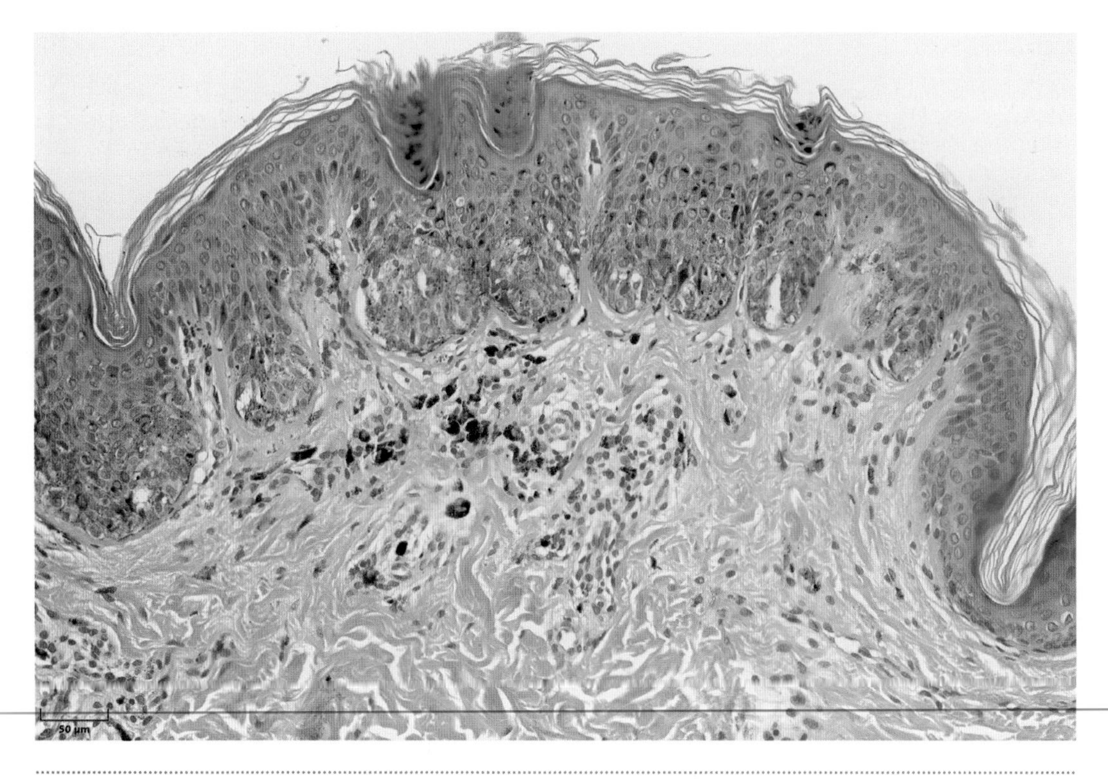

交界痣：角质层内可见柱状色素颗粒，真皮浅层可见色素颗粒及噬色素细胞

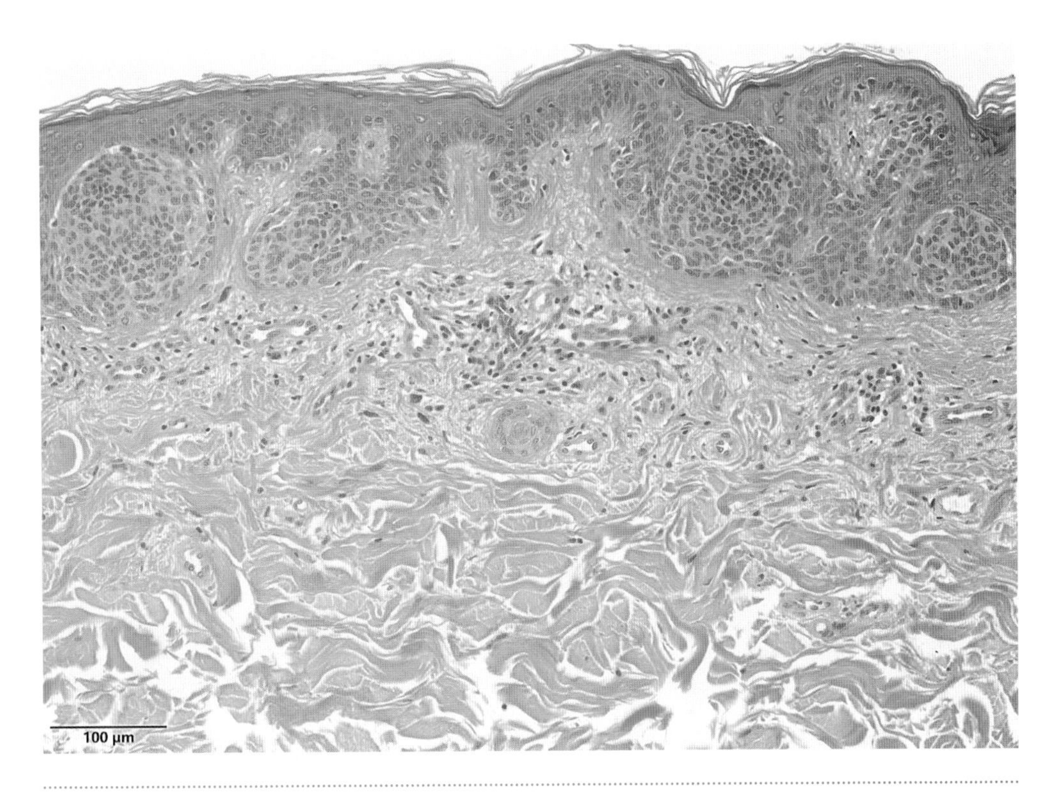

交界痣：表皮与真皮交界处痣细胞巢

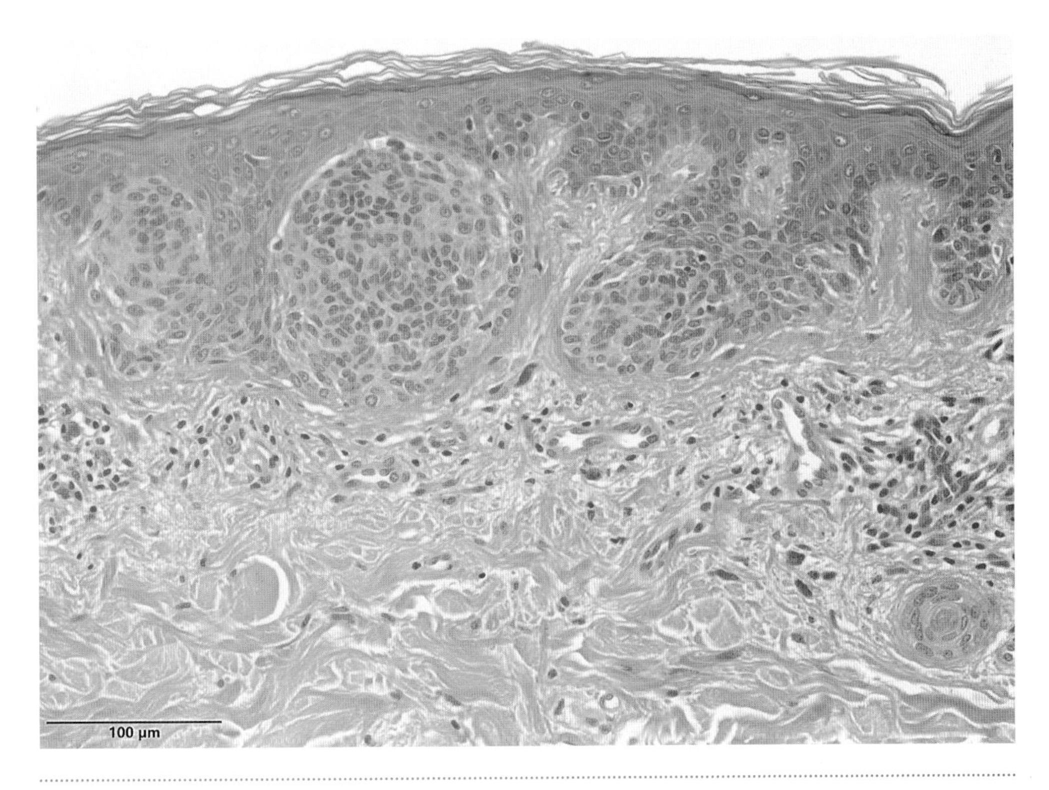

交界痣：表皮与真皮交界处痣细胞巢

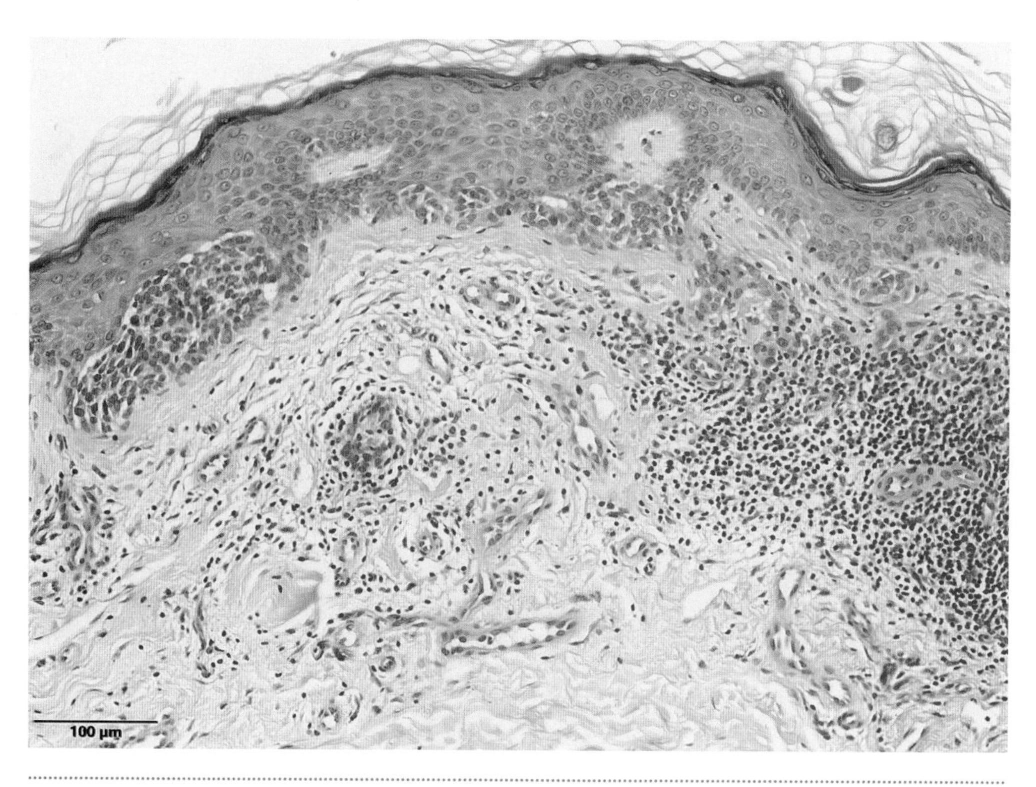

交界痣：表皮与真皮交界处痣细胞巢，呈束状分布

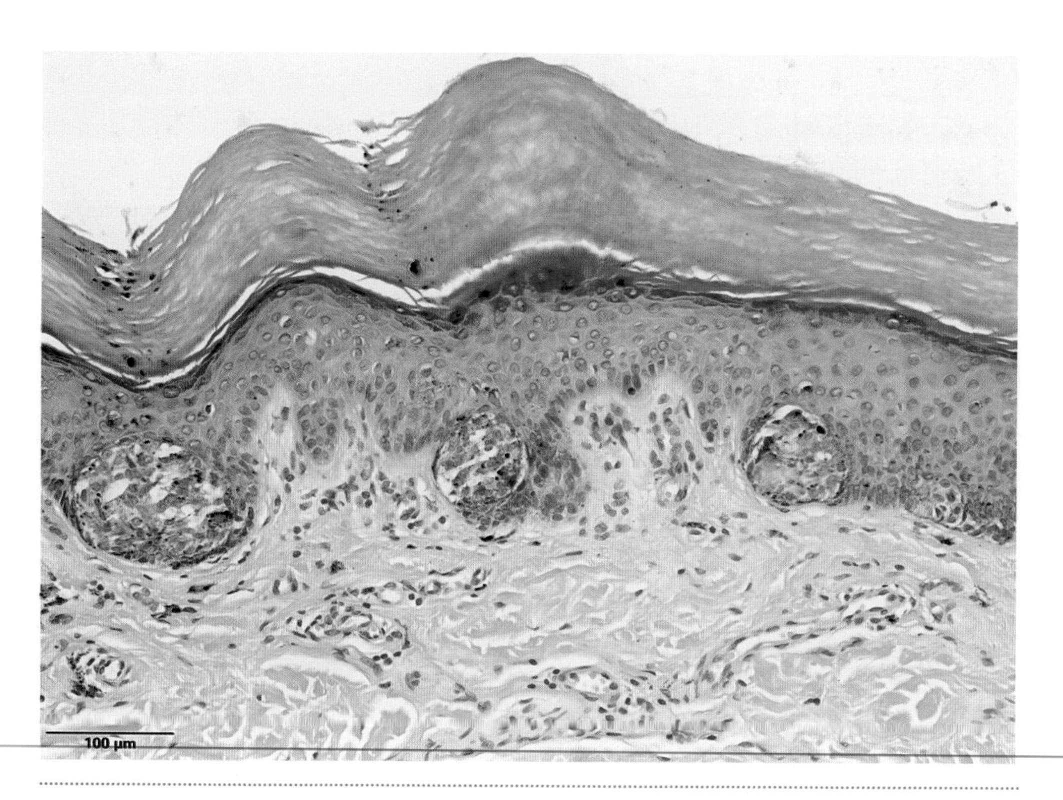

交界痣：表皮与真皮交界处可见边界清楚的痣细胞巢，角质层内可见柱状色素颗粒

2. 复合痣
Compound nevus

- 除了在表皮与真皮交界部位有痣细胞外，在真皮层出现痣细胞
- 真皮内的痣细胞呈巢状或条索状
- 角质层内常有色素颗粒
- 皮损常隆起，颜色较深
- 有时有毛发生出

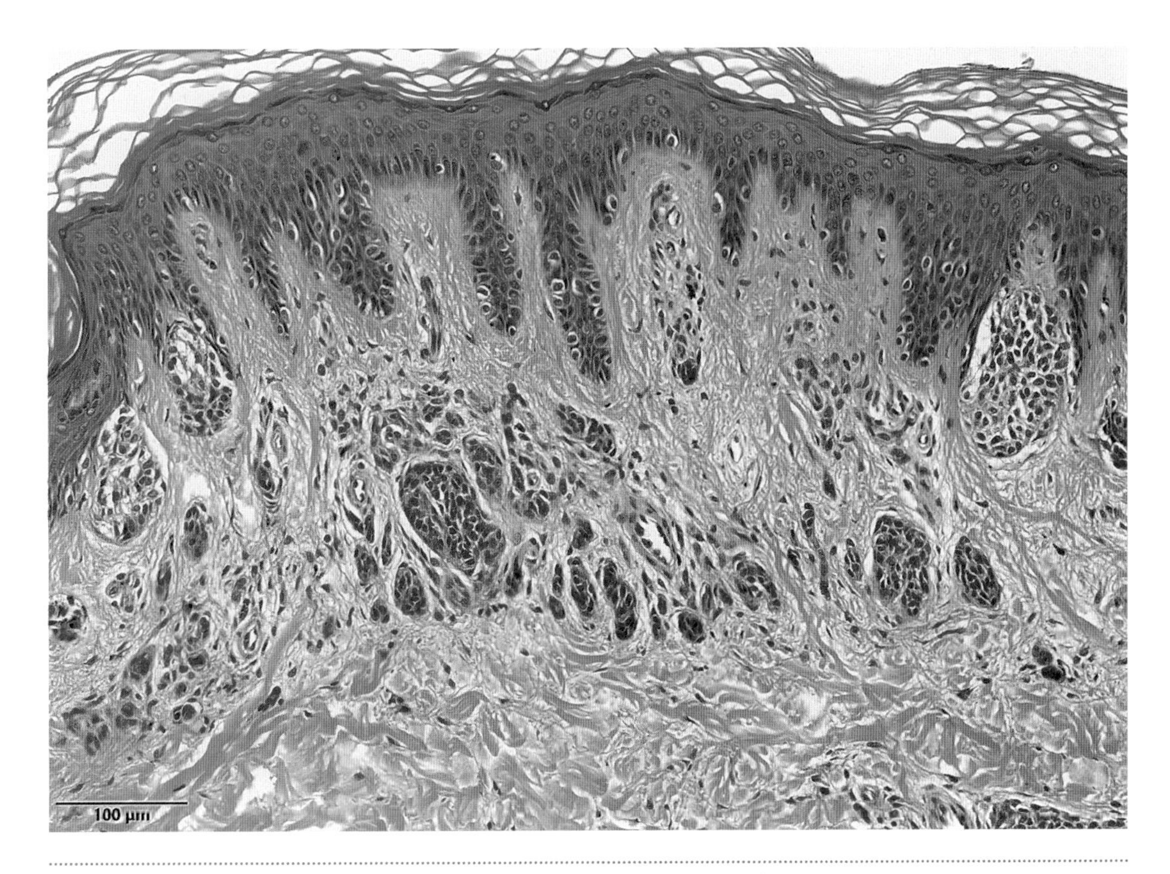

复合痣：痣细胞主要位于真皮内，表皮与真皮交界处可见痣细胞

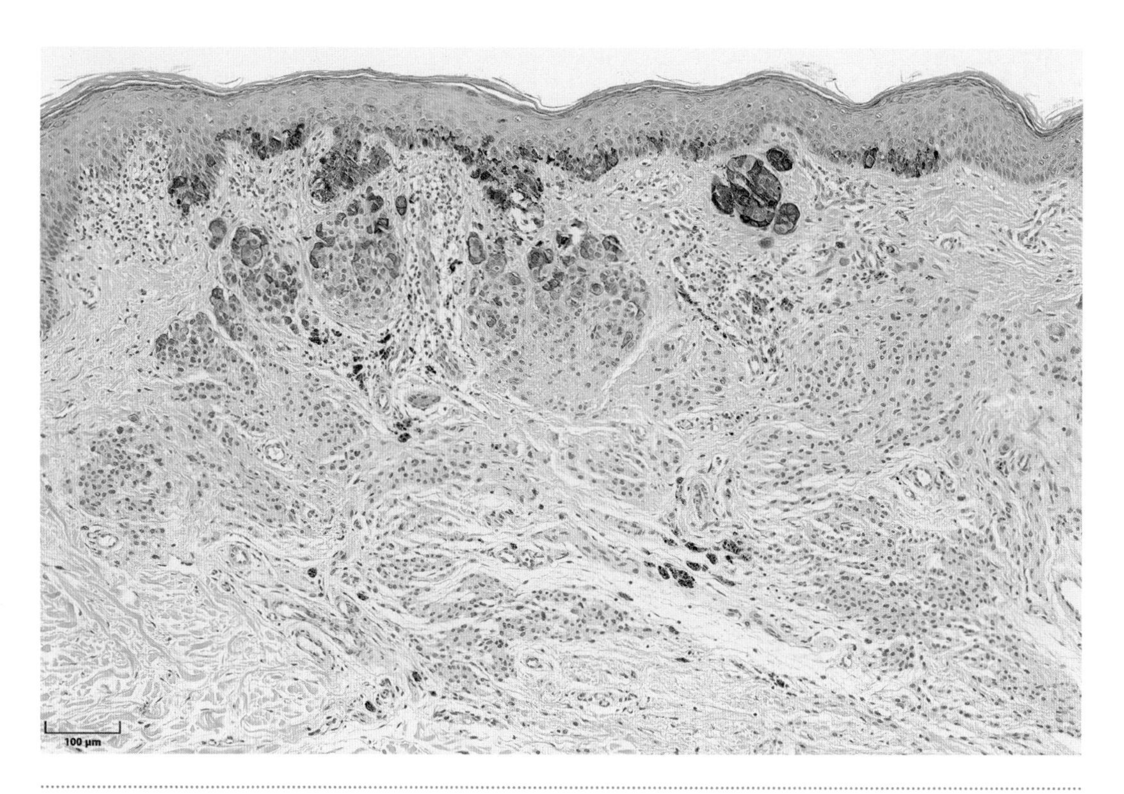

复合痣：痣细胞主要位于真皮内，表皮与真皮交界处可见痣细胞

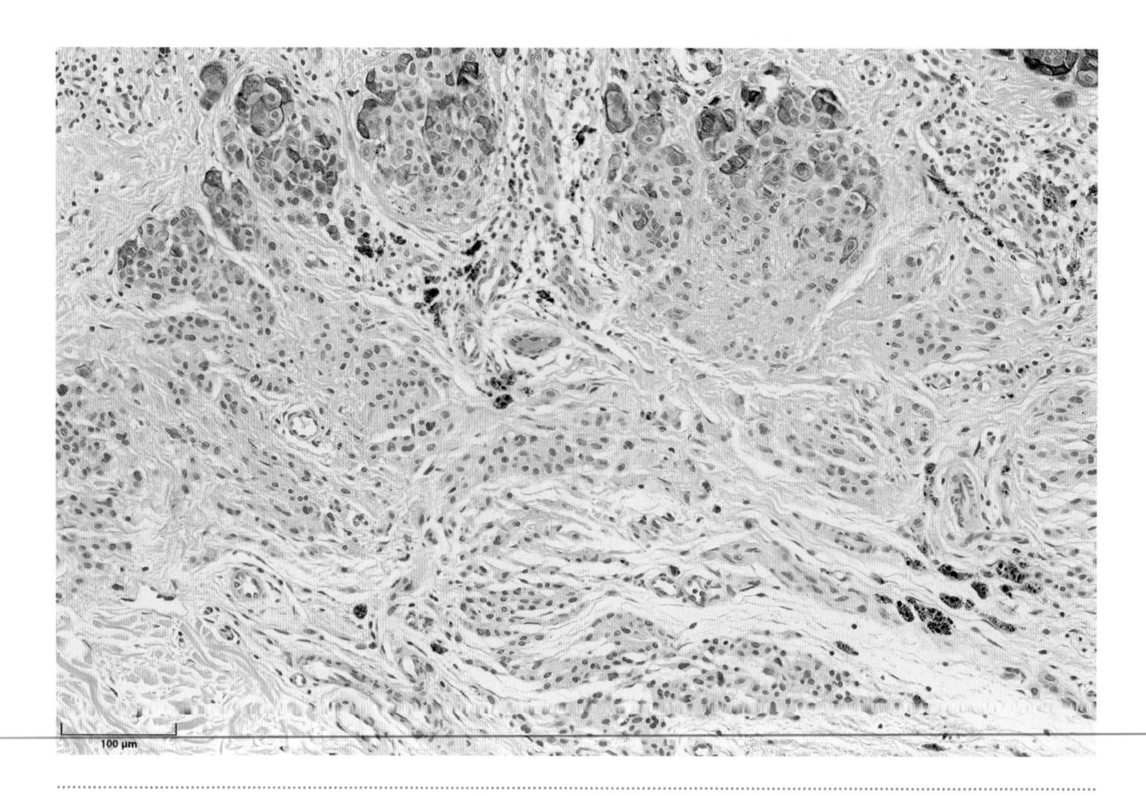

复合痣：上部痣细胞大，色素多

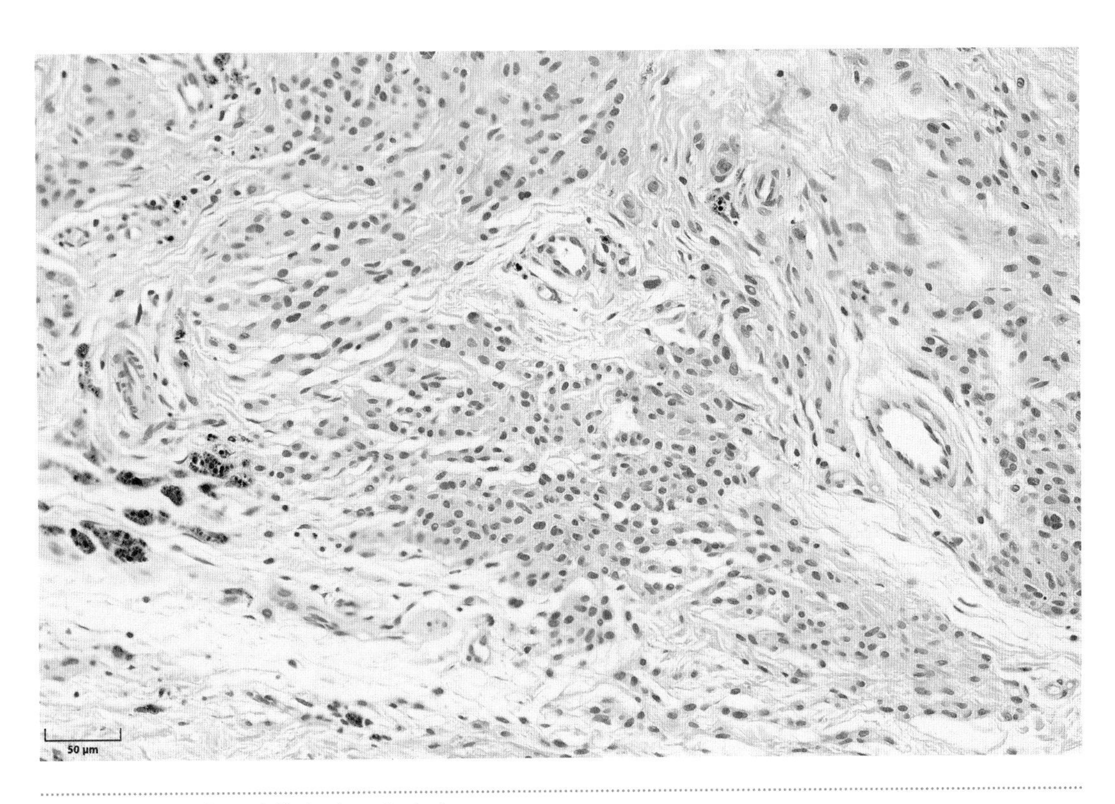

复合痣： 下部痣细胞体积小，色素少

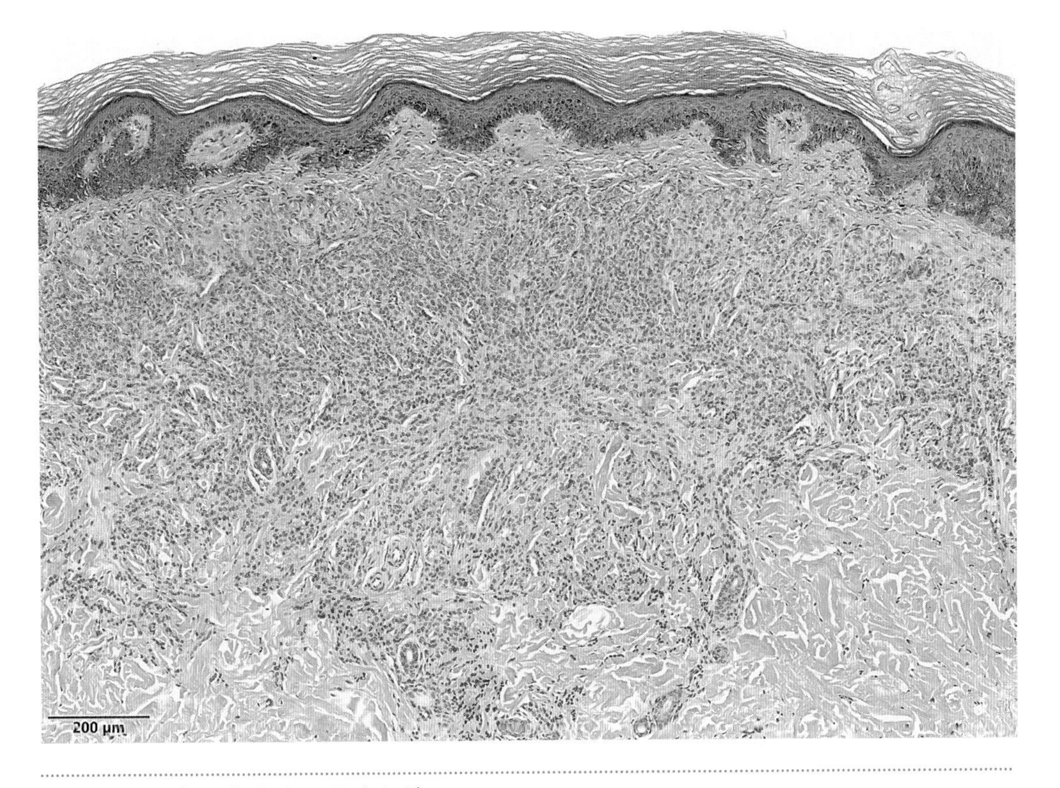

复合痣： 表皮及真皮内可见痣细胞

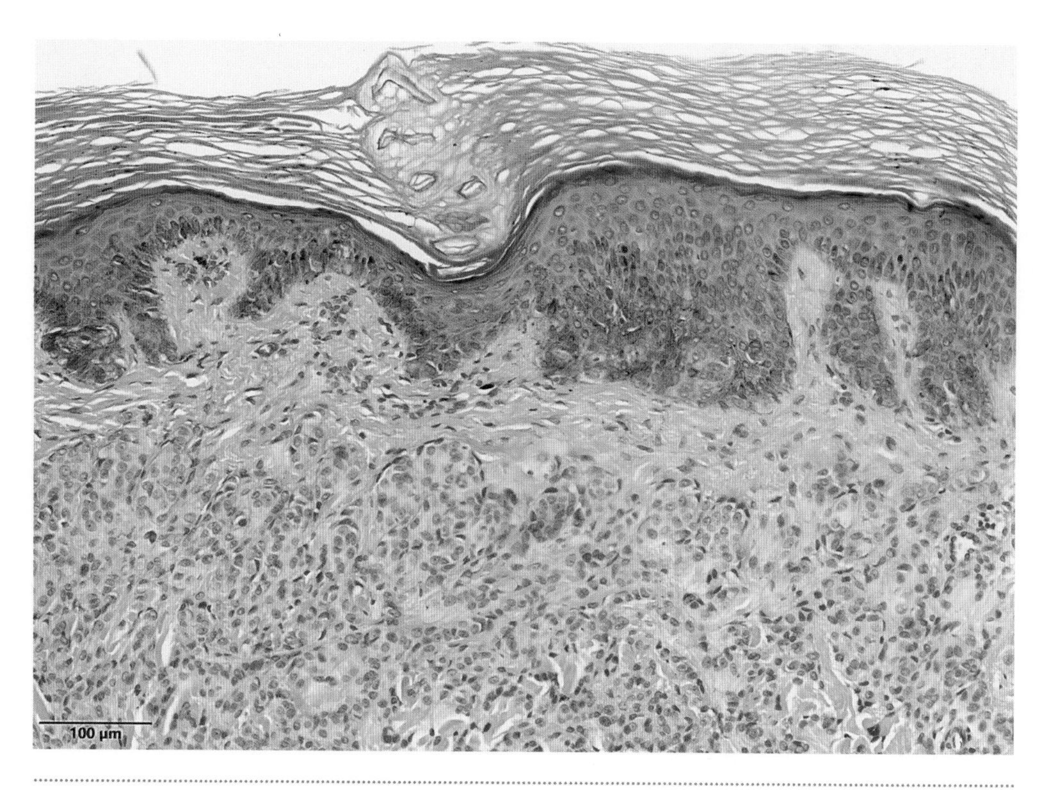

复合痣：表皮及真皮内可见痣细胞

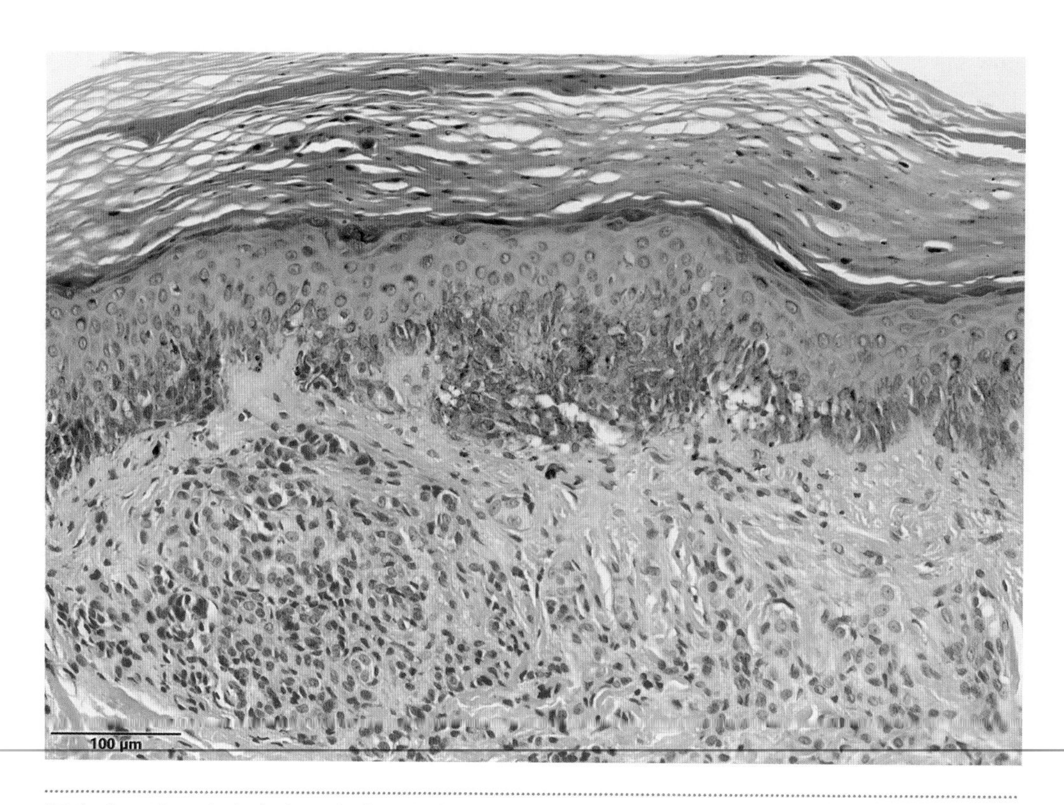

复合痣：除了真皮内痣细胞外，表皮与真皮交界处可见痣细胞，角质层内可见色素颗粒

3. 皮内痣
Intradermal nevus

- 表皮内无痣细胞，增生的痣细胞位于真皮内
- 在痣细胞巢与表皮之间有明显的正常区域
- 从真皮浅层到深层，痣细胞逐渐变小
- 真皮浅层痣细胞含有较多的色素，深层痣细胞色素少
- 痣细胞可出现神经化，形成类似 Meisner 小体结构
- 痣细胞巢内及周围可出现脂肪细胞增生
- 痣细胞巢内可出现裂隙
- 痣细胞巢内可出现假血管腔
- 可出现类似棘层松解现象，表现为痣细胞之间相互分离
- 可出现多核或巨核痣细胞
- 可出现黏液变性
- 可出现钙化甚至骨形成
- 临床上呈圆顶状丘疹、结节、乳头瘤样或皮赘样

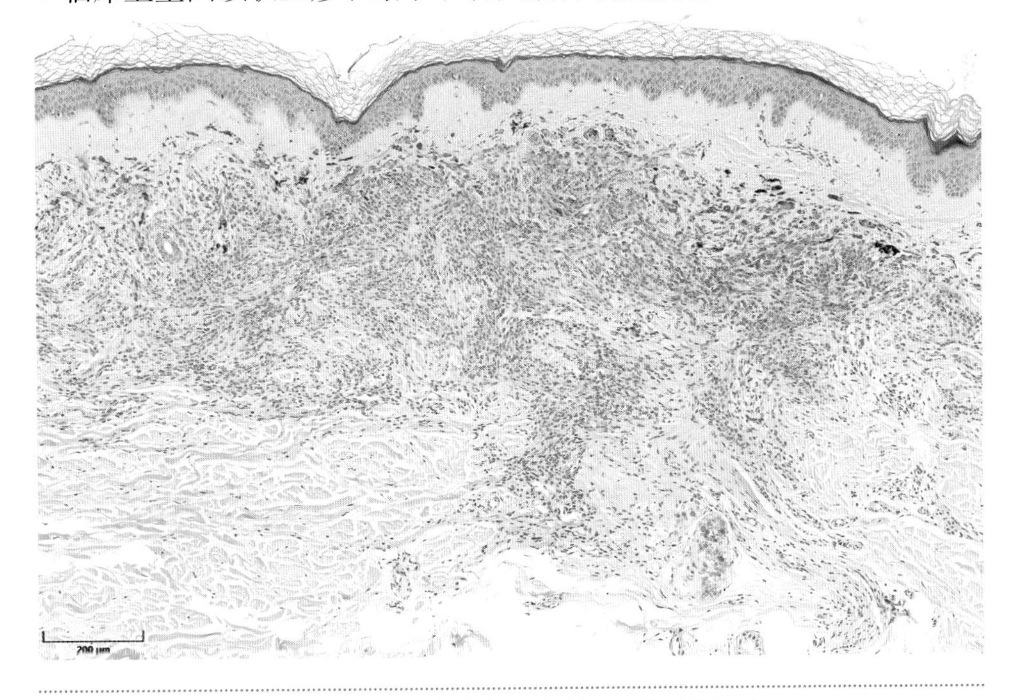

皮内痣：表皮内无痣细胞，表皮与真皮痣细胞之间可见正常区域

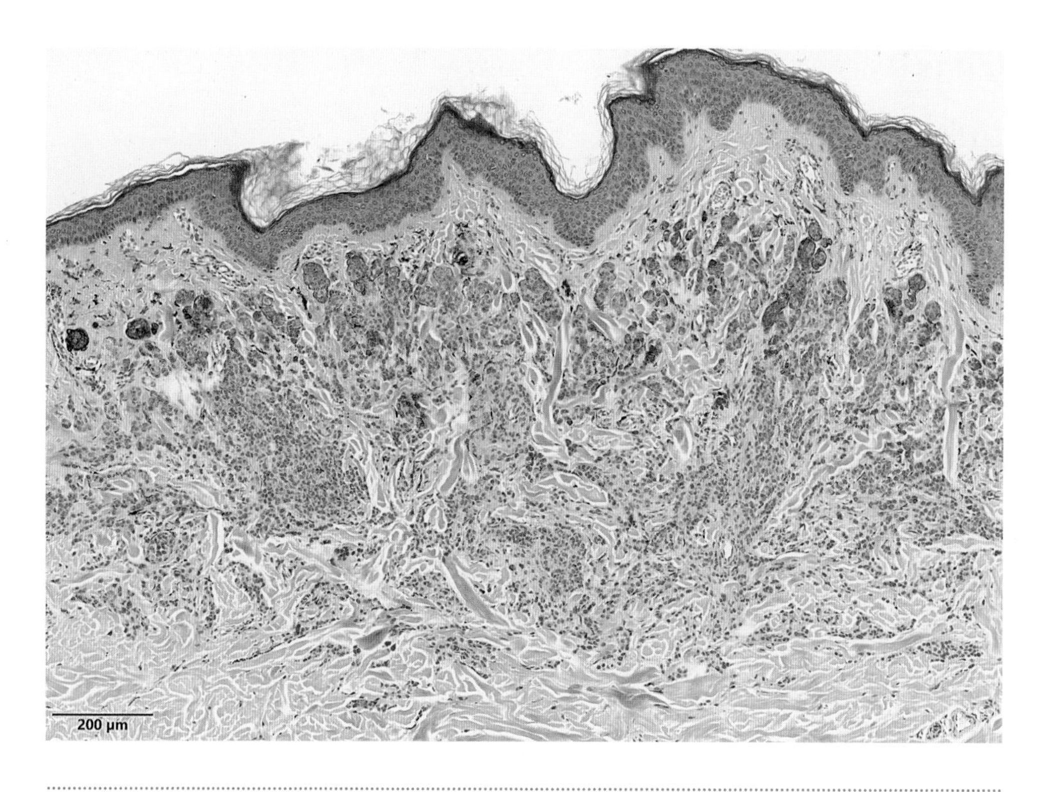

皮内痣：痣细胞位于真皮内

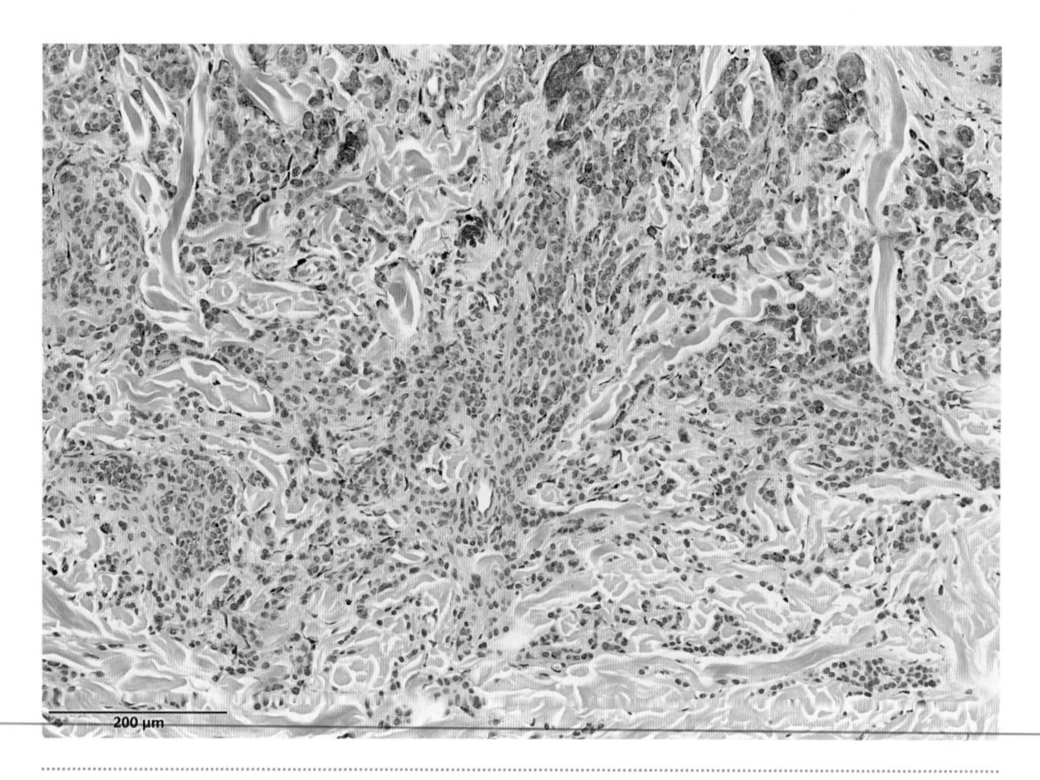

皮内痣：上方痣细胞色素多，多呈巢，细胞大；下方痣细胞色素少，多散在分布，细胞小

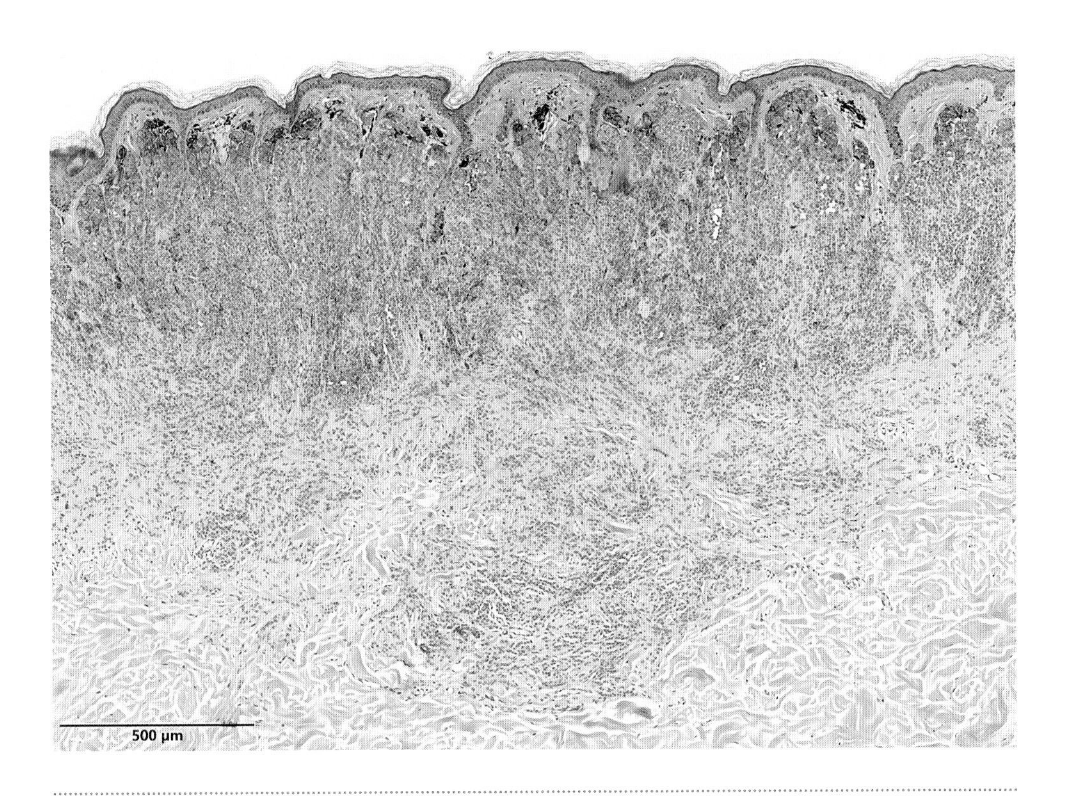

皮内痣：真皮内痣细胞

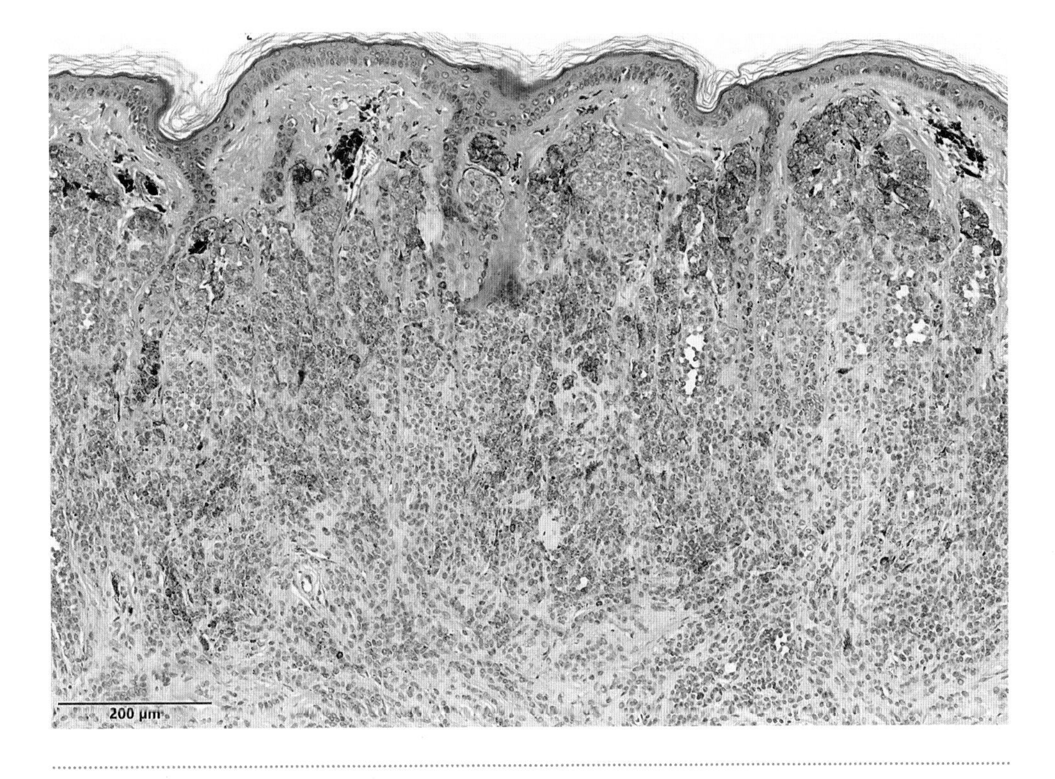

皮内痣：上方痣细胞大，色素多

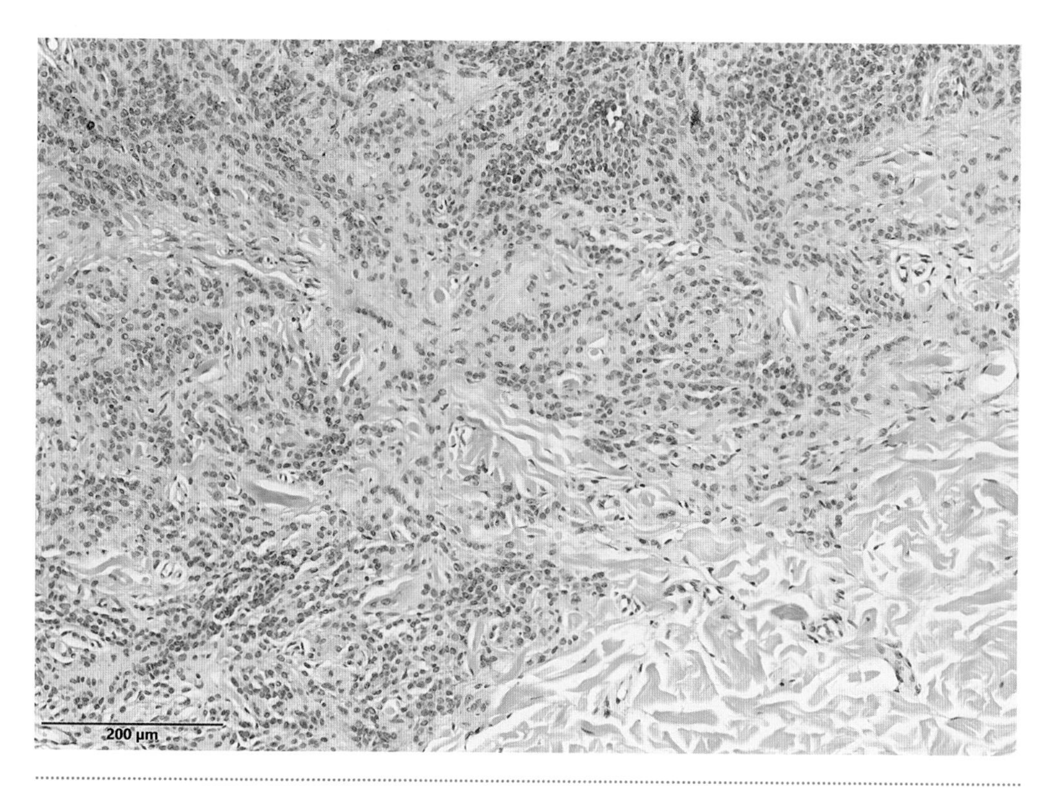

皮内痣：下方痣细胞小，色素少

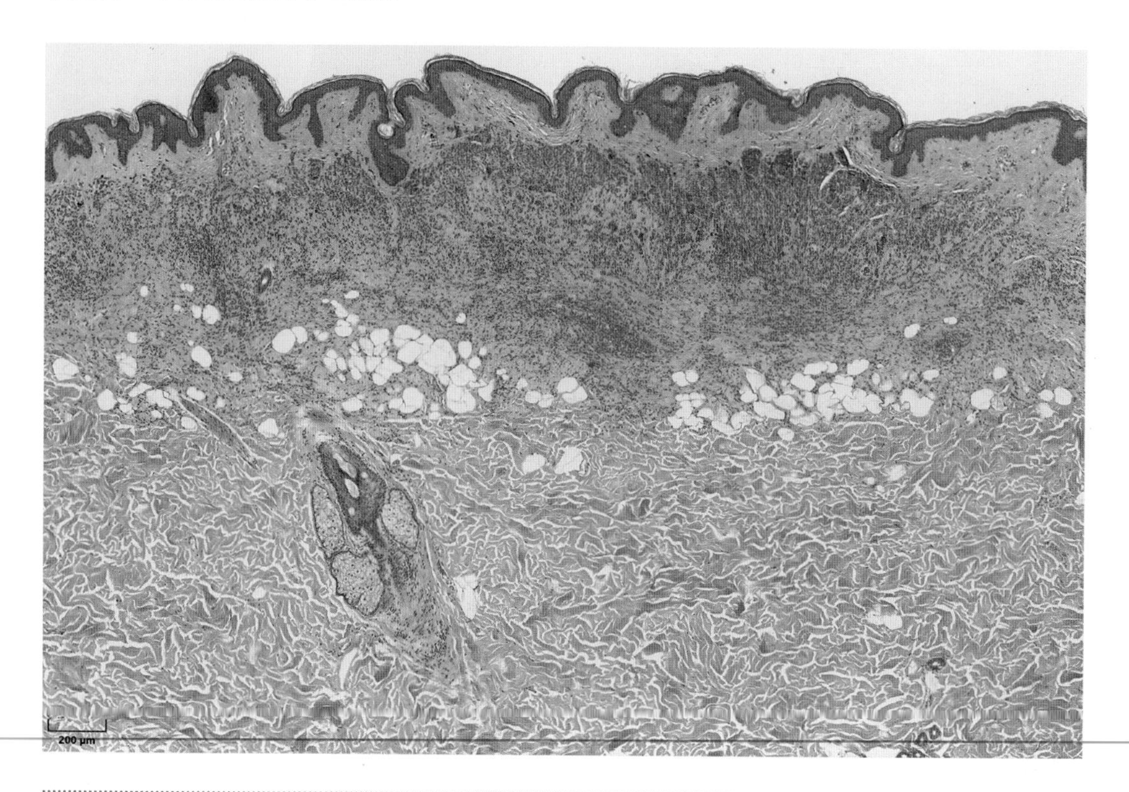

皮内痣：痣细胞下方可见脂肪增生

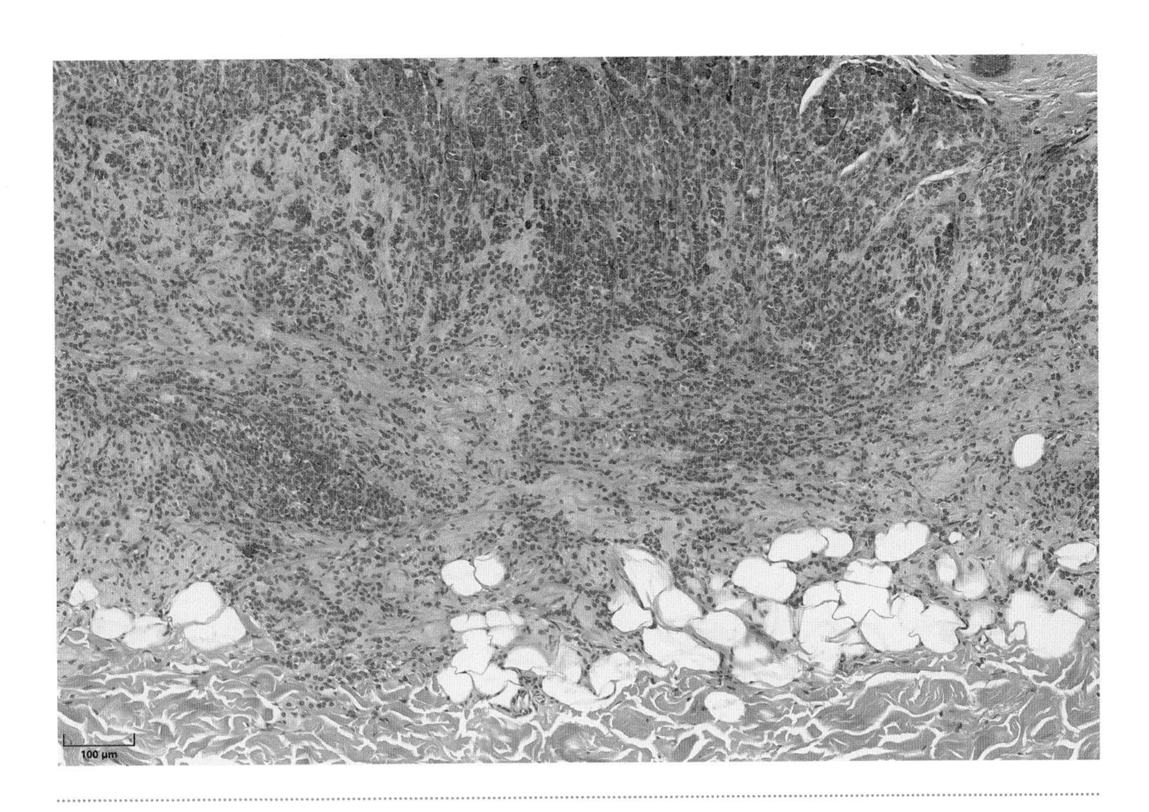

皮内痣：痣细胞下方可见脂肪增生

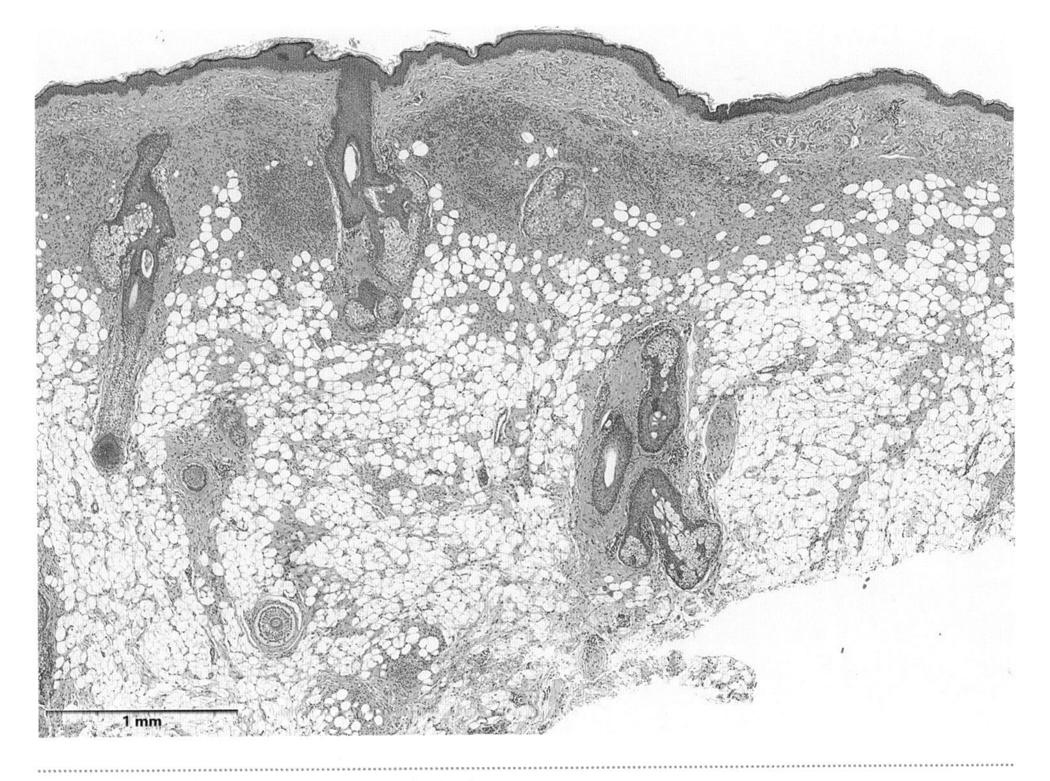

皮内痣：痣细胞周围及下方大量脂肪增生

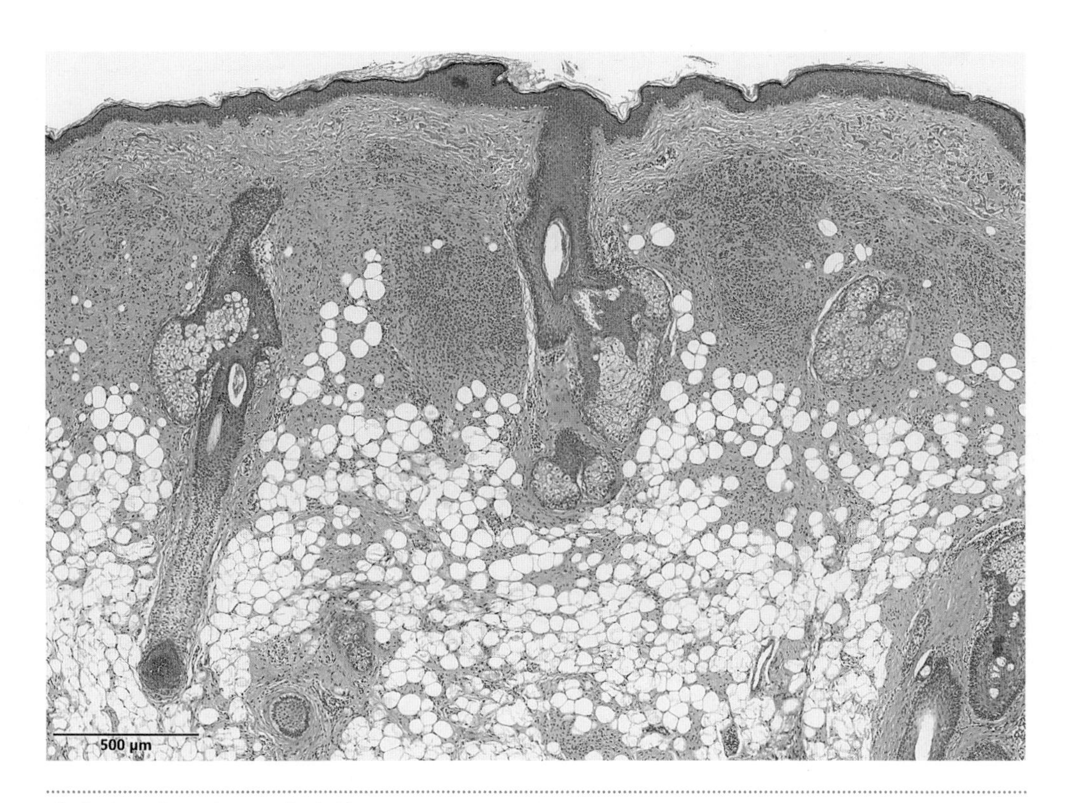

皮内痣：痣细胞周围脂肪增生

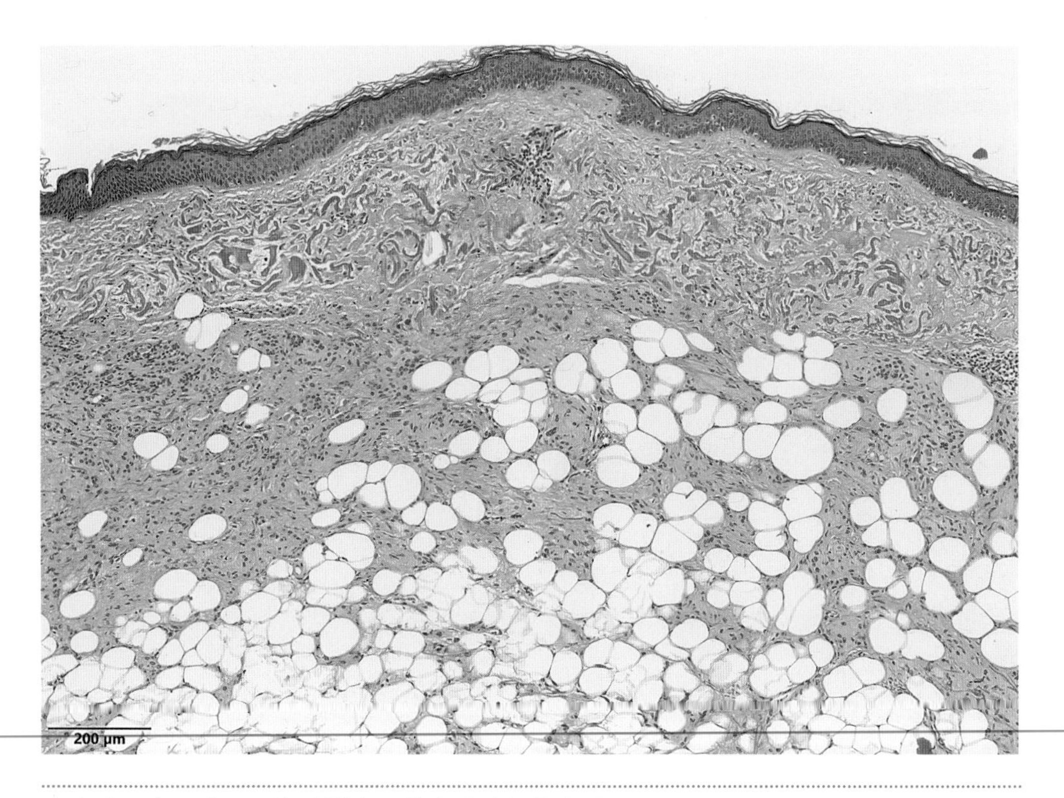

皮内痣：痣细胞周围脂肪增生，并出现神经化表现

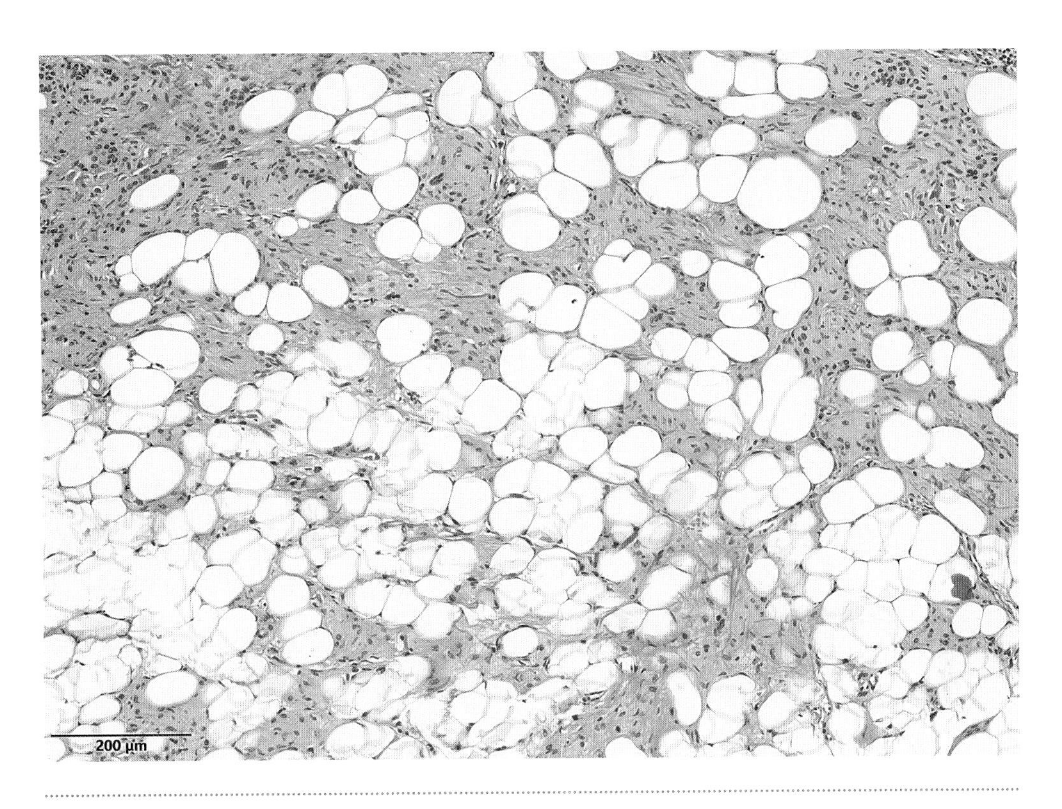

皮内痣：痣细胞周围脂肪增生，并出现神经化表现

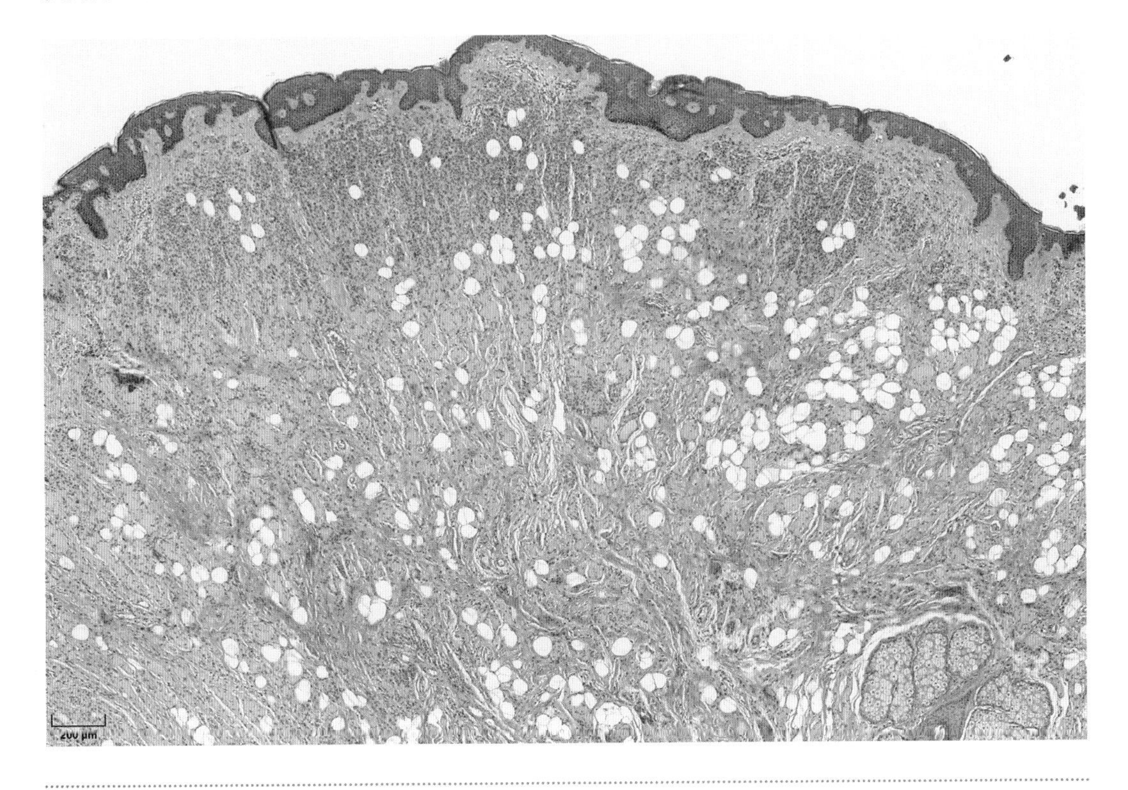

皮内痣：痣细胞周围脂肪增生，同时伴有痣细胞神经化

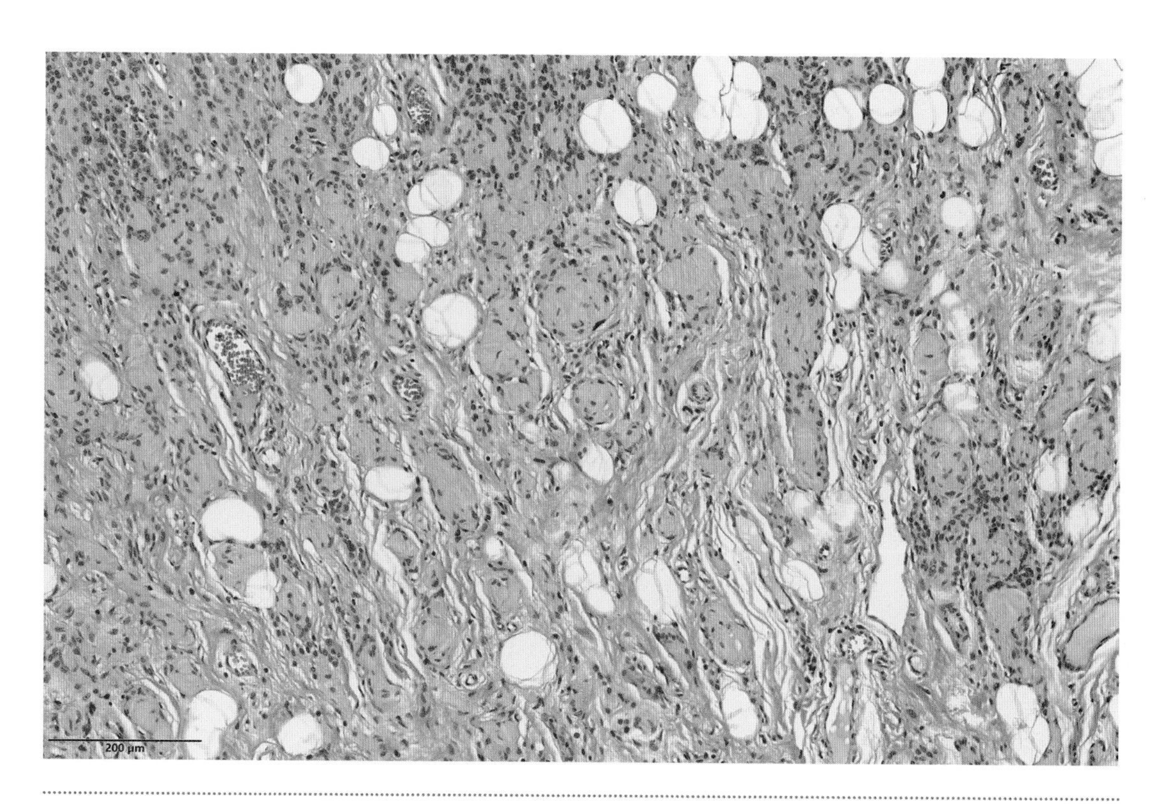

皮内痣：痣细胞周围脂肪增生，同时伴有痣细胞神经化

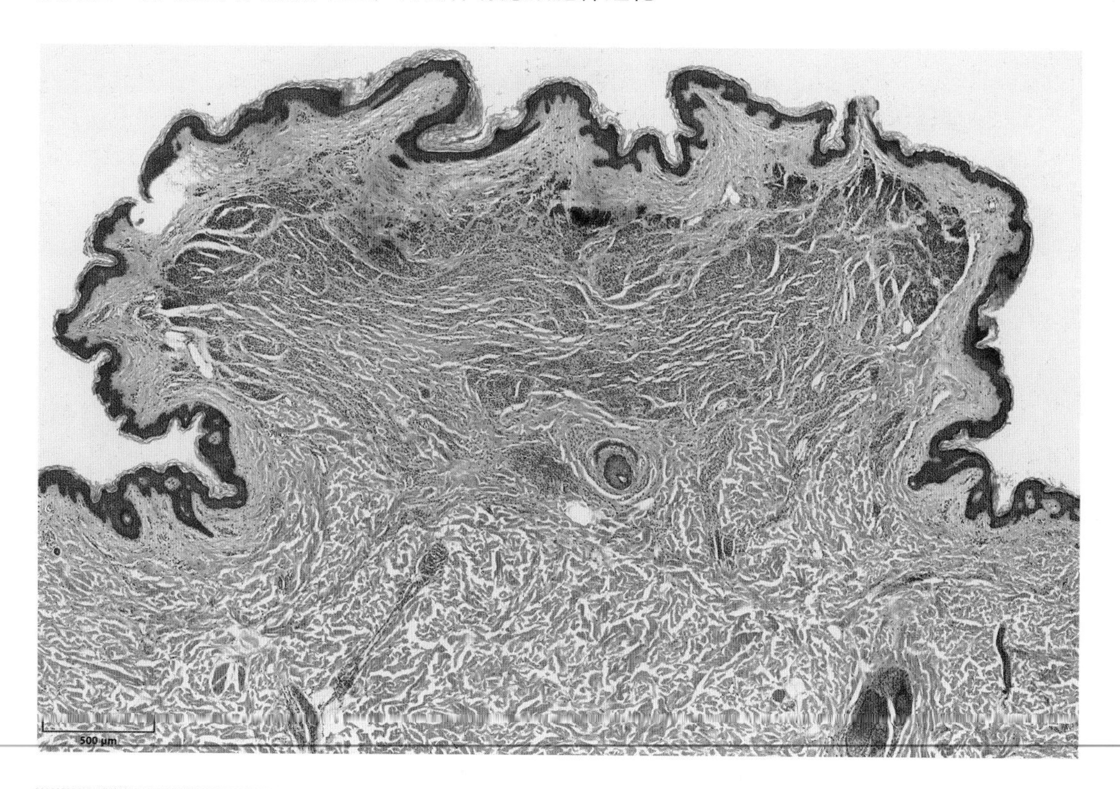

皮内痣：皮损内出现裂隙

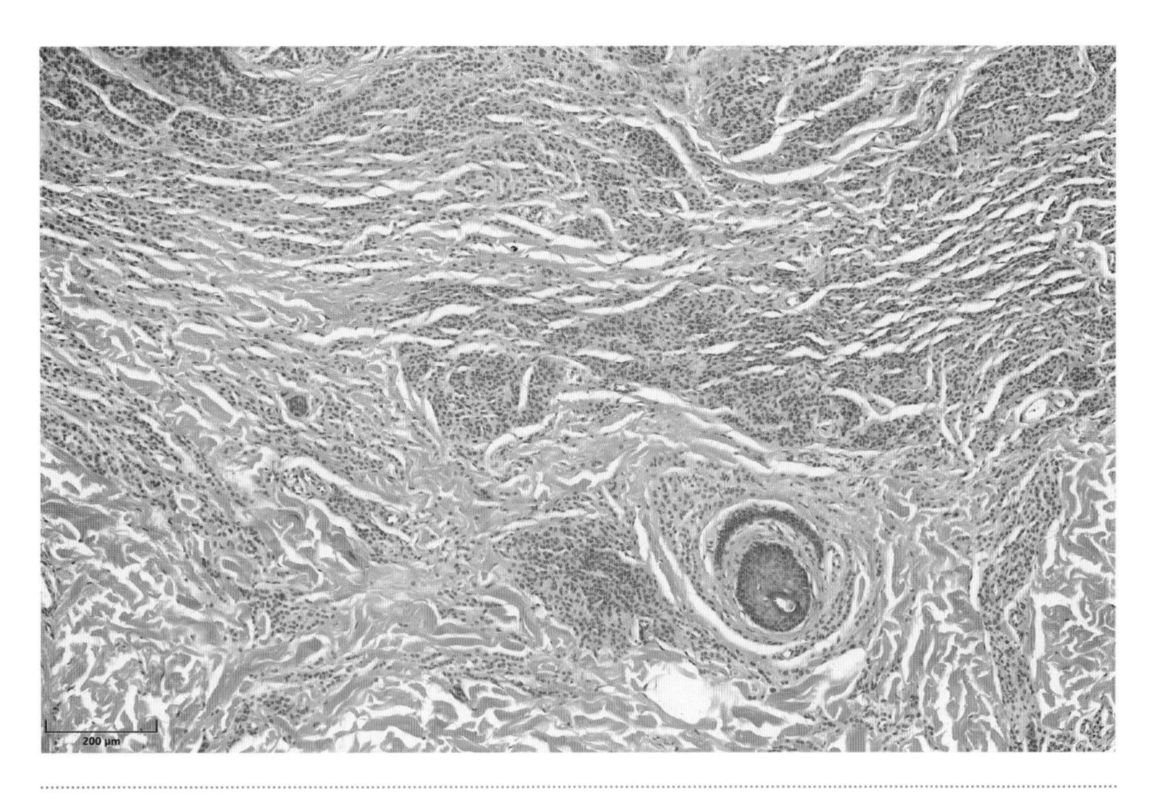

皮内痣：皮损内出现裂隙

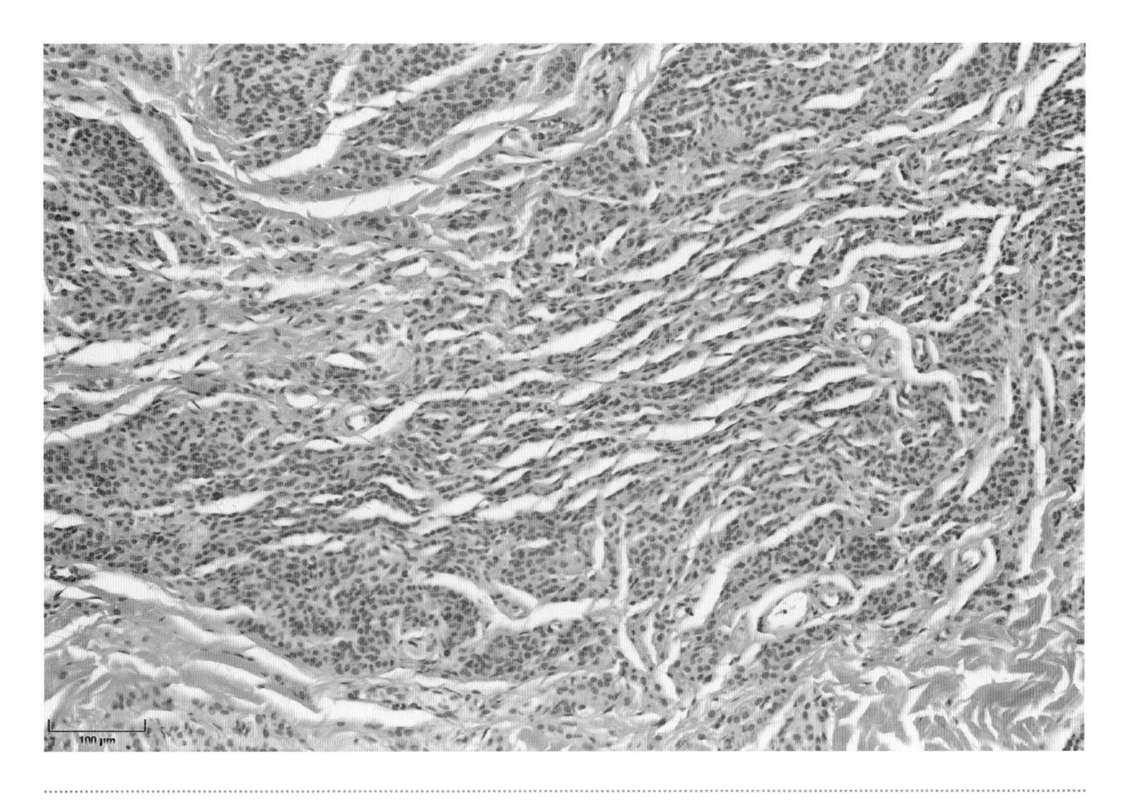

皮内痣：皮损内出现裂隙

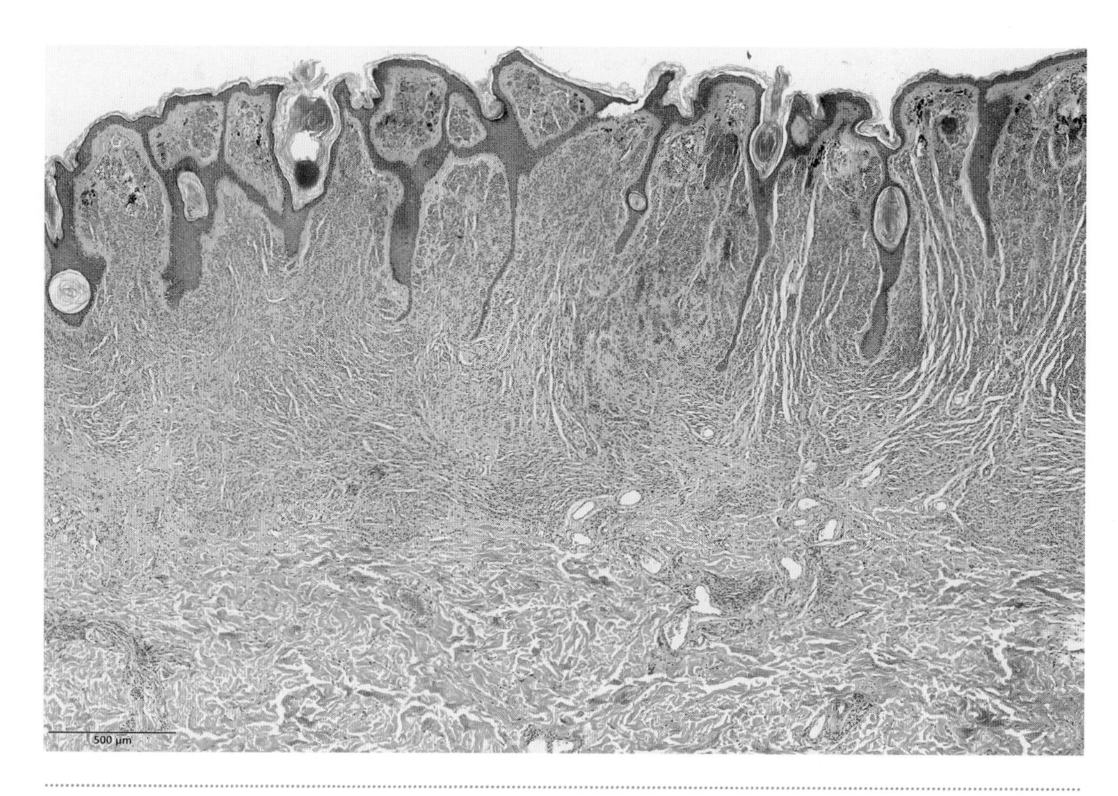

皮内痣：皮损内出现裂隙

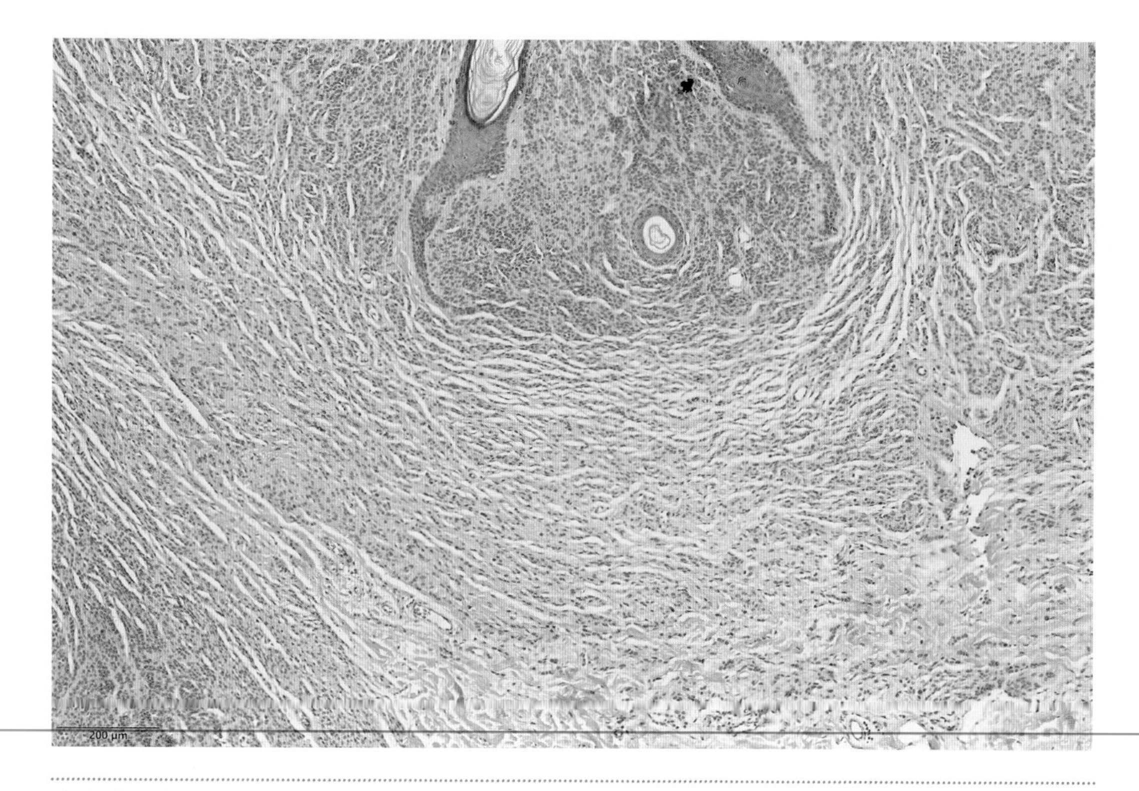

皮内痣：皮损内出现裂隙

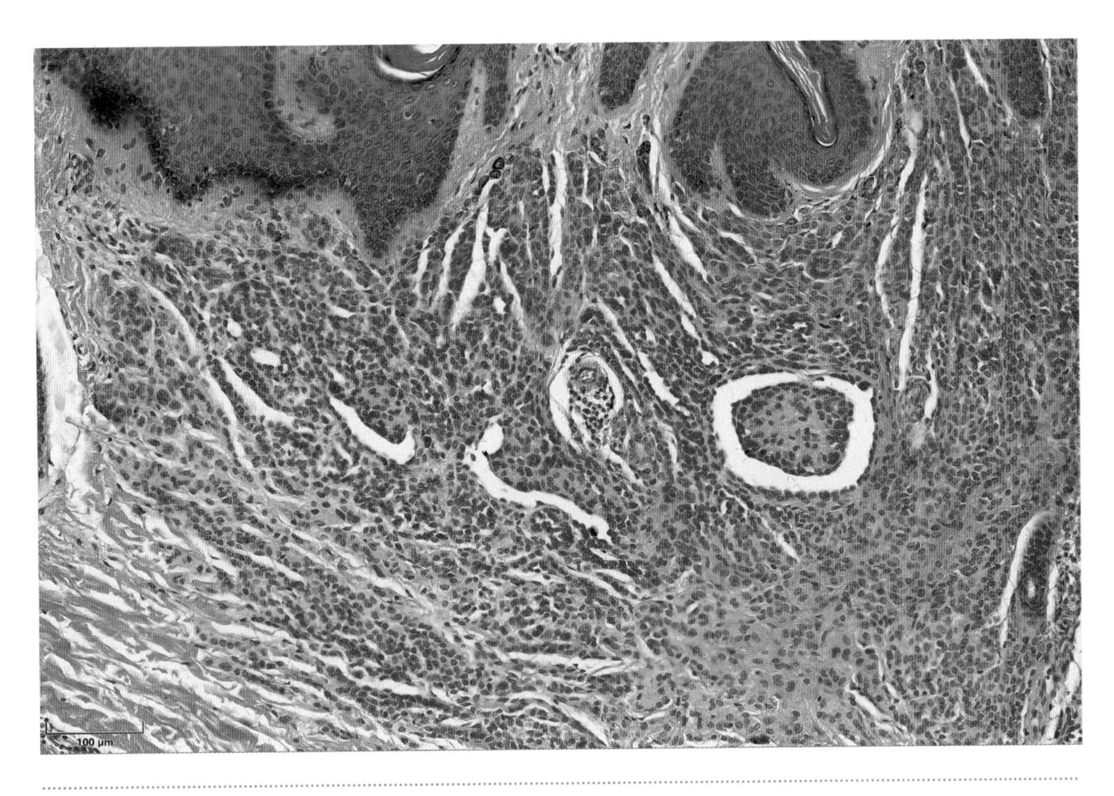

皮内痣：皮损内及痣细胞巢周围出现裂隙

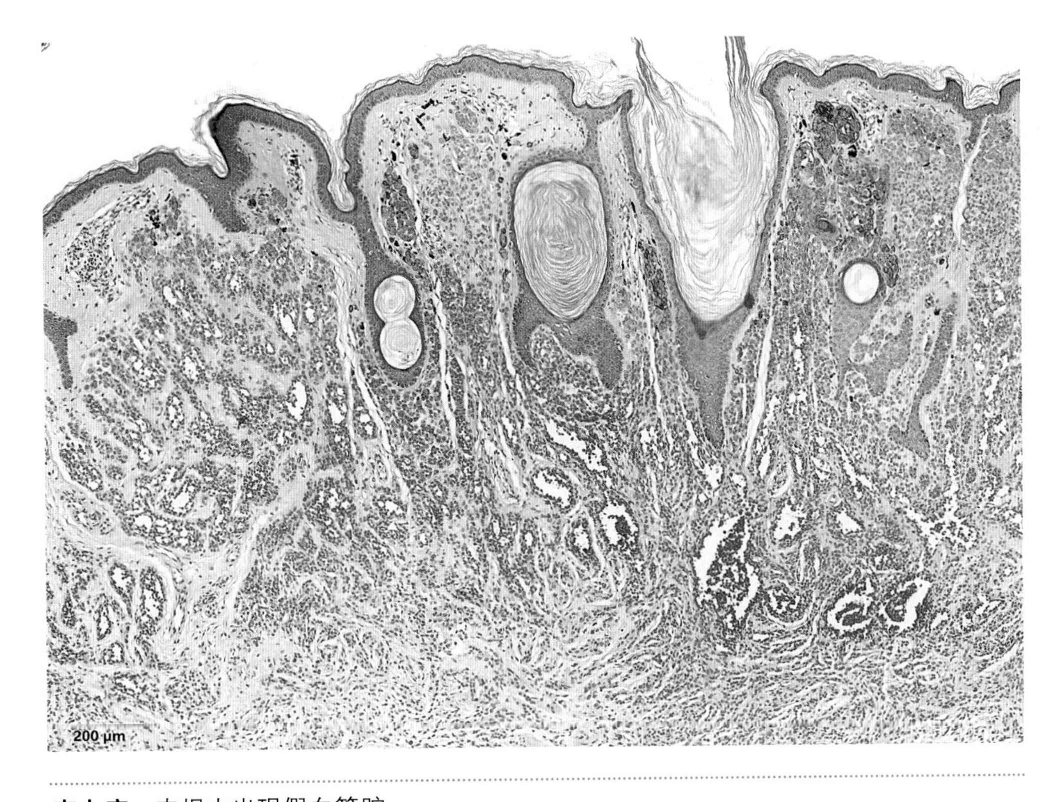

皮内痣：皮损内出现假血管腔

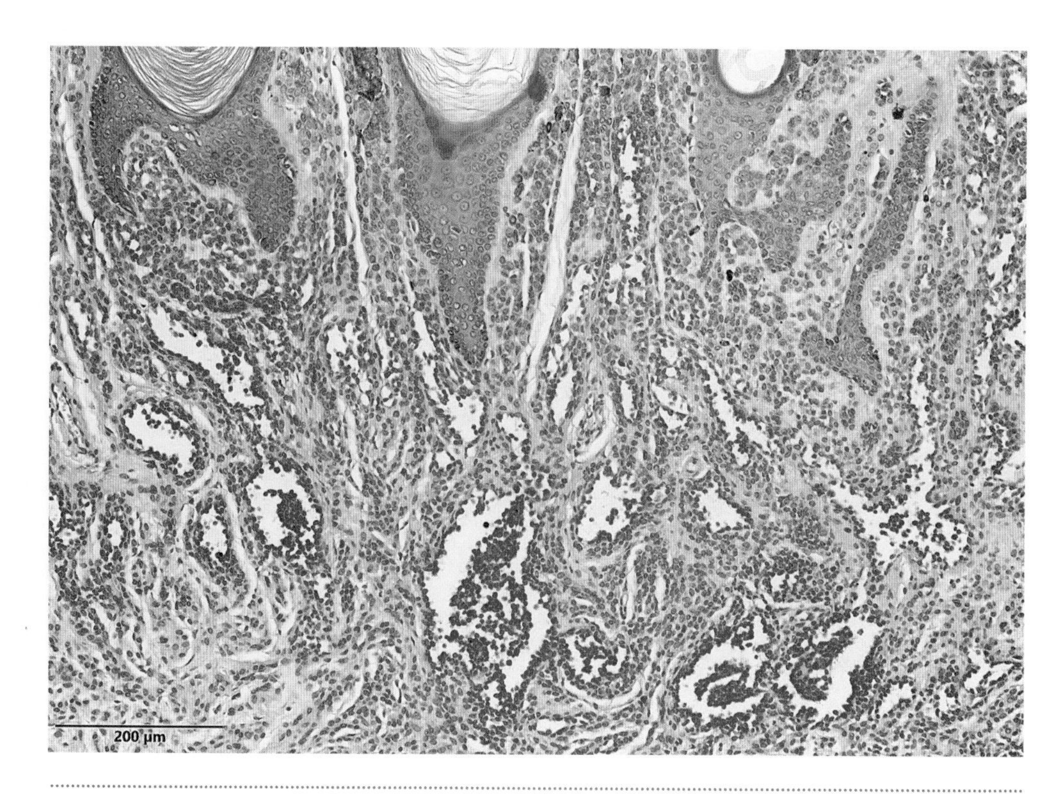

皮内痣：皮损内出现假血管腔

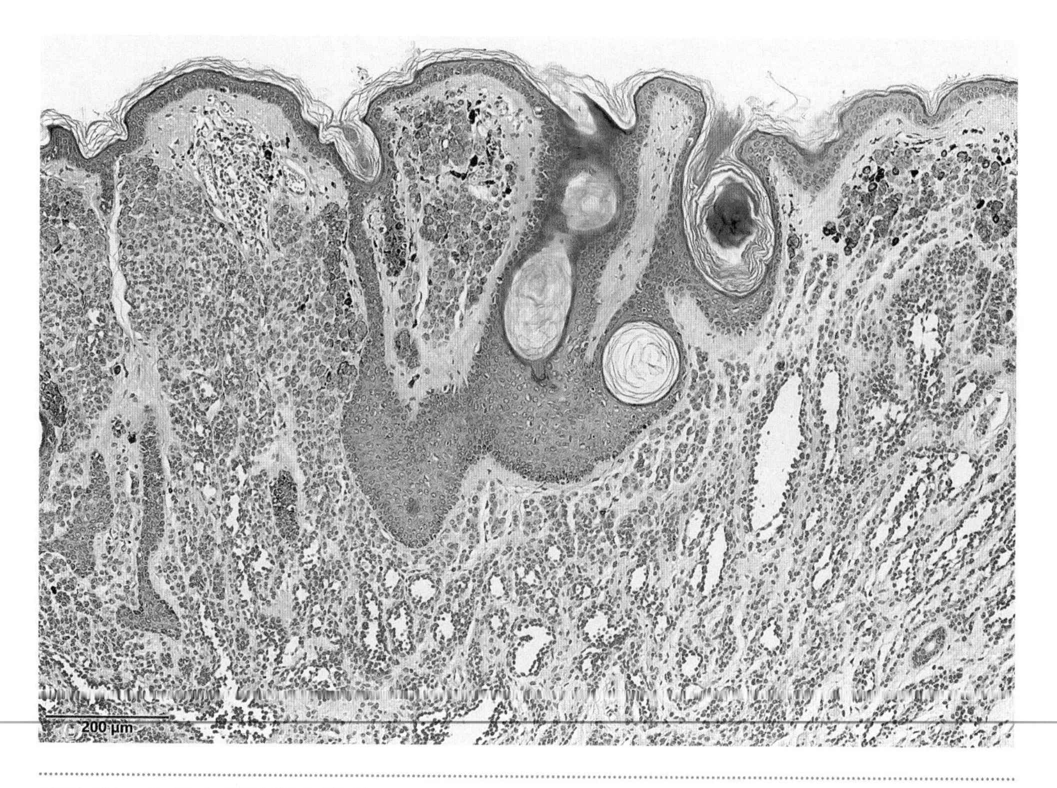

皮内痣：皮损内出现假血管腔

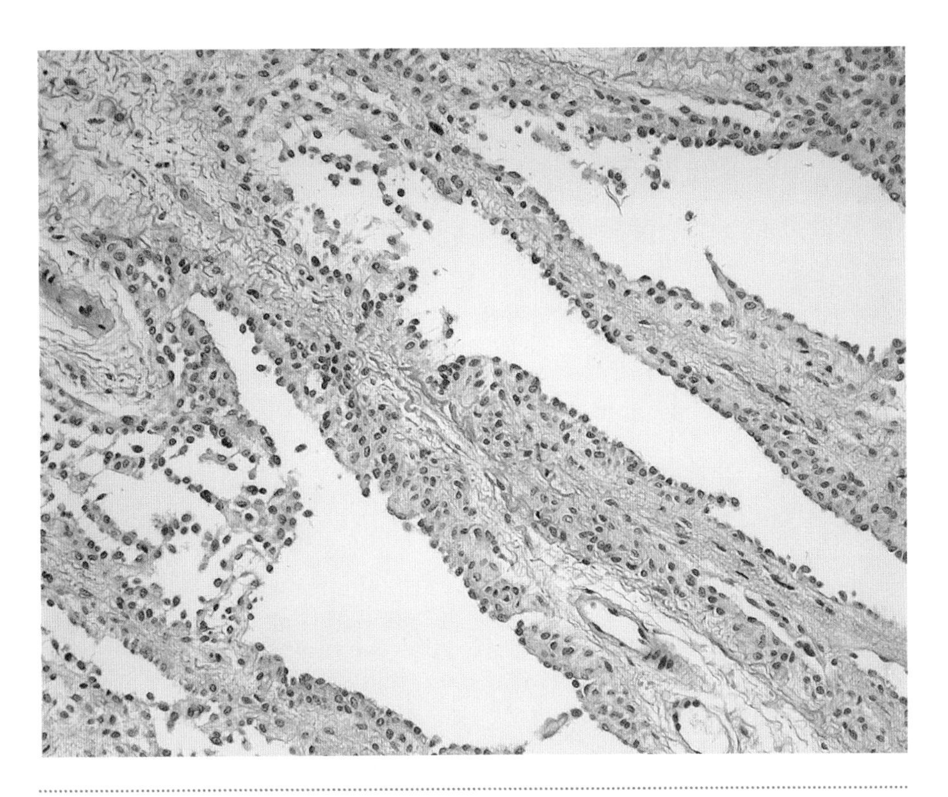

皮内痣：皮损内出现假血管腔

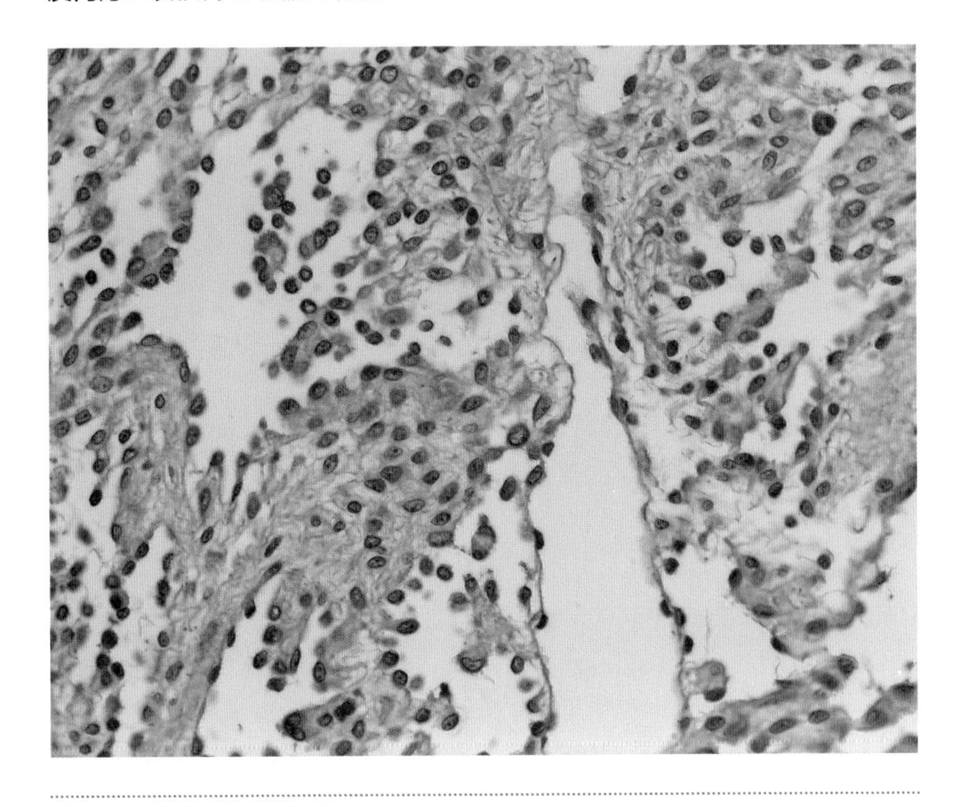

皮内痣：皮损内出现假血管腔

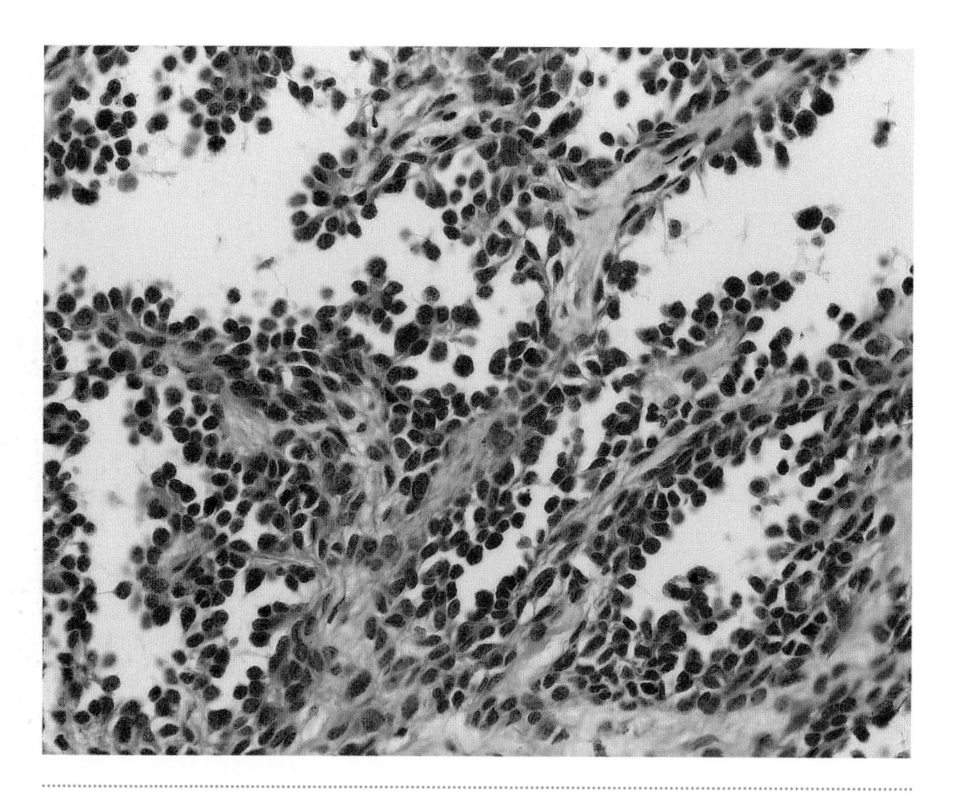

皮内痣：痣细胞出现松解现象

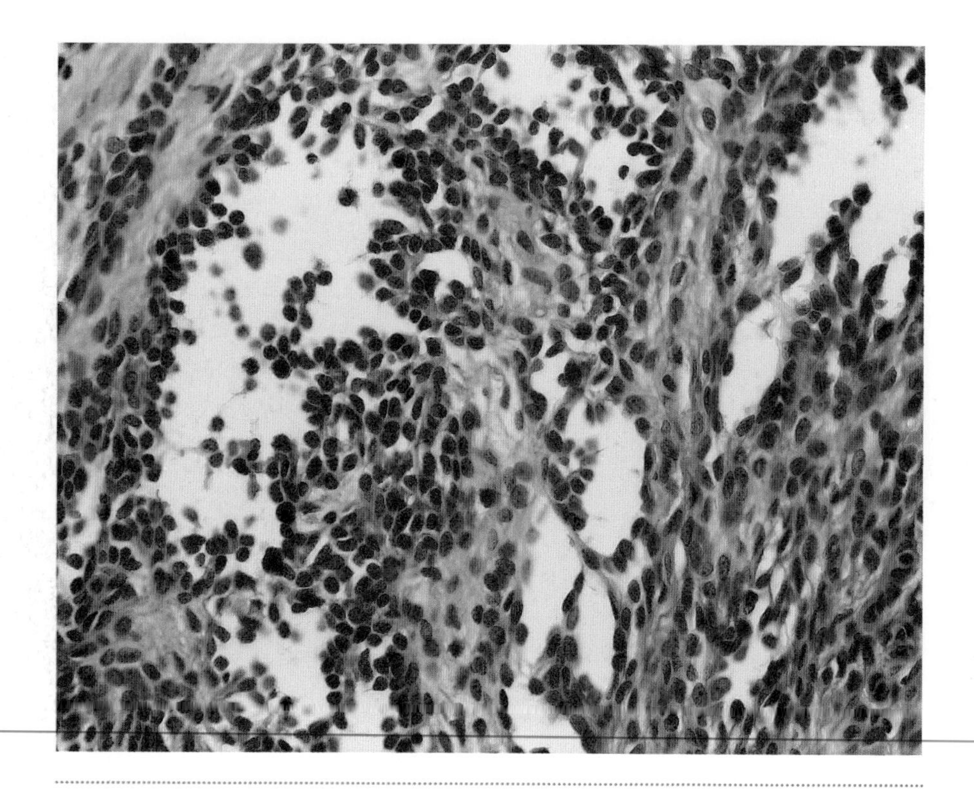

皮内痣：痣细胞出现松解现象

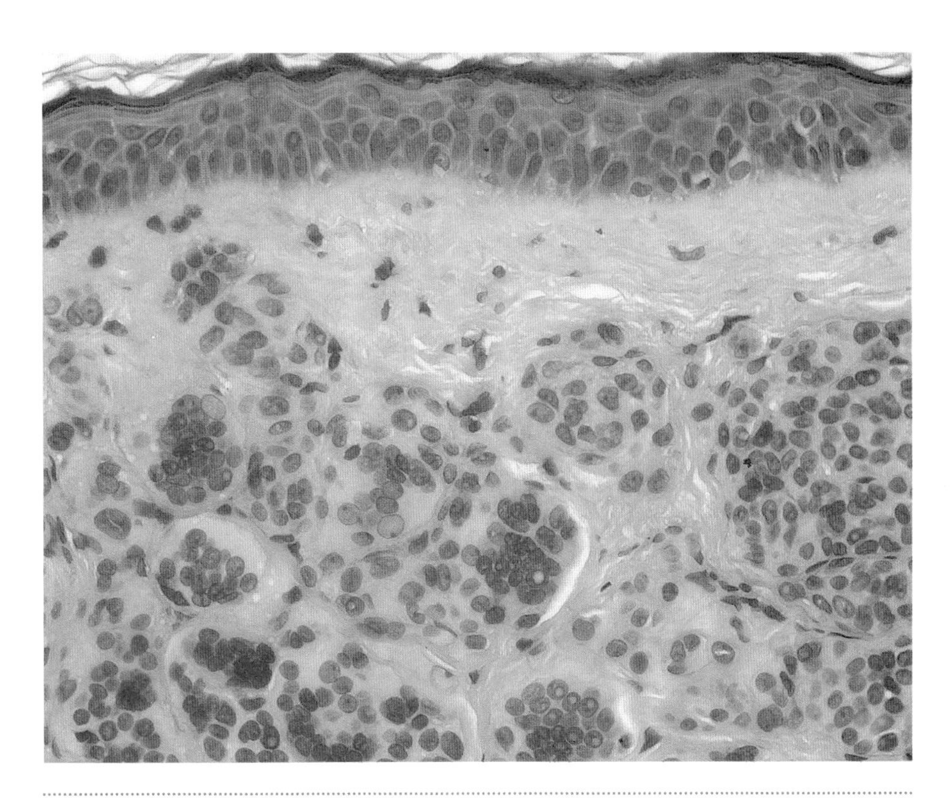

皮内痣： 多核痣细胞

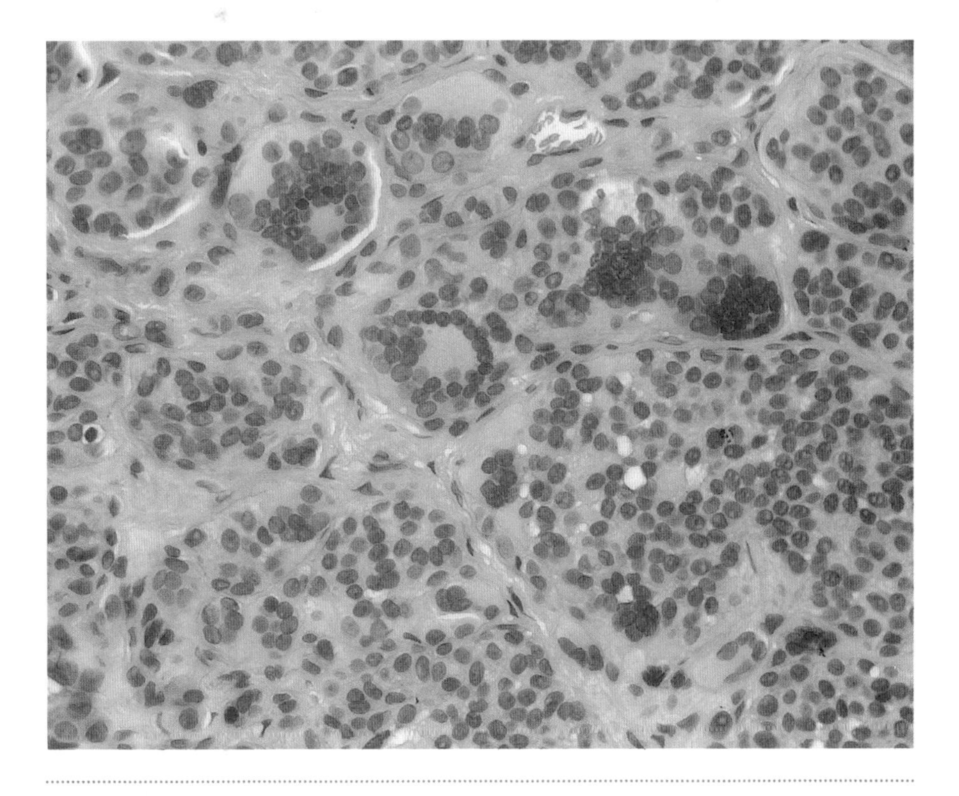

皮内痣： 多核痣细胞

4. 先天性黑素细胞痣
Congenital melanocytic nevus

- 病理上有时与获得性色素痣不易区分
- 可为复合痣，也可是皮内痣
- 常伴有表皮角化过度，棘层肥厚和乳头瘤样增生
- 痣细胞在真皮内增生，可深达脂肪层
- 常围绕血管以及毛囊、皮脂腺、外泌汗腺分布
- 痣细胞可呈条索状或单行列队状生长
- 出生即有，可多发
- 可为斑疹、丘疹、结节、斑块

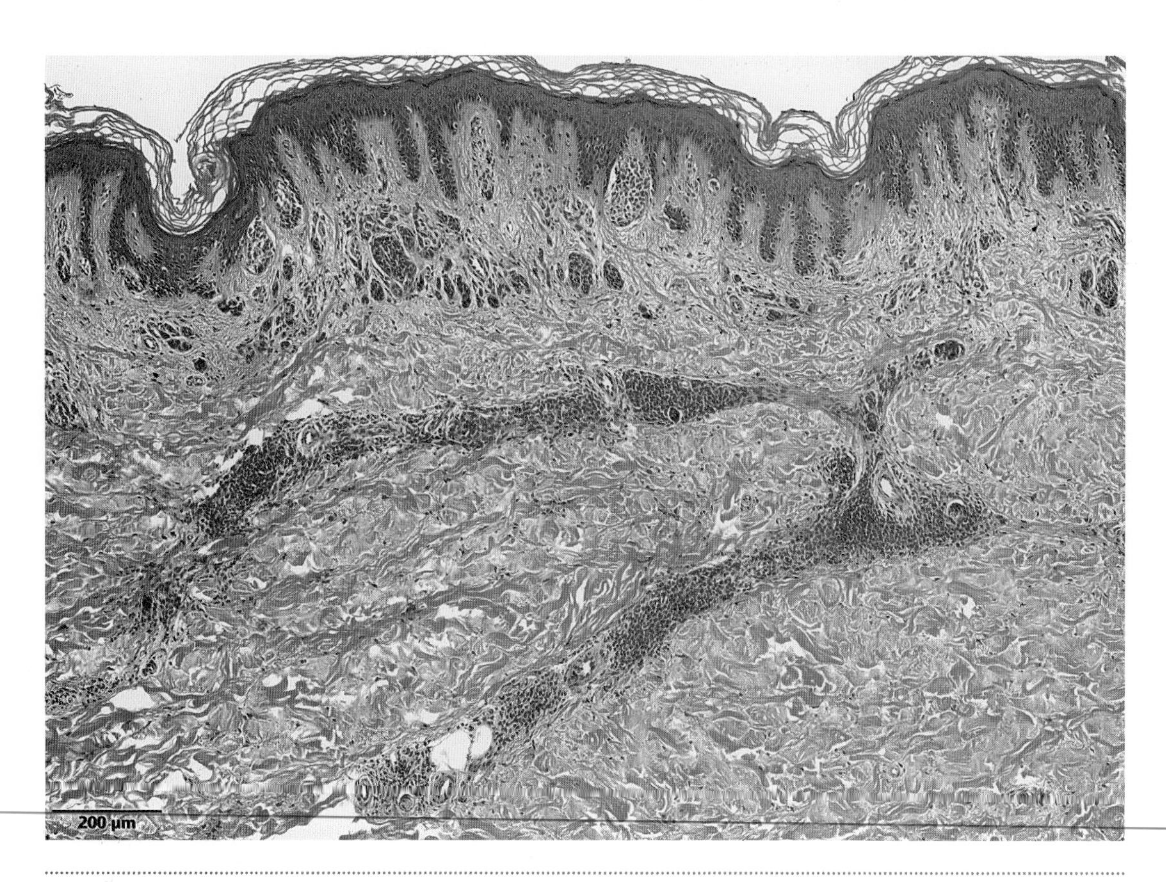

先天性黑素细胞痣：复合痣，痣细胞在血管周围分布，与血管走行一致

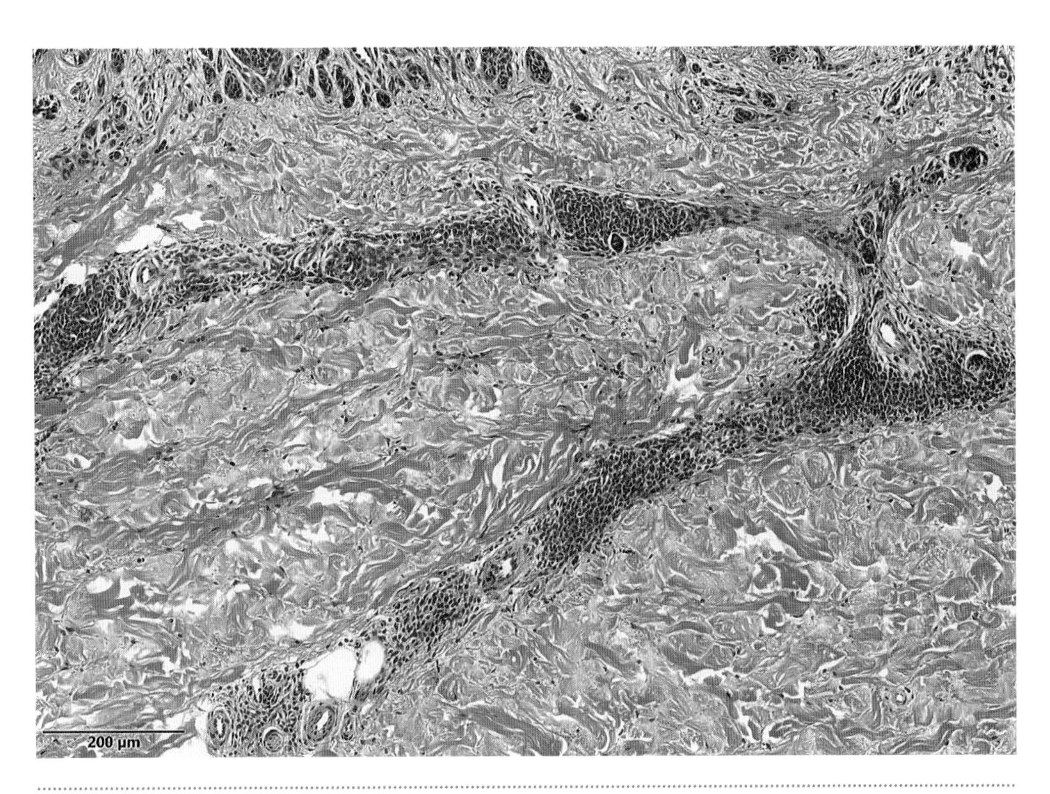

先天性黑素细胞痣：痣细胞分布与血管走行一致

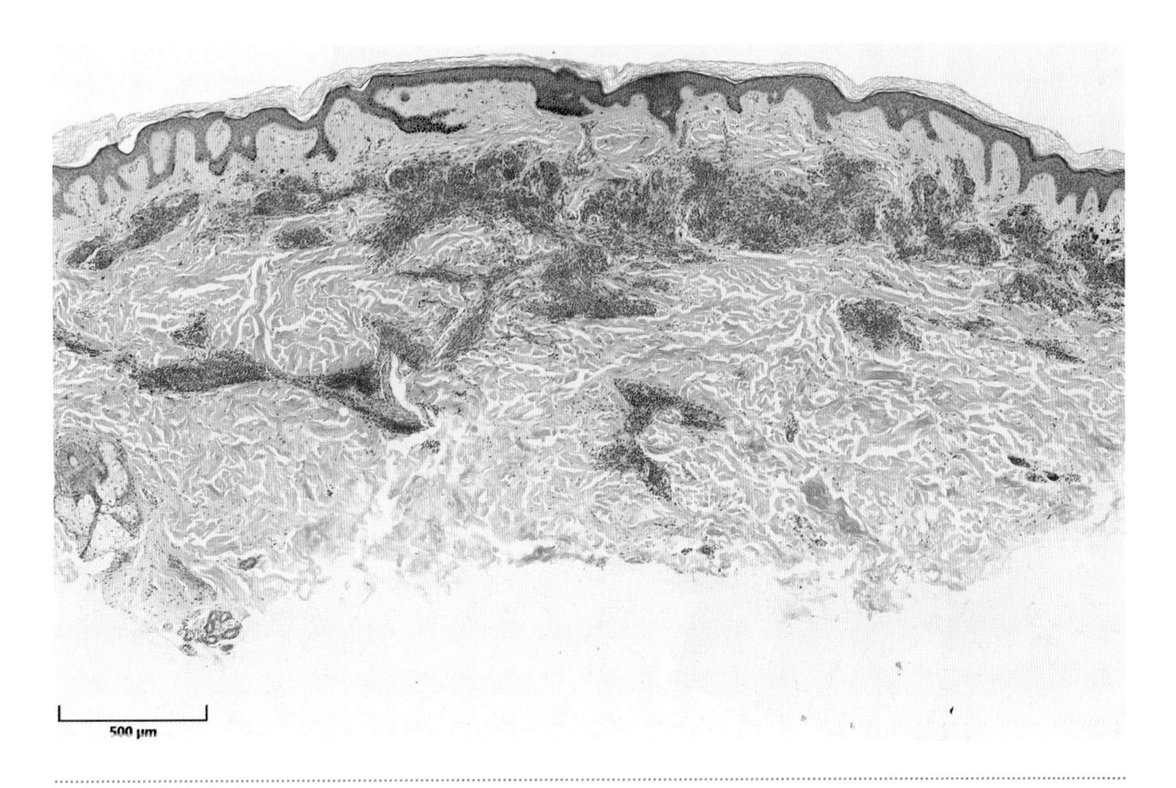

先天性黑素细胞痣：痣细胞分布与血管走行一致

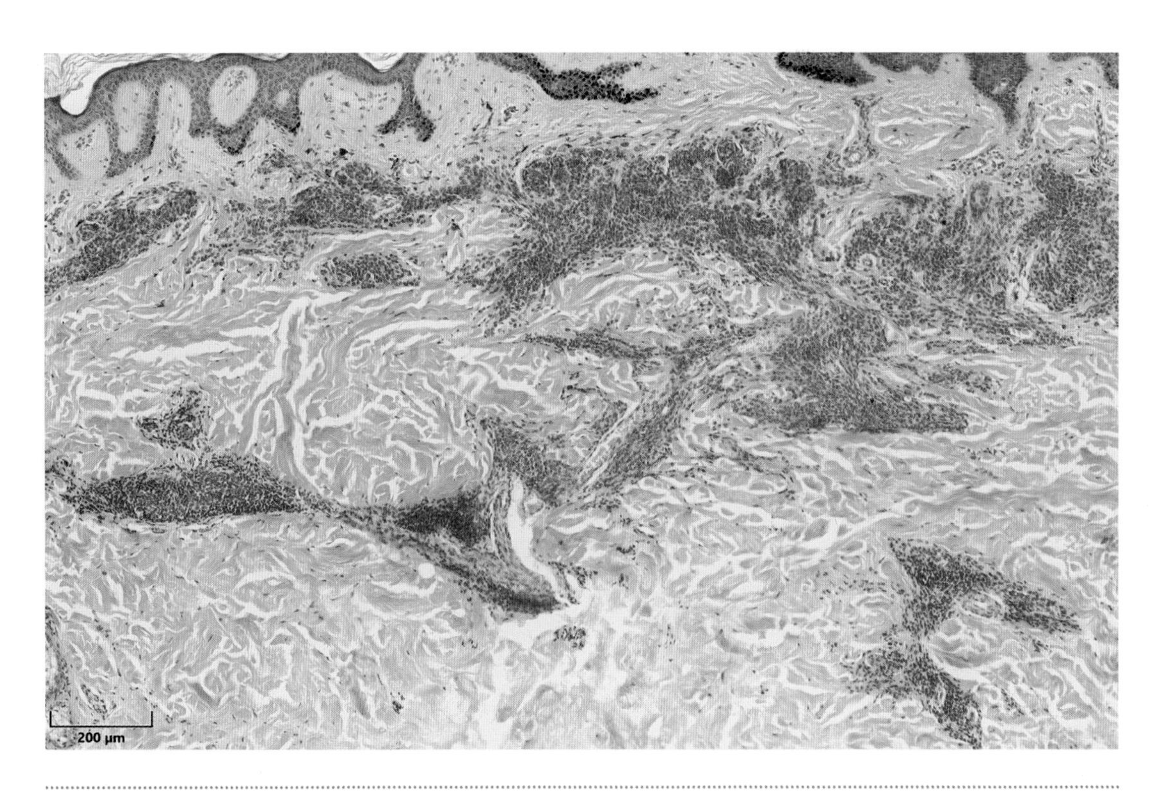

先天性黑素细胞痣：痣细胞分布与血管走行一致

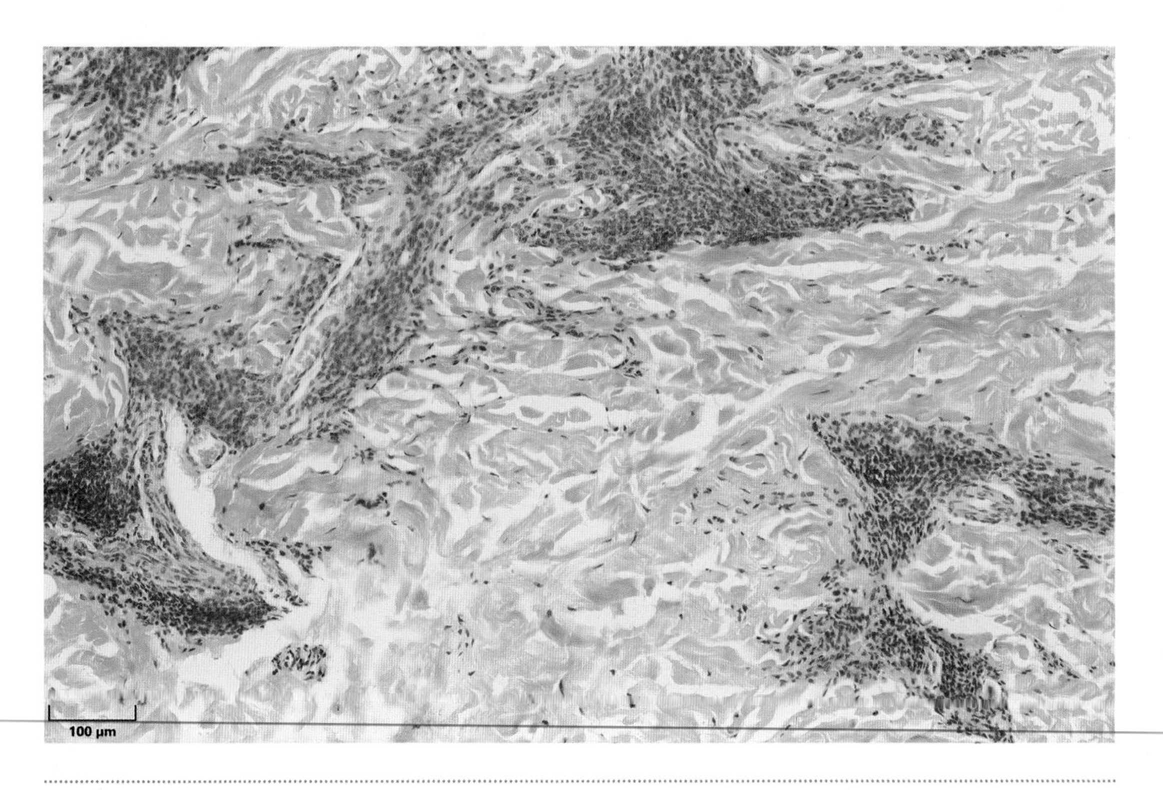

先天性黑素细胞痣：痣细胞分布与血管走行一致

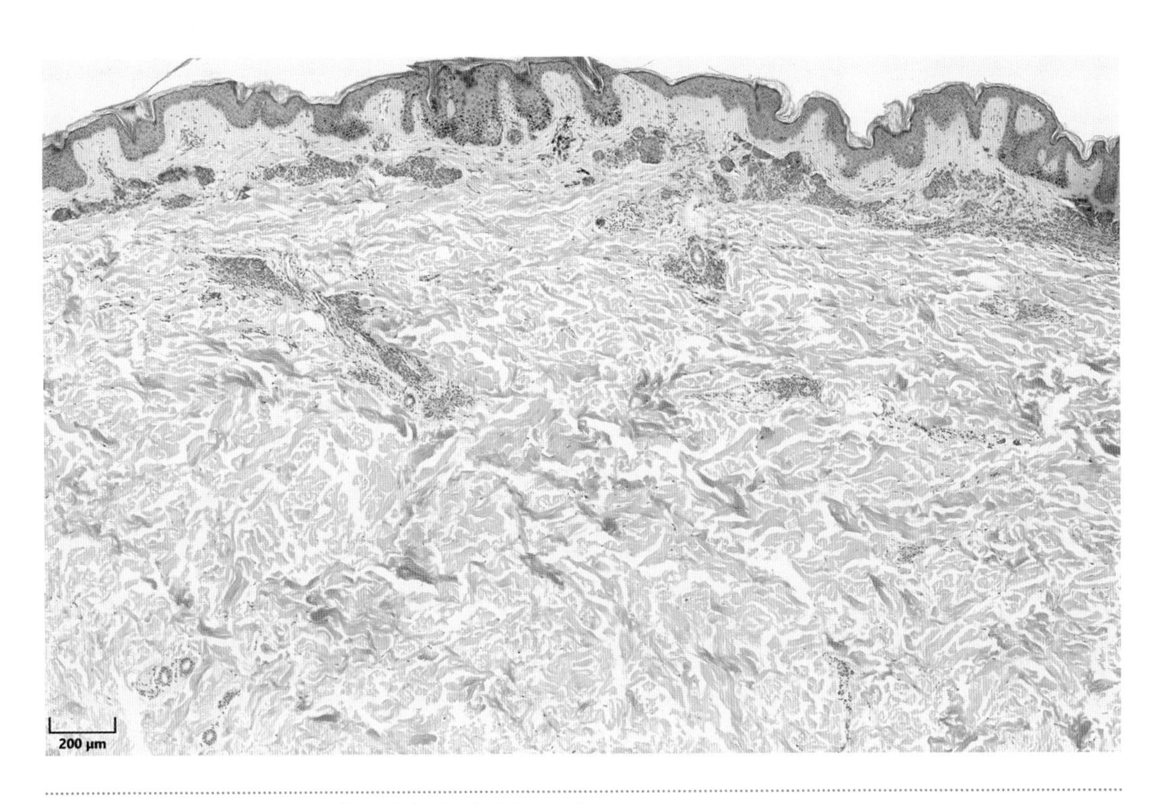

先天性黑素细胞痣：痣细胞分布与血管走行一致

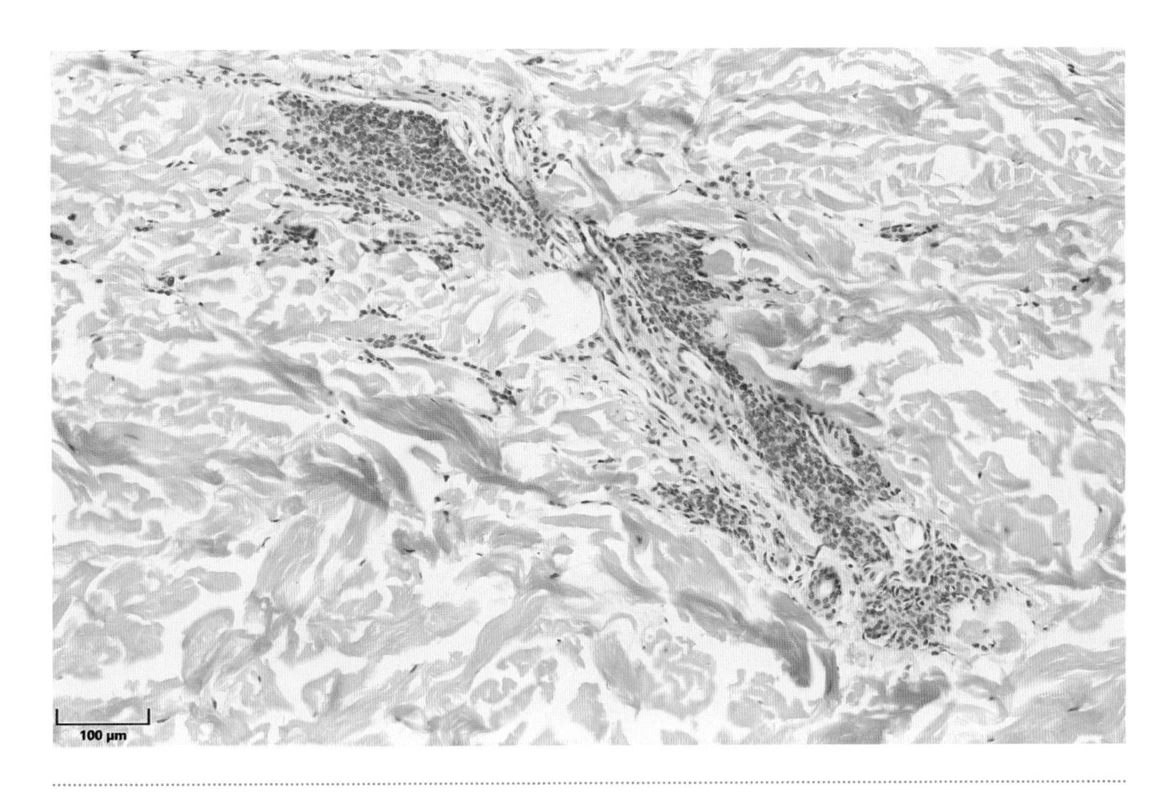

先天性黑素细胞痣：痣细胞分布与血管走行一致

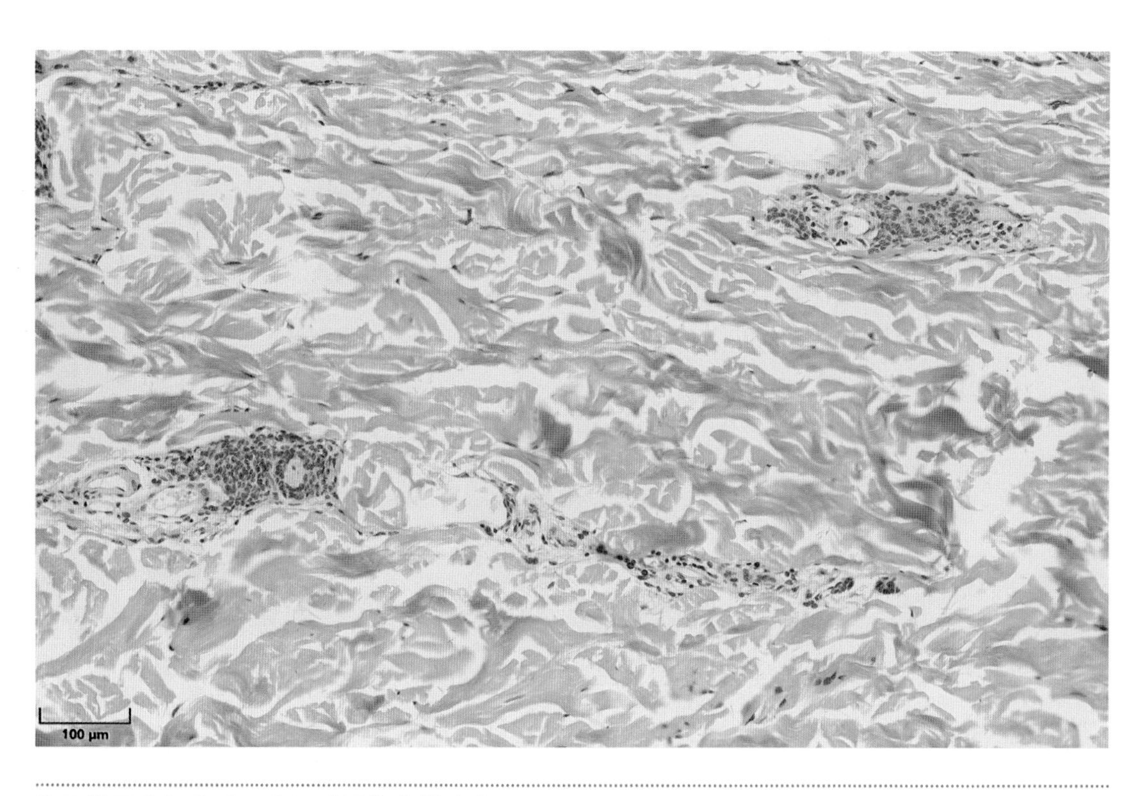

先天性黑素细胞痣：痣细胞围绕血管分布

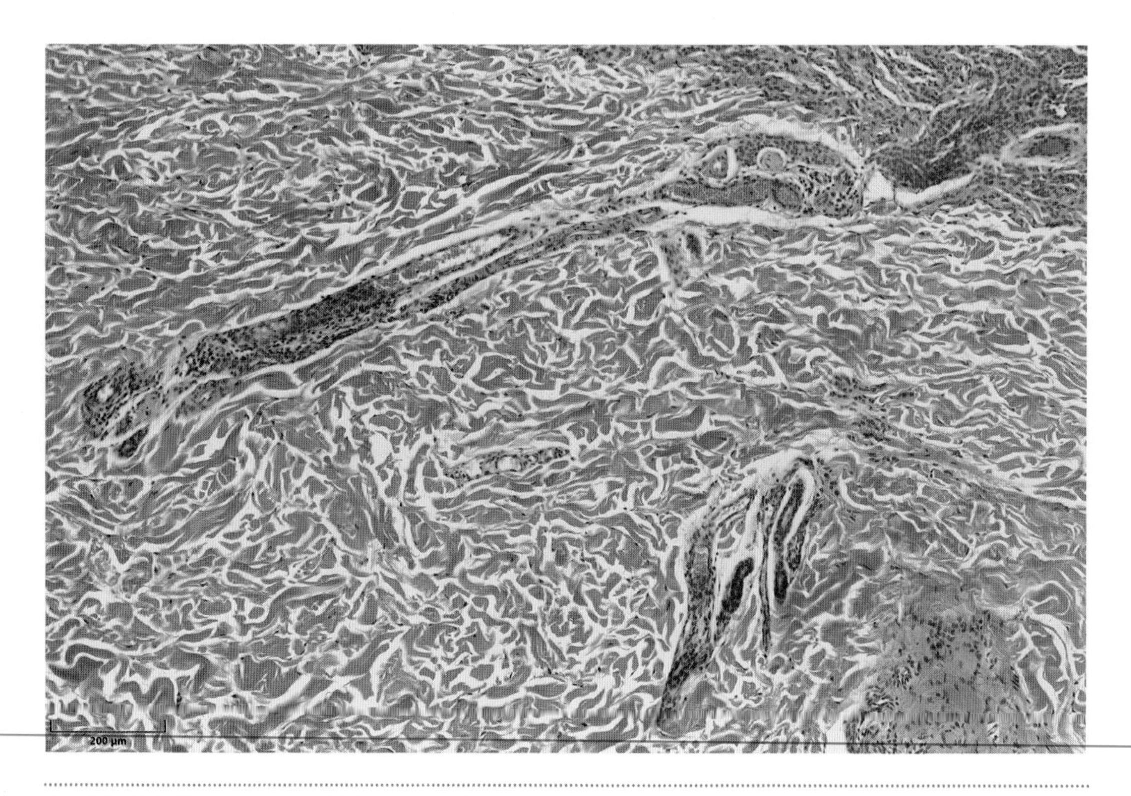

先天性黑素细胞痣：痣细胞分布与血管走行一致

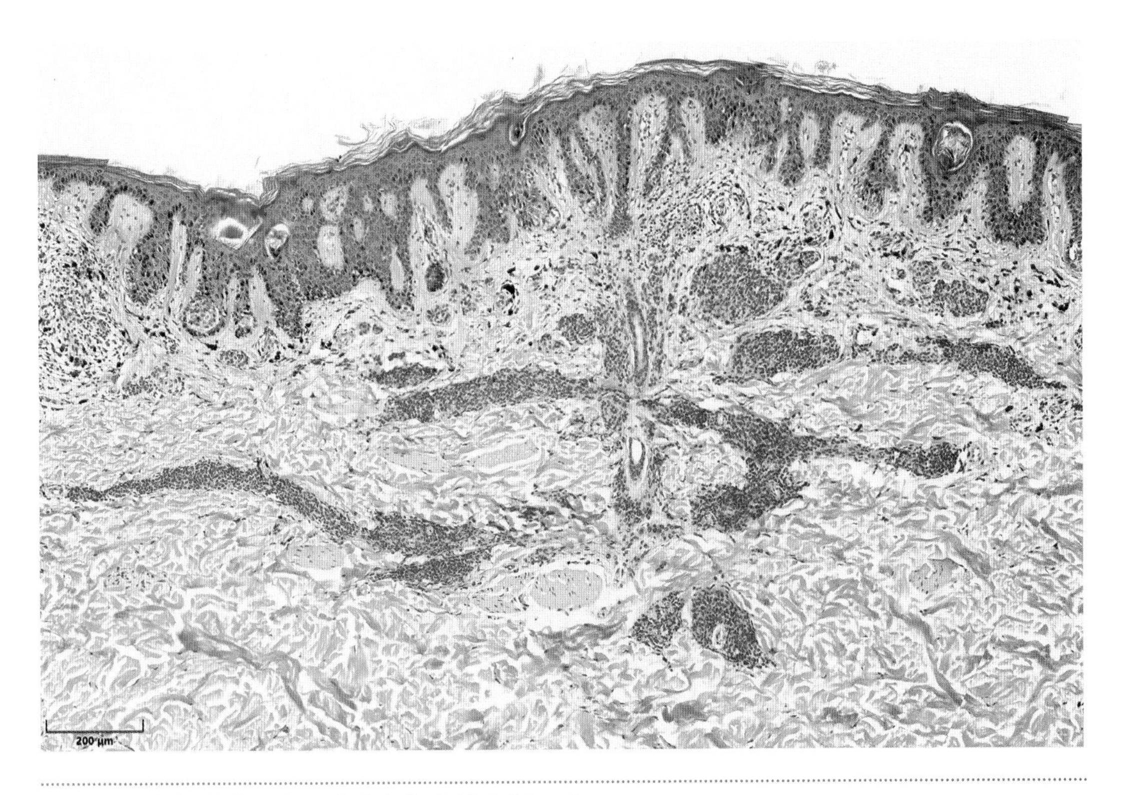

先天性黑素细胞痣：痣细胞分布与血管走行一致

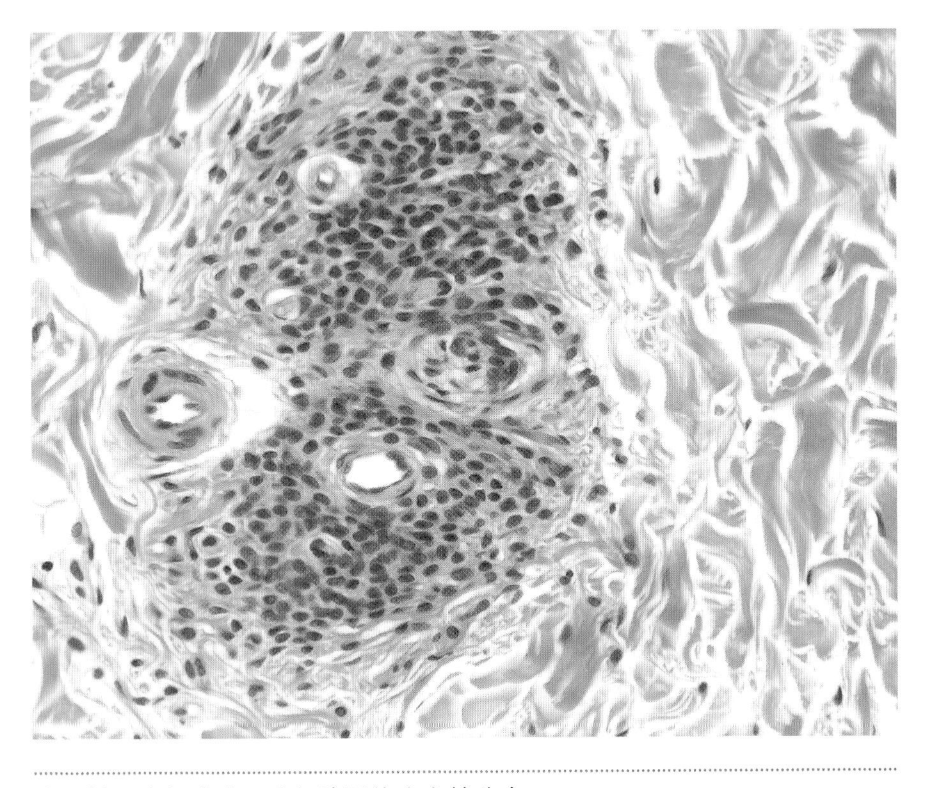

先天性黑素细胞痣：痣细胞围绕小血管分布

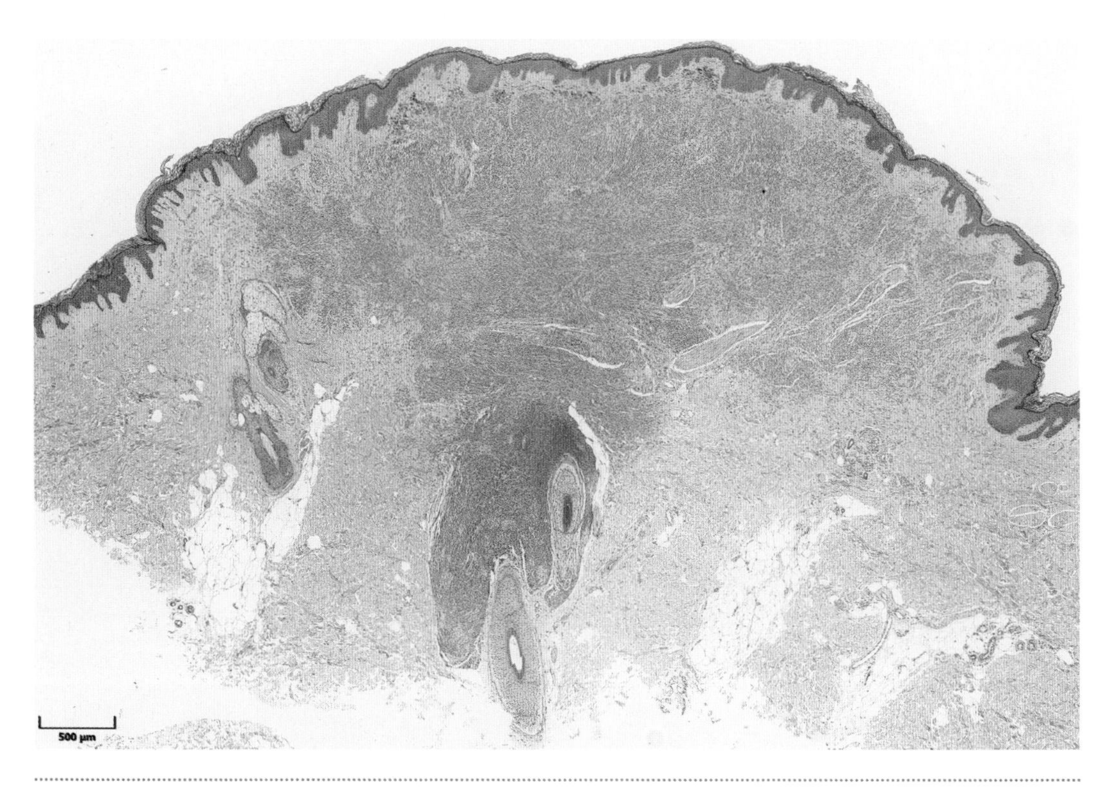

先天性黑素细胞痣：痣细胞沿毛囊真皮内增生，深达脂肪层

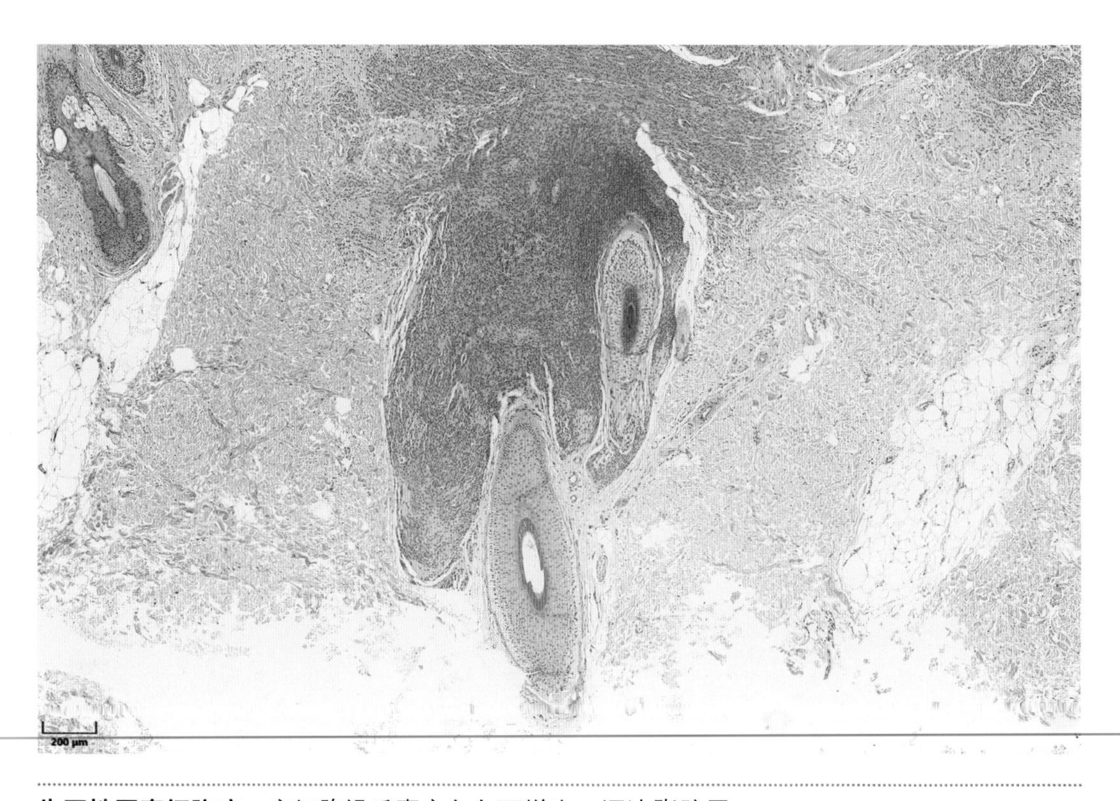

先天性黑素细胞痣：痣细胞沿毛囊方向向下增生，深达脂肪层

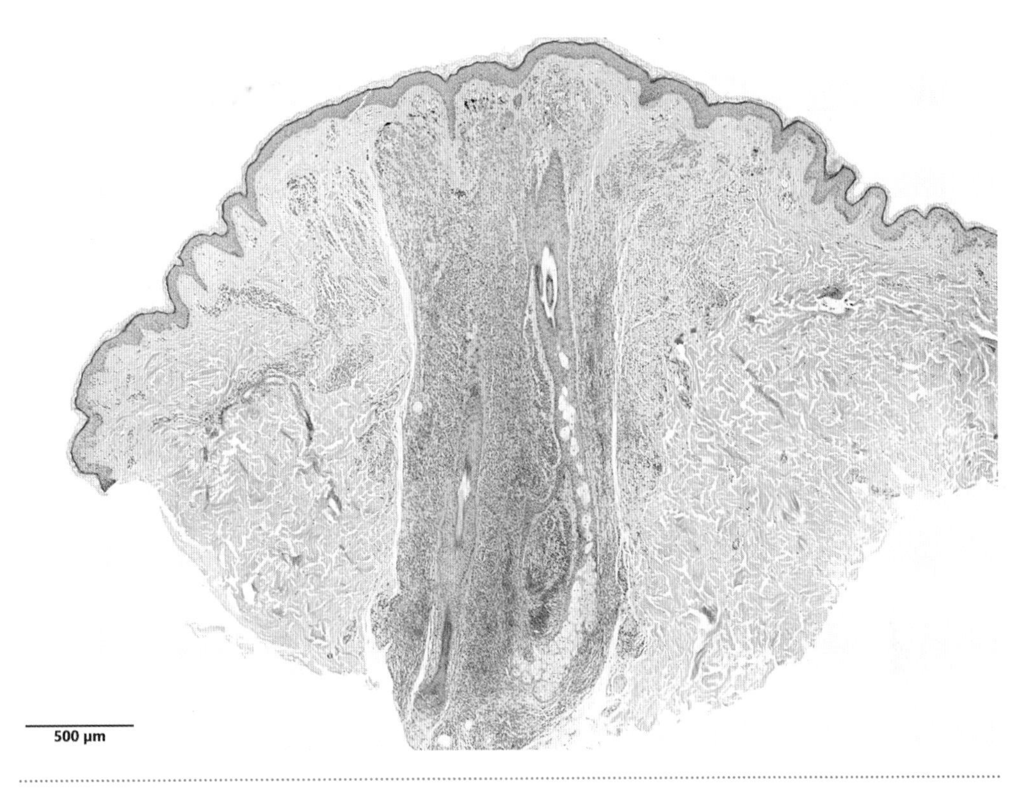

先天性黑素细胞痣：痣细胞沿毛囊向下增生

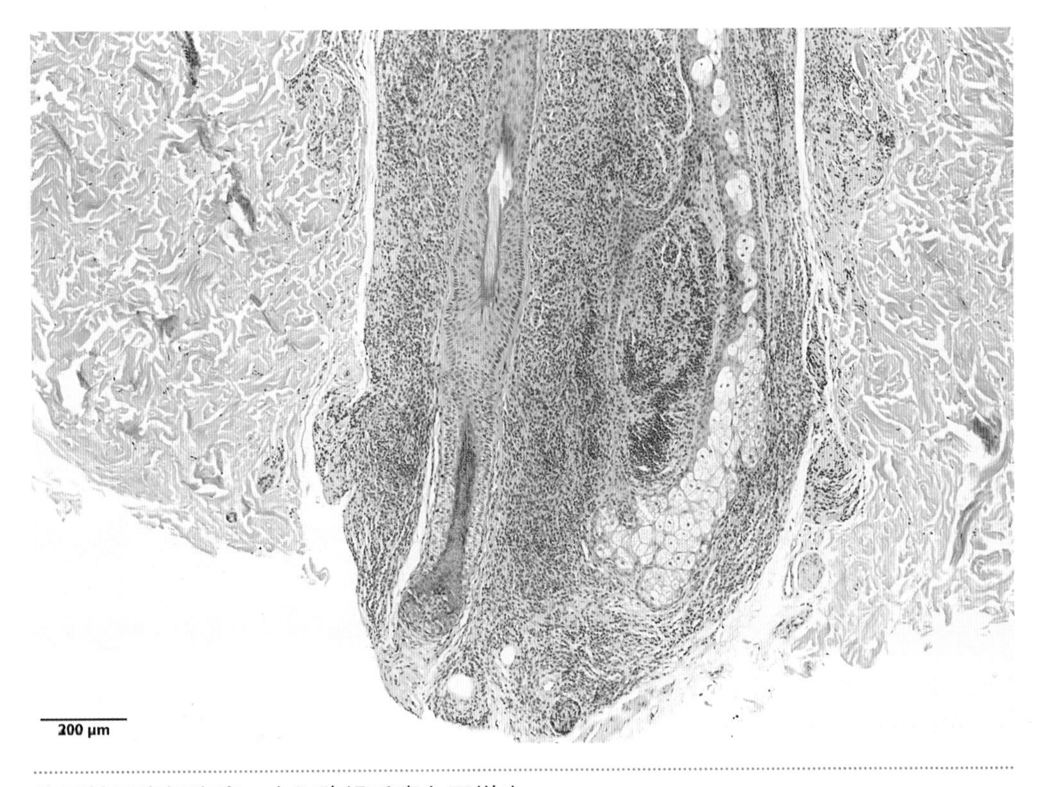

先天性黑素细胞痣：痣细胞沿毛囊向下增生

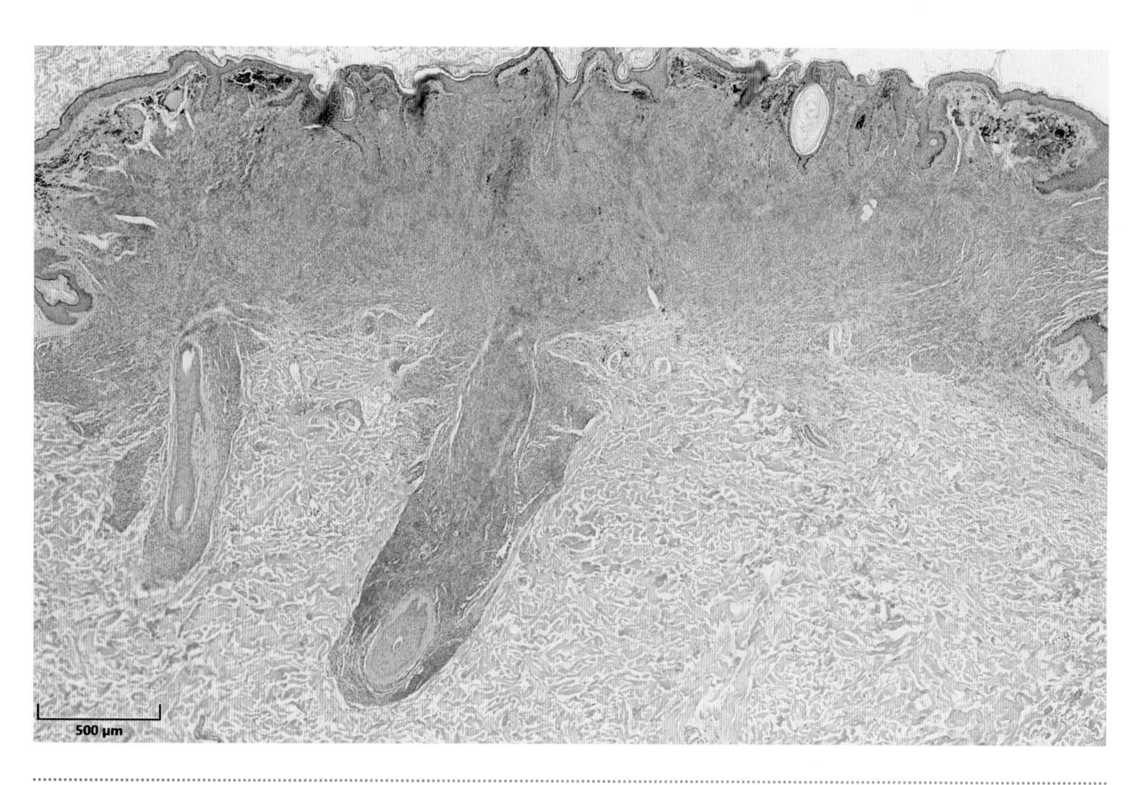

先天性黑素细胞痣： 痣细胞沿毛囊向真皮深部增生

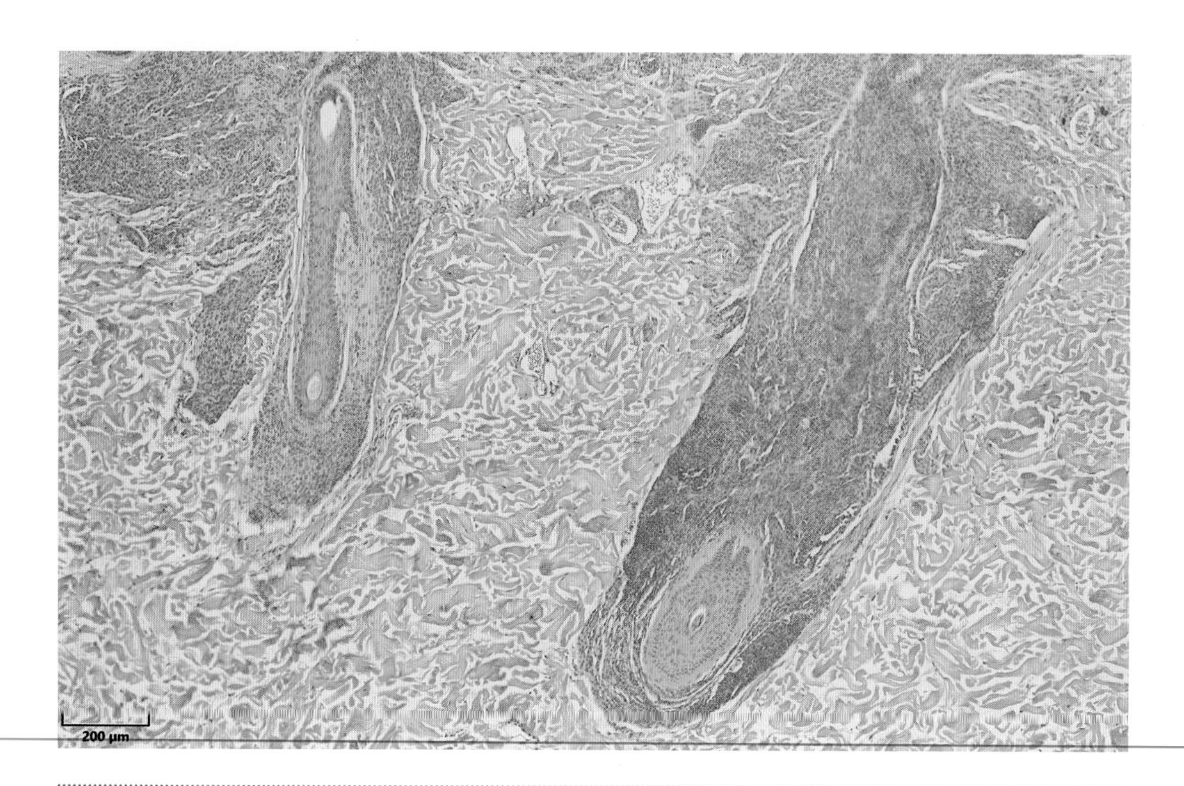

先天性黑素细胞痣： 痣细胞沿毛囊向真皮深部增生

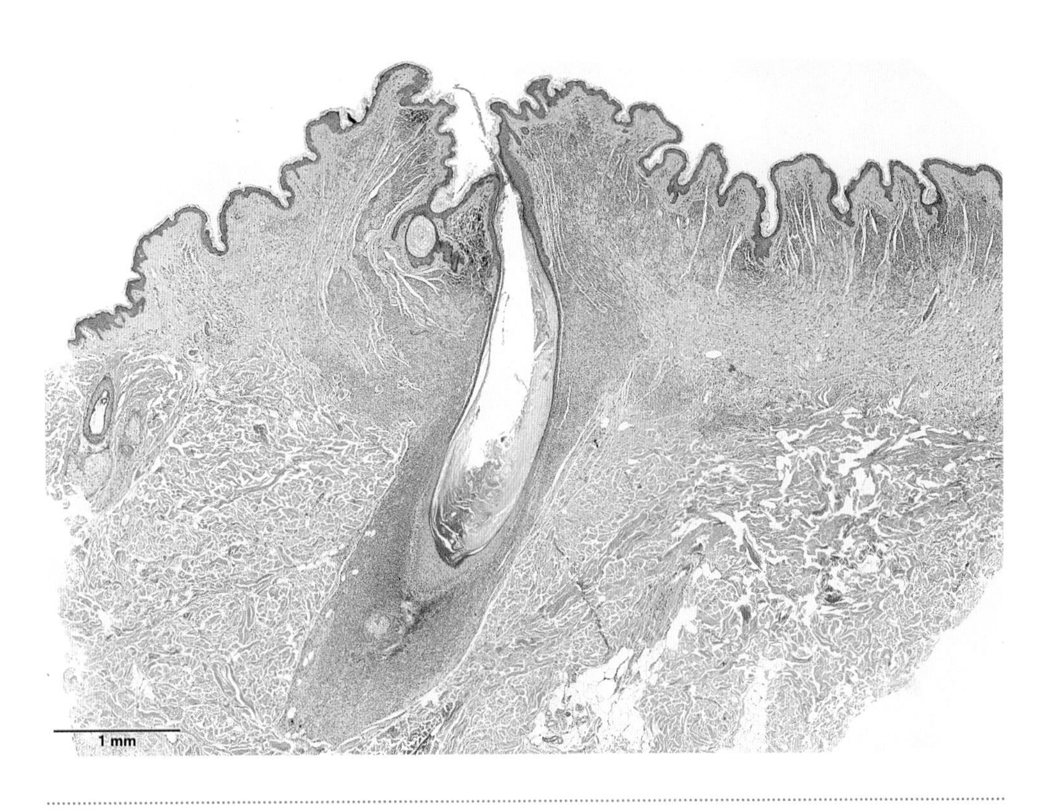

先天性黑素细胞痣：痣细胞围绕毛囊向真皮深部生长

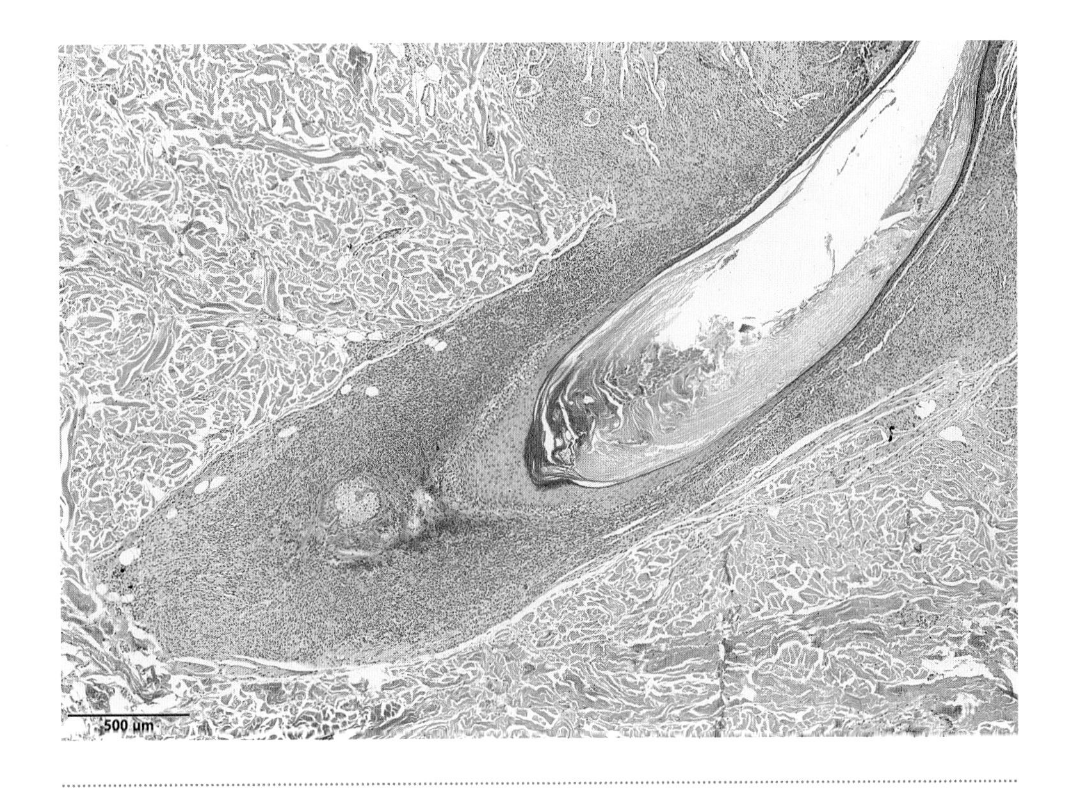

先天性黑素细胞痣：痣细胞围绕毛囊向真皮深部生长

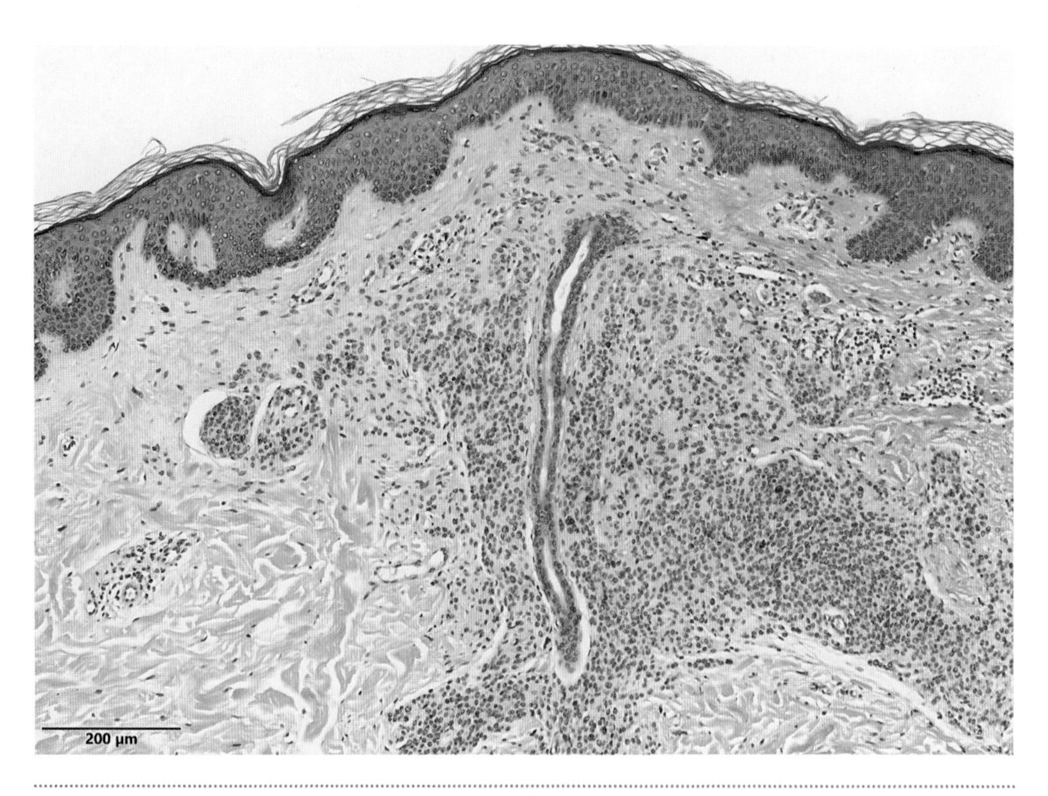

先天性黑素细胞痣：痣细胞围绕外泌汗腺导管向真皮深部生长

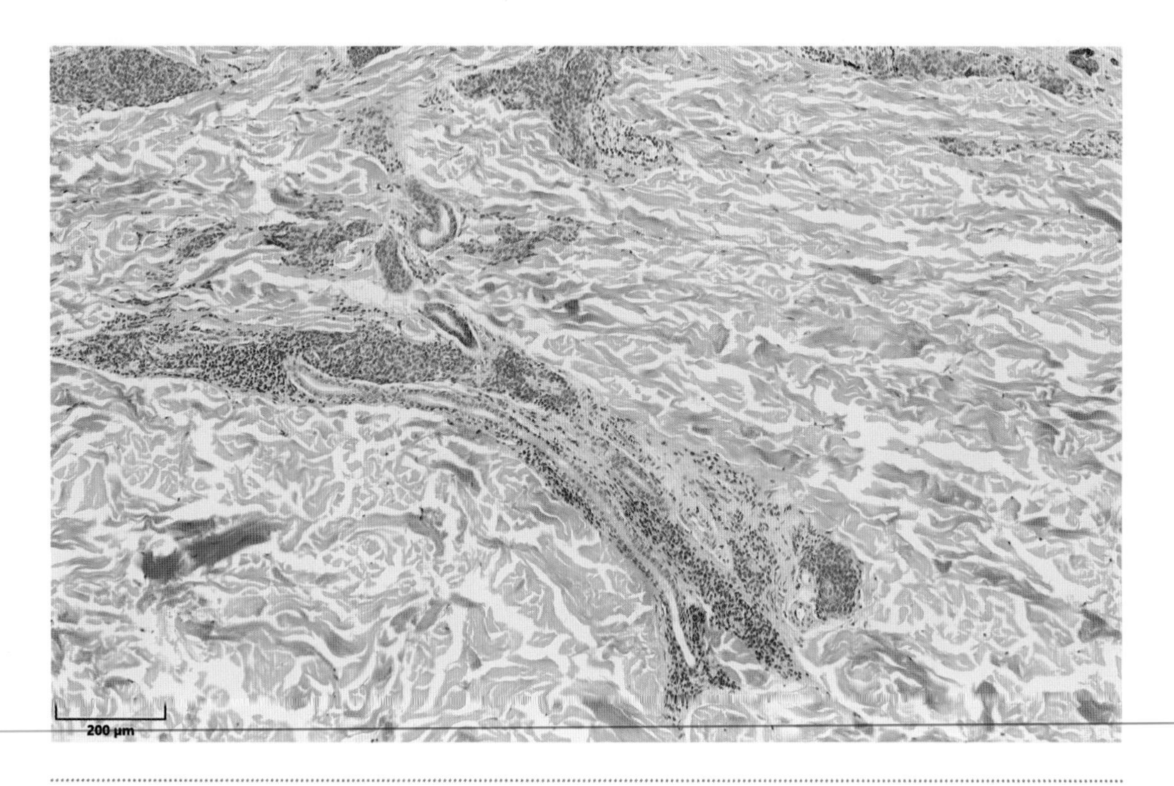

先天性黑素细胞痣：痣细胞围绕外泌汗腺导管生长

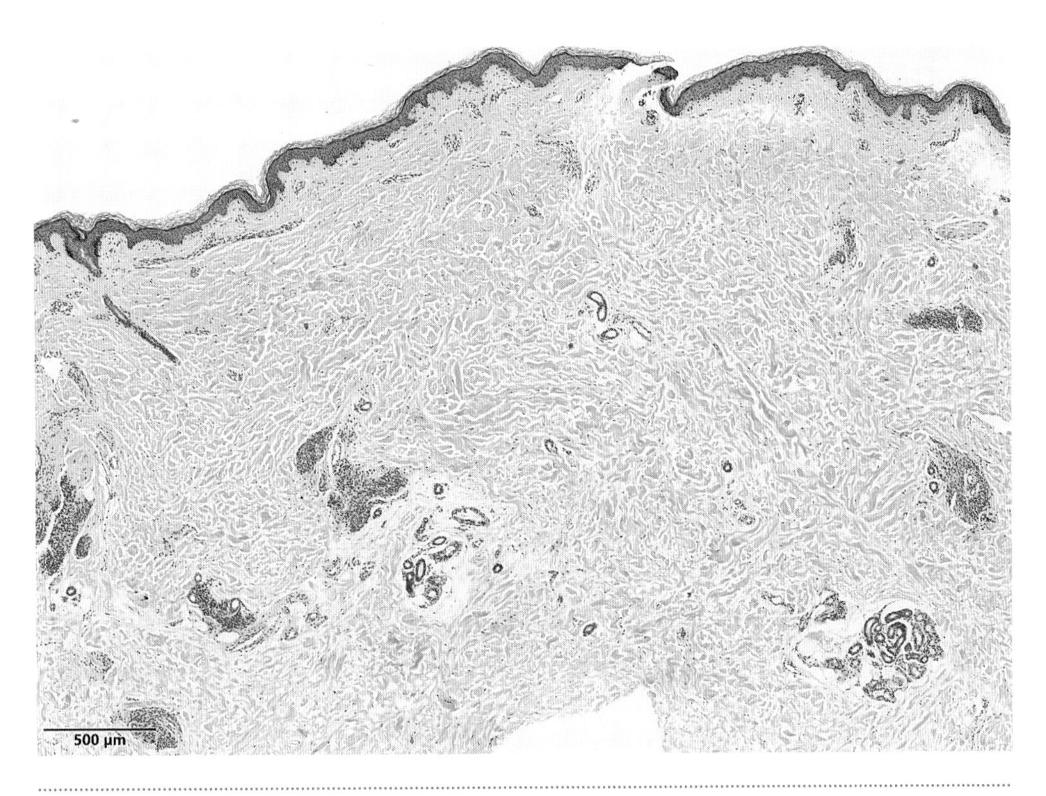

先天性黑素细胞痣：痣细胞围绕外泌汗腺导管生长

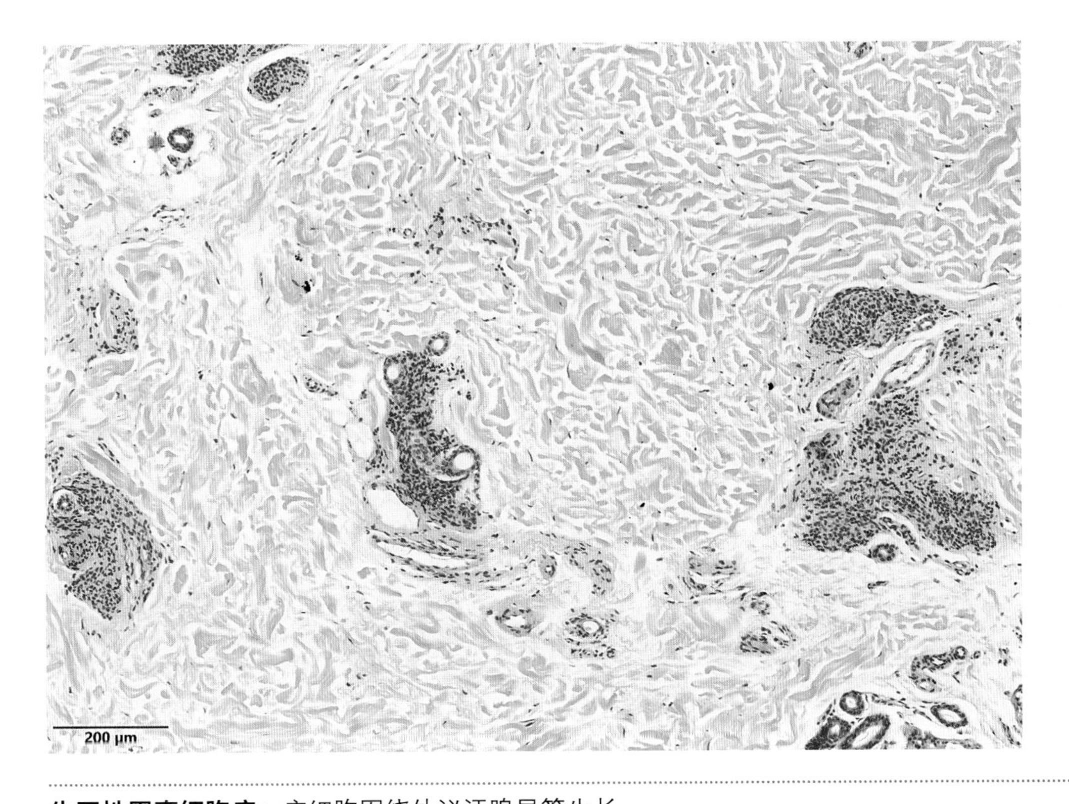

先天性黑素细胞痣：痣细胞围绕外泌汗腺导管生长

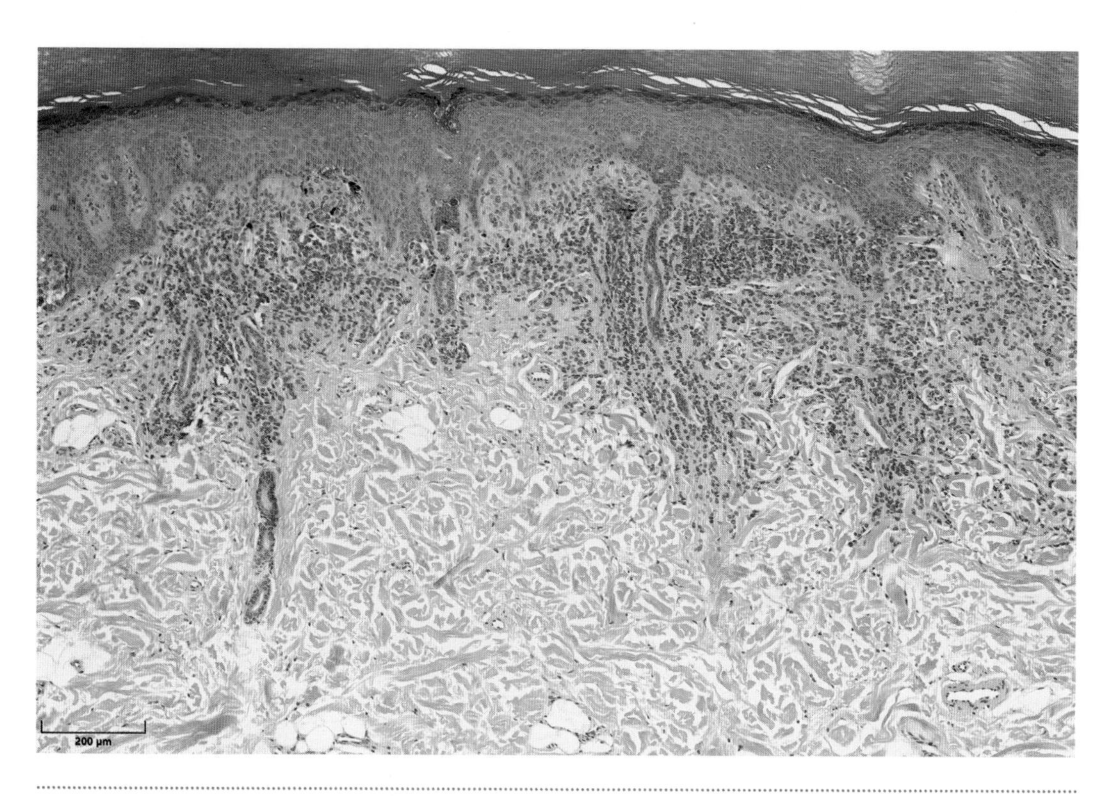

先天性黑素细胞痣：痣细胞沿外泌汗腺导管向真皮深部生长

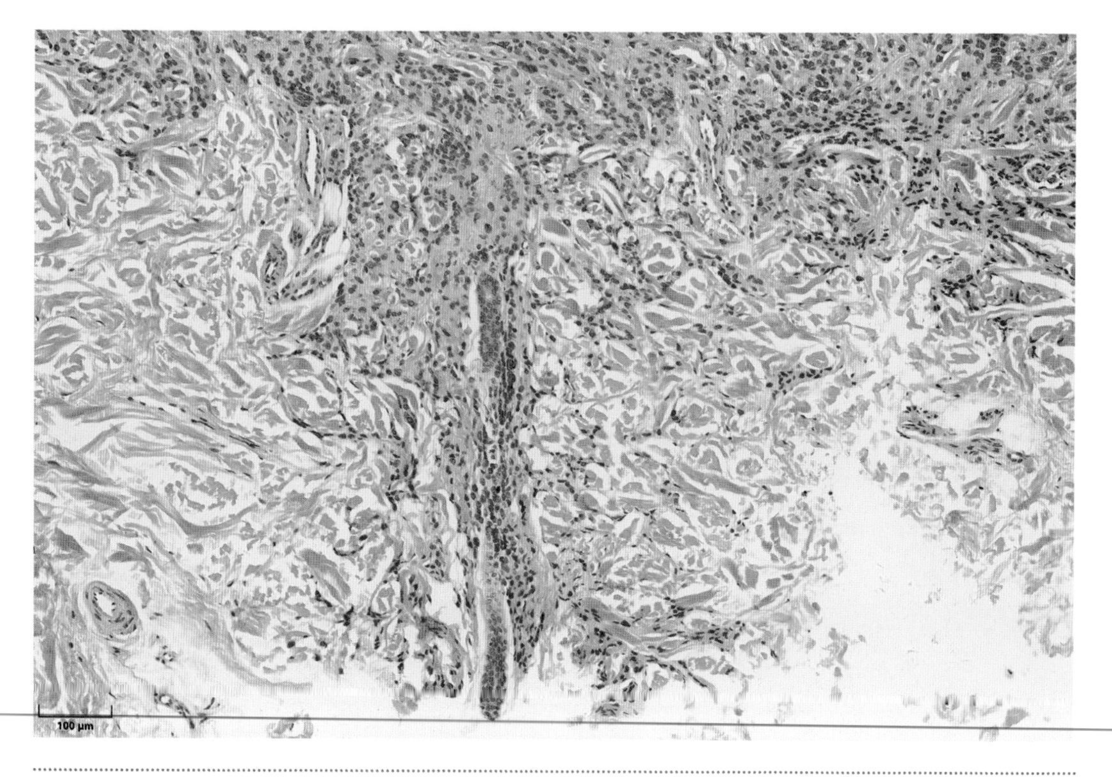

先天性黑素细胞痣：痣细胞沿外泌汗腺导管向真皮深部生长

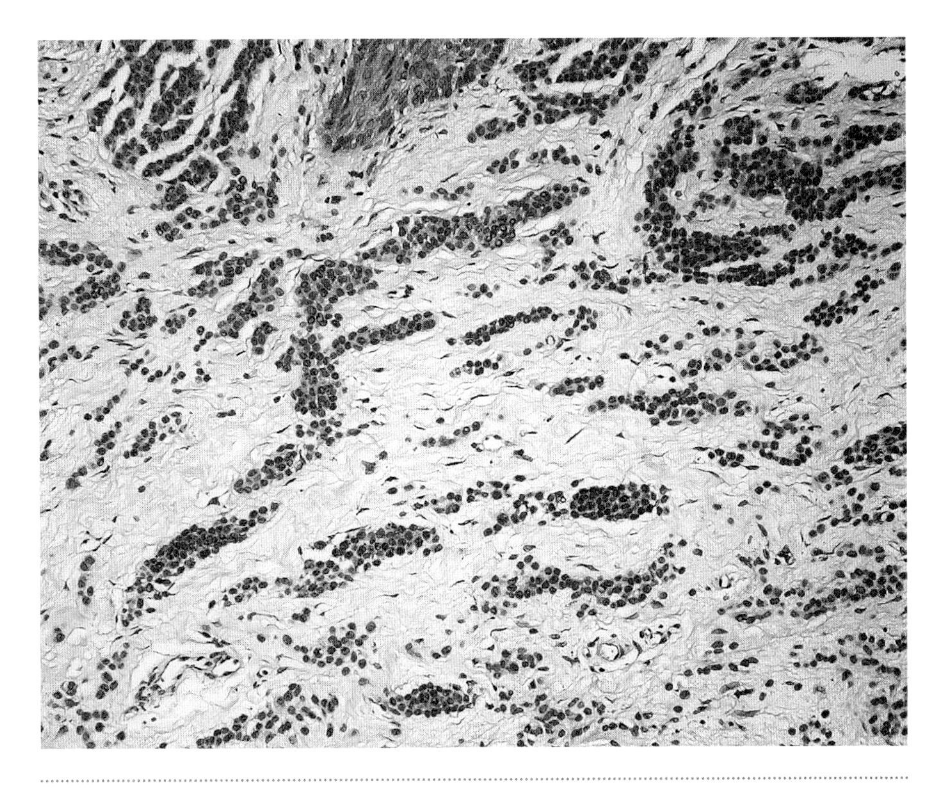

先天性黑素细胞痣：痣细胞呈条索状或列队状分布

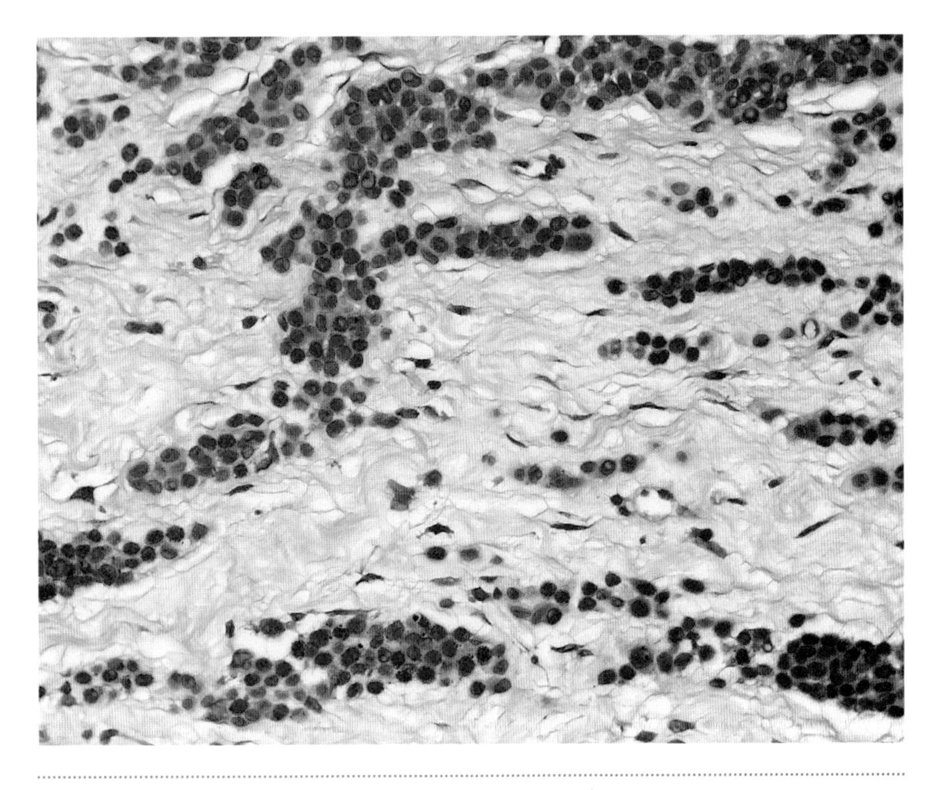

先天性黑素细胞痣：痣细胞呈条索状或列队状分布

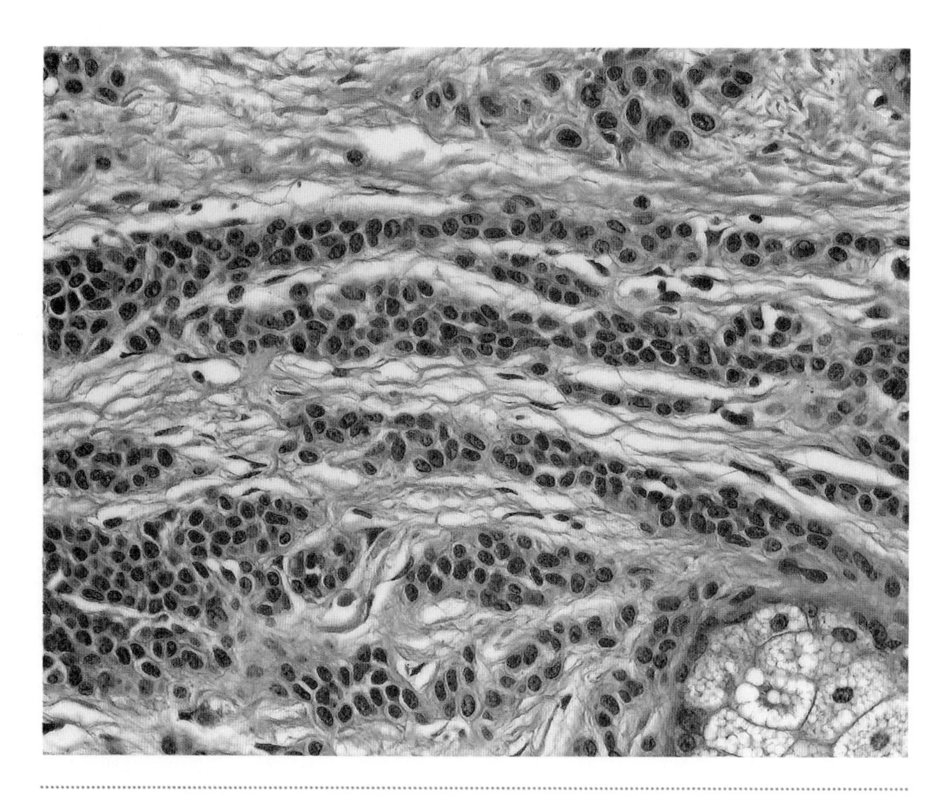

先天性黑素细胞痣：痣细胞呈条索状或列队状分布

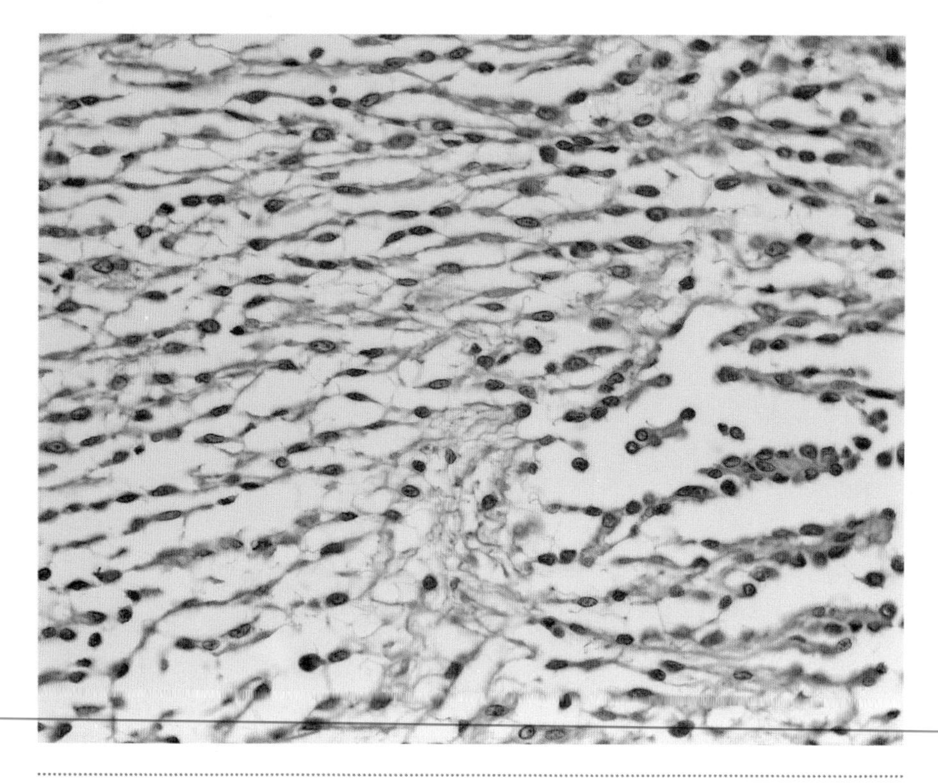

先天性黑素细胞痣：痣细胞呈线状排列

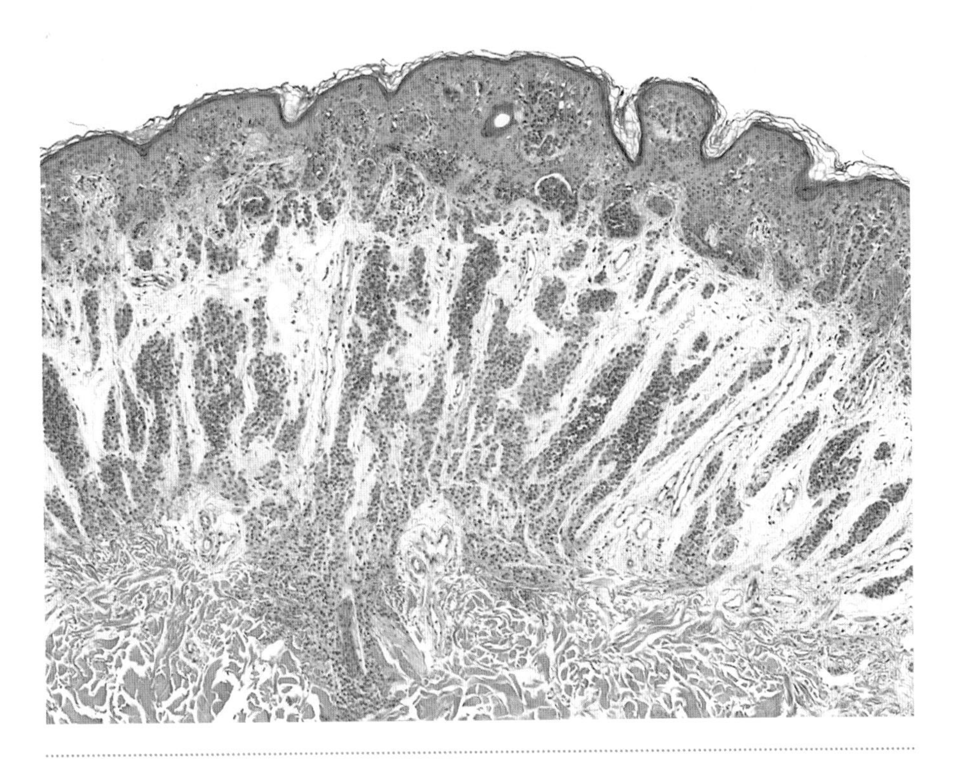

先天性黑素细胞痣：痣细胞呈条索状向真皮深部生长

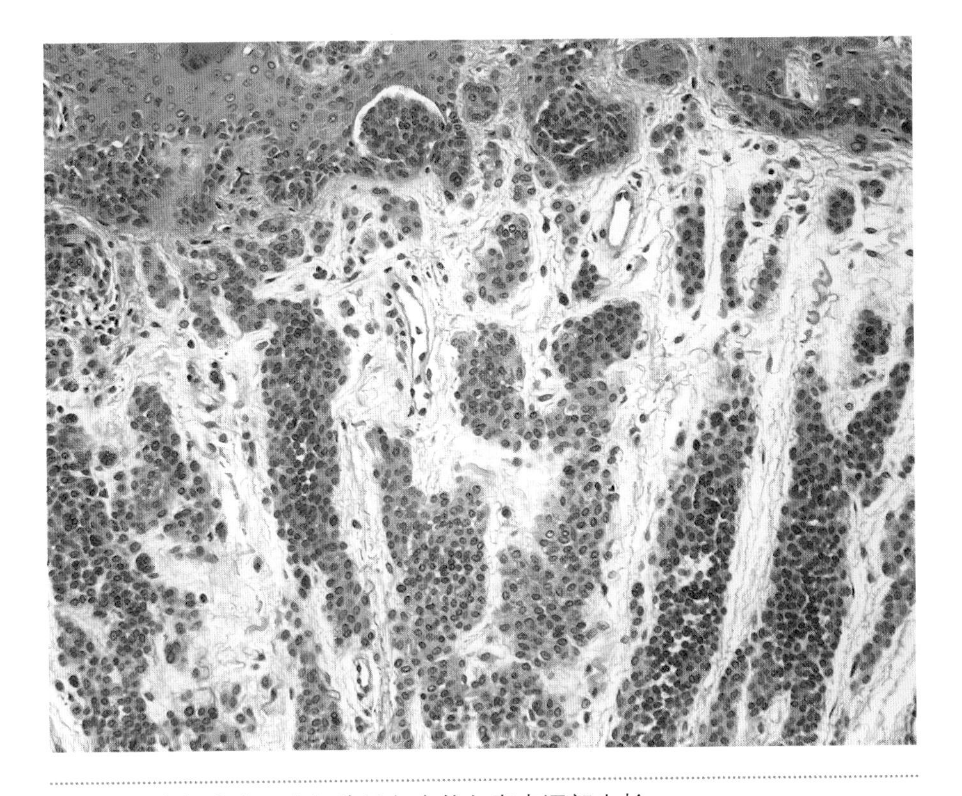

先天性黑素细胞痣：痣细胞呈条索状向真皮深部生长

5. 发育不良痣
Dysplastic nevus

- 可为交界痣，也可为复合痣
- 表皮痣细胞常向表皮两侧延伸，超过真皮痣细胞侧缘，称为“肩带现象”
- 表皮突明显延长
- 痣细胞常呈黑子样增生
- 痣细胞在沿基底层单个或呈巢状分布
- 痣细胞常沿表皮突两侧分布
- 细胞巢形态和分布不规则，多分布于表皮突顶端
- 梭形细胞巢多位于皮突的顶端
- 相邻痣细胞巢之间可有桥样连接
- 细胞异型性不等
- 真皮浅层可见数量不等的炎症细胞浸润
- 皮损可为斑疹、丘疹或结节，形状不规则，边缘不整或界限不清
- 常为深棕色或粉红色

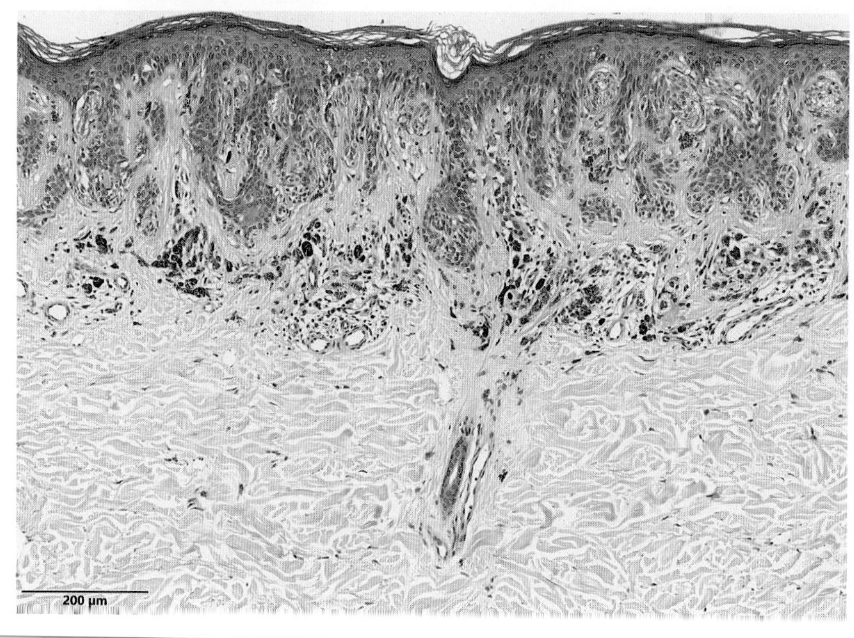

发育不良痣：复合痣，痣细胞在皮突两侧增生，真皮乳头及表皮真皮交界处可见痣细胞巢

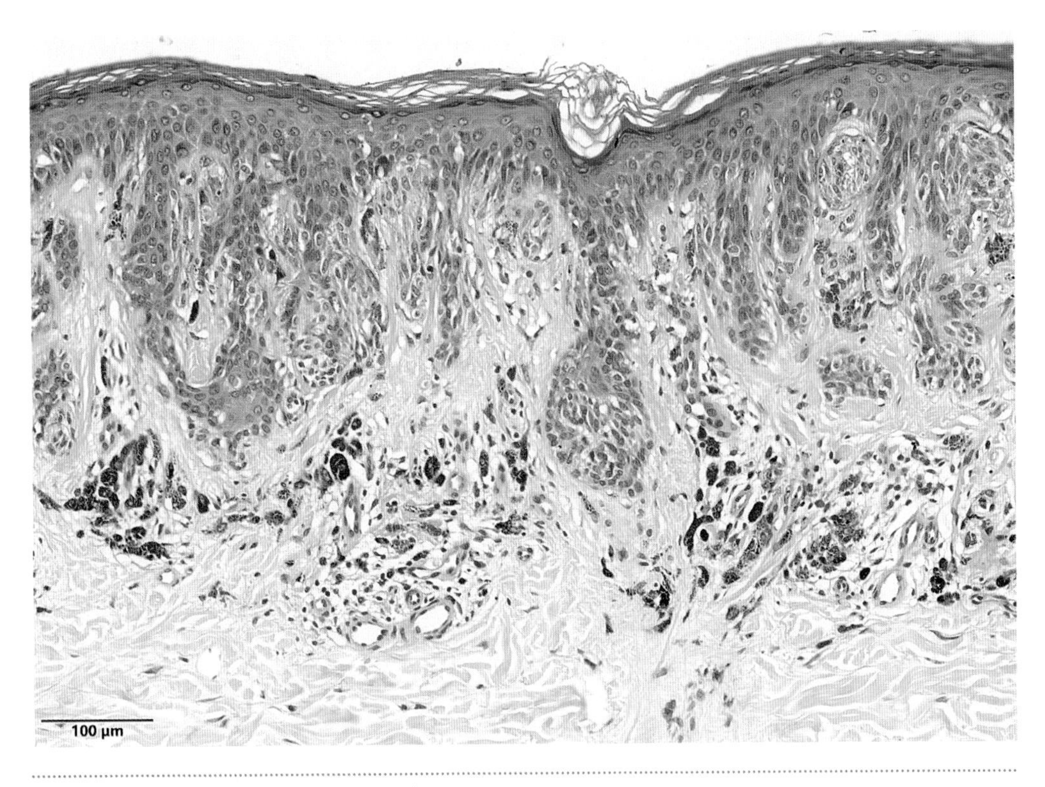

发育不良痣：痣细胞沿皮突两侧增生

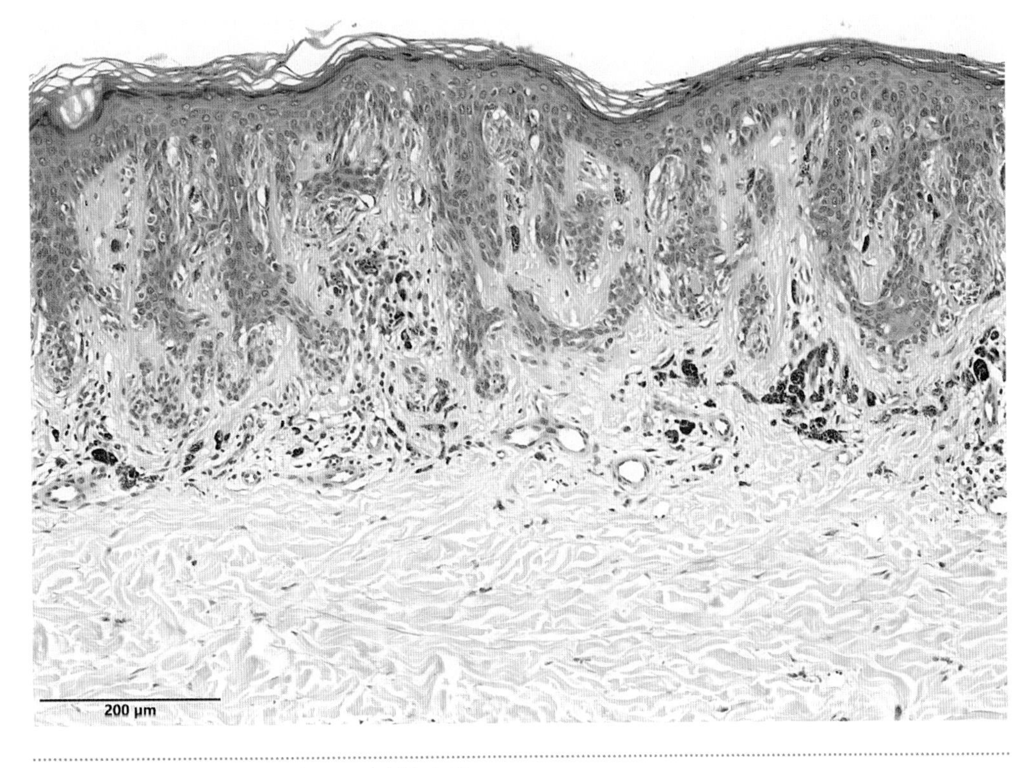

发育不良痣：相邻表皮突可见桥样连接

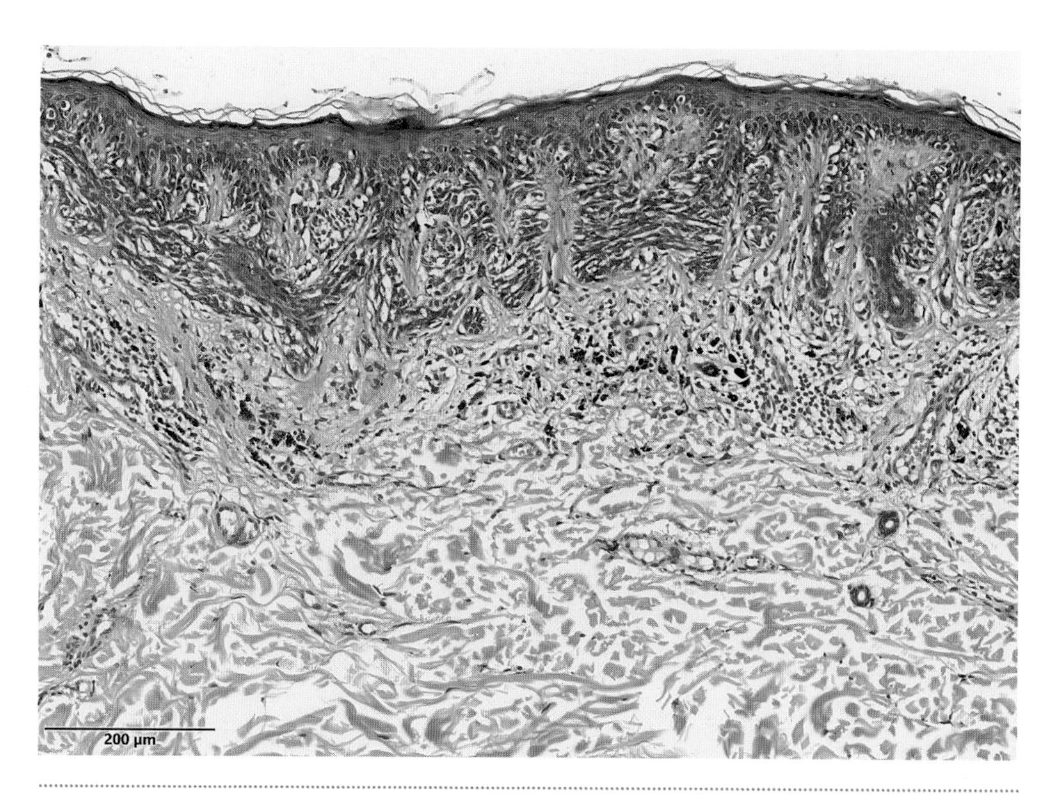

发育不良痣： 痣细胞呈梭形

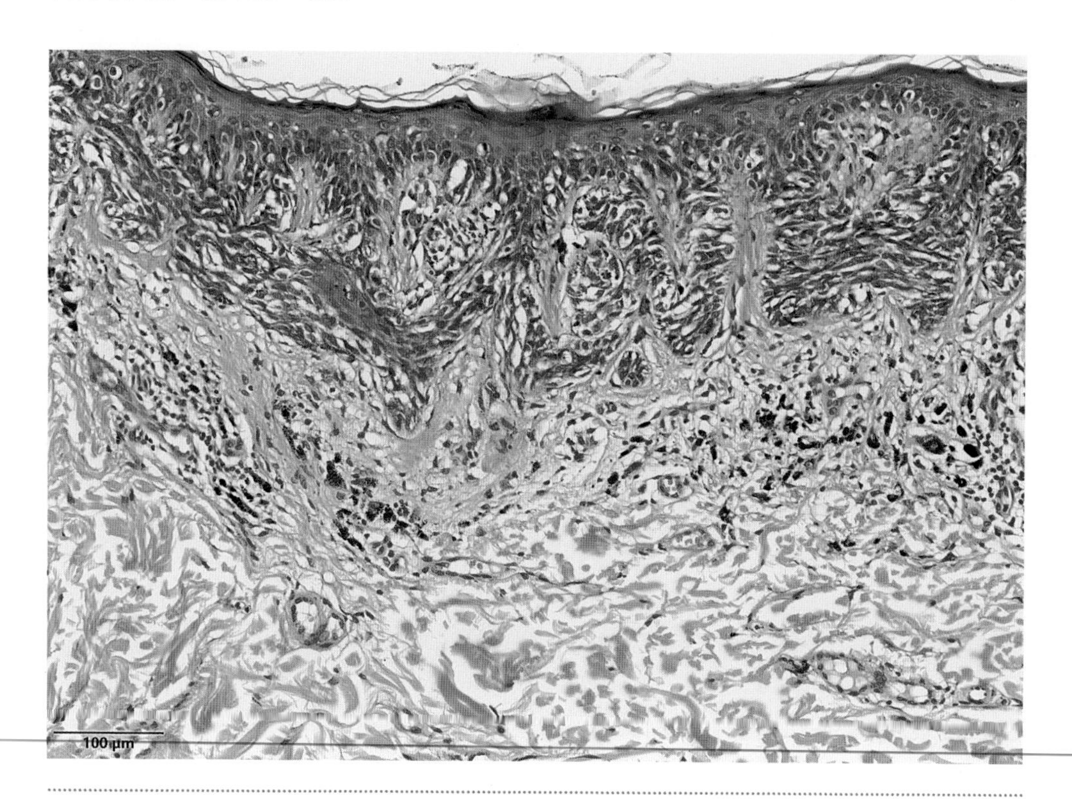

发育不良痣： 痣细胞有异型性，相邻表皮突痣细胞巢有桥样连接

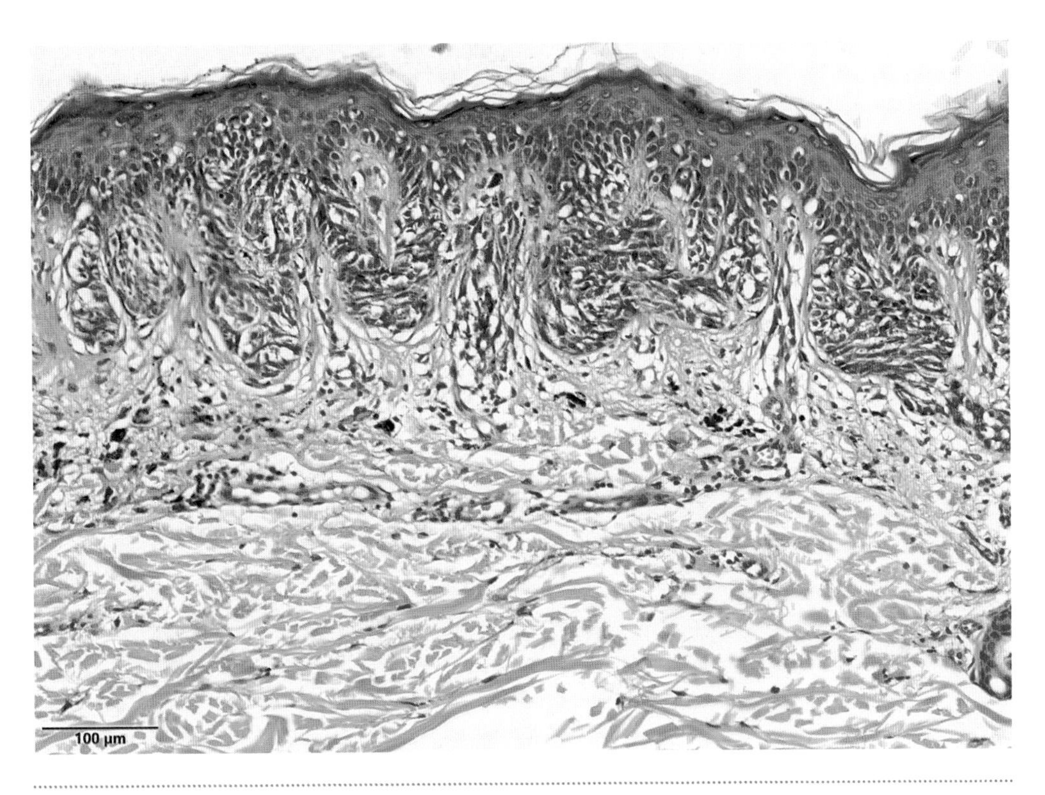

发育不良痣：痣细胞有异型性，相邻表皮突痣细胞巢可见桥样连接

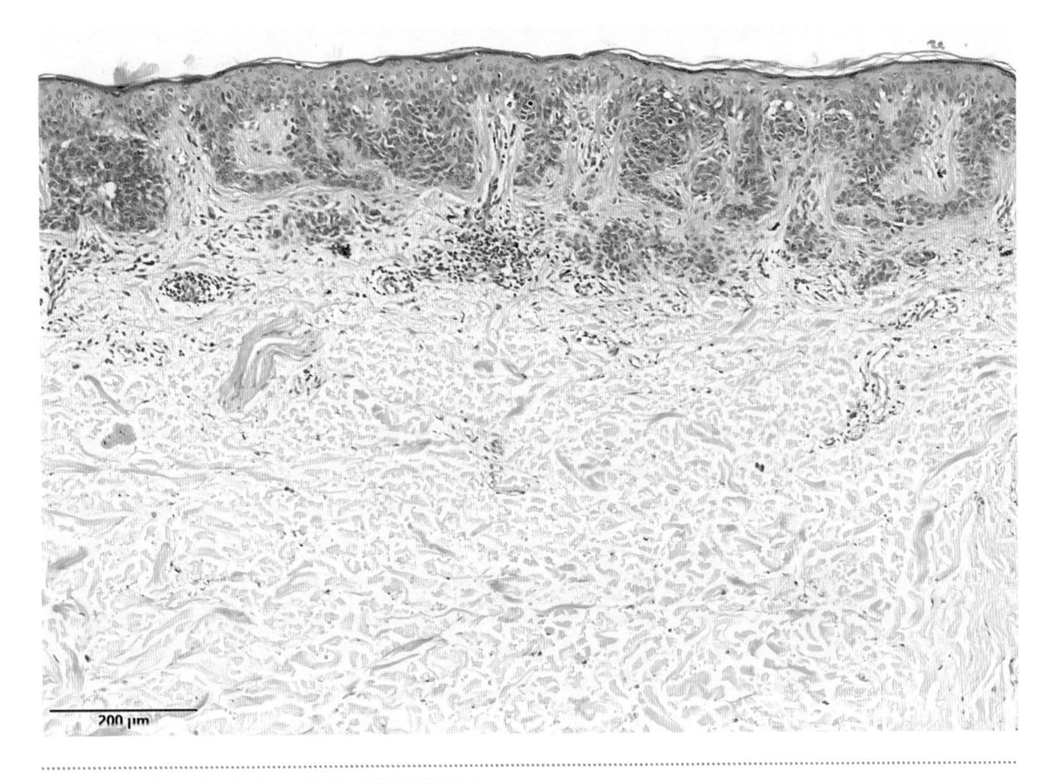

发育不良痣：复合痣，皮突不规则延长

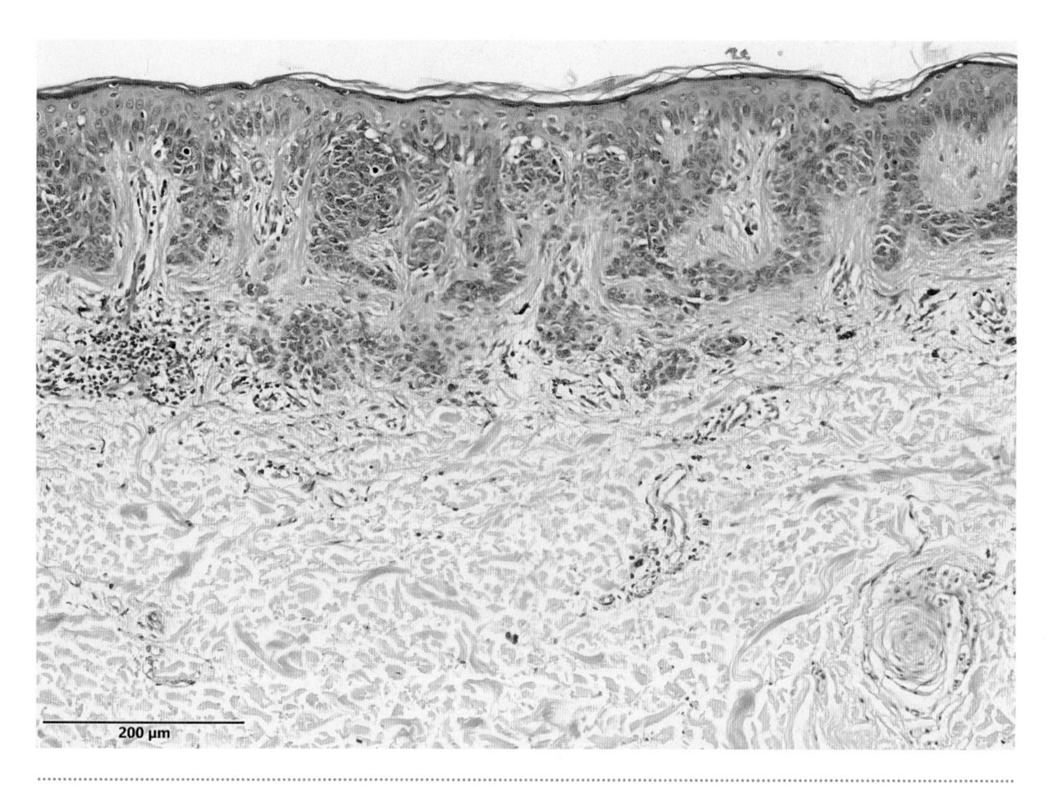

发育不良痣：表皮与真皮交界处痣细胞巢，相邻表皮突间痣细胞有桥样连接

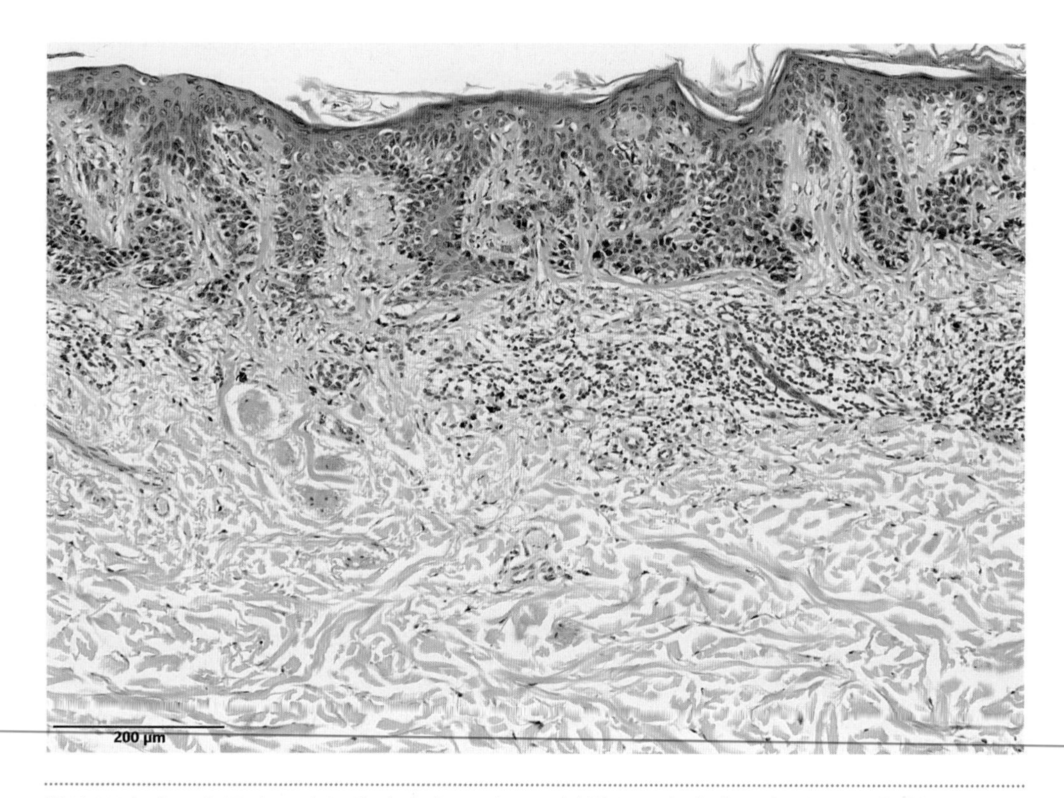

发育不良痣：交界痣，痣细胞在皮突顶端及两侧增生，真皮浅层有淋巴细胞浸润

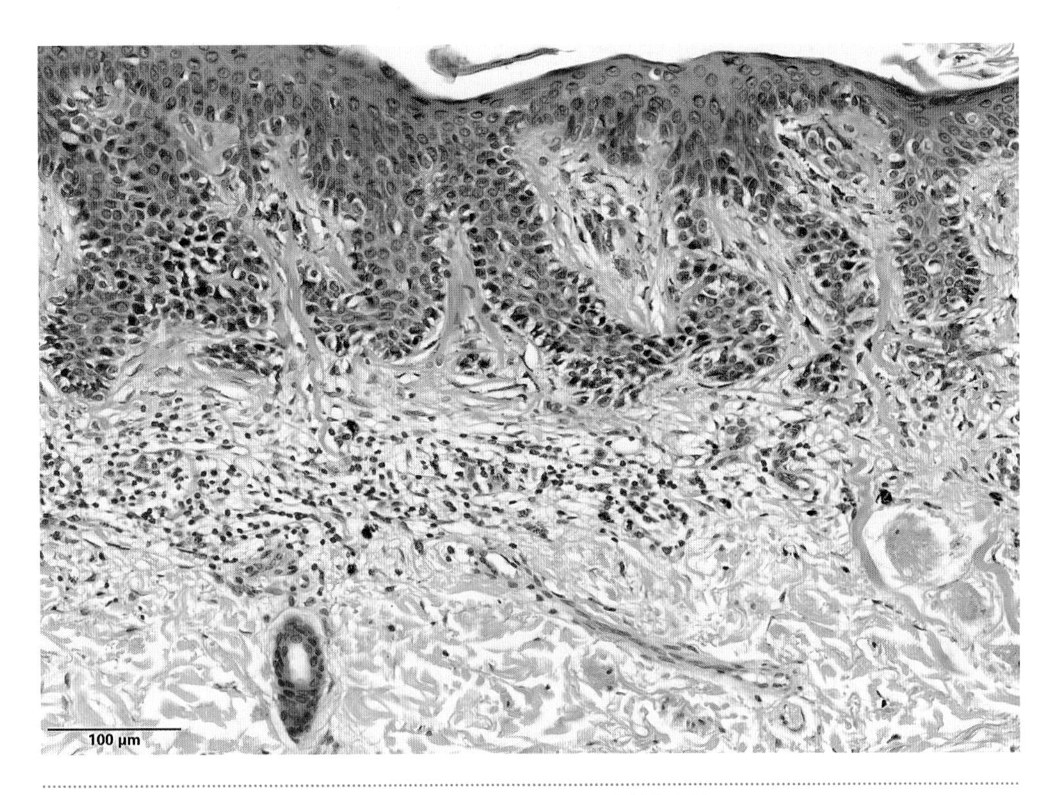

发育不良痣：痣细胞在皮突两侧及顶端增生，可见桥样连接

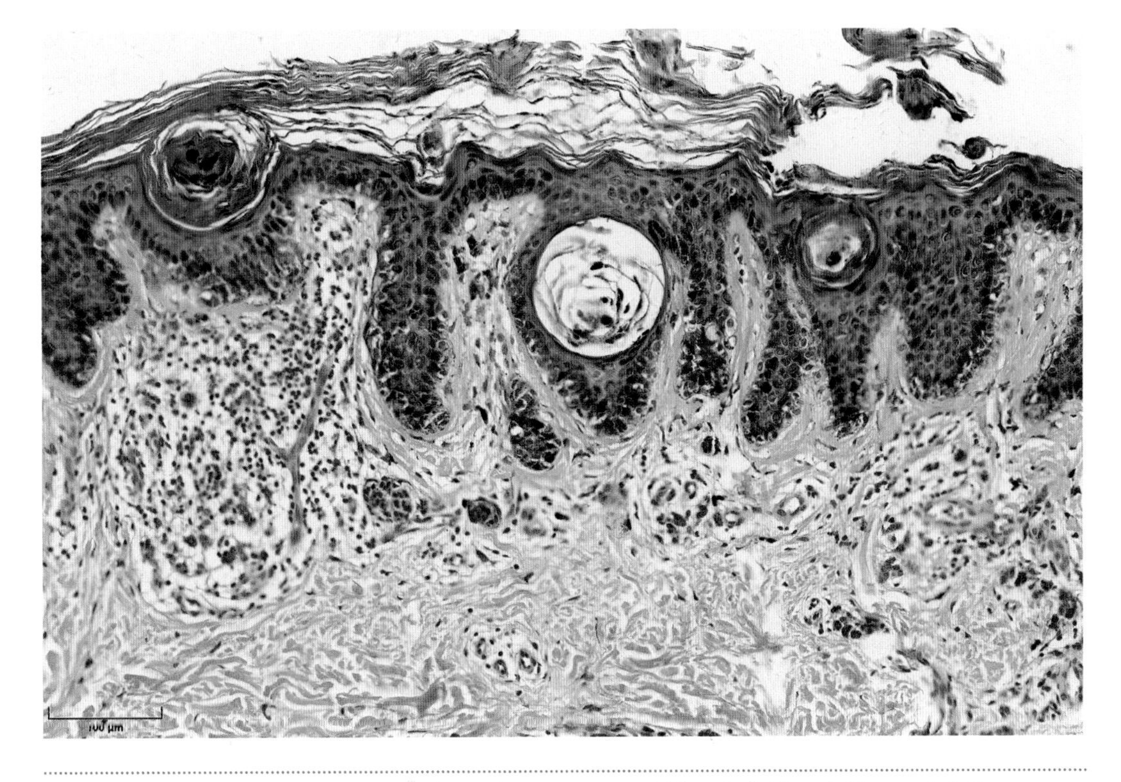

发育不良痣：痣细胞在皮突两侧及顶端增生，可见异型性，真皮浅层有淋巴细胞浸润

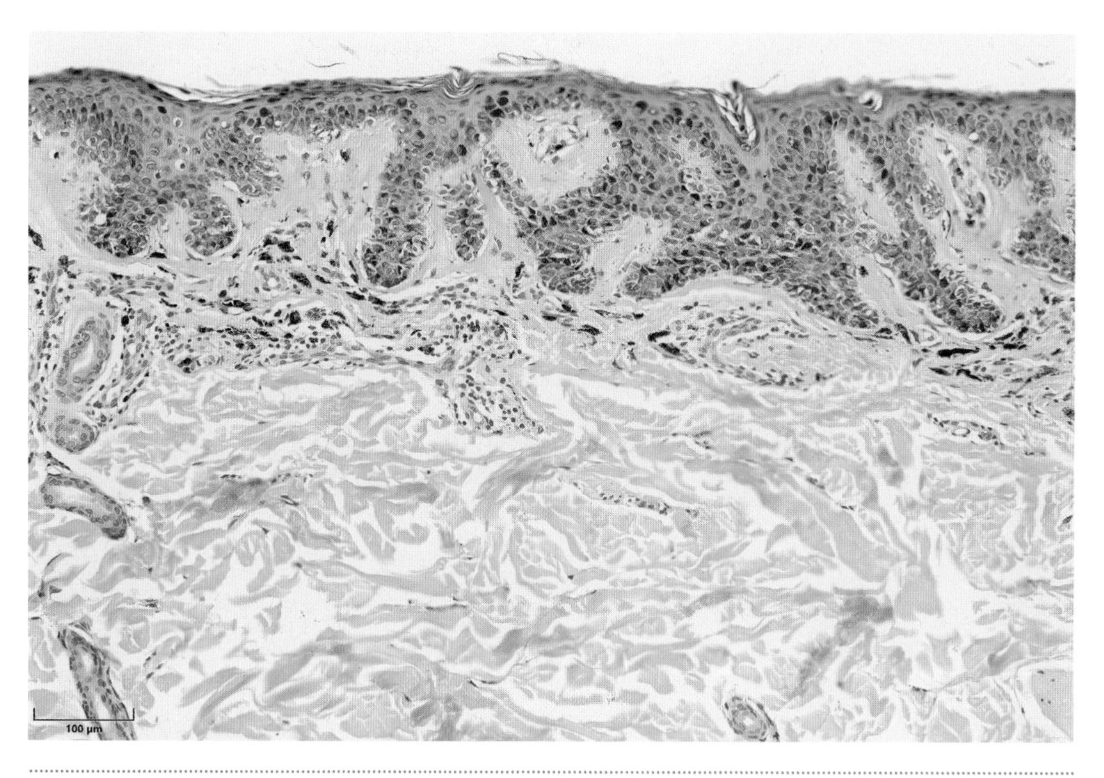

发育不良痣：交界痣，痣细胞在皮突两侧及顶端增生，未见明显巢状分布

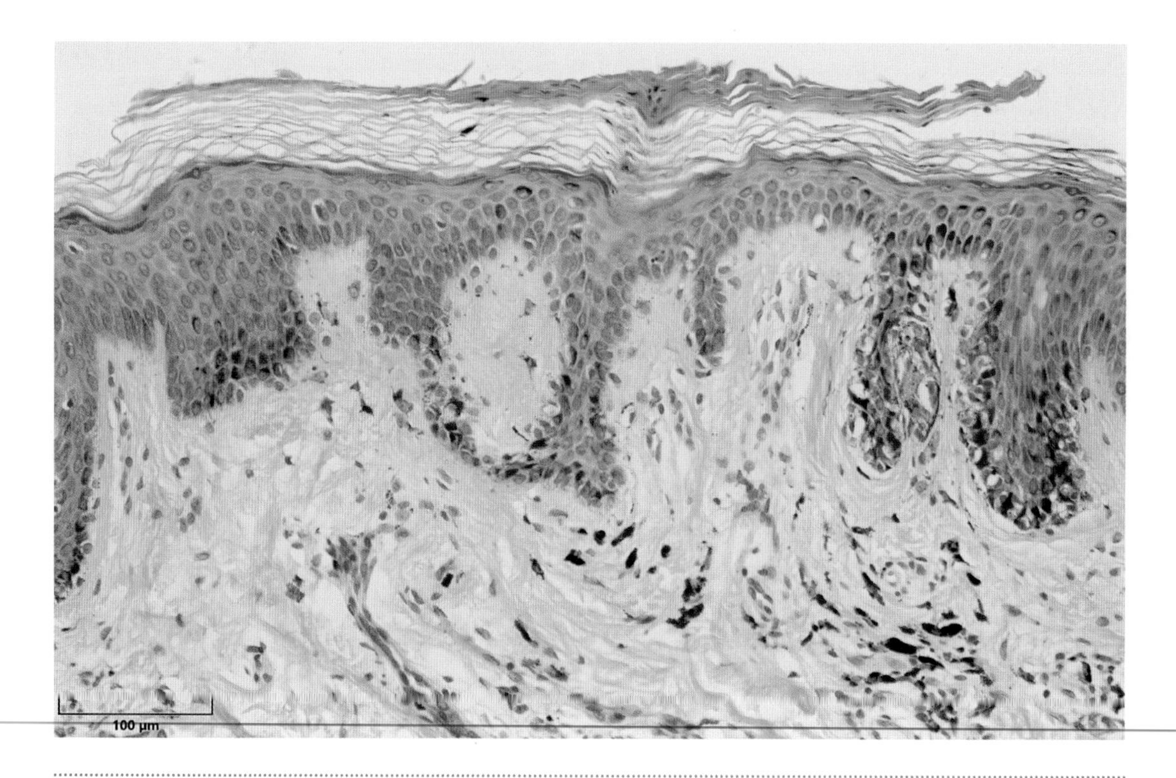

发育不良痣：交界痣，痣细胞有异型性

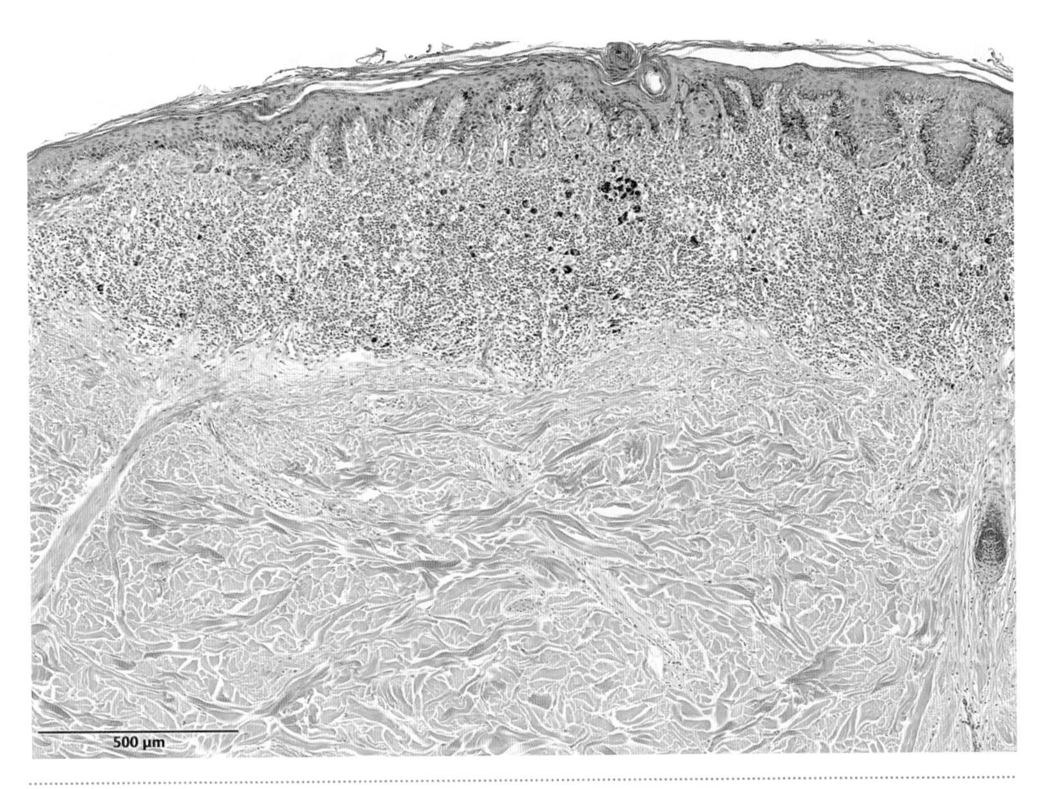

发育不良痣：复合痣，真皮上部出现明显的炎症细胞苔藓样浸润

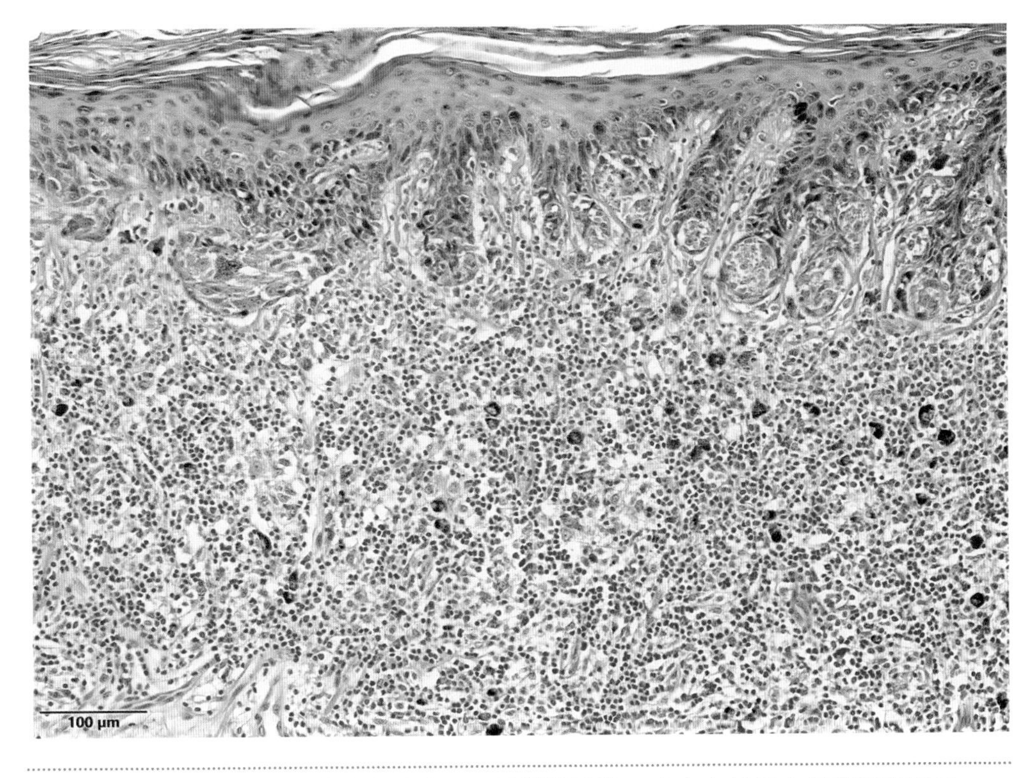

发育不良痣：痣细胞呈巢或散在分布，可见桥样连接，真皮上部炎症细胞浸润明显

6. 乳头瘤样黑素细胞痣
Papillomatous melanocytic nevus

- 又称为疣状黑素细胞痣、角化性黑素细胞痣
- 为复合痣或皮内痣
- 表皮角化过度，可有角囊肿
- 明显的乳头瘤样增生，表皮突延长，延长的皮突可将真皮内的痣细胞分隔
- 临床上为突出皮面的结节，表面粗糙不平，有明显的角化
- 易被误诊为脂溢性角化

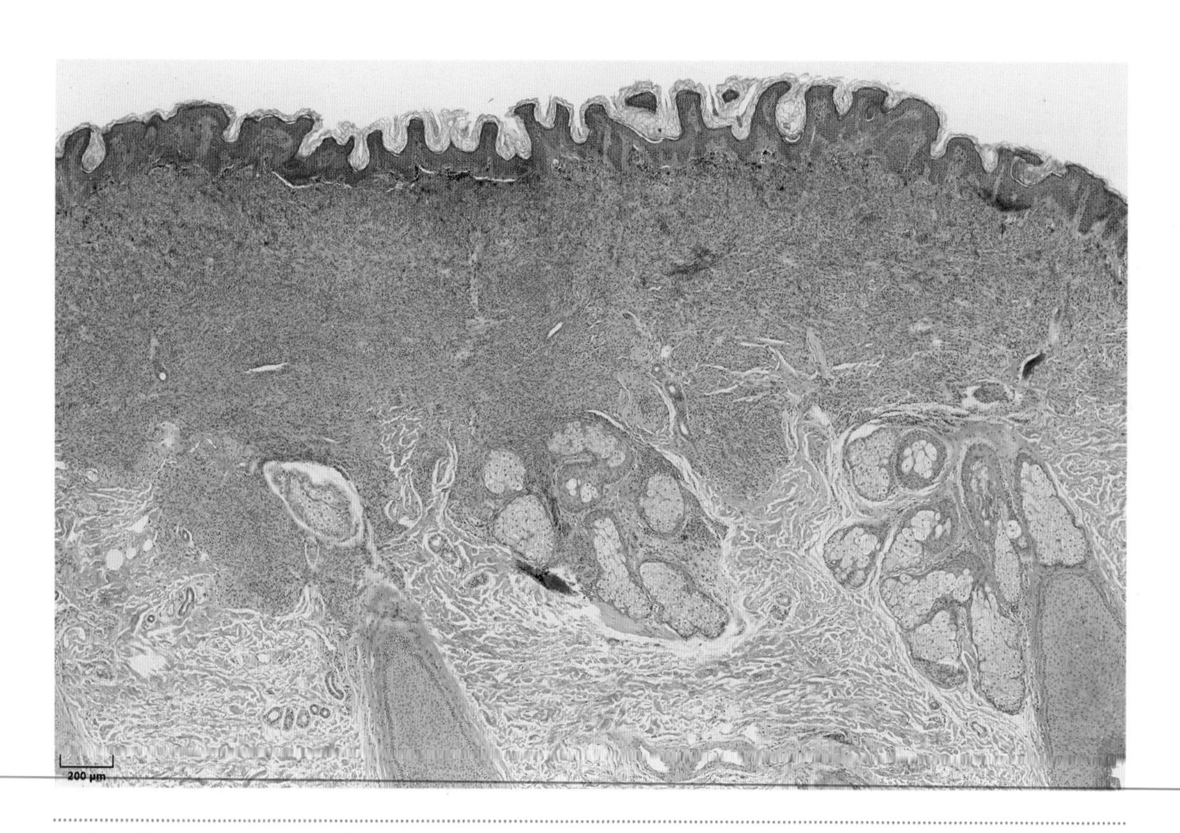

乳头瘤样黑素细胞痣：皮内痣，表皮角化过度，乳头瘤样增生

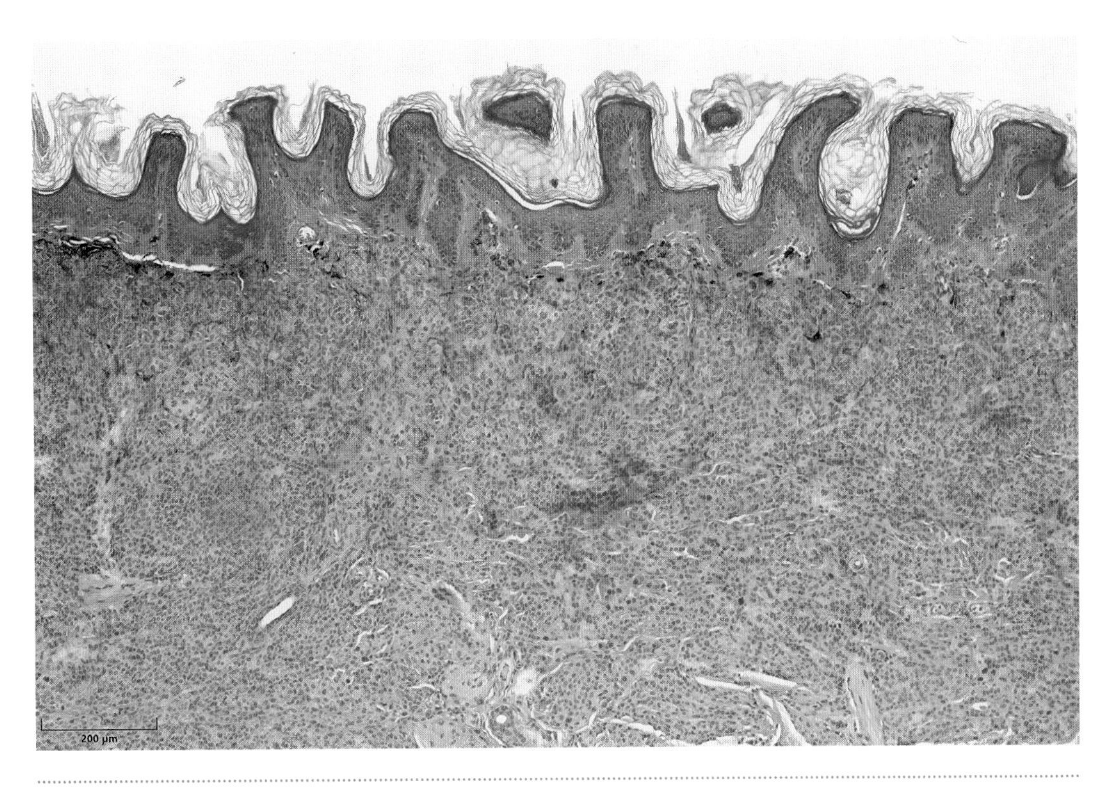

乳头瘤样黑素细胞痣：痣细胞位于真皮内

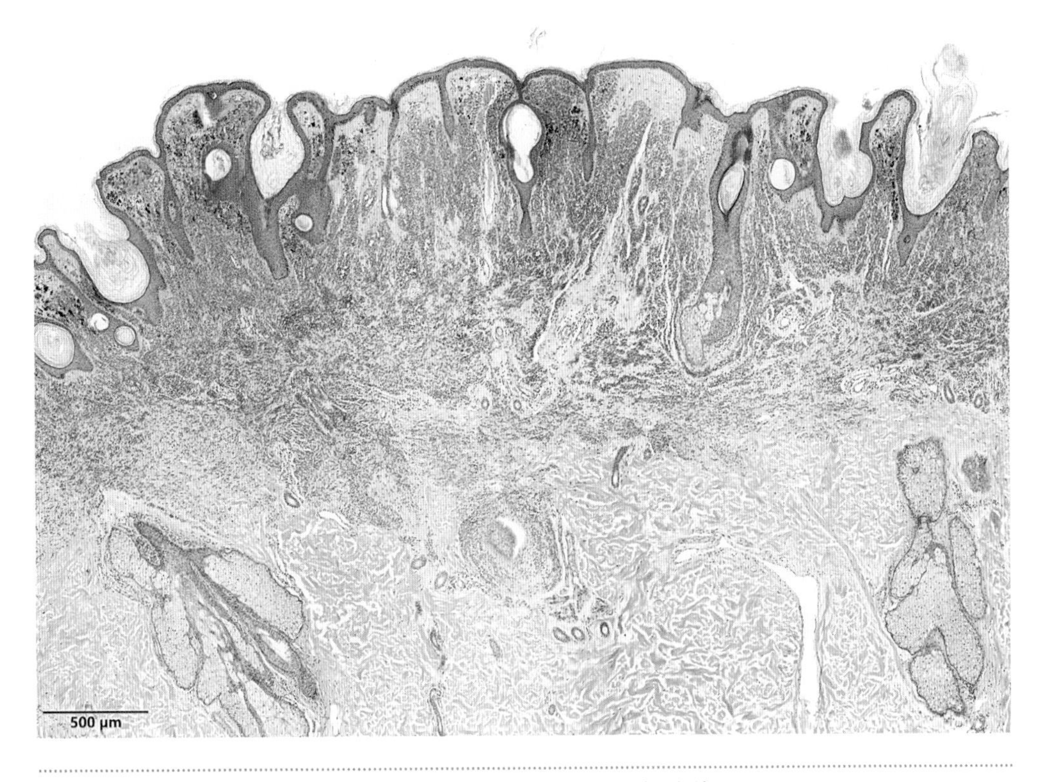

乳头瘤样黑素细胞痣：皮内痣，表皮角化过度，乳头瘤样增生

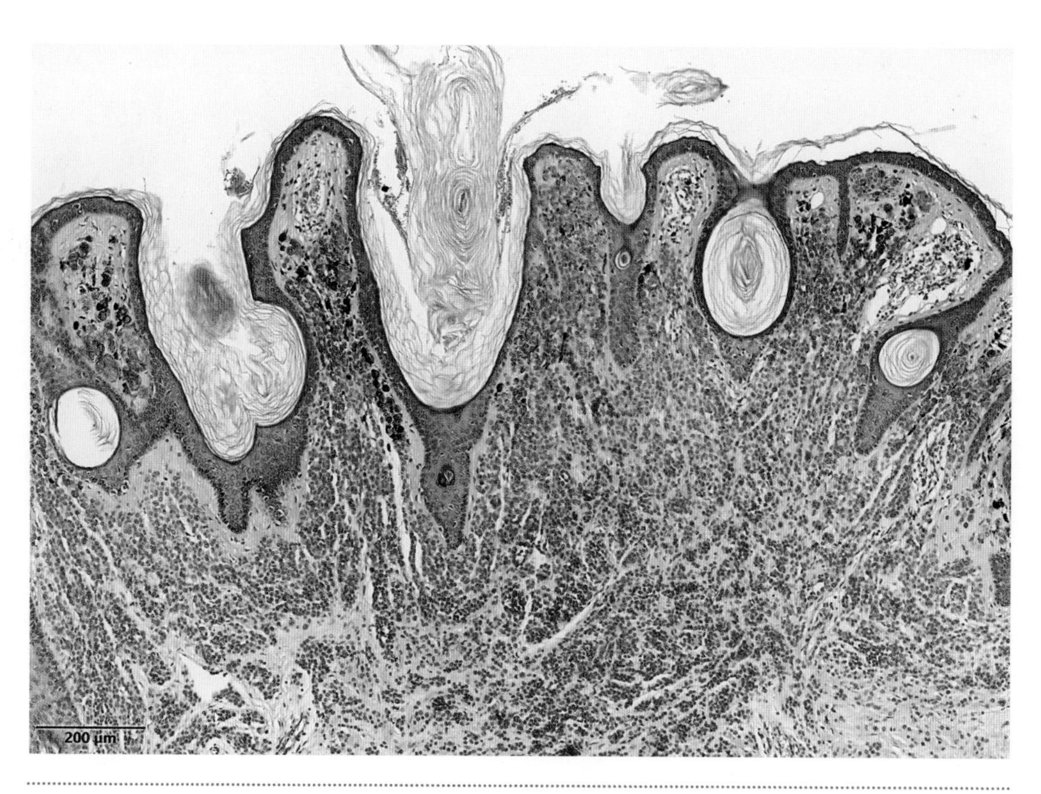

乳头瘤样黑素细胞痣：表皮明显角化过度，可见角囊肿，乳头瘤样增生

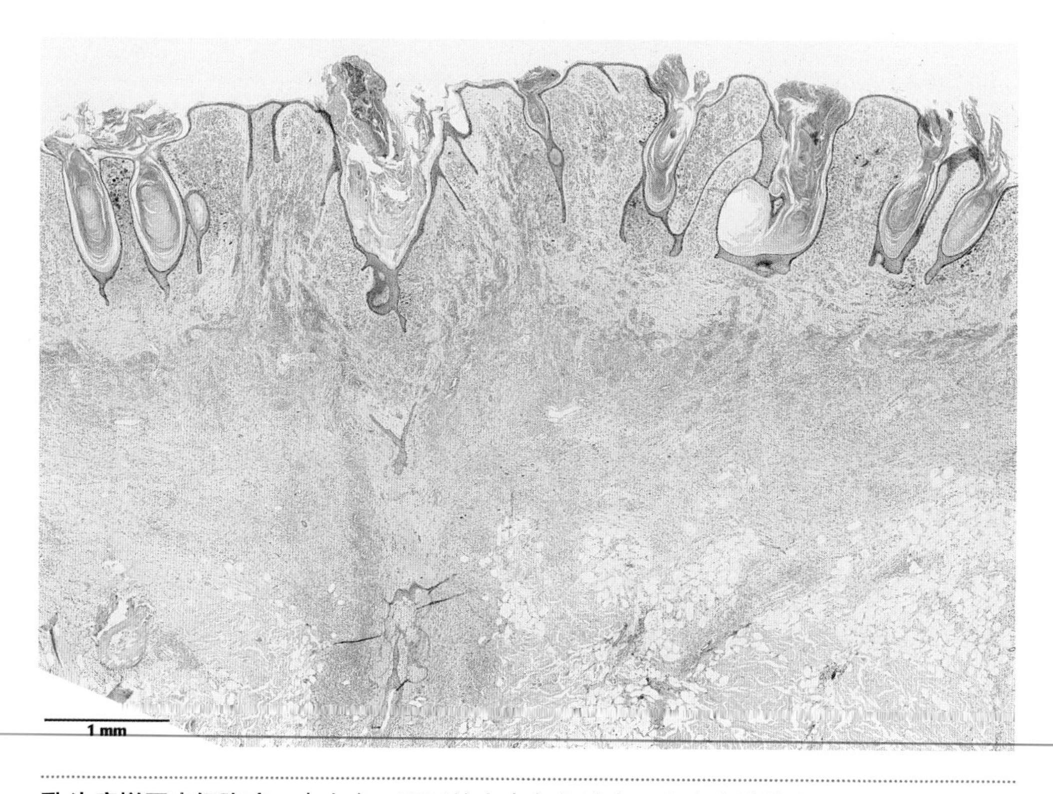

乳头瘤样黑素细胞痣：皮内痣，明显的表皮角化过度及乳头瘤样增生

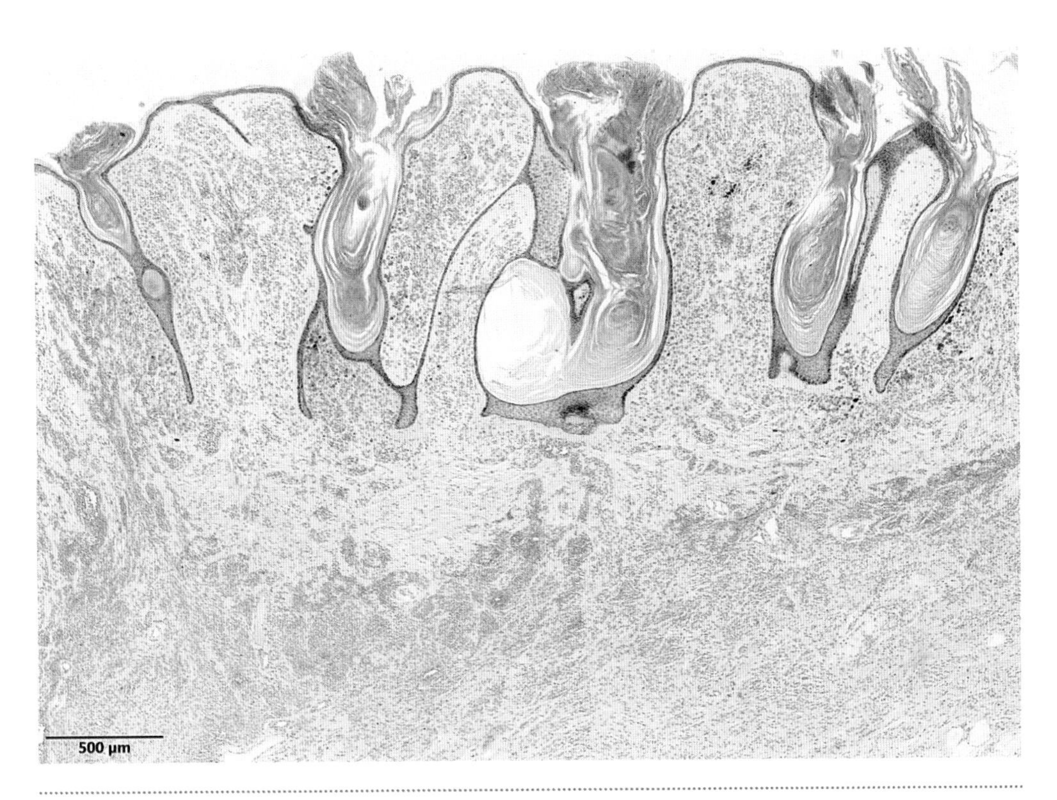

乳头瘤样黑素细胞痣：角化过度，表皮突延长

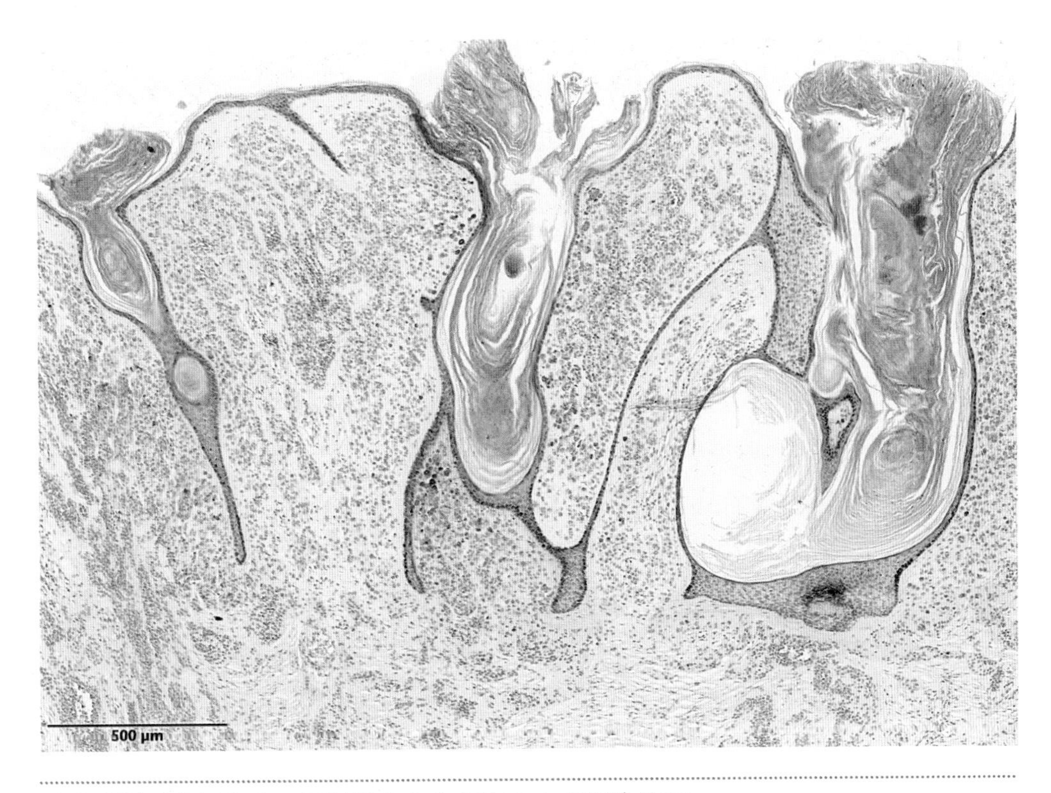

乳头瘤样黑素细胞痣：延长的表皮突将真皮内痣细胞分隔

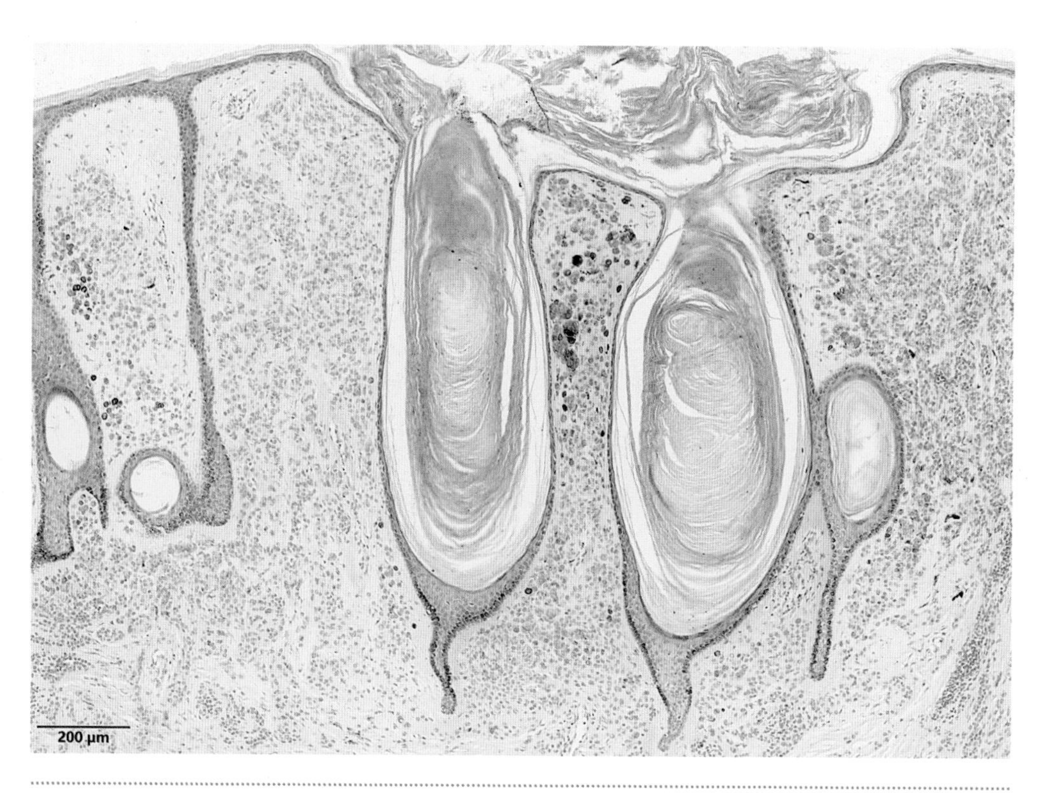

乳头瘤样黑素细胞痣：表皮明显角化过度，可见角囊肿

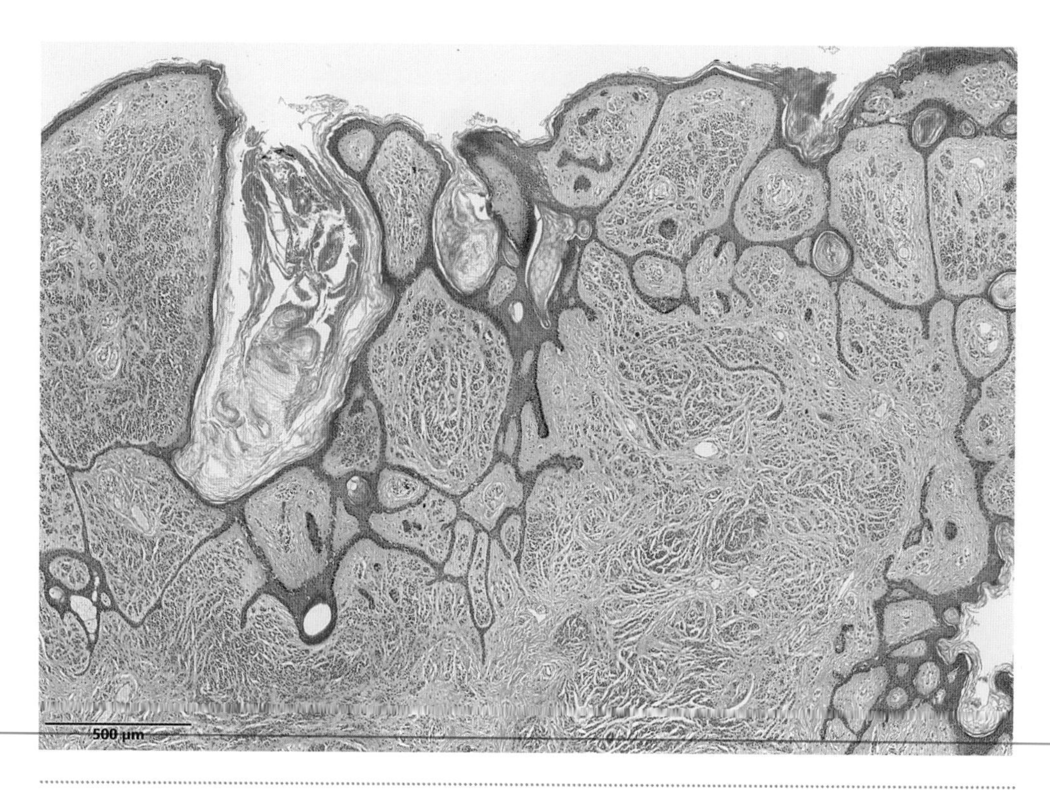

乳头瘤样黑素细胞痣：表皮明显角化过度，表皮突不规则延长

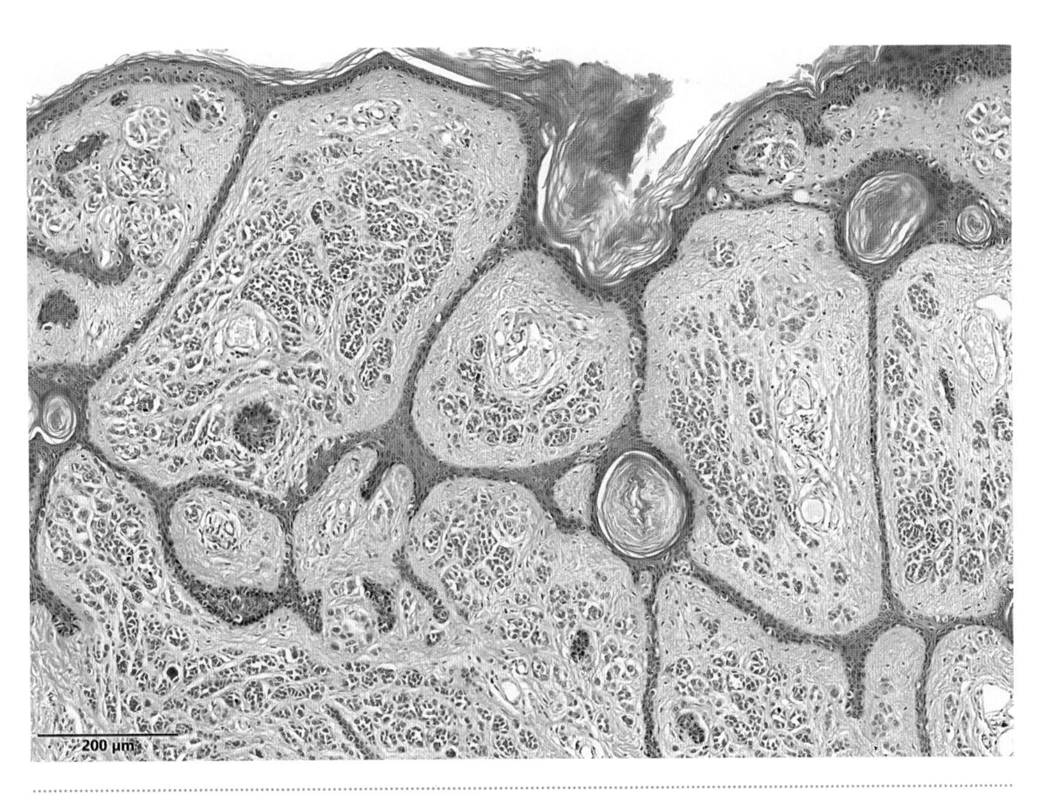

乳头瘤样黑素细胞痣：延长的表皮突将真皮内痣细胞分隔，可见角囊肿

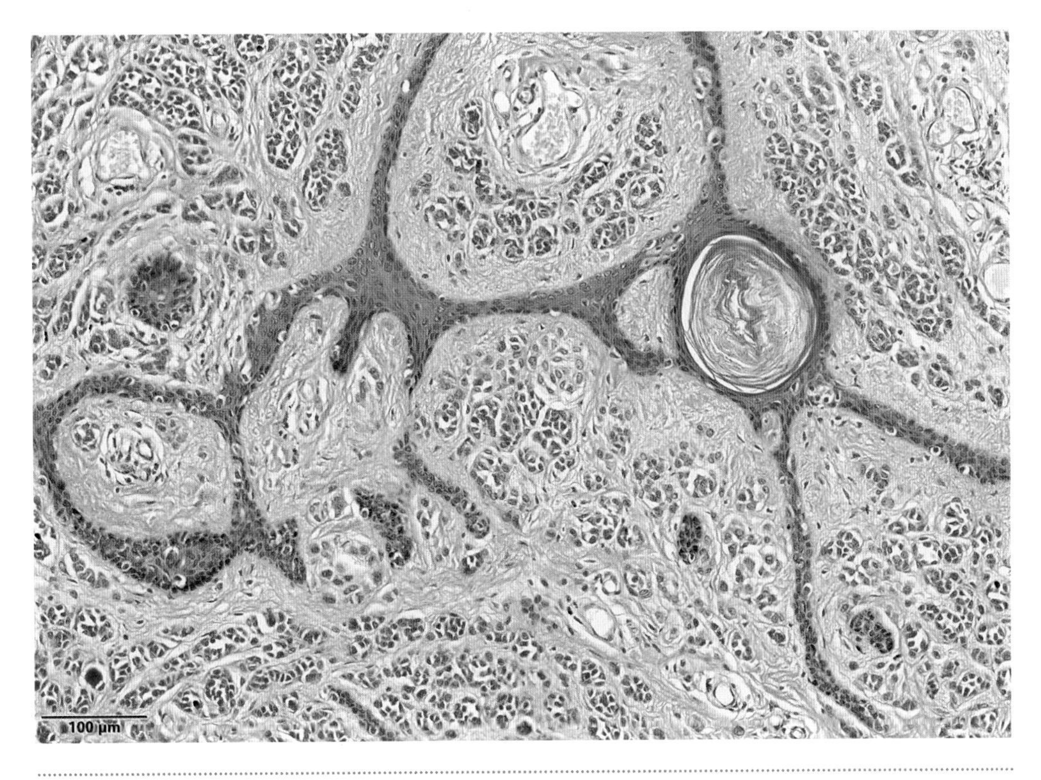

乳头瘤样黑素细胞痣：延长的表皮突将真皮内痣细胞分隔

7. 脑回状黑素细胞痣
Gyrus-like melanocytic nevus

- 是先天性黑素细胞痣的一个类型
- 表现为角化过度
- 乳头瘤样增生
- 表皮出现多个类似皮赘样外生性结构
- 皮赘样结构内（真皮内）可见痣细胞

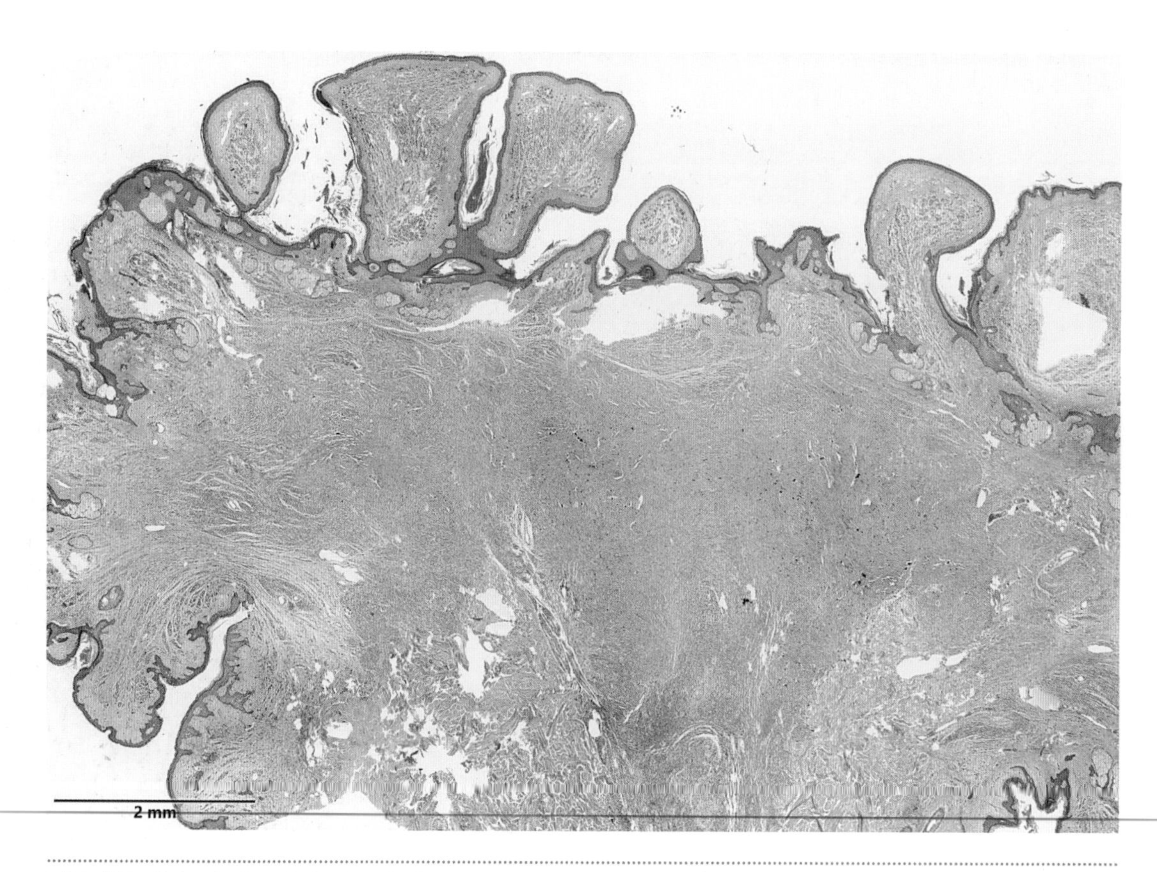

脑回状黑素细胞痣：皮内痣，表皮表面可见外生性皮赘样结构

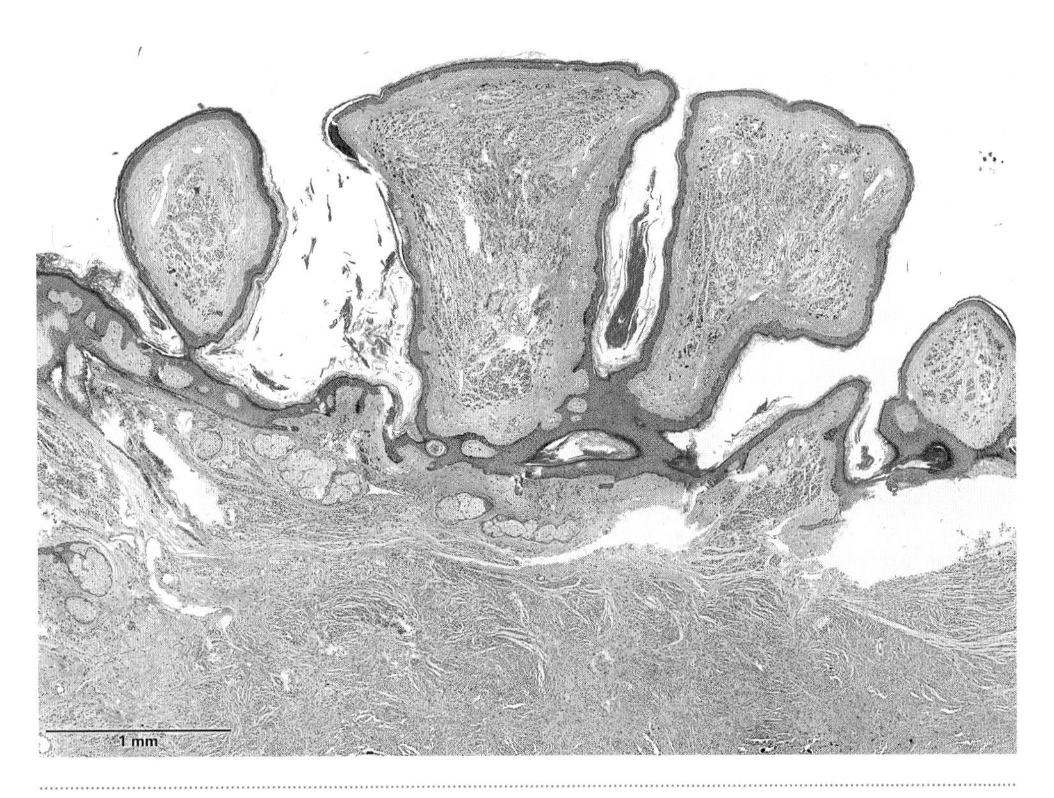

脑回状黑素细胞痣：表皮增生，呈外生性

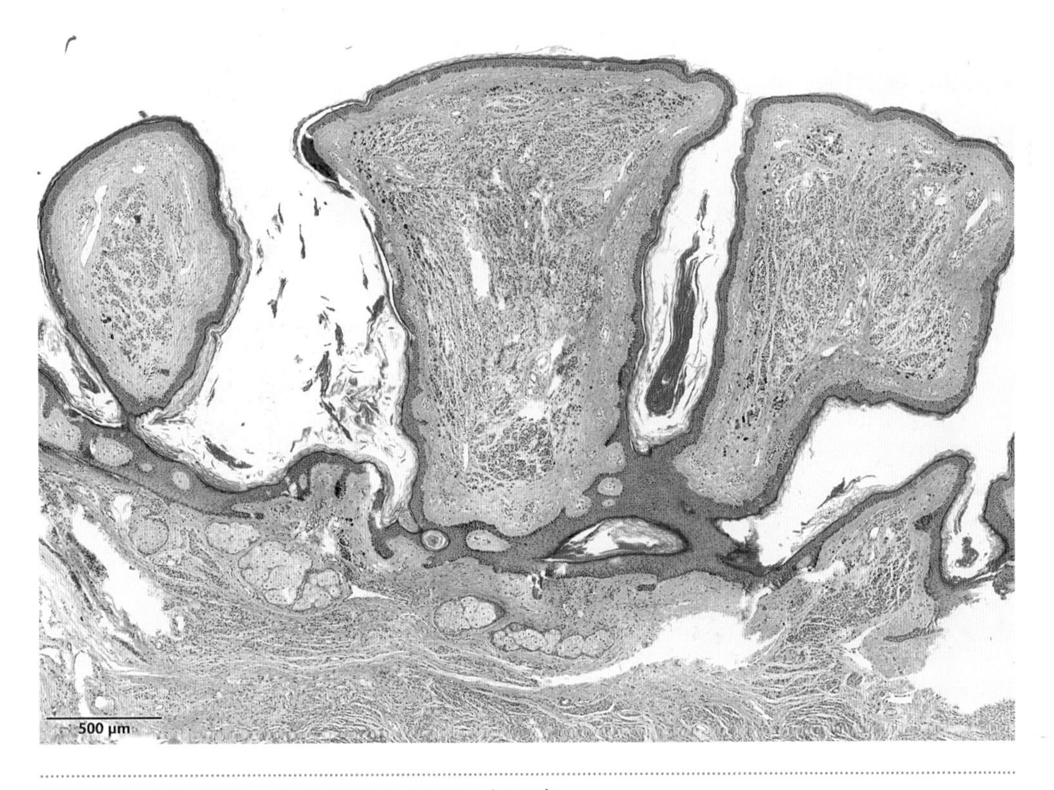

脑回状黑素细胞痣：皮赘样结构内可见痣细胞

8. 神经化痣
Neurotized nevus

- 在色素痣皮损中出现神经化的细胞团
- 神经化的痣细胞团似触觉小体
- 细胞核呈纺锤形或 S 形，似神经纤维瘤样细胞

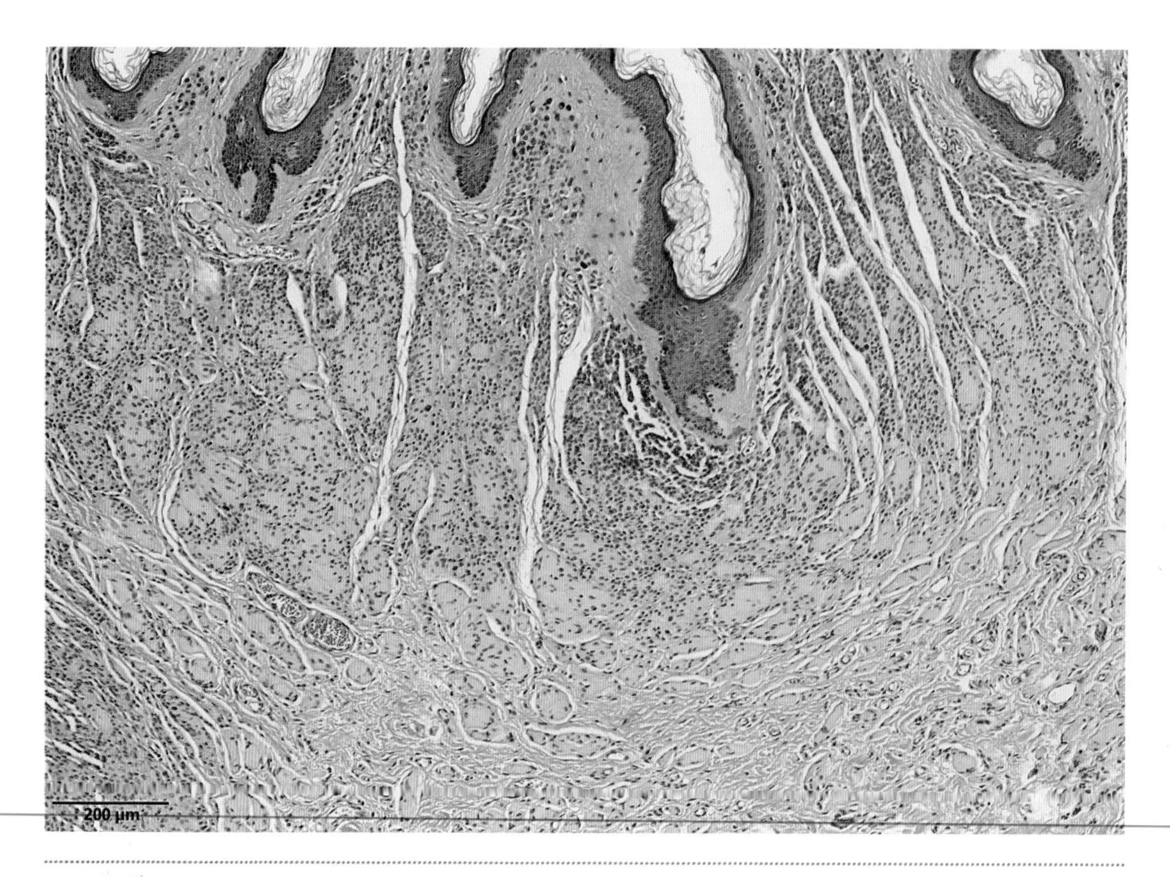

神经化痣：皮损中出现触觉小体样结构

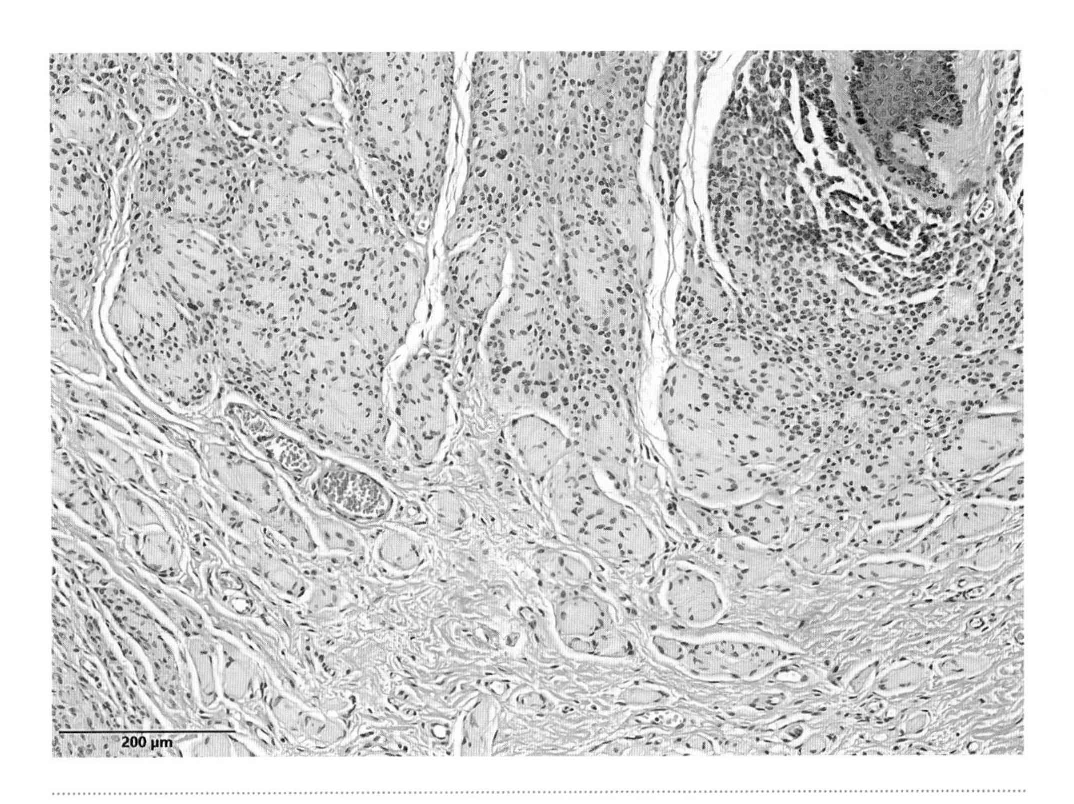

神经化痣：痣细胞团似触觉小体

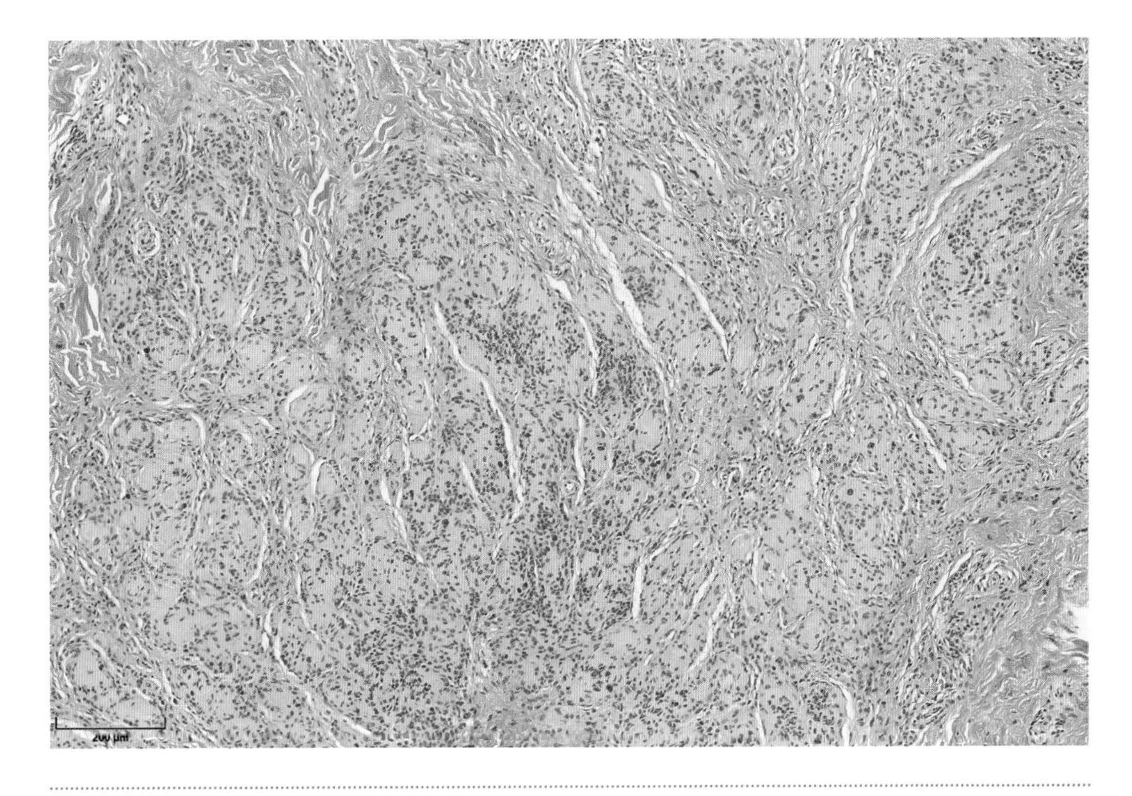

神经化痣：可见较多神经化的痣细胞团

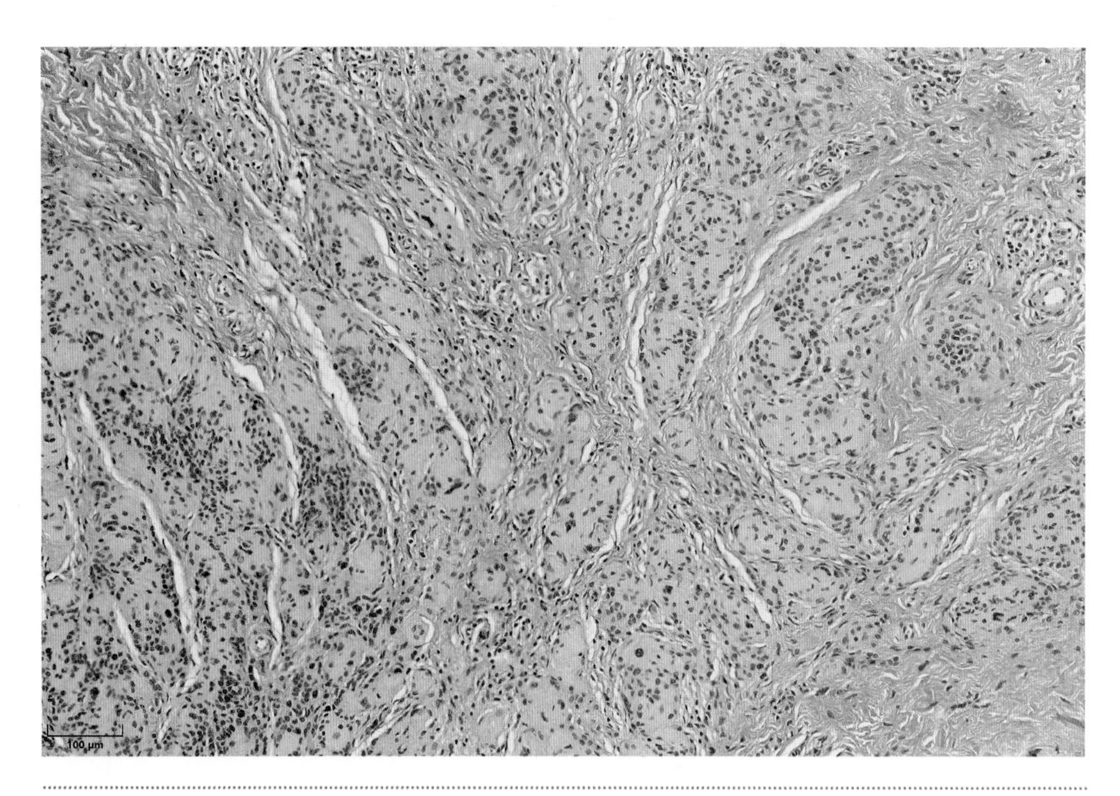

神经化痣： 可见神经化的痣细胞团

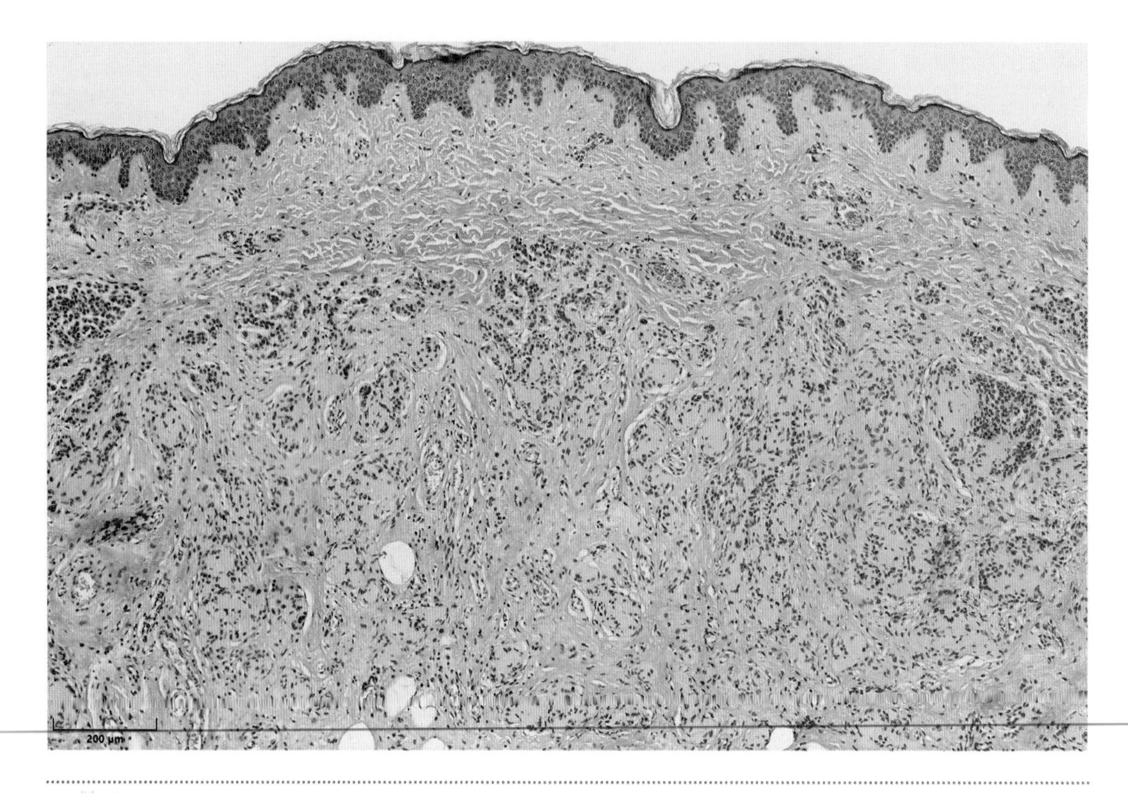

神经化痣： 可见神经化的痣细胞团

9. 神经纤维瘤样黑素细胞痣 Neurofibroma-like melanocytic nevus

- 多为皮内痣
- 在皮损的周边可见典型的黑素细胞痣，呈片状或巢状分布
- 在皮损的中央或下方可见神经纤维瘤样细胞，呈梭形或 S 形，无或者少许色素

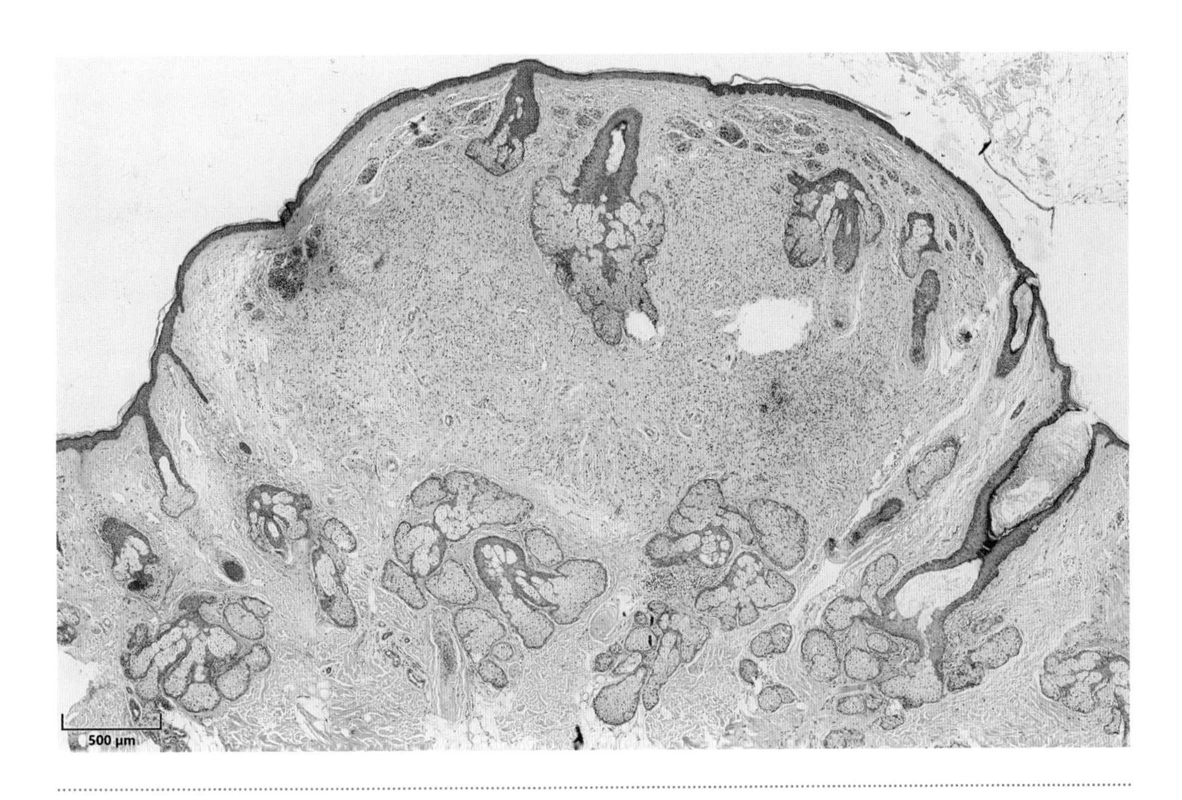

神经纤维瘤样黑素细胞痣：皮损周边可见典型黑素细胞痣细胞巢

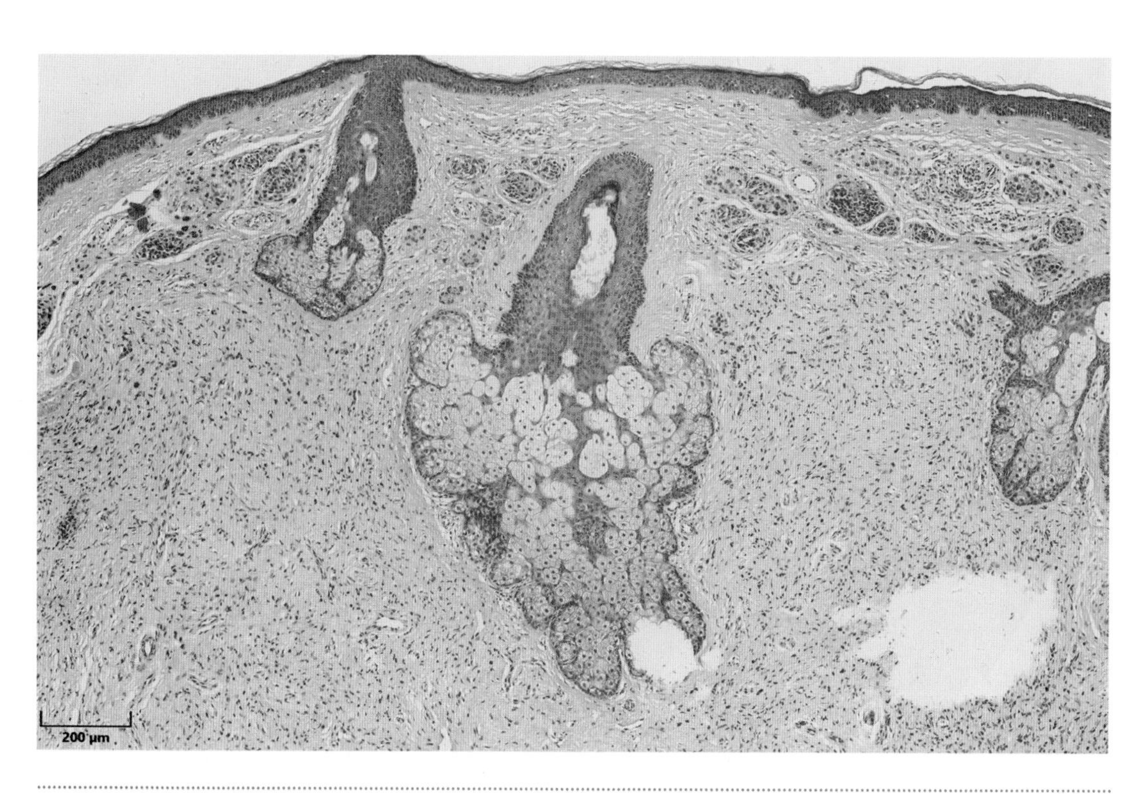

神经纤维瘤样黑素细胞痣：皮损上方可见典型的黑素细胞痣细胞巢

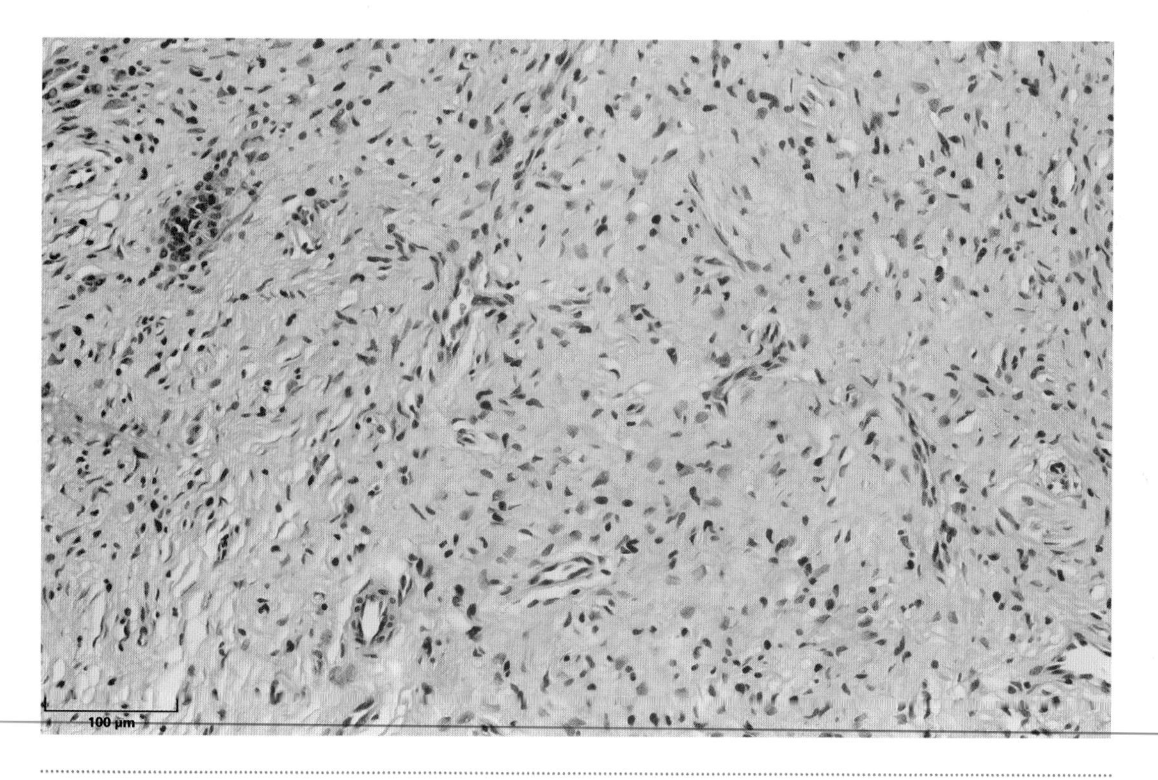

神经纤维瘤样黑素细胞痣：皮损下方可见神经纤维瘤样细胞，呈梭形或 S 形

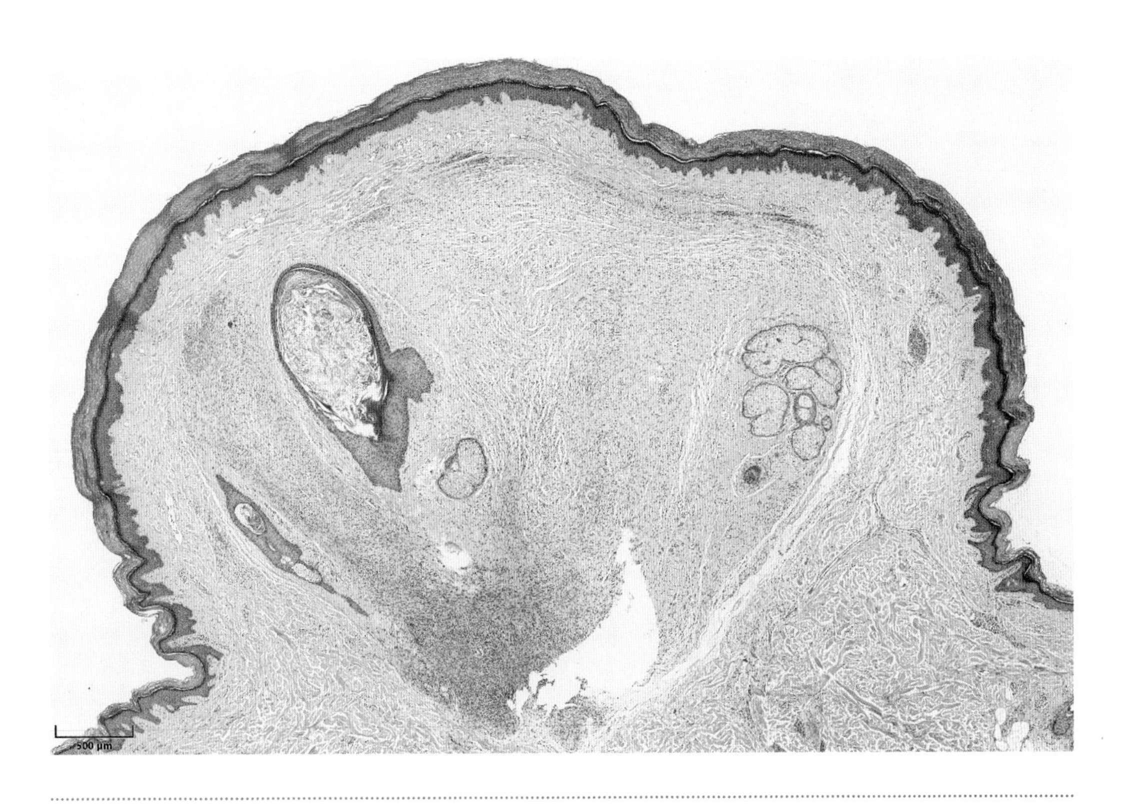

神经纤维瘤样黑素细胞痣：皮肤边缘可见典型黑素细胞痣

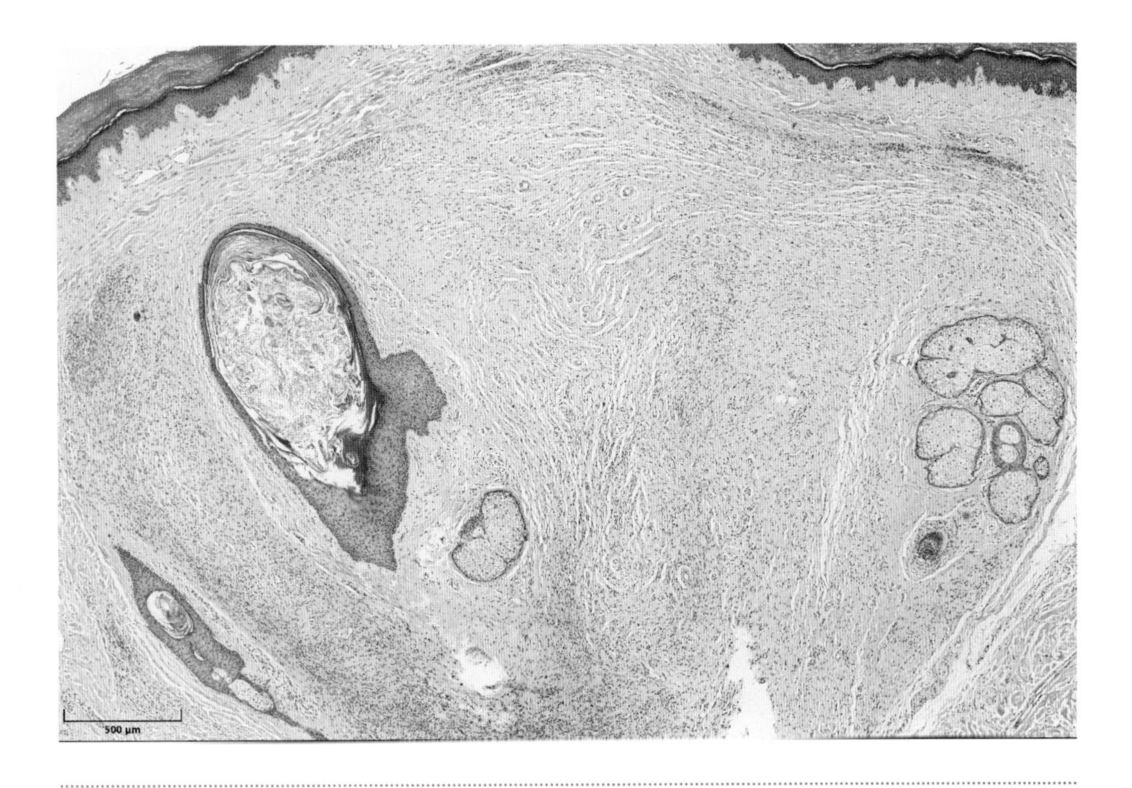

神经纤维瘤样黑素细胞痣：皮损边缘可见典型的黑素细胞痣

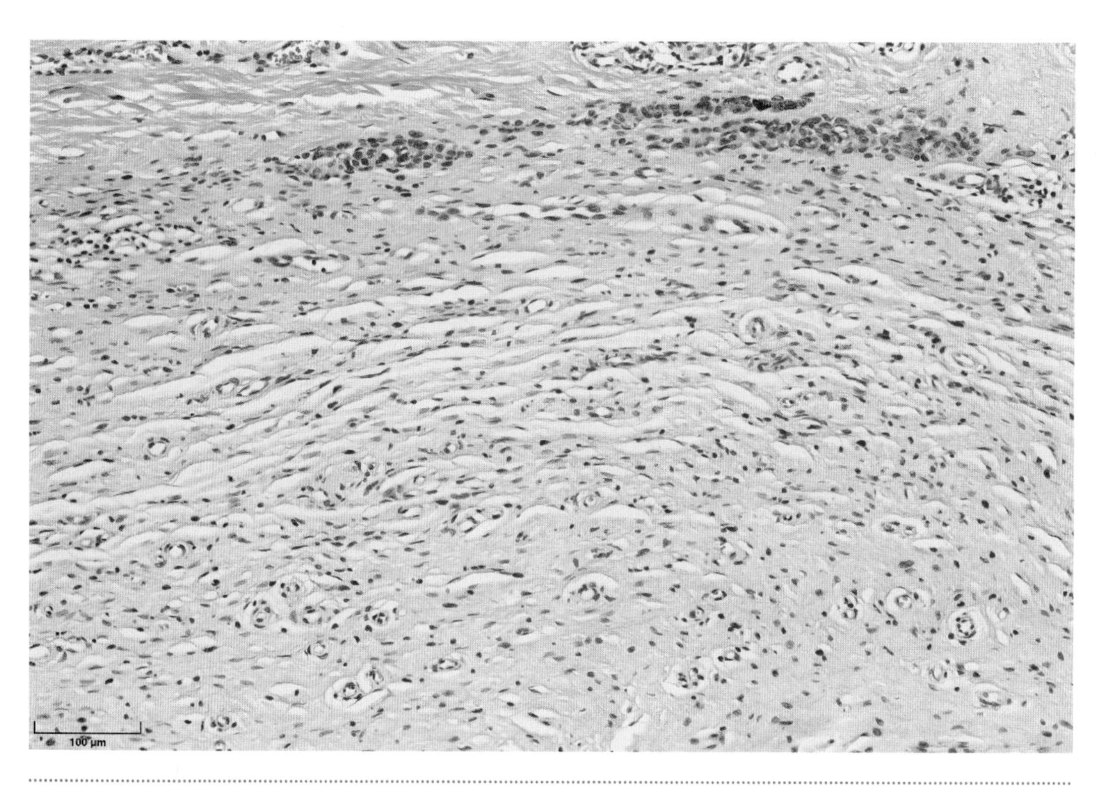

神经纤维瘤样黑素细胞痣：皮损上方可见典型的黑素细胞痣，下方可见神经纤维瘤样病理特征

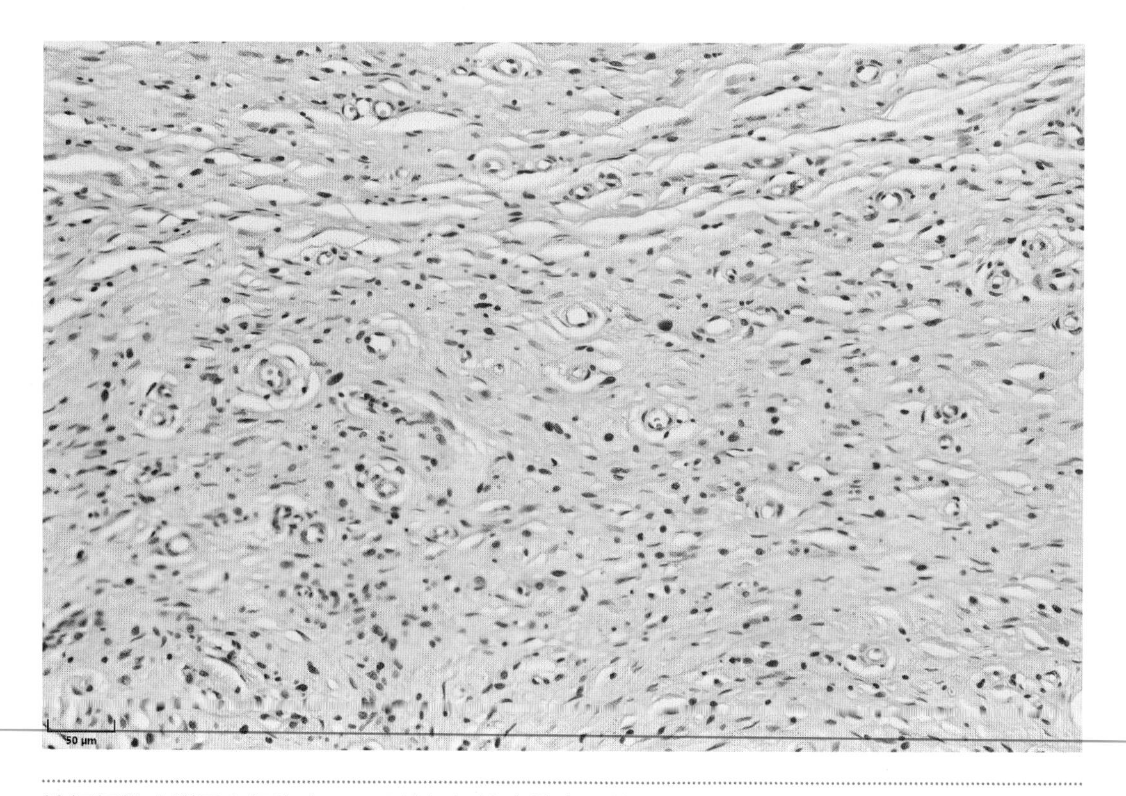

神经纤维瘤样黑素细胞痣：可见神经纤维瘤样病理特征

10. 透明细胞黑素细胞痣
Clear cell melanocytic nevus

- 部分或全部痣细胞的细胞质出现透明变性改变
- 透明细胞有两种类型：气球状细胞或皮脂腺样细胞
- 气球状黑素细胞痣是其中一个类型
- 好发于先天性黑素细胞痣

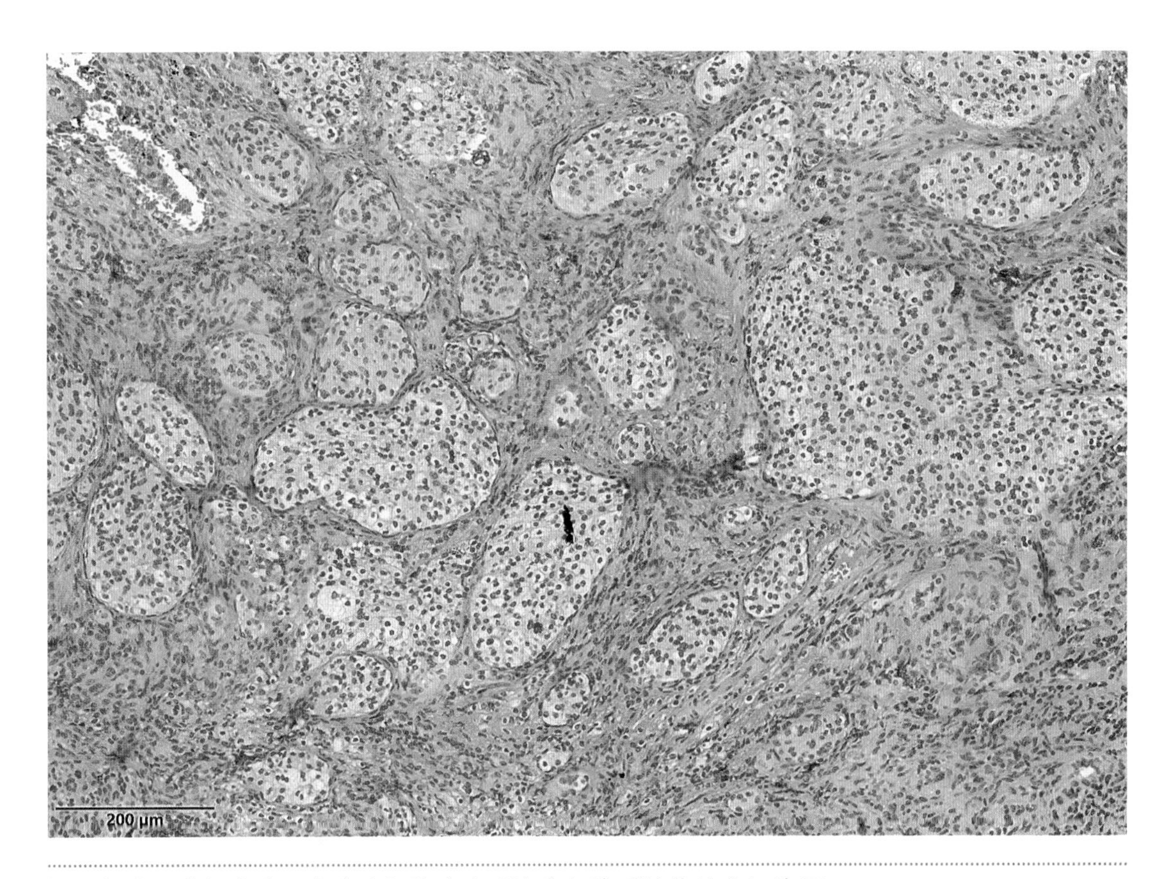

透明细胞黑素细胞痣： 真皮痣细胞中出现许多细胞质淡染的痣细胞团

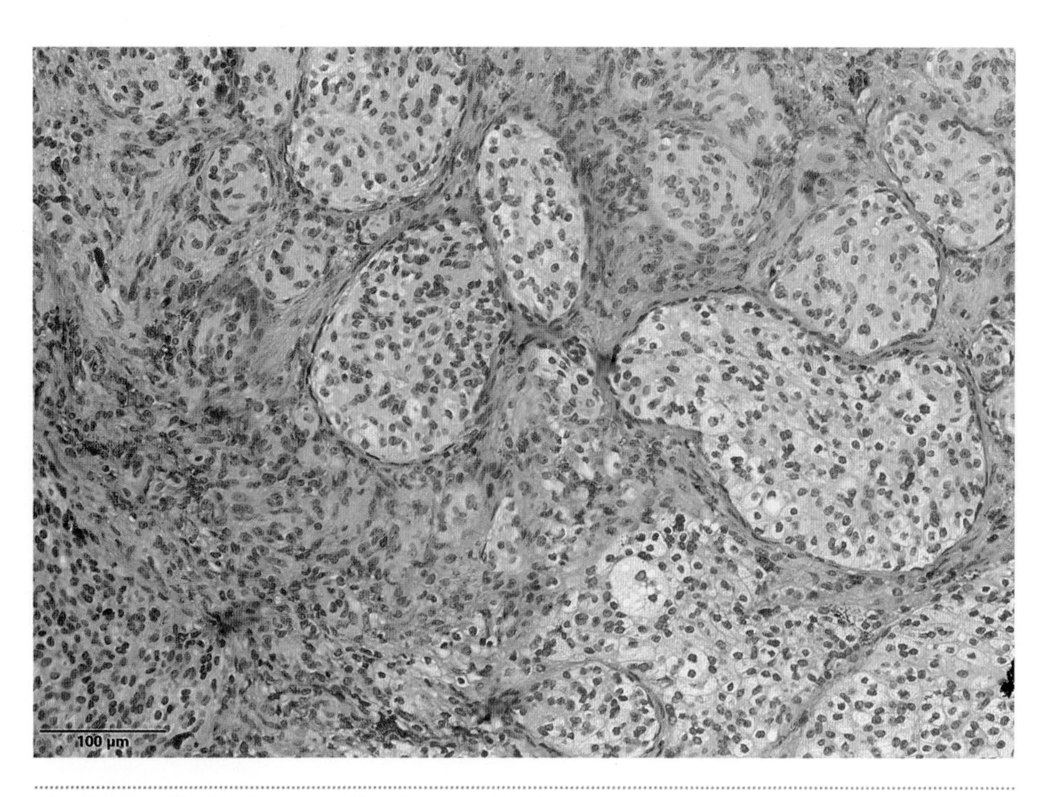

透明细胞黑素细胞痣：细胞质淡染的痣细胞团，部分细胞似皮脂腺细胞

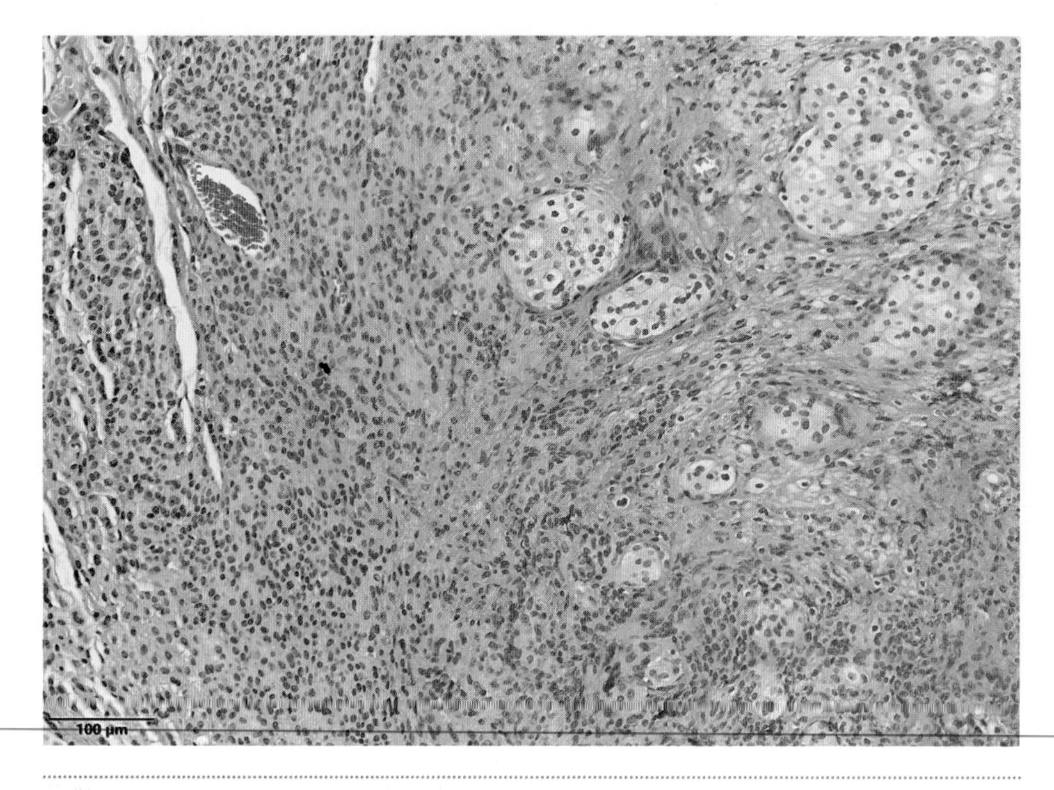

透明细胞黑素细胞痣：透明细胞团块周围可见正常痣细胞

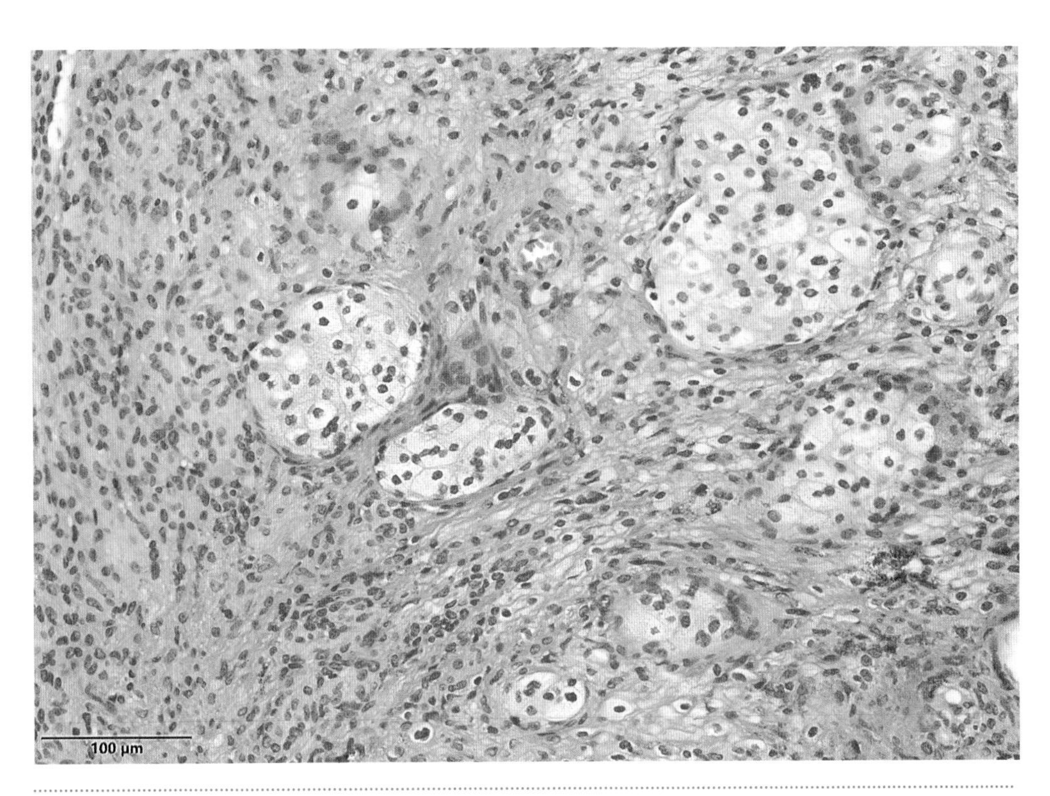

透明细胞黑素细胞痣：细胞质透明，似皮脂腺细胞

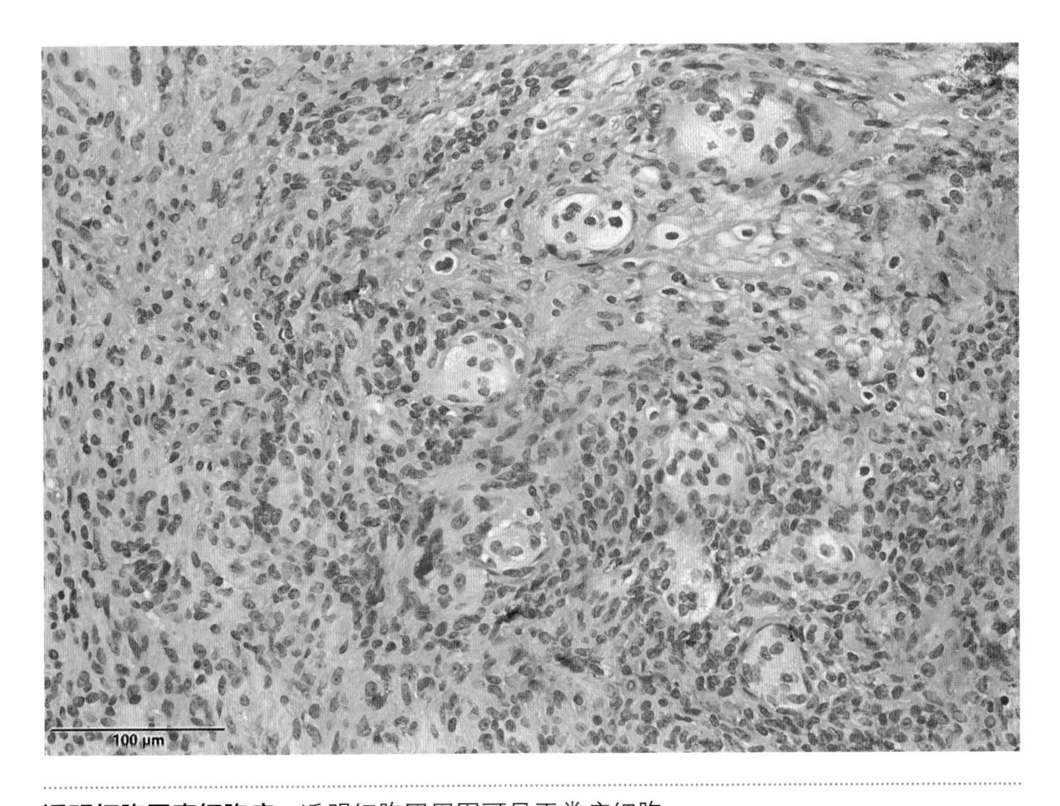

透明细胞黑素细胞痣：透明细胞团周围可见正常痣细胞

11. 气球状细胞痣
Ballon cell nevus

- 色素痣皮损中出现气球状黑素细胞
- 细胞呈圆形或椭圆形
- 细胞质淡染透明
- 呈巢或散在分布
- 可见多核气球状细胞
- 临床上表现为红色或棕色的丘疹或结节

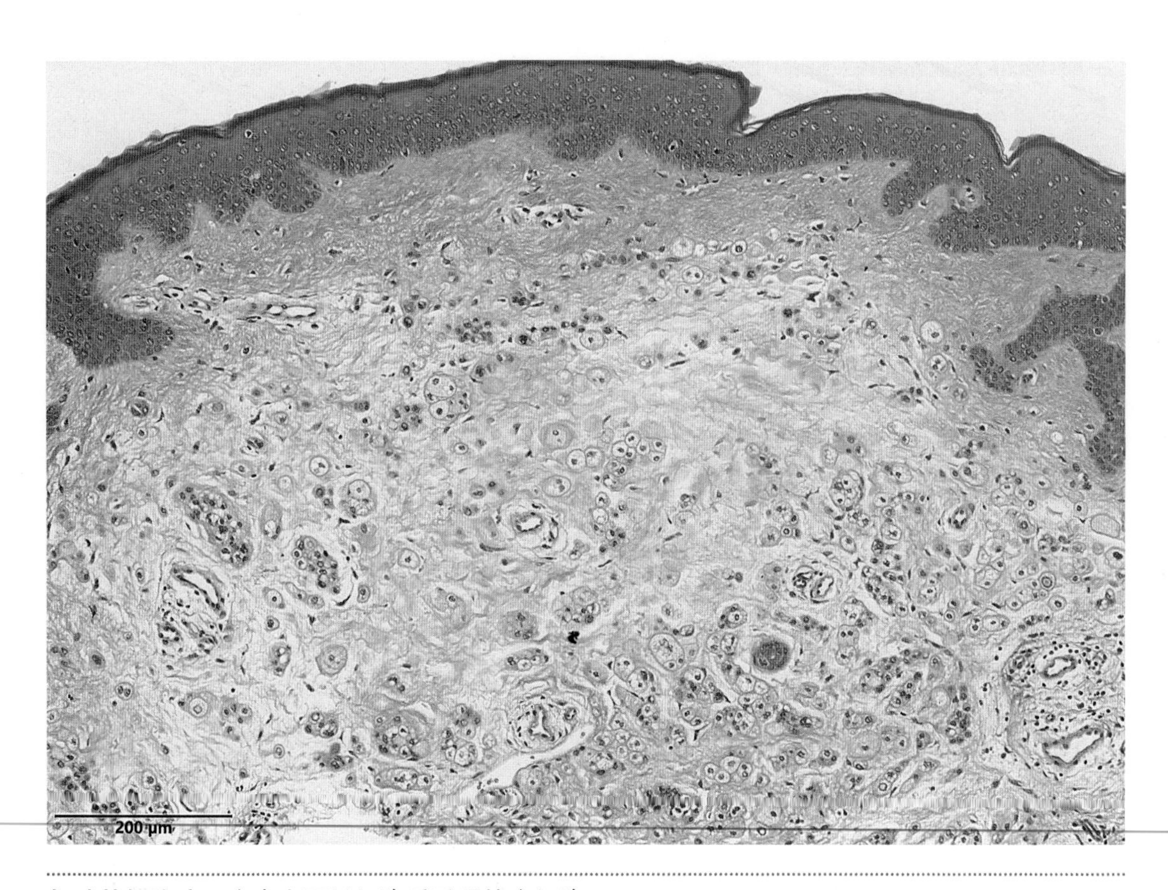

气球状细胞痣：真皮内可见细胞质透明的痣细胞

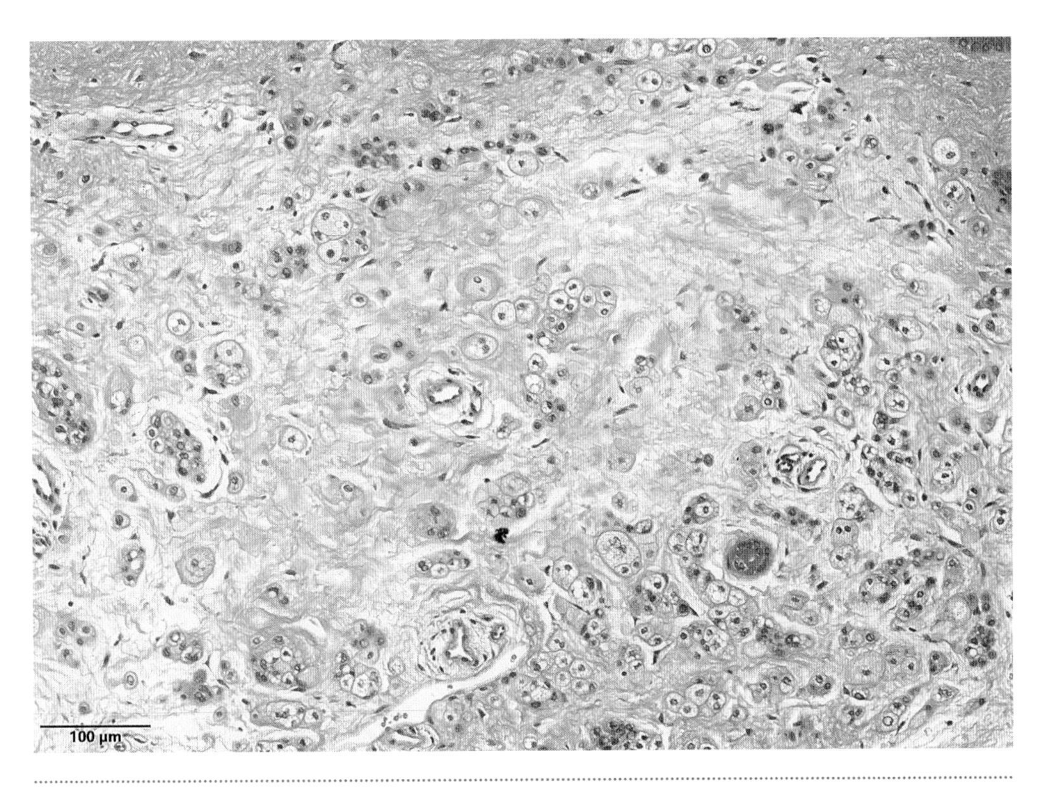

气球状细胞痣： 痣细胞的细胞质淡染，可见多核痣细胞

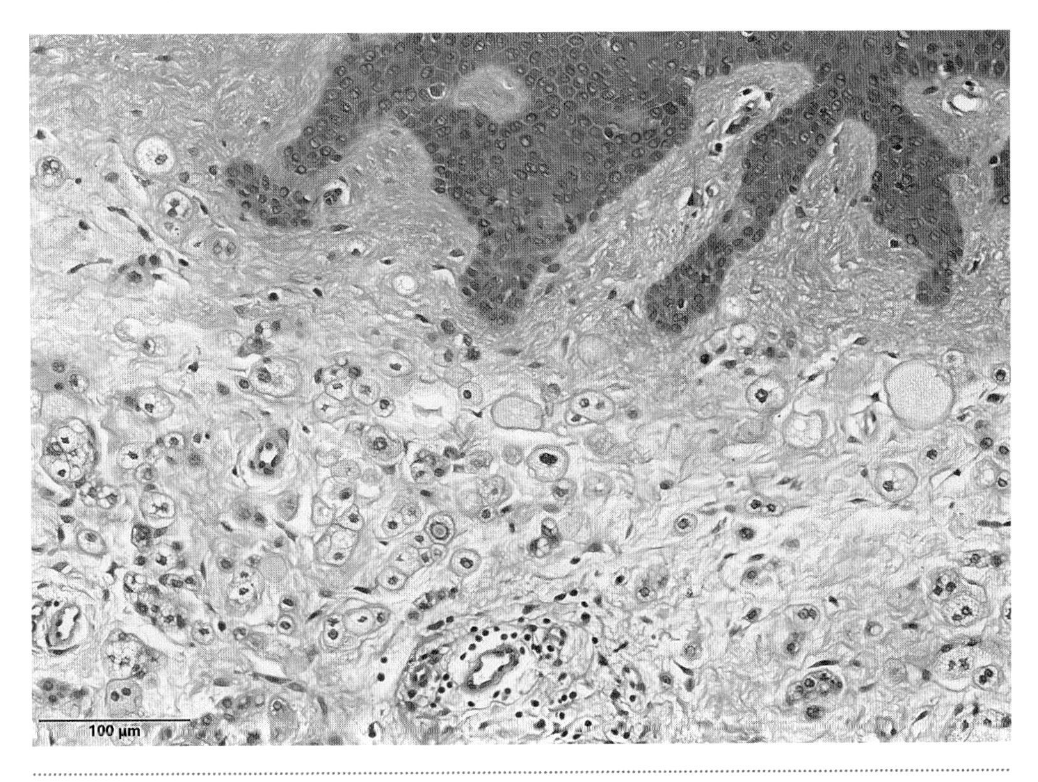

气球状细胞痣： 痣细胞的细胞质淡染，散在或呈巢状分布，呈气球状外观

12. 古老性痣
Ancient nevus

- 部分痣细胞出现异型性
- 细胞较大，类似上皮样 Spitz 痣
- 偶见核丝分裂象
- 痣细胞一般不融合性生长
- 可伴有退行性改变，如出血、硬化、松解等现象

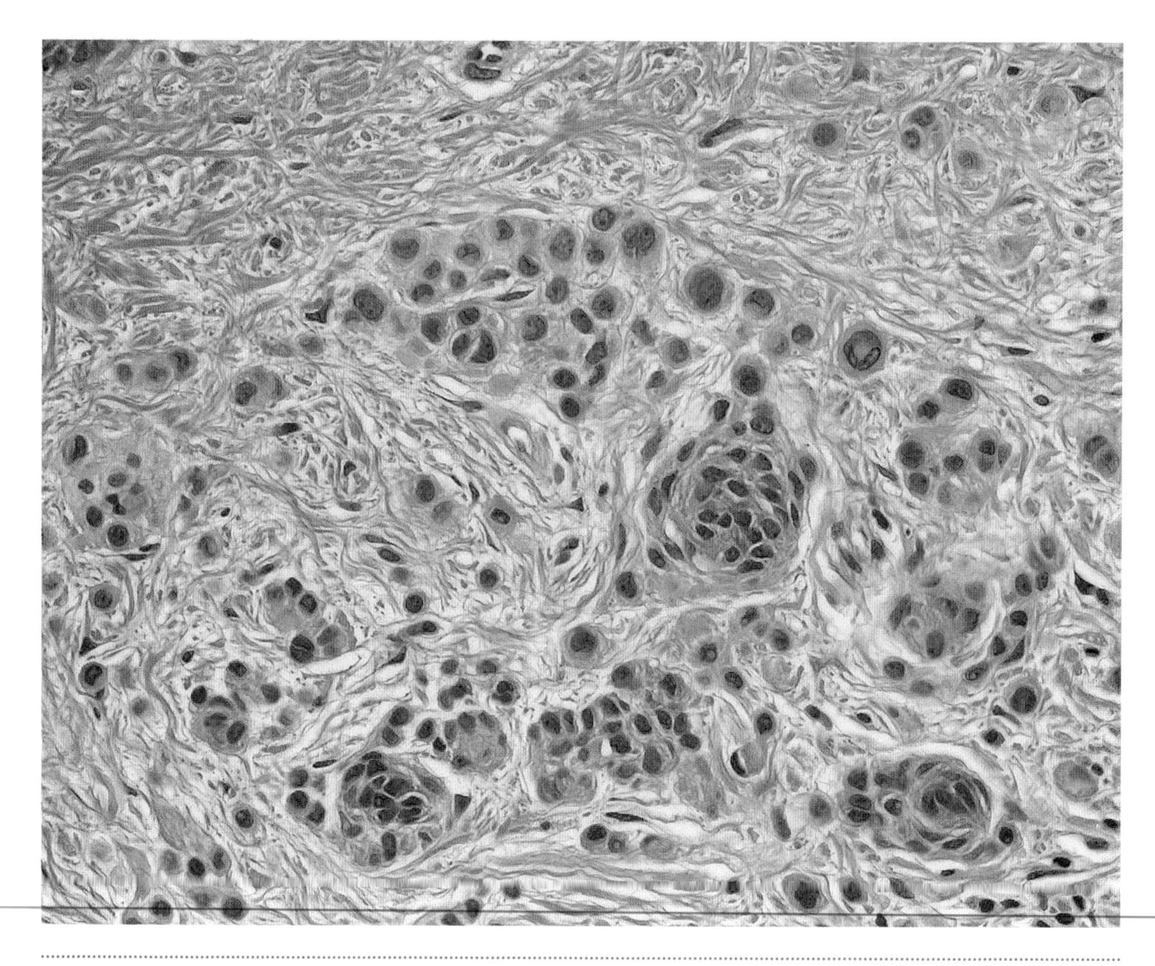

古老性痣：痣细胞类似 Spitz 痣，部分有异型性

13. 结缔组织增生性黑素细胞痣
Desmoplastic melanocytic nevus

- 真皮内结缔组织增生
- 痣细胞之间胶原纤维增生
- 痣细胞被胶原纤维分隔
- 痣细胞可呈梭形或特殊形态

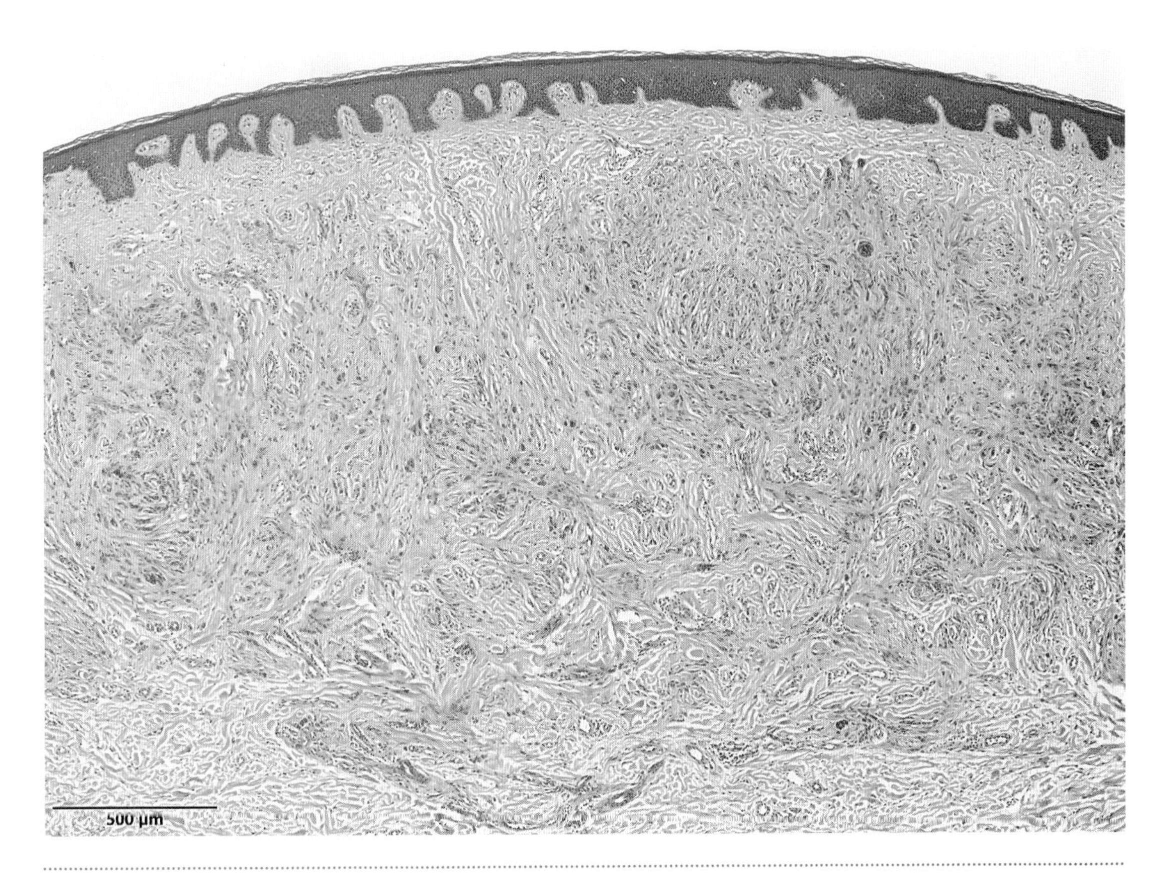

结缔组织增生性黑素细胞痣：真皮内痣细胞伴结缔组织增生

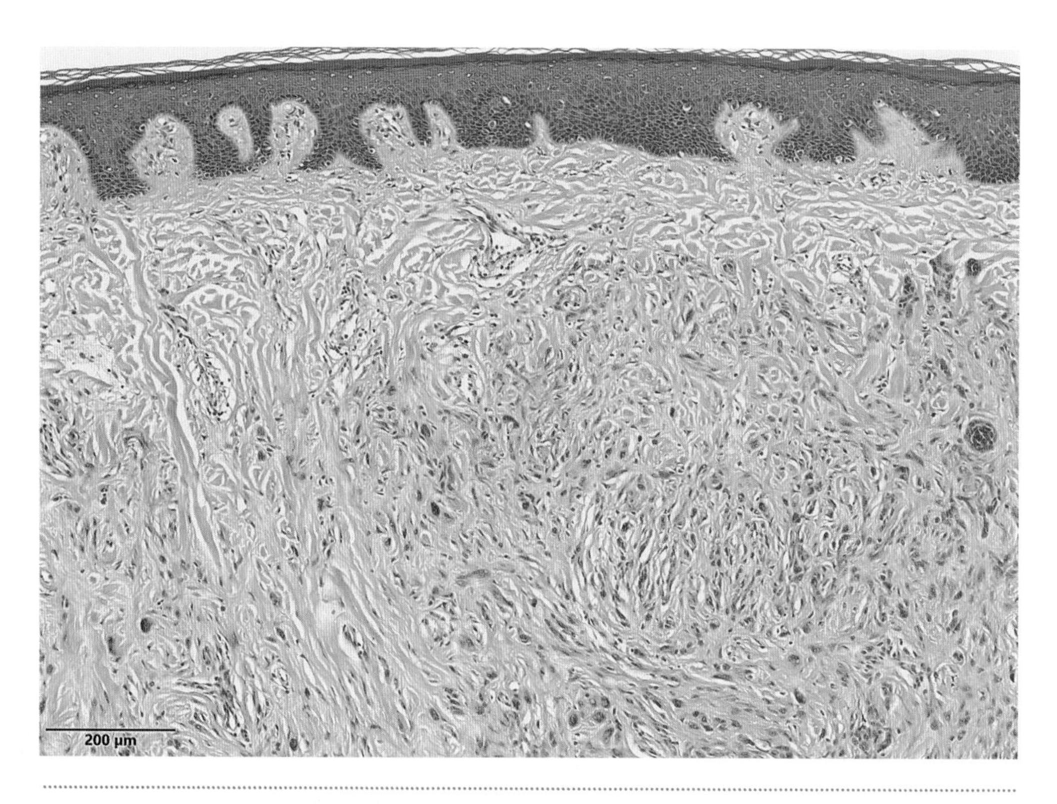

结缔组织增生性黑素细胞痣：真皮内结缔组织增生，痣细胞多呈梭形

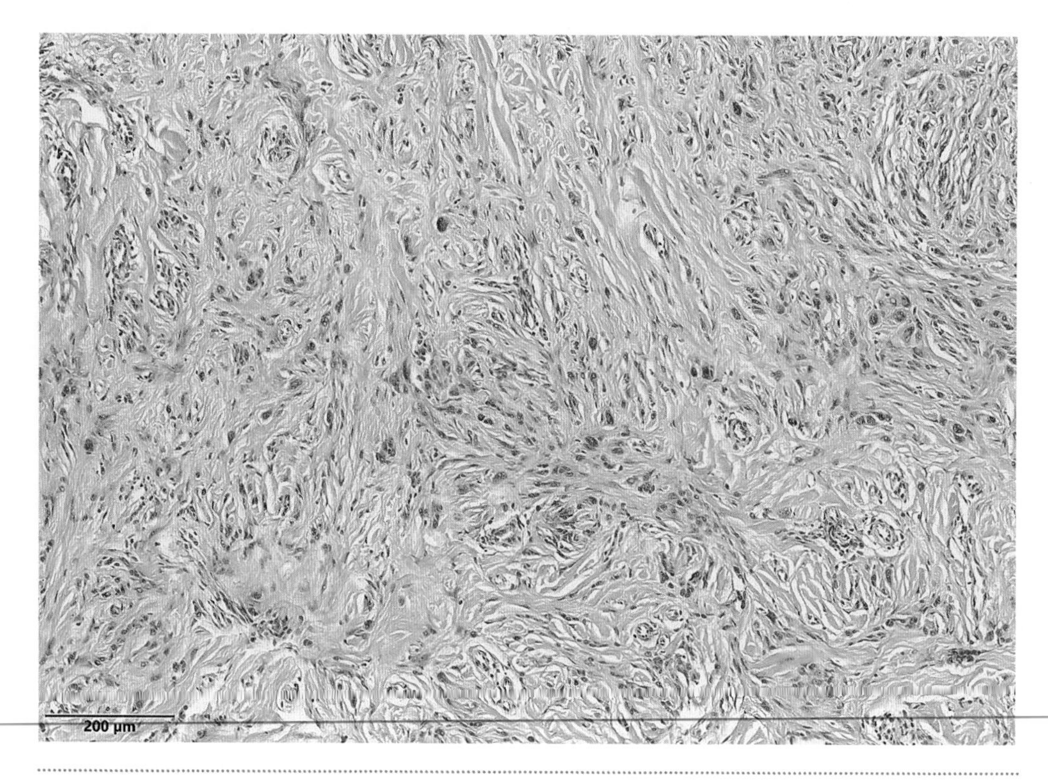

结缔组织增生性黑素细胞痣：真皮内结缔组织增生

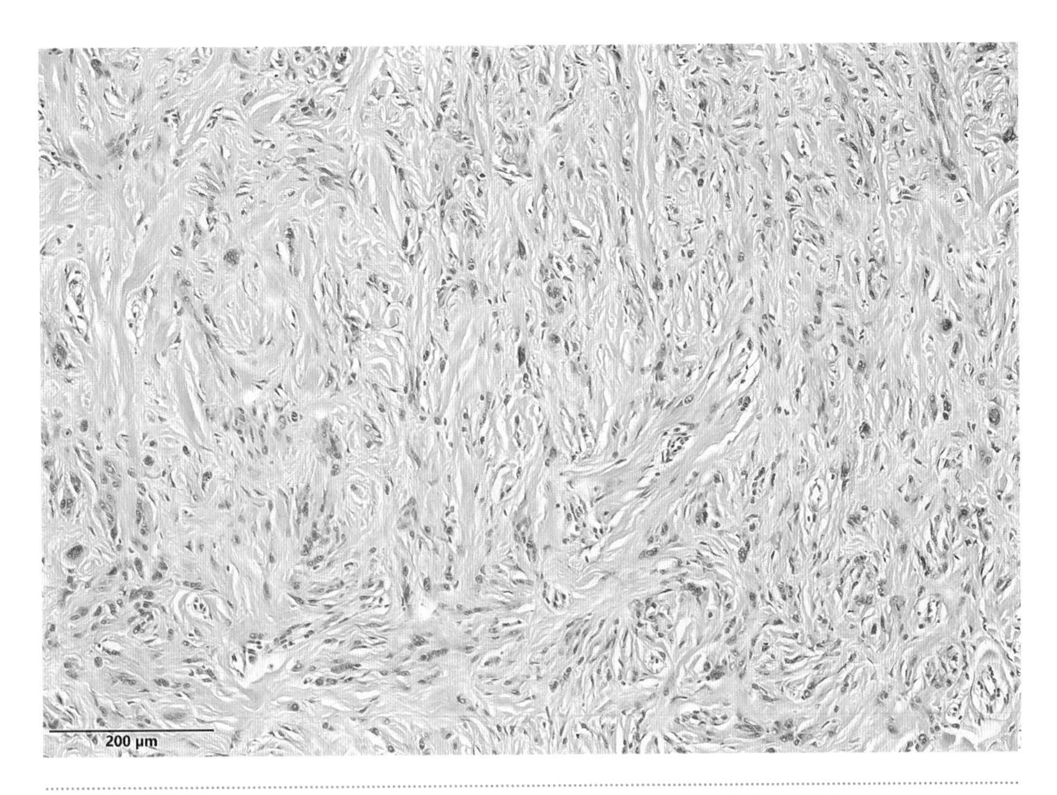

结缔组织增生性黑素细胞痣： 痣细胞多呈梭形，周围可见结缔组织增生

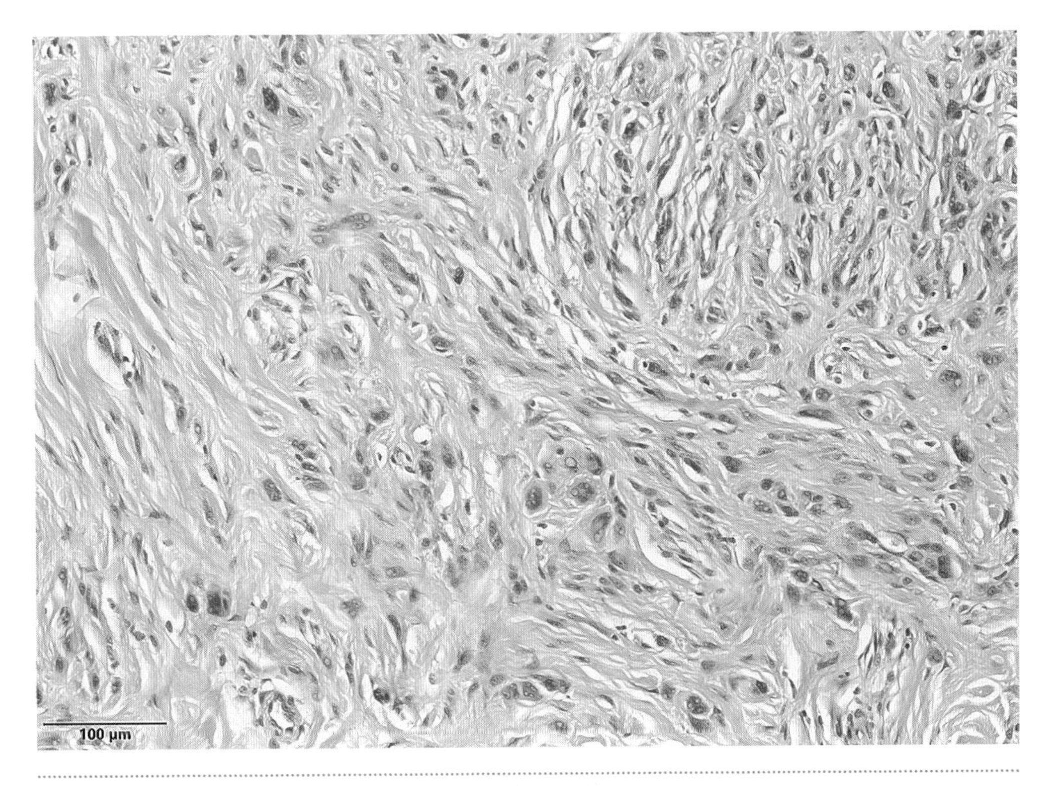

结缔组织增生性黑素细胞痣： 部分痣细胞有异型性

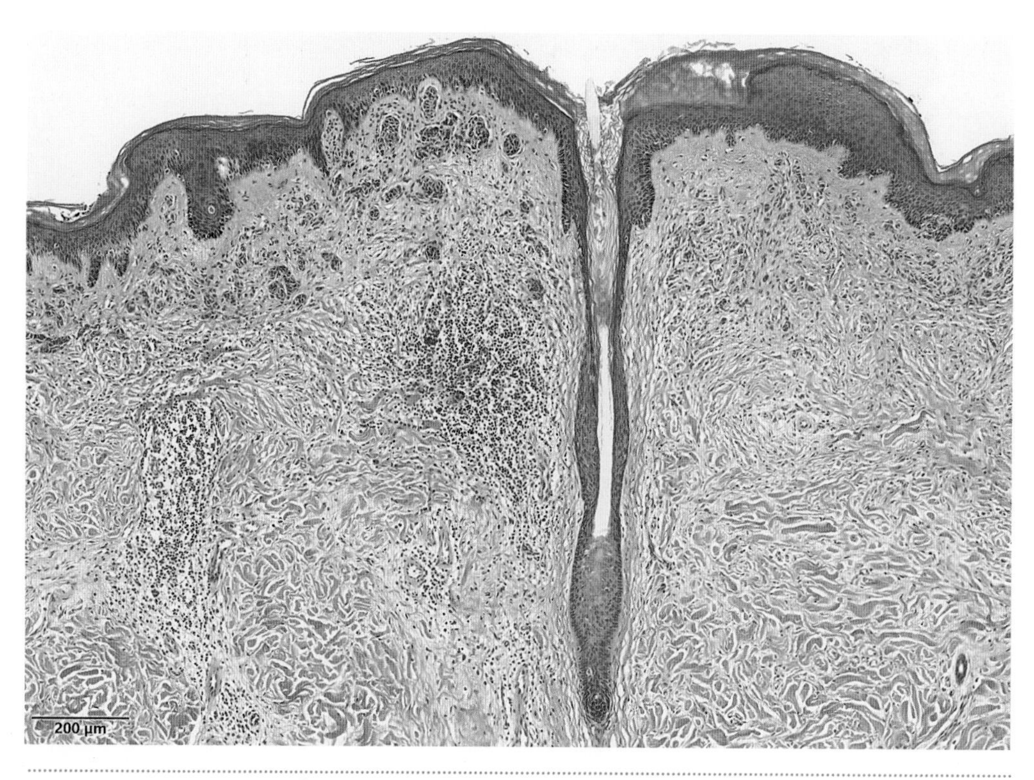

结缔组织增生性黑素细胞痣：复合痣，真皮内结缔组织增生

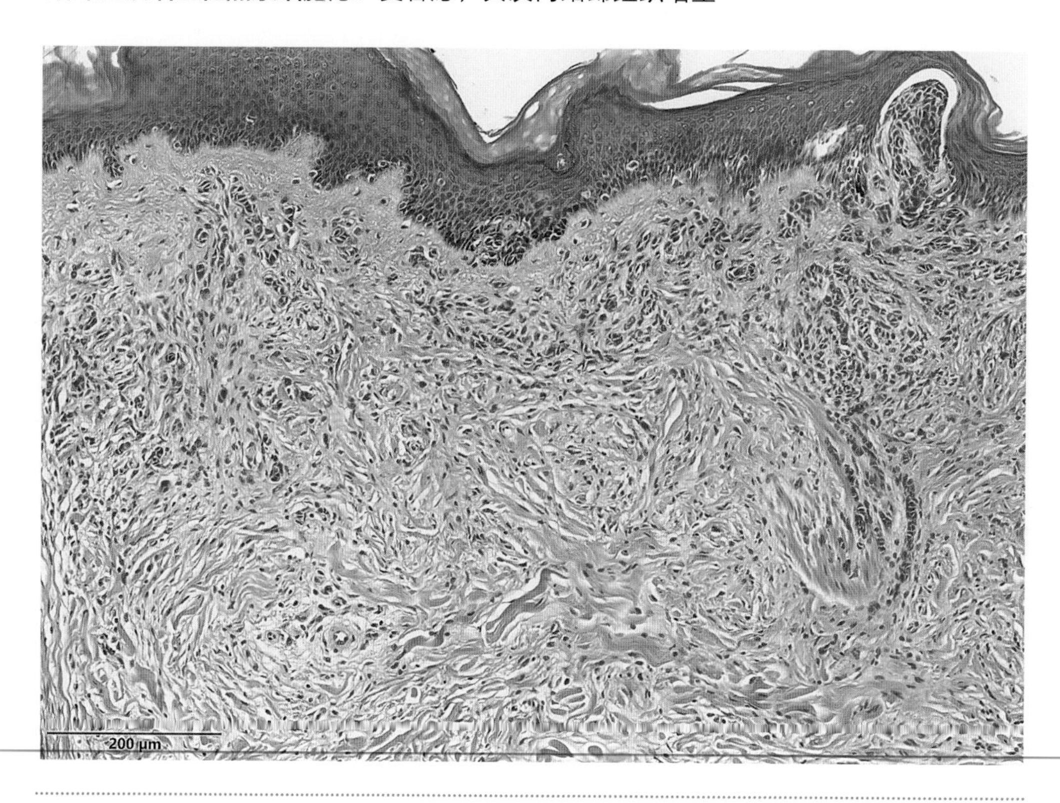

结缔组织增生性黑素细胞痣：复合痣，真皮内结缔组织增生

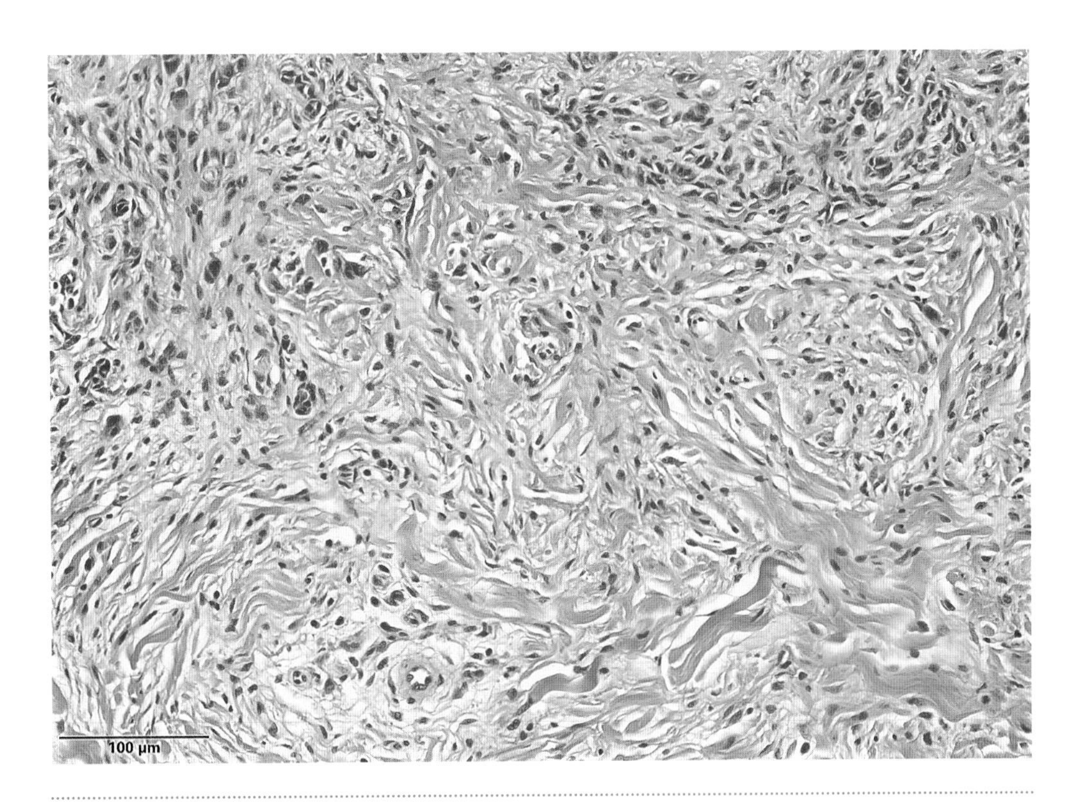

结缔组织增生性黑素细胞痣：真皮内结缔组织增生

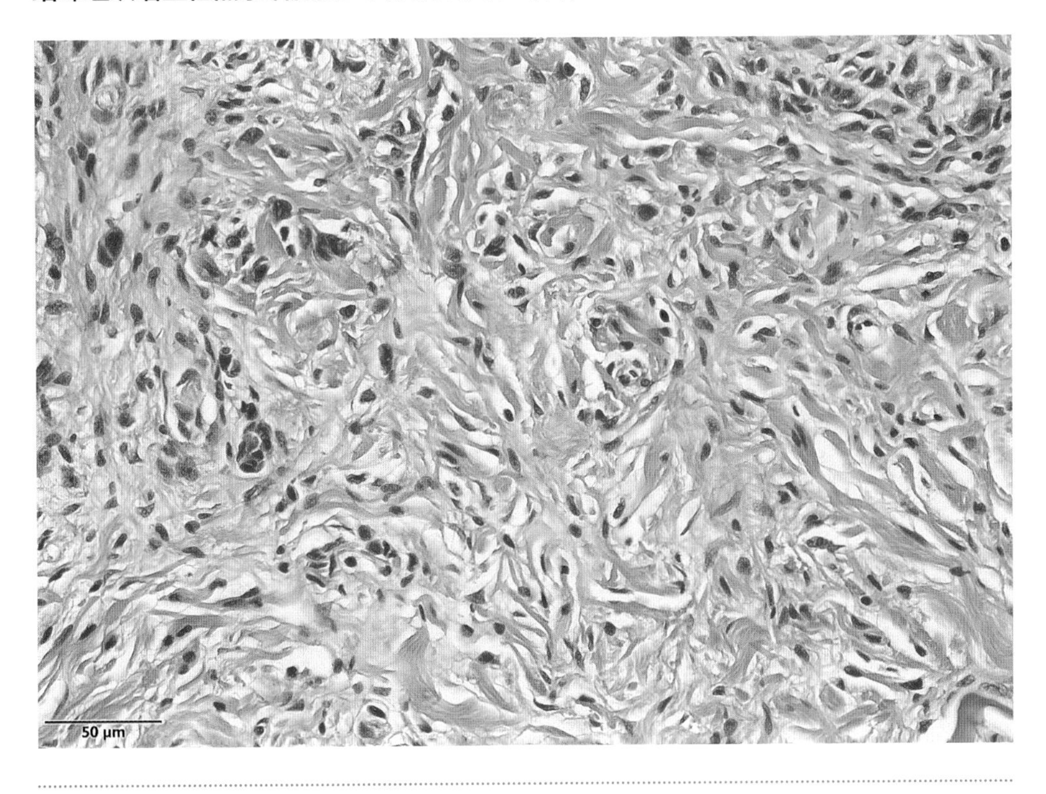

结缔组织增生性黑素细胞痣：痣细胞形态多样

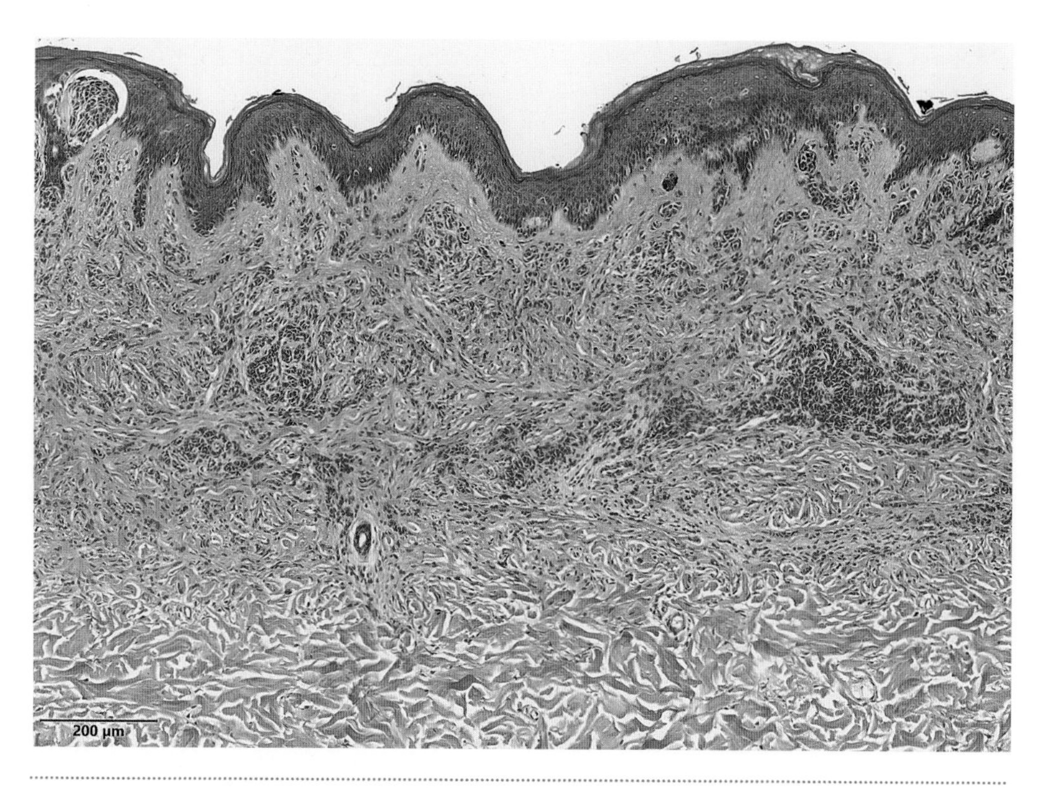

结缔组织增生性黑素细胞痣：真皮内结缔组织增生，将痣细胞巢分隔

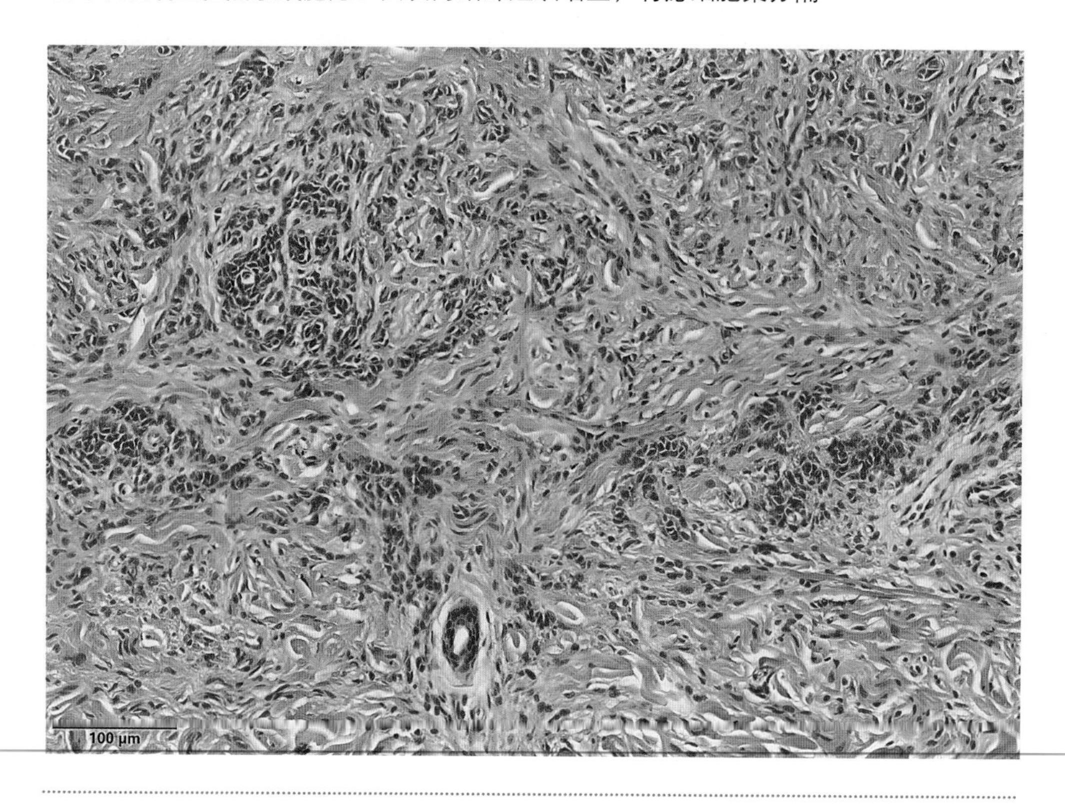

结缔组织增生性黑素细胞痣：真皮内结缔组织增生，将痣细胞巢分隔

14. 复发性黑素细胞痣
Recurrent melanocytic nevus

- 真皮内胶原纤维增生（瘢痕形成）
- 真皮内炎症细胞浸润
- 瘢痕上方的表皮突消失
- 瘢痕上方表皮真皮交界处黑素细胞呈巢或单个分布
- 表皮基底层色素增加，可见 Paget 样细胞
- Paget 样细胞主要位于胶原纤维增生上方的表皮
- 表皮内黑素细胞病变区域不超过瘢痕区域
- 病理特征似恶性黑素瘤，又称为假性黑素瘤
- 通常发生于黑素细胞痣经刮削、激光或者局部外用药物治疗后

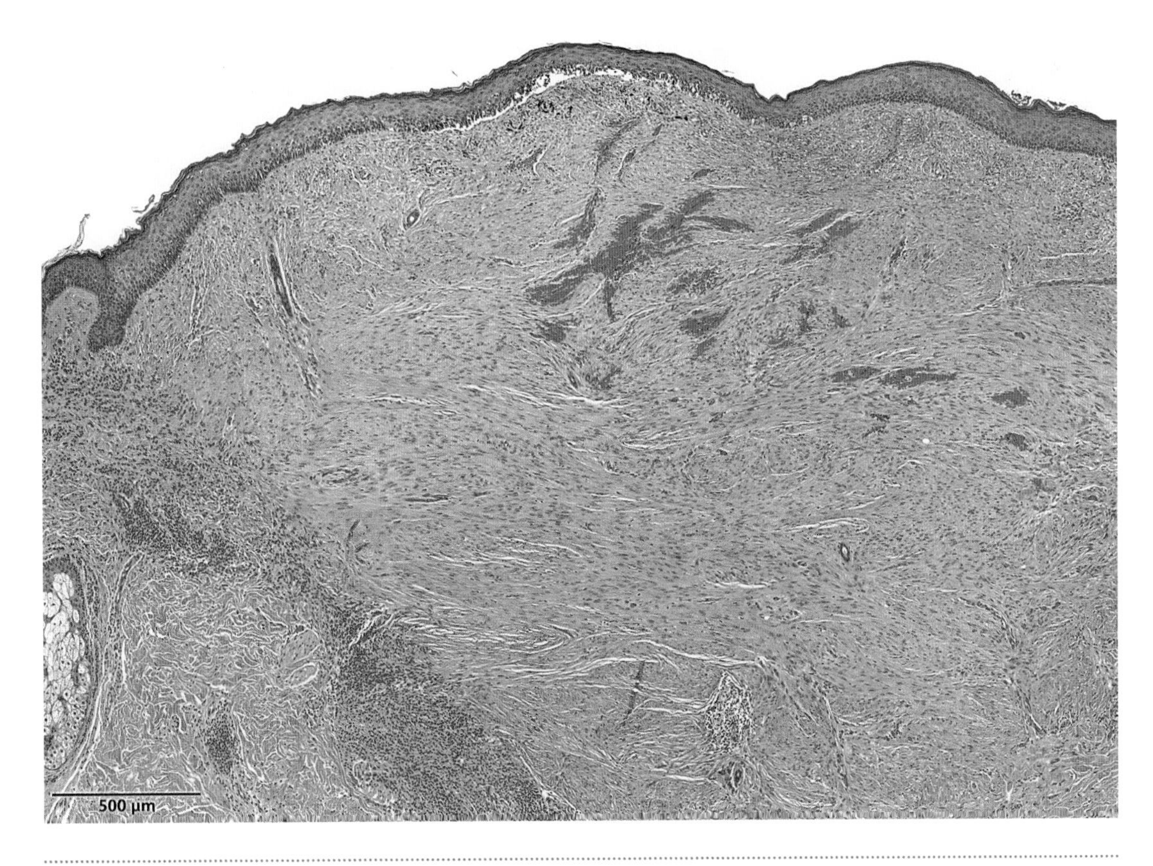

复发性黑素细胞痣：真皮内可见瘢痕形成，左侧可见残存痣细胞，瘢痕上方表皮突消失

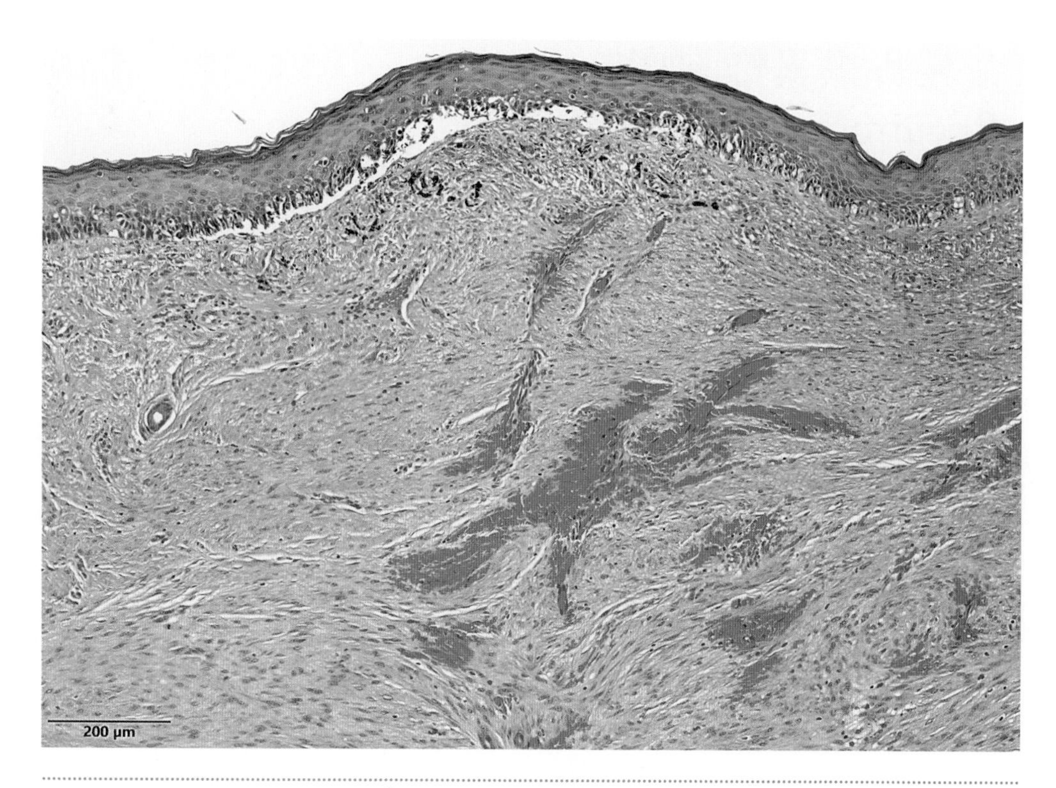

复发性黑素细胞痣：真皮内瘢痕及出血，上方表皮内可见黑素细胞增生

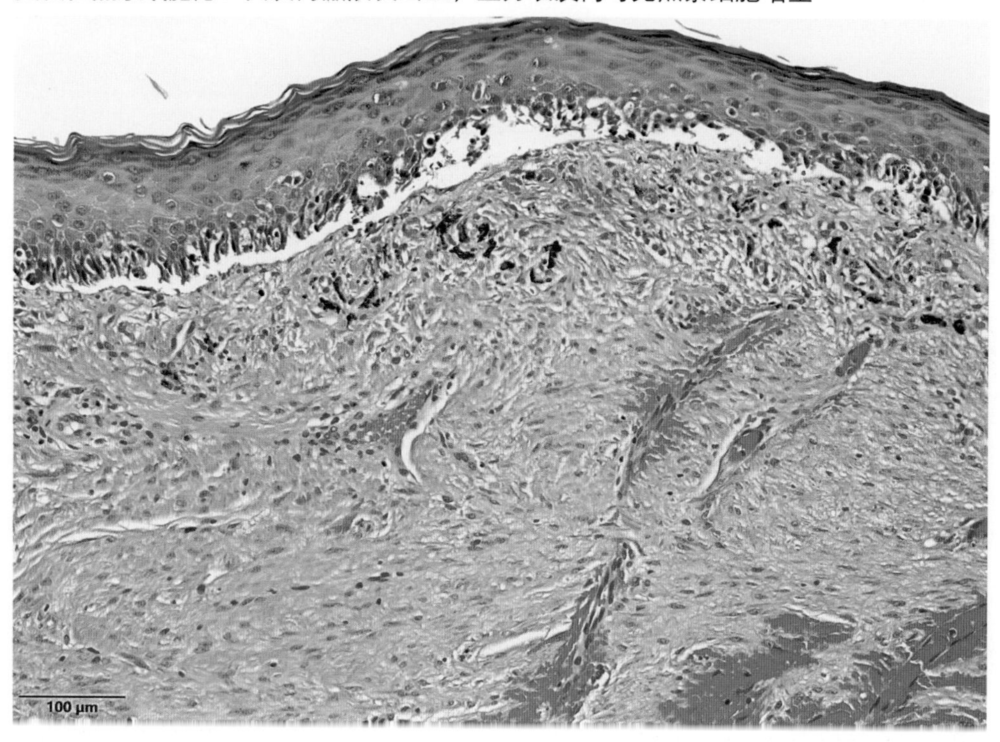

复发性黑素细胞痣：表皮与真皮突交界处可见异常的黑素细胞增生，并在表皮内呈Paget样扩散

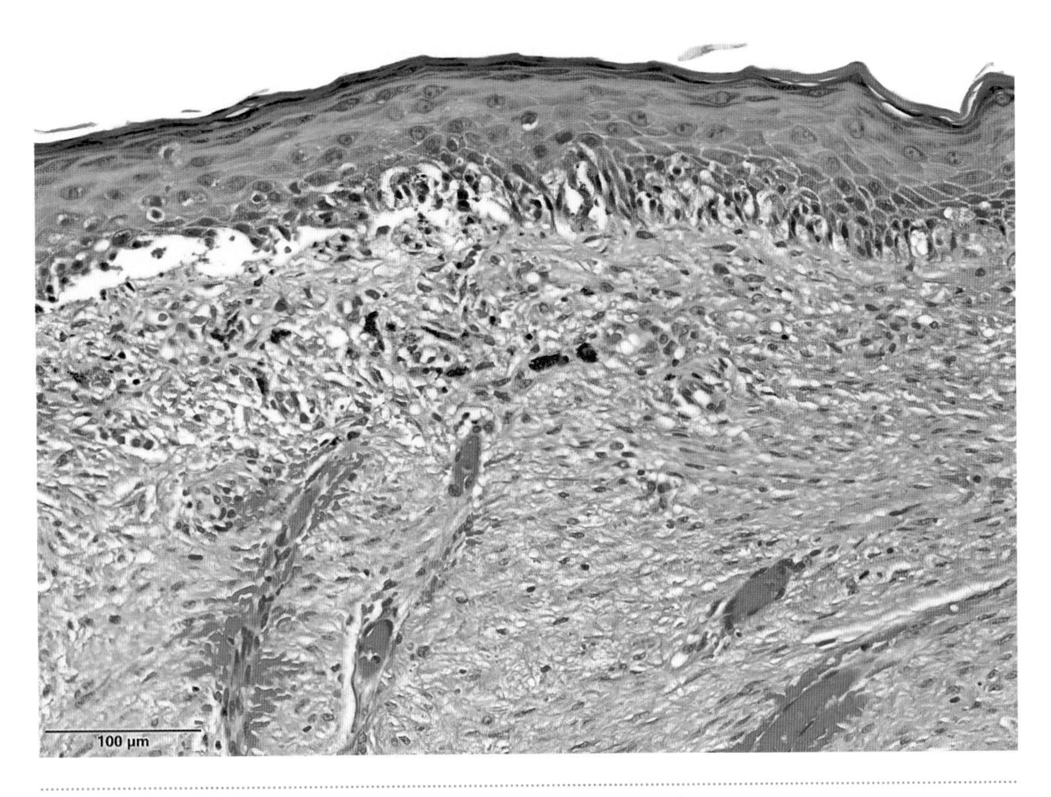

复发性黑素细胞痣：表皮与真皮交界处 Paget 样黑素细胞

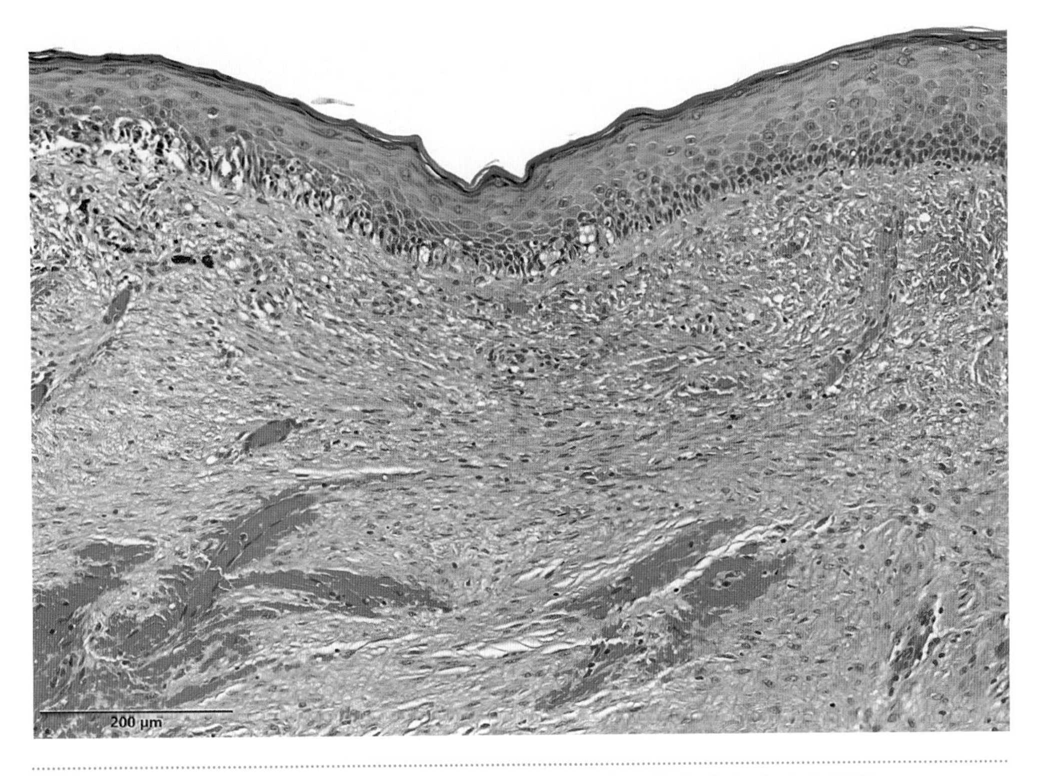

复发性黑素细胞痣：Paget 样黑素细胞主要位于瘢痕上方表皮与真皮交界处

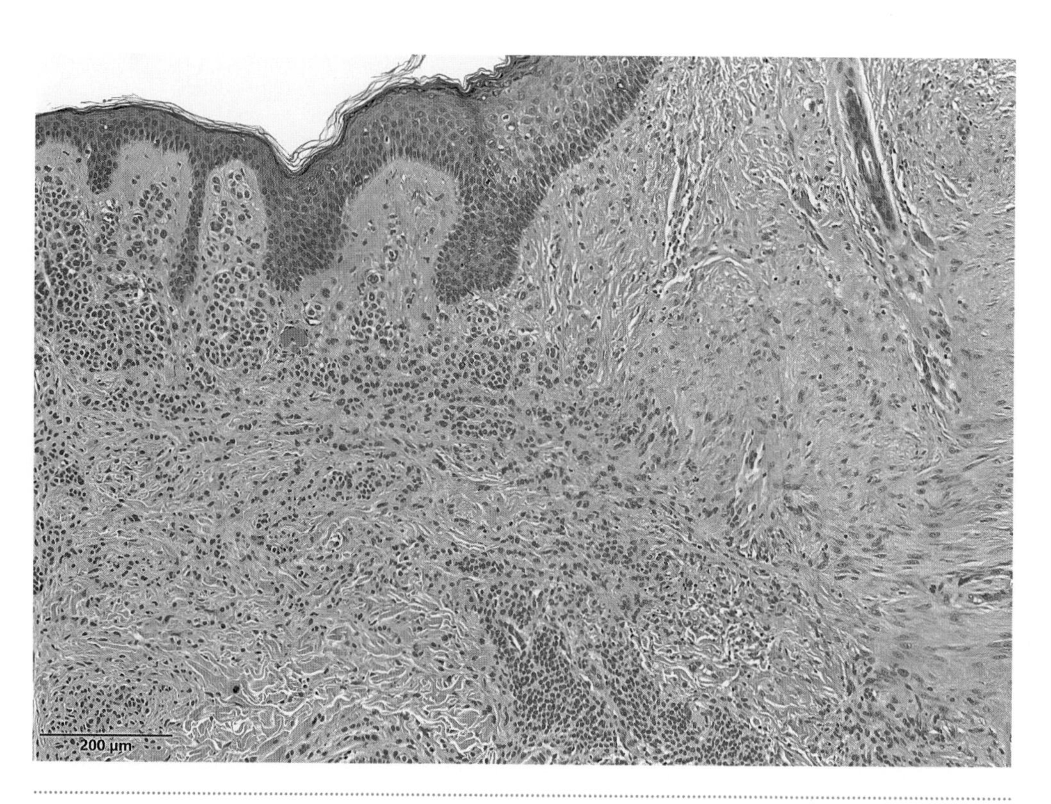

复发性黑素细胞痣：瘢痕周围可见残留的痣细胞

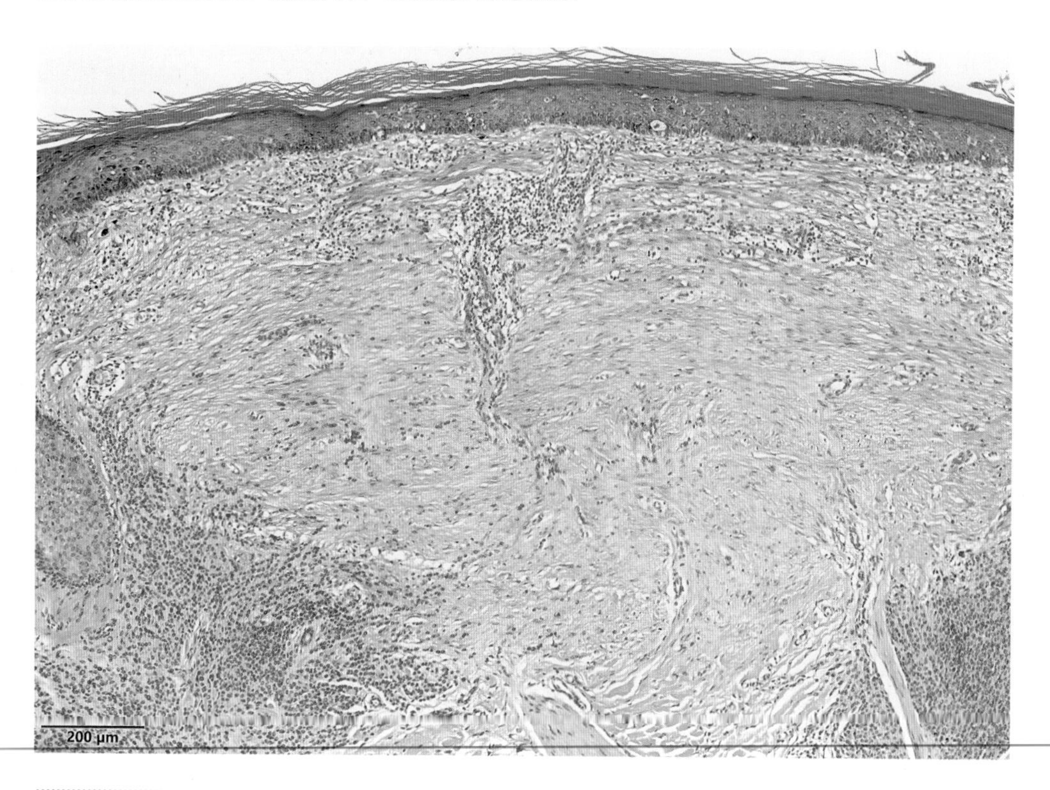

复发性黑素细胞痣：真皮内瘢痕形成，周围可见残存痣细胞，瘢痕上方表皮突消失

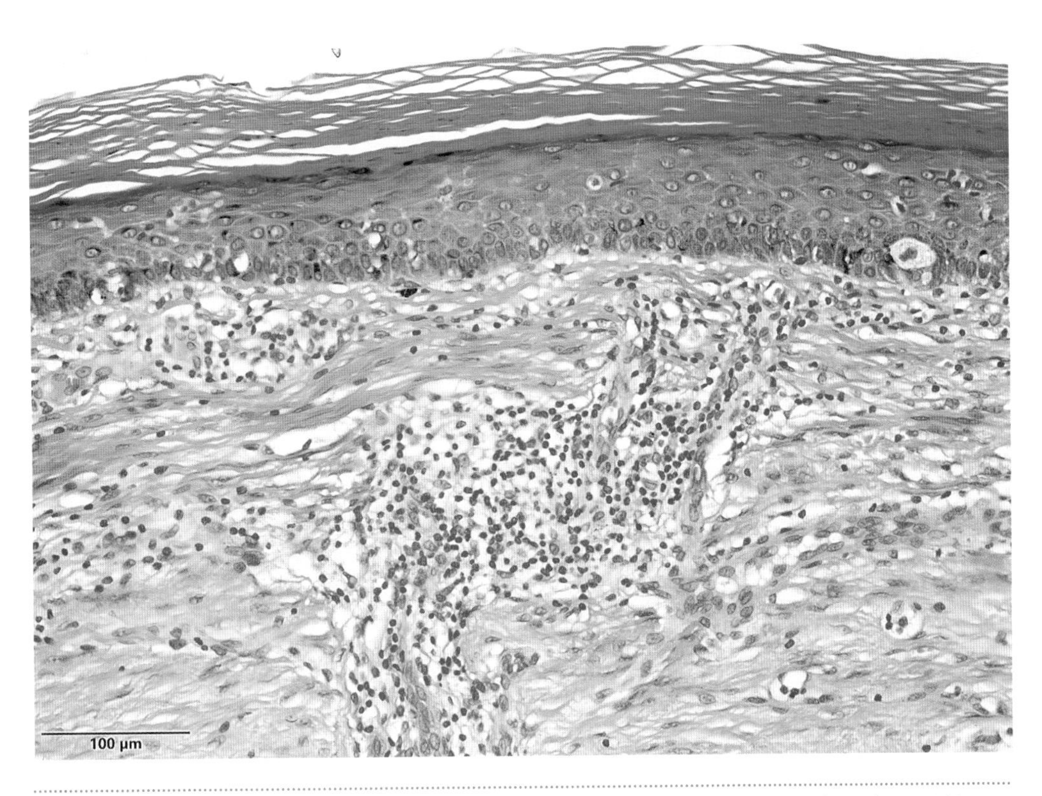

复发性黑素细胞痣：瘢痕上方表皮内可见散在分布的 Paget 样黑素细胞，有异型性

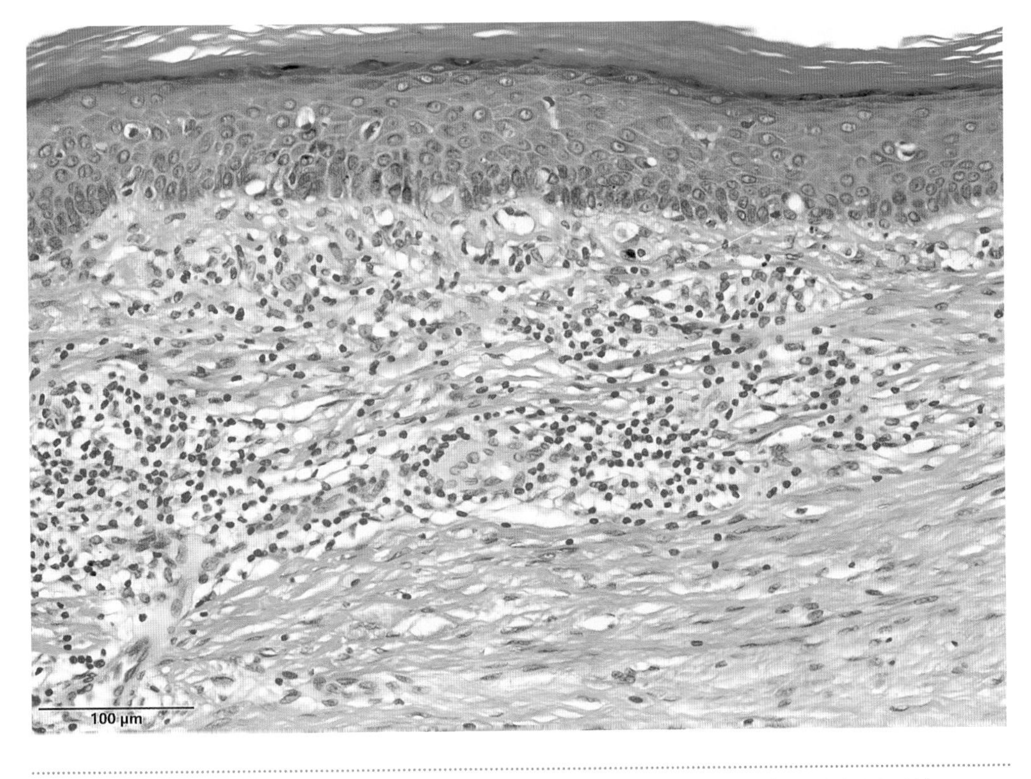

复发性黑素细胞痣：表皮内可见散在分布 Paget 样黑素细胞，部分细胞有异型性

15. 出血性黑素细胞痣
Hemorrhagic melanocytic nevus

- 多为皮内痣
- 表现为皮损内出血
- 痣细胞巢间可见较多裂隙，内充红细胞，将痣细胞分隔呈网状
- 临床表现为紫褐色丘疹或结节

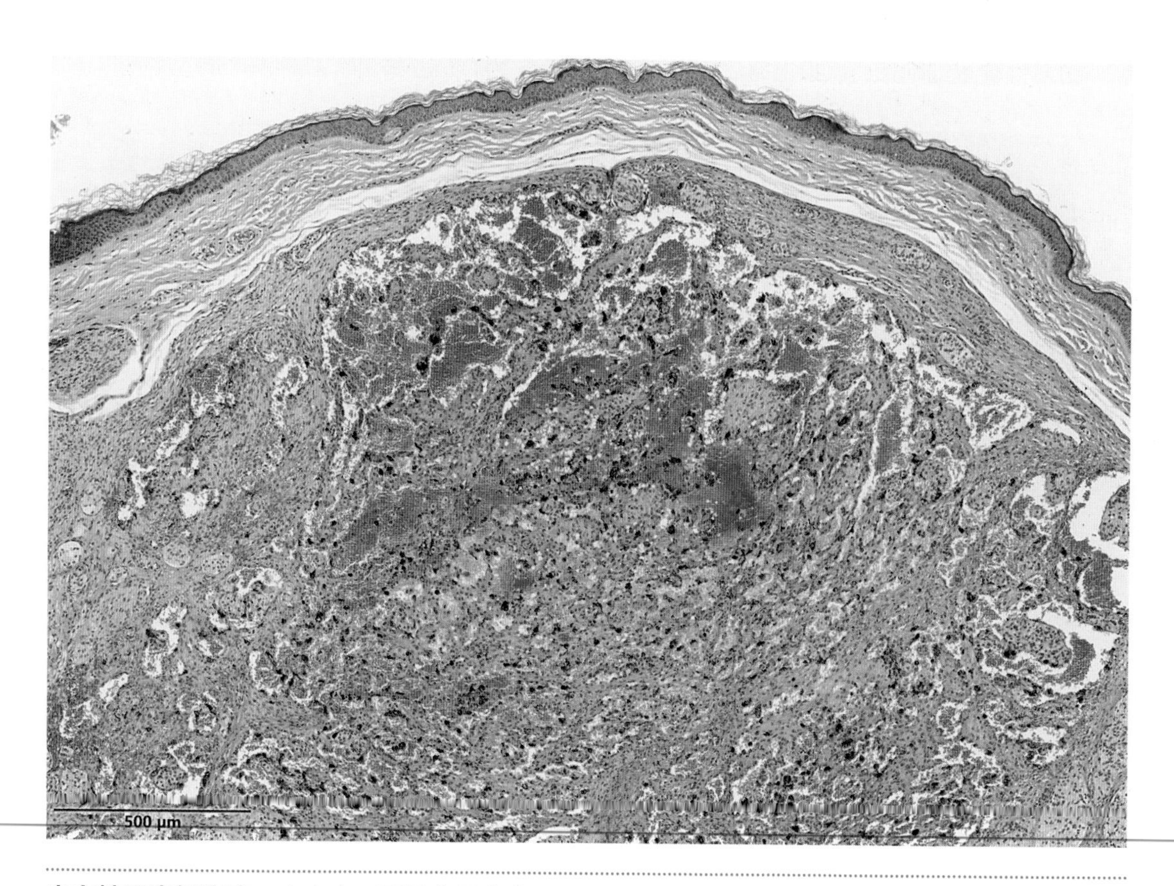

出血性黑素细胞痣： 皮内痣，可见大量出血

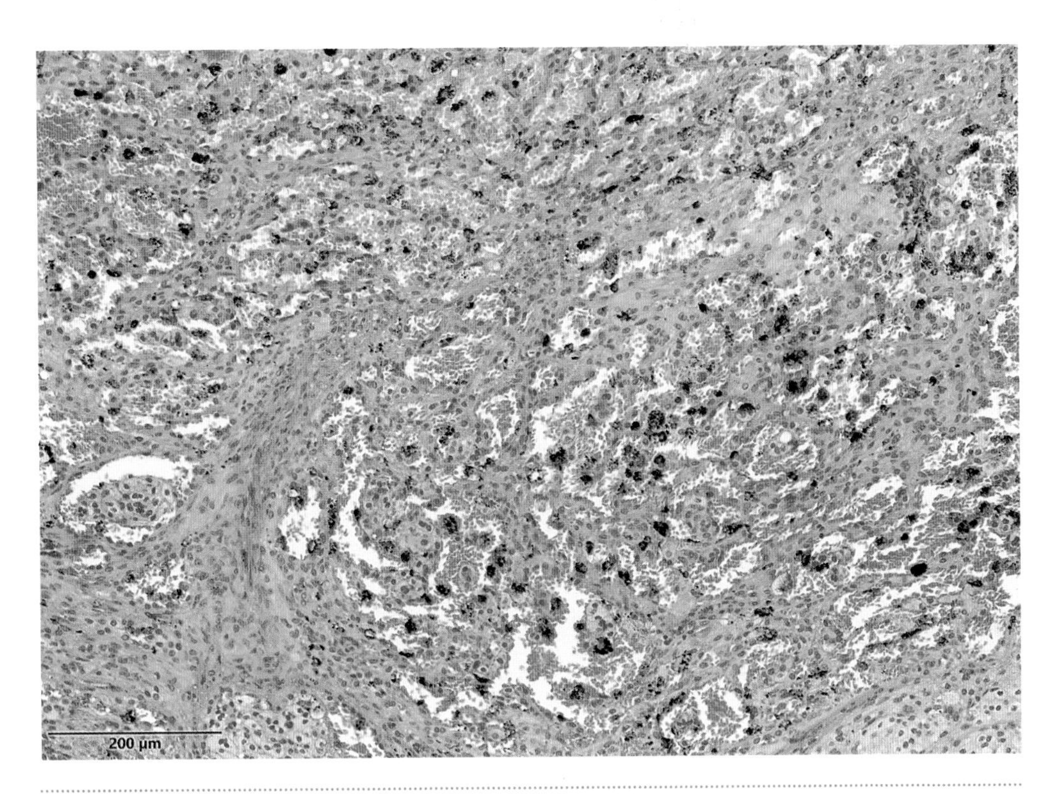

出血性黑素细胞痣：皮损内可见许多腔隙，内有红细胞，可见含铁血黄素沉积

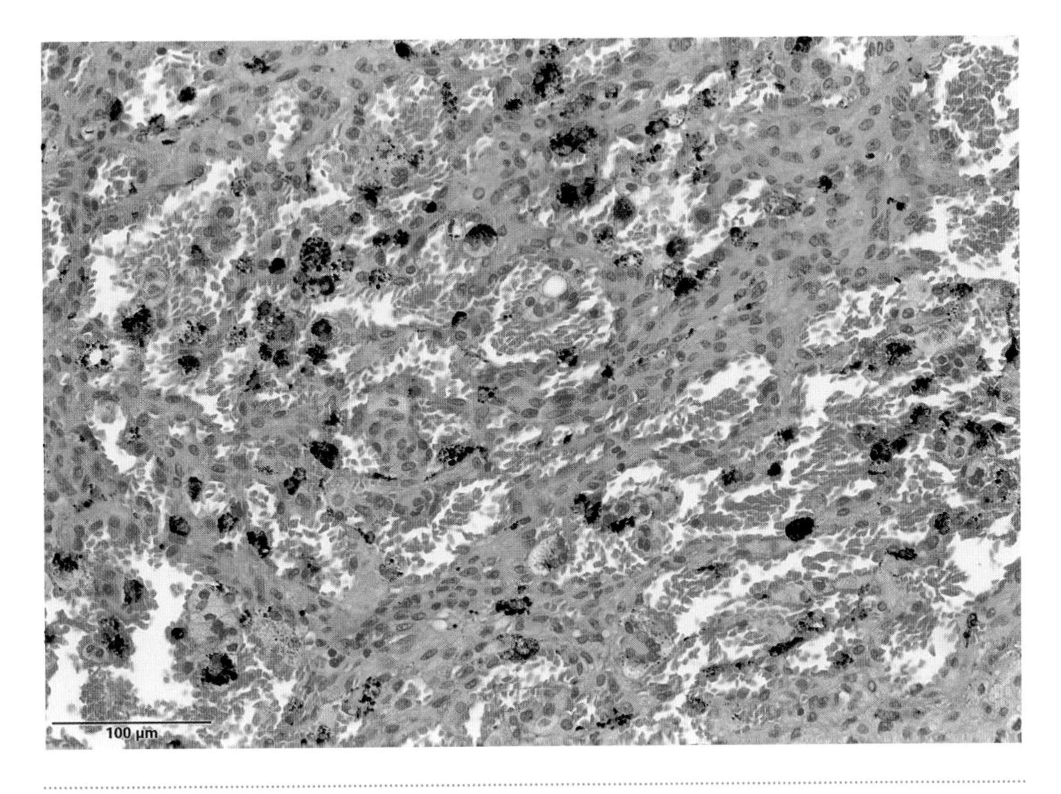

出血性黑素细胞痣：痣细胞团块间可见腔隙，内有红细胞，未见血管腔

16. 靶样含铁血黄素痣
Targetoid hemosiderotic nevus

- 痣细胞位于真皮内
- 皮损内可见血管扩张、红细胞外溢
- 陈旧皮损可见含铁血黄素沉积
- 临床上表现为原有黑素细胞痣周围出现瘀斑，形成靶样外观

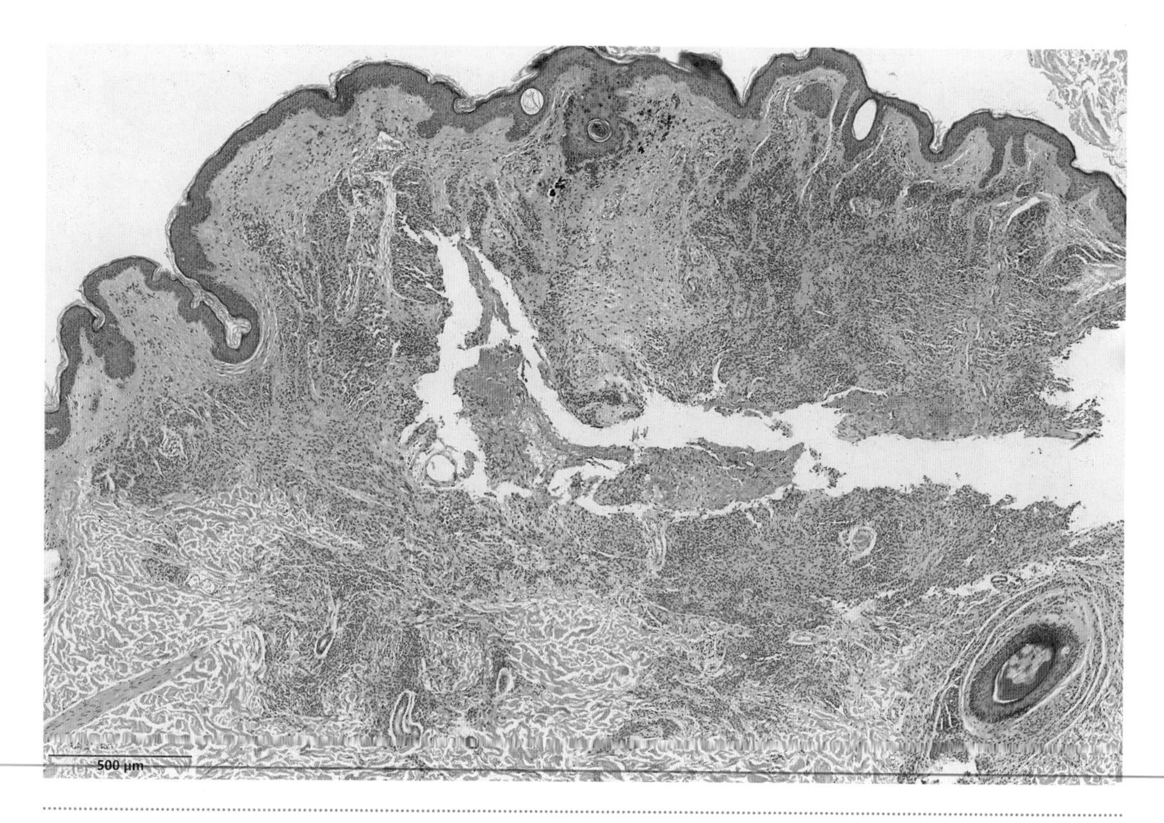

靶样含铁血黄素痣：皮损内可见出血表现

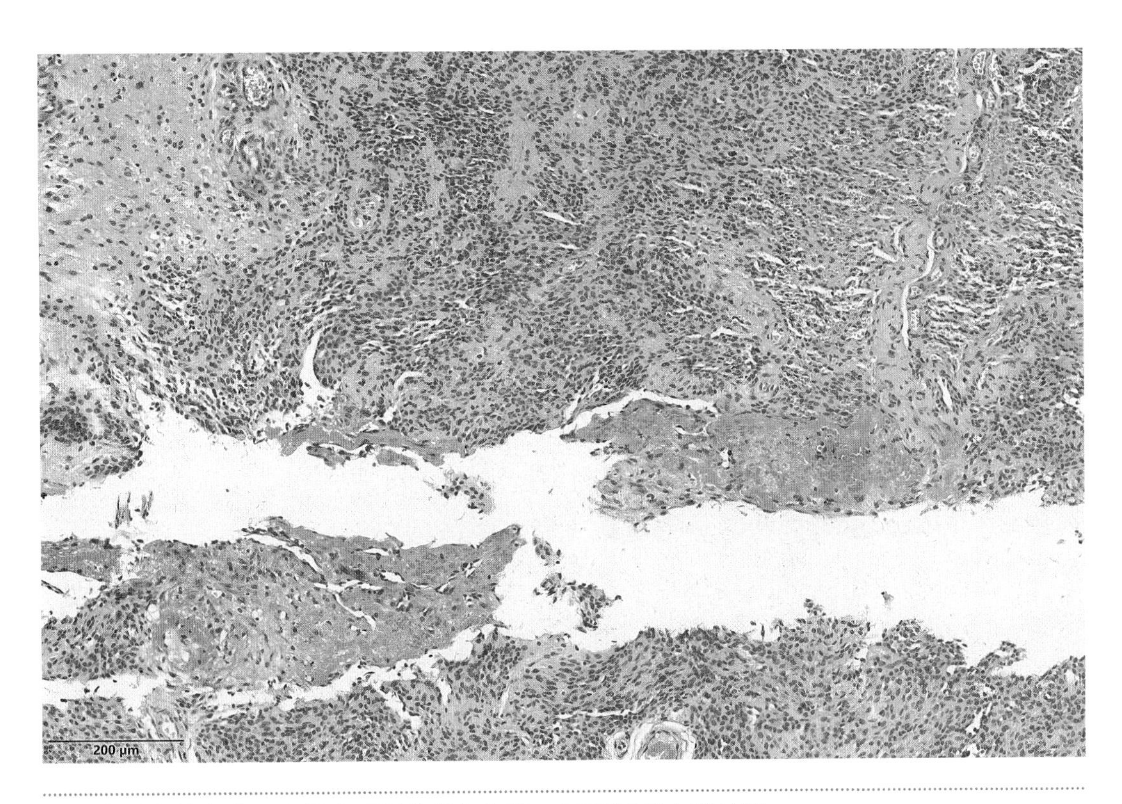

靶样含铁血黄素痣：皮损内可见片状红细胞，周围可见血管扩张

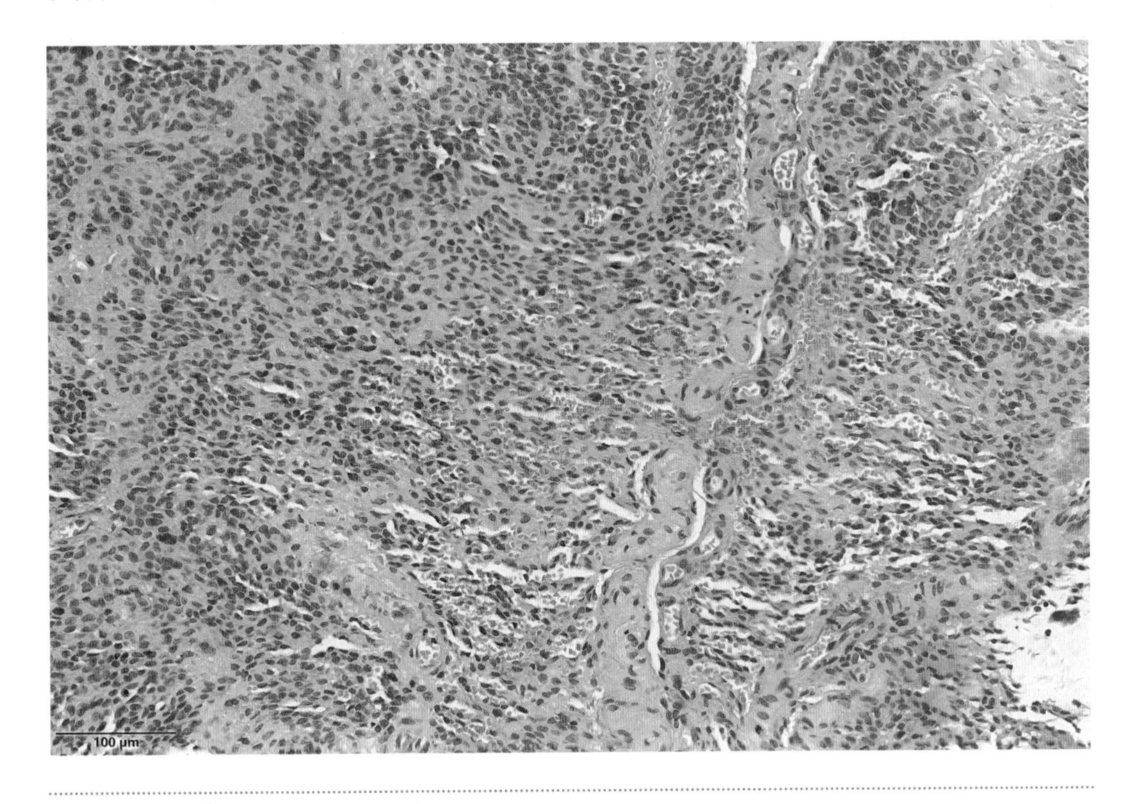

靶样含铁血黄素痣：痣细胞周围可见红细胞

17. 晕痣
Halo nevus

- 通常为复合痣
- 常伴有角化过度，棘层肥厚
- 真皮内出现色素失禁
- 痣细胞周围可见致密的淋巴细胞及组织细胞浸润
- 有时痣细胞与周围的淋巴细胞及组织细胞不易区分
- 淋巴细胞浸润区域及周边表皮内黑素细胞减少或消失
- 临床上表现为色素痣周围出现环状色素减退斑
- 中心可为黑素细胞痣、蓝痣、Spitz 痣、发育不良痣等

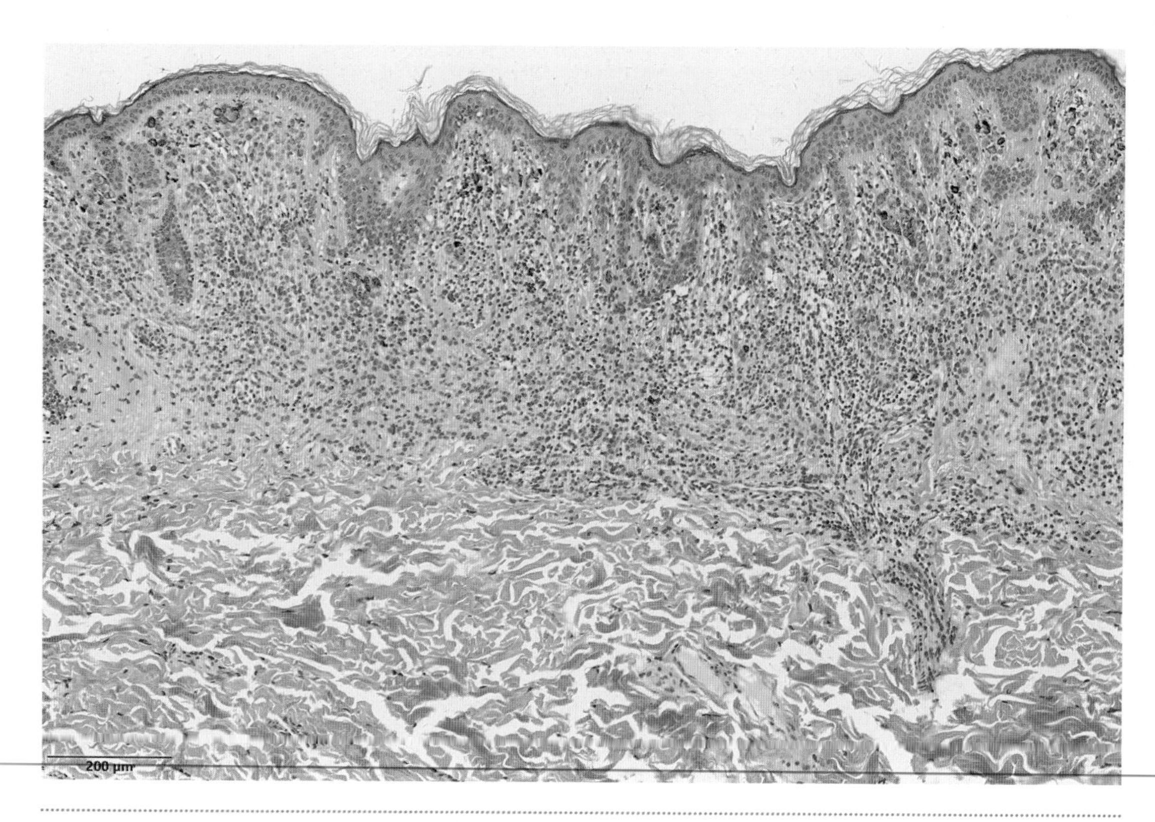

晕痣：皮内痣，痣细胞周围有淋巴细胞为主的炎症细胞浸润

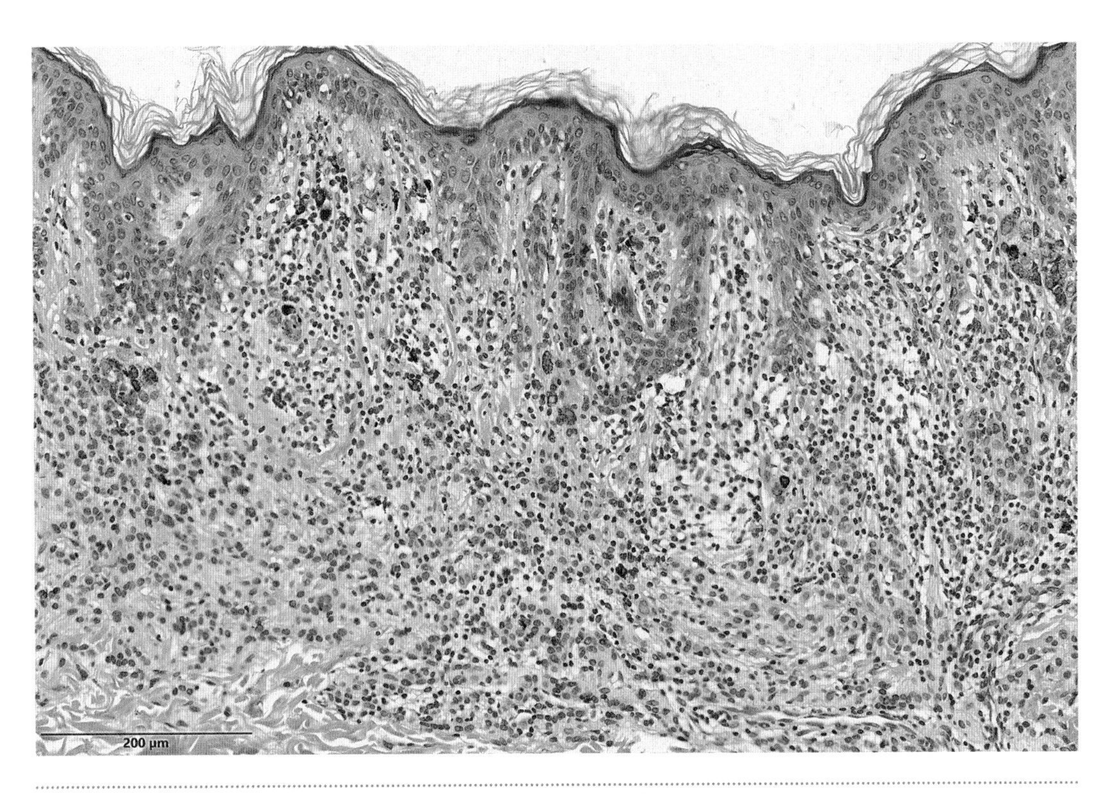

晕痣：痣细胞与淋巴细胞混杂分布，不易区分，真皮内出现色素失禁

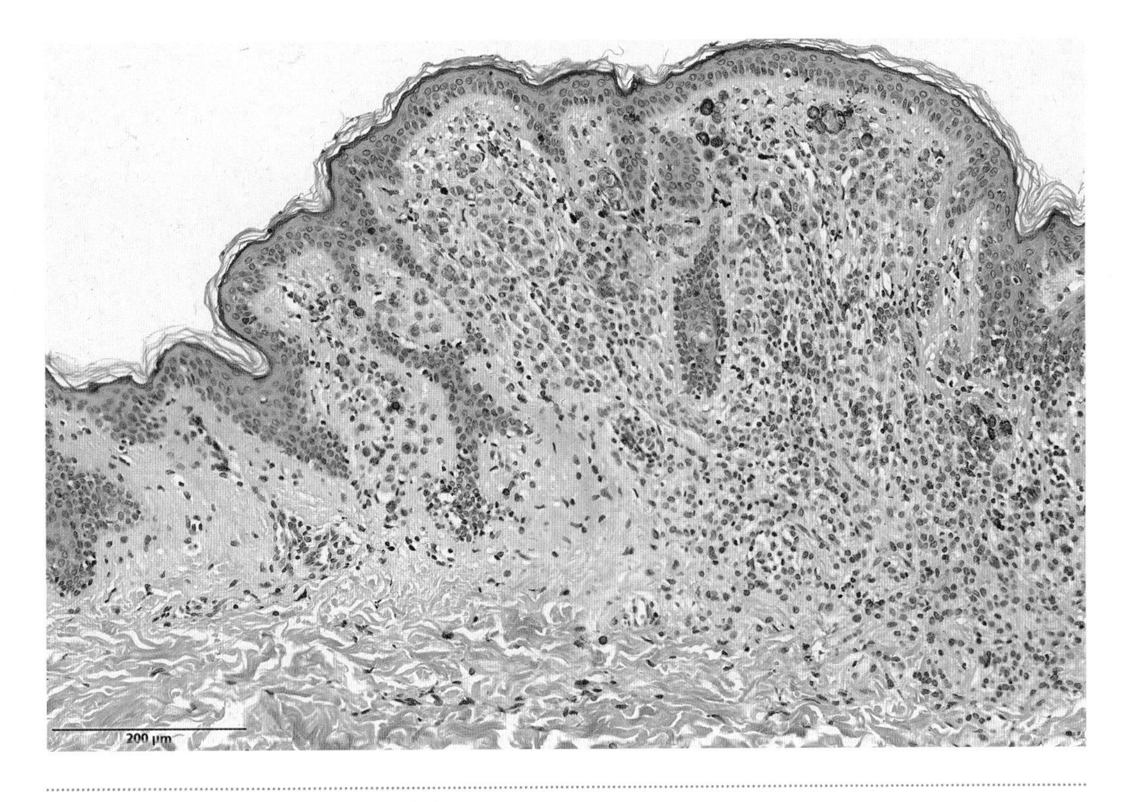

晕痣：淋巴细胞浸润区域及周边表皮黑素细胞消失

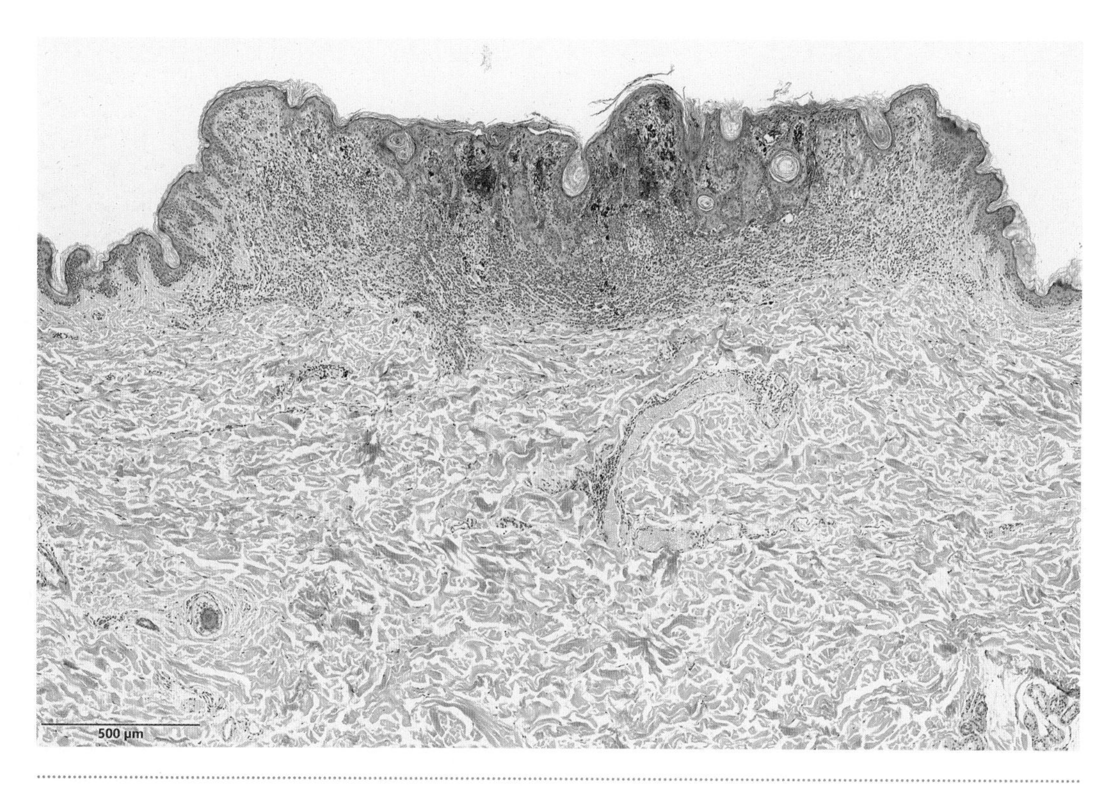

晕痣：复合痣，痣细胞周围及下方出现致密的以淋巴细胞为主的炎症细胞浸润

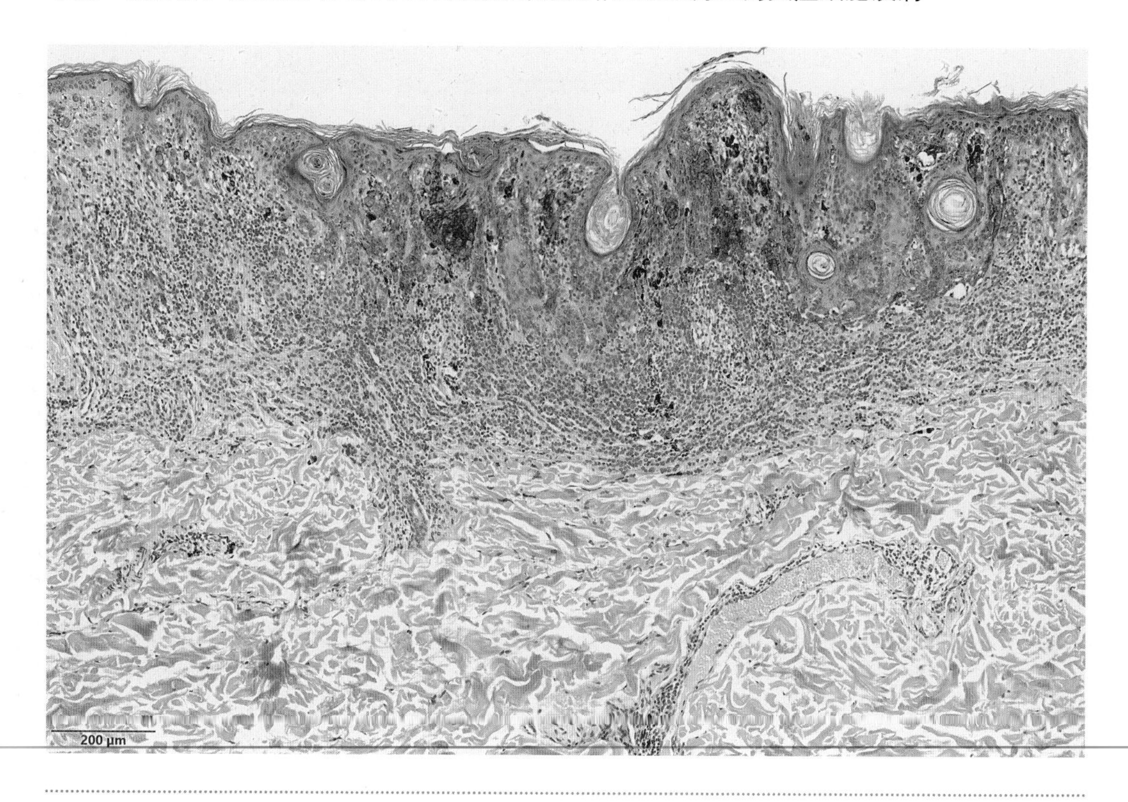

晕痣：复合痣，真皮内可见致密的以淋巴细胞为主的炎症细胞浸润

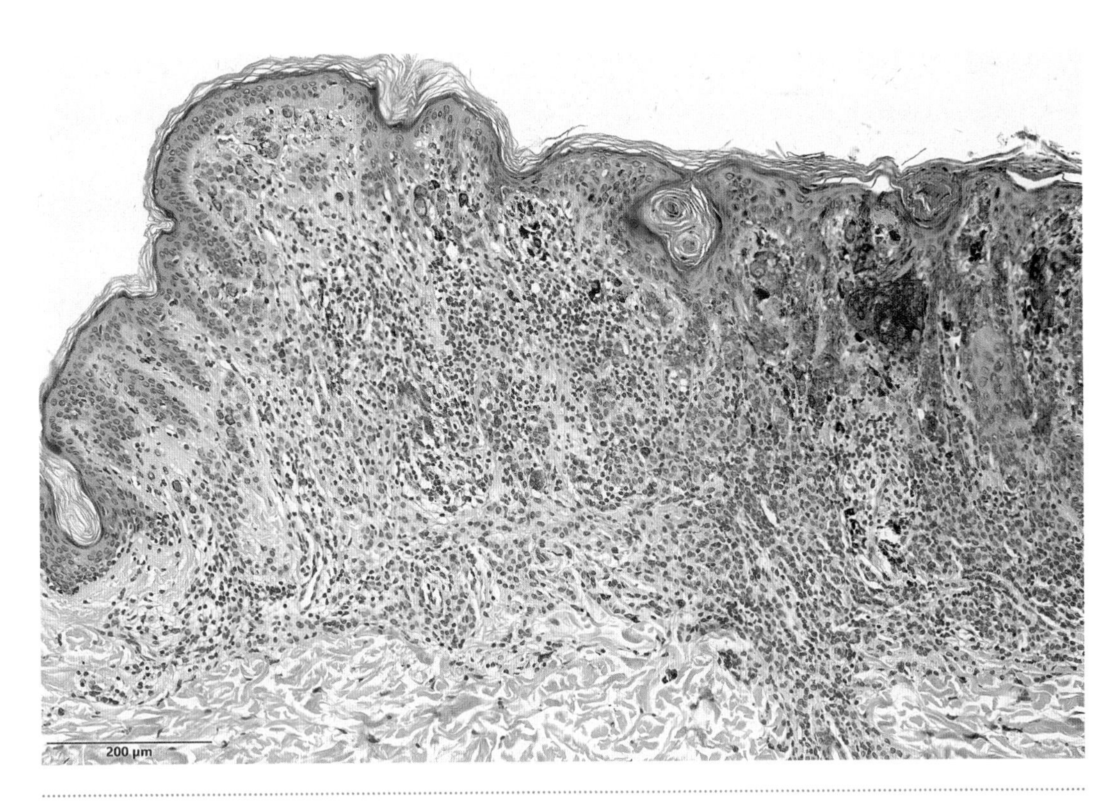

晕痣：淋巴细胞浸润上方及周边表皮黑素细胞消失

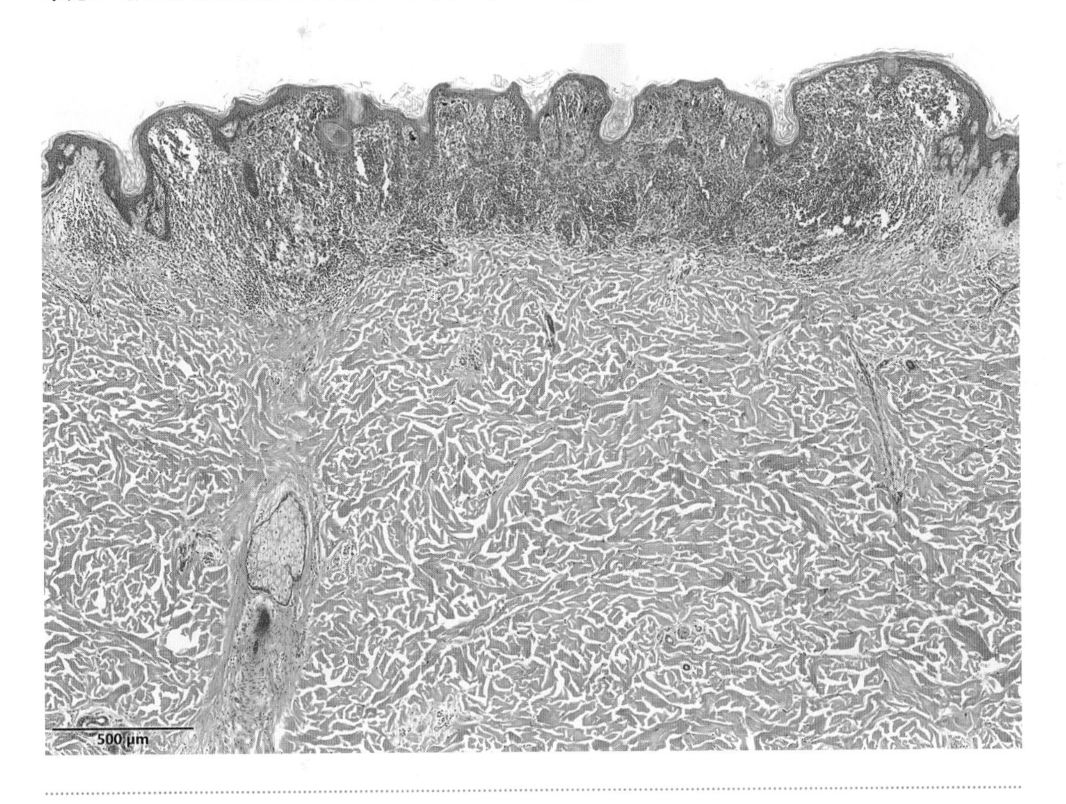

晕痣：复合痣，痣细胞间有大量炎症细胞浸润

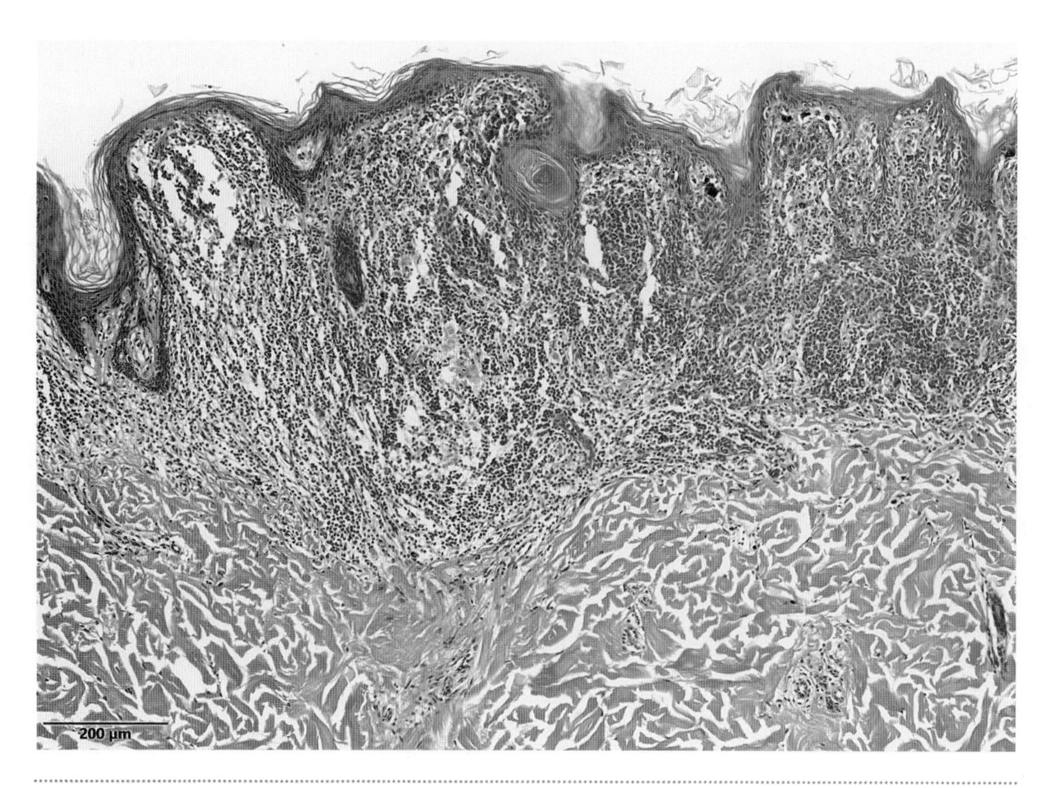

晕痣：淋巴细胞与痣细胞相对容易区别

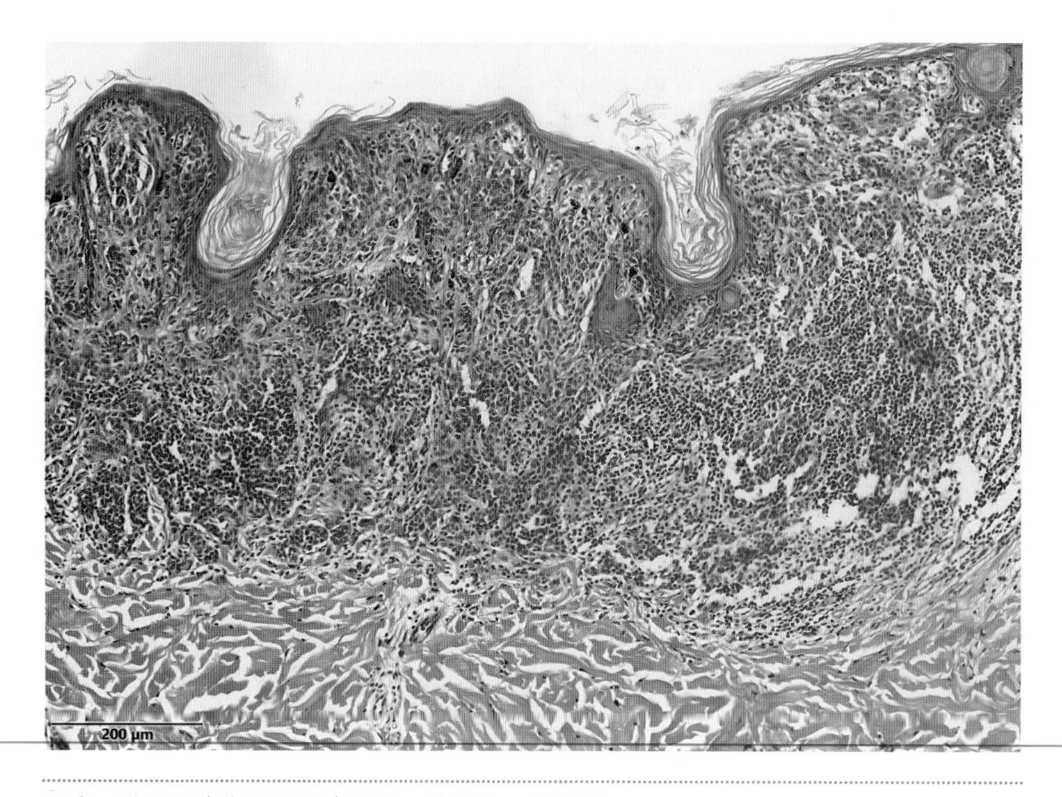

晕痣：淋巴细胞位于痣细胞周围，体积小，核深染

18. 甲母痣
Nevus of nail matrix

- 多为交界痣，也可是复合痣
- 痣细胞多位于甲母基底层
- 痣细胞多呈巢状分布
- 真皮浅层可见噬色素细胞
- 多见于青年
- 单个或多个指（趾）界限清楚、宽度相同的纵向黑甲

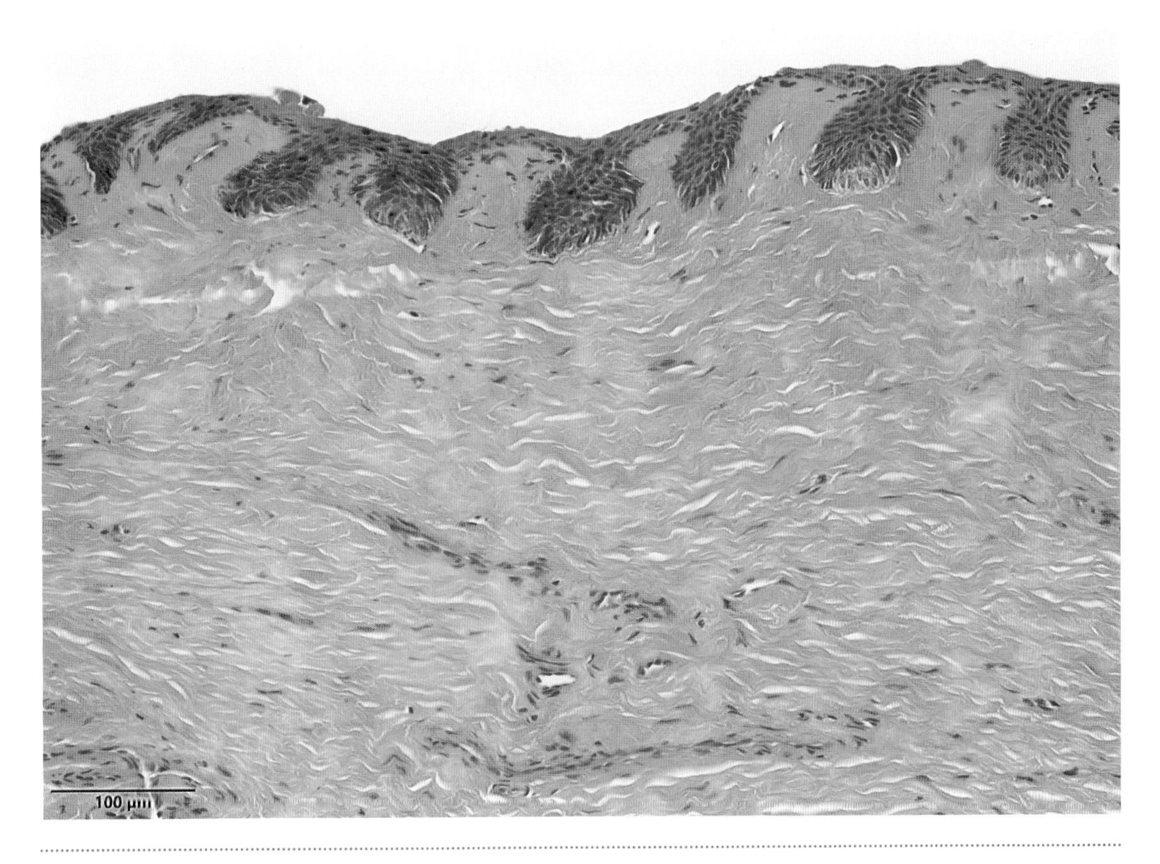

甲母痣：皮突顶端痣细胞散在或呈巢状分布

19. 肢端痣
Acral nevus

- 多为交界痣或复合痣
- 痣细胞呈雀斑痣样或巢状
- 痣细胞巢通常垂直生长
- 痣细胞巢与周围的角质形成细胞间常有收缩间隙
- 交界痣及复合痣表皮角质层内色素颗粒常呈柱状

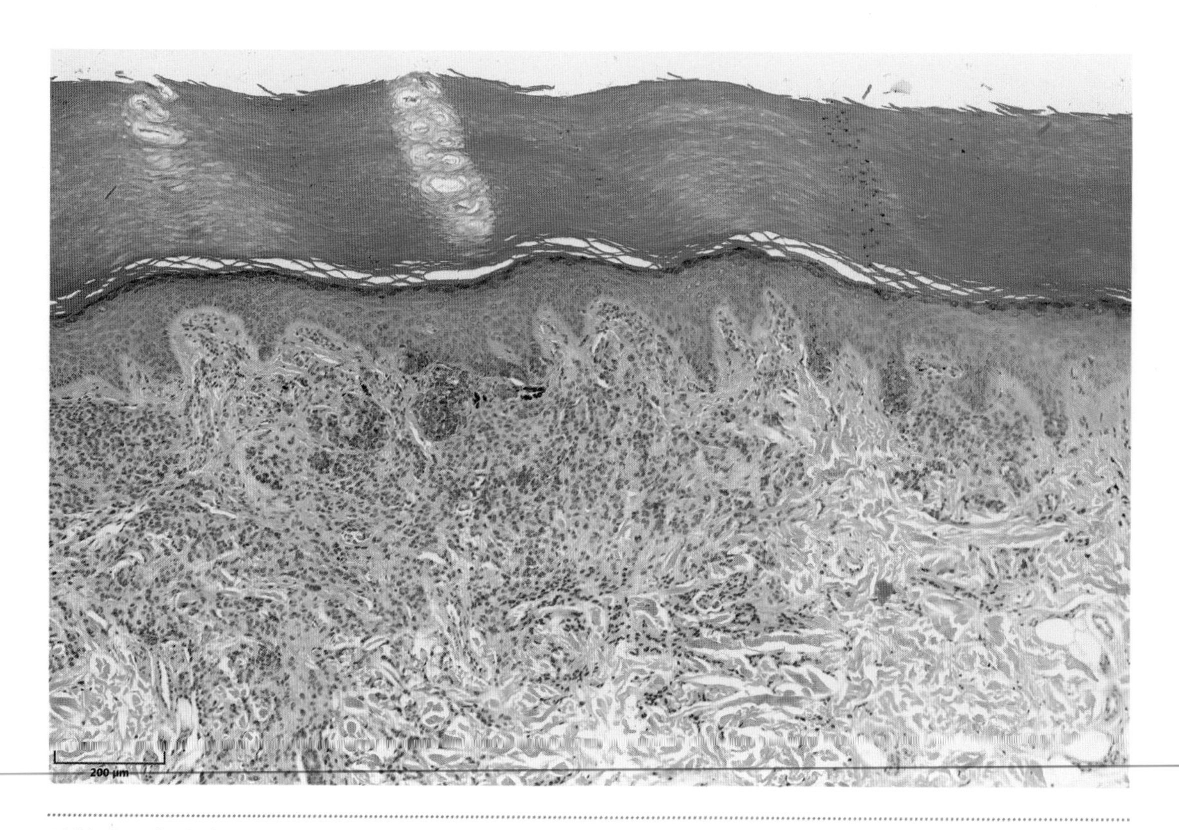

肢端痣：复合痣，角质层内色素颗粒呈柱状

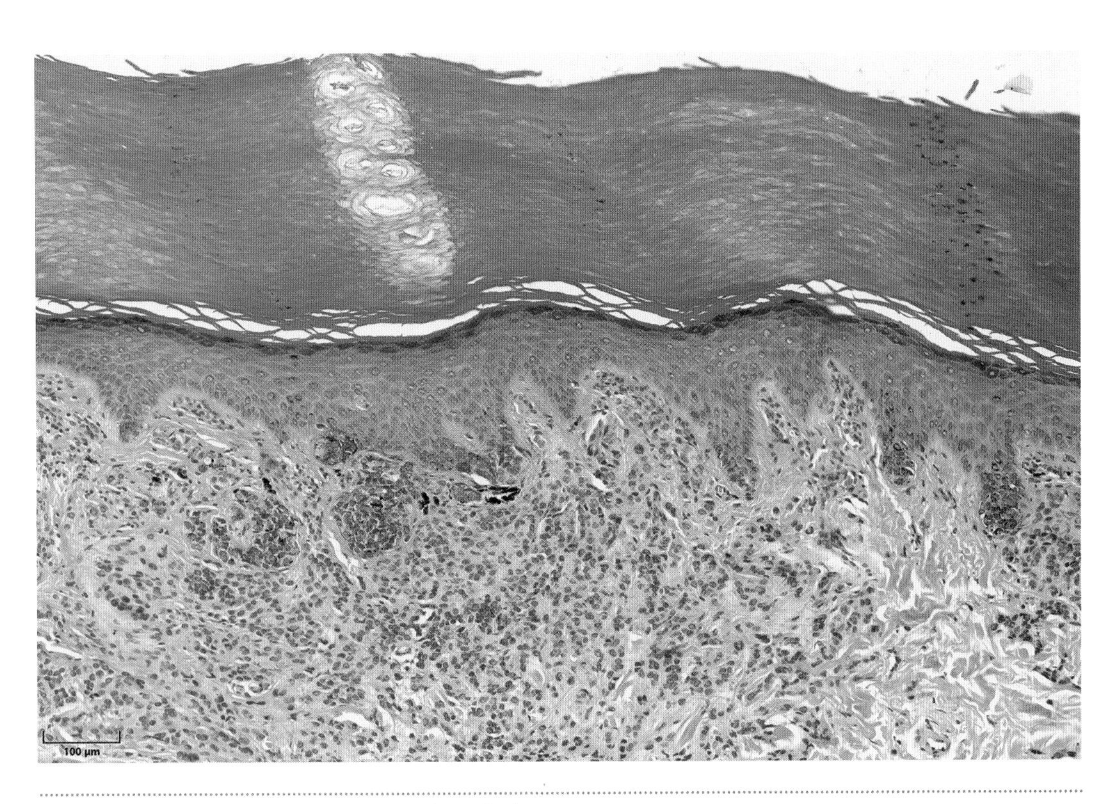

肢端痣：复合痣，角质层内色素颗粒呈柱状

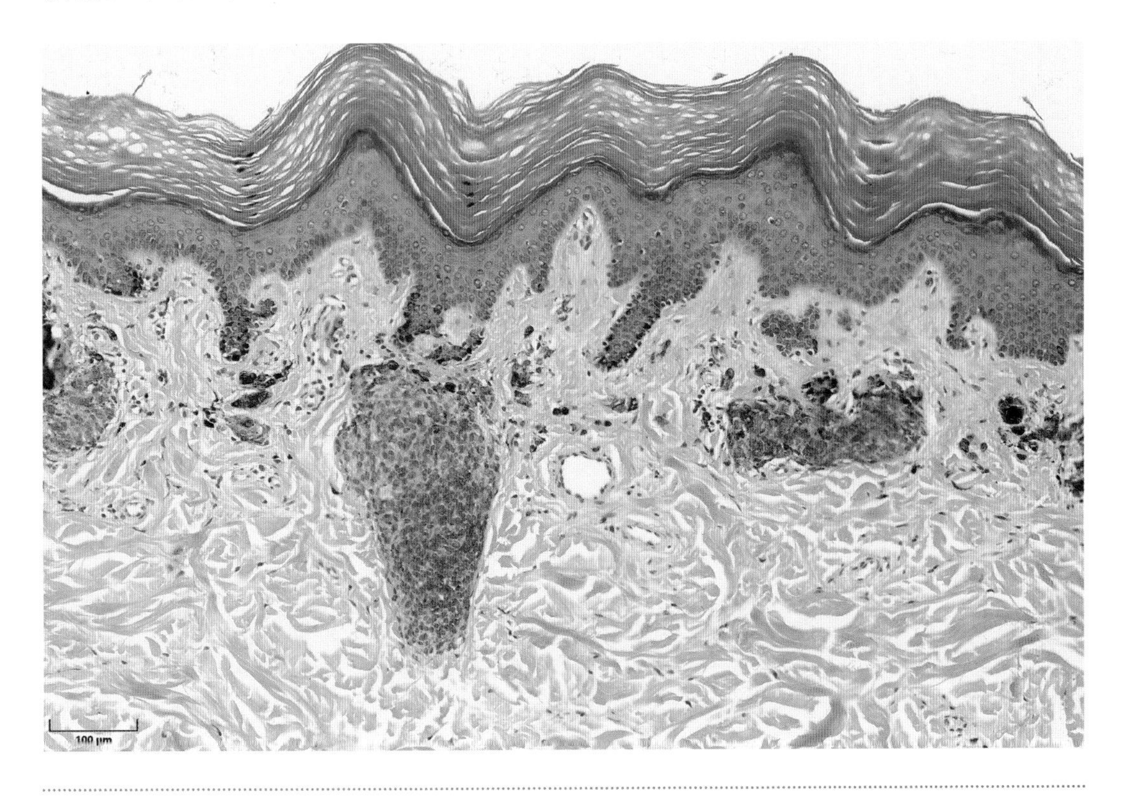

肢端痣：复合痣，部分真皮内痣细胞巢长轴与表皮垂直

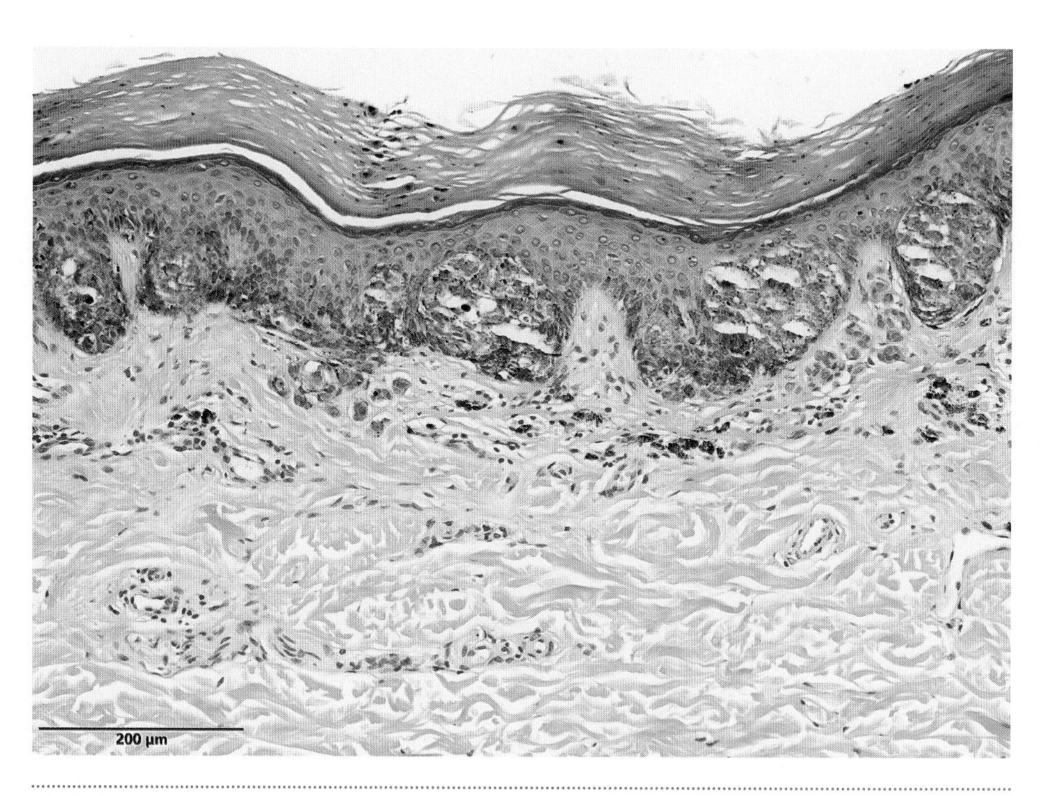

肢端痣：复合痣，交界处痣细胞呈巢状，痣细胞巢长轴与表皮垂直

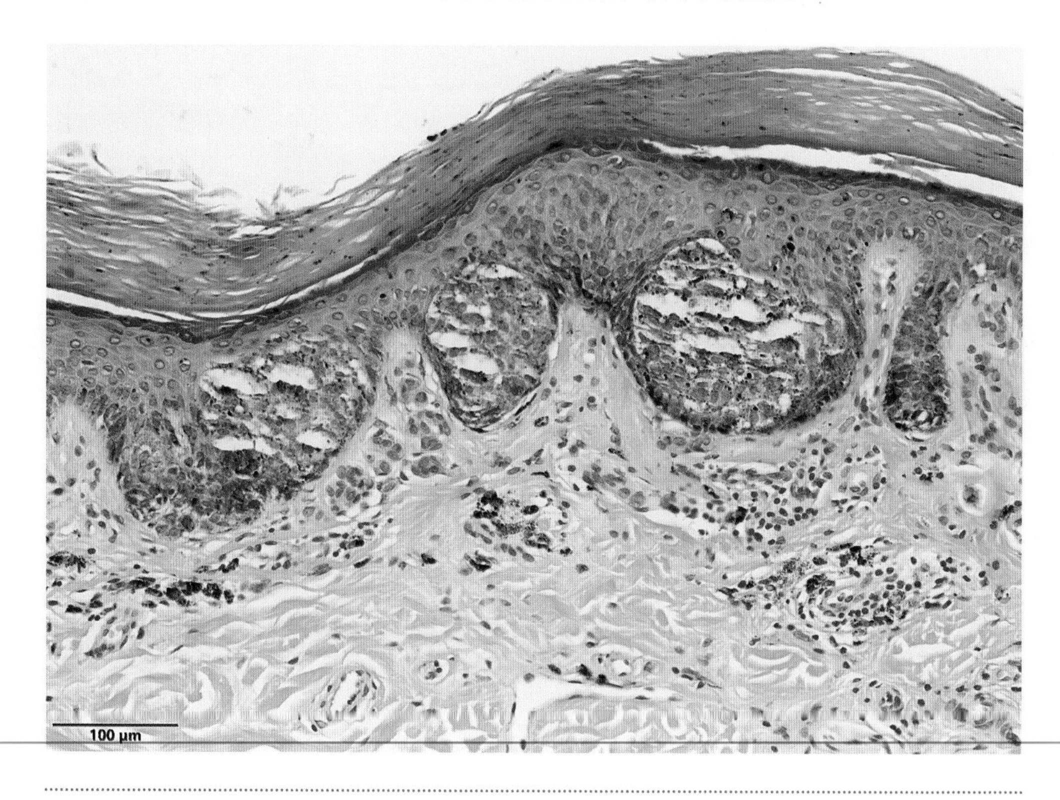

肢端痣：交界处痣细胞呈巢状，痣细胞巢长轴与表皮垂直

20. 普通型蓝痣
Common blue nevus

- 多位于真皮网状层，偶可到达真皮深层或脂肪层
- 痣细胞呈树枝状、梭形
- 细胞浆内含大量黑素颗粒
- 常可见噬色素细胞
- 痣细胞可沿皮肤附属器、血管或神经周围分布
- 真皮胶原纤维可出现硬化
- 好发于手足
- 圆顶状蓝色或蓝黑色丘疹或结节

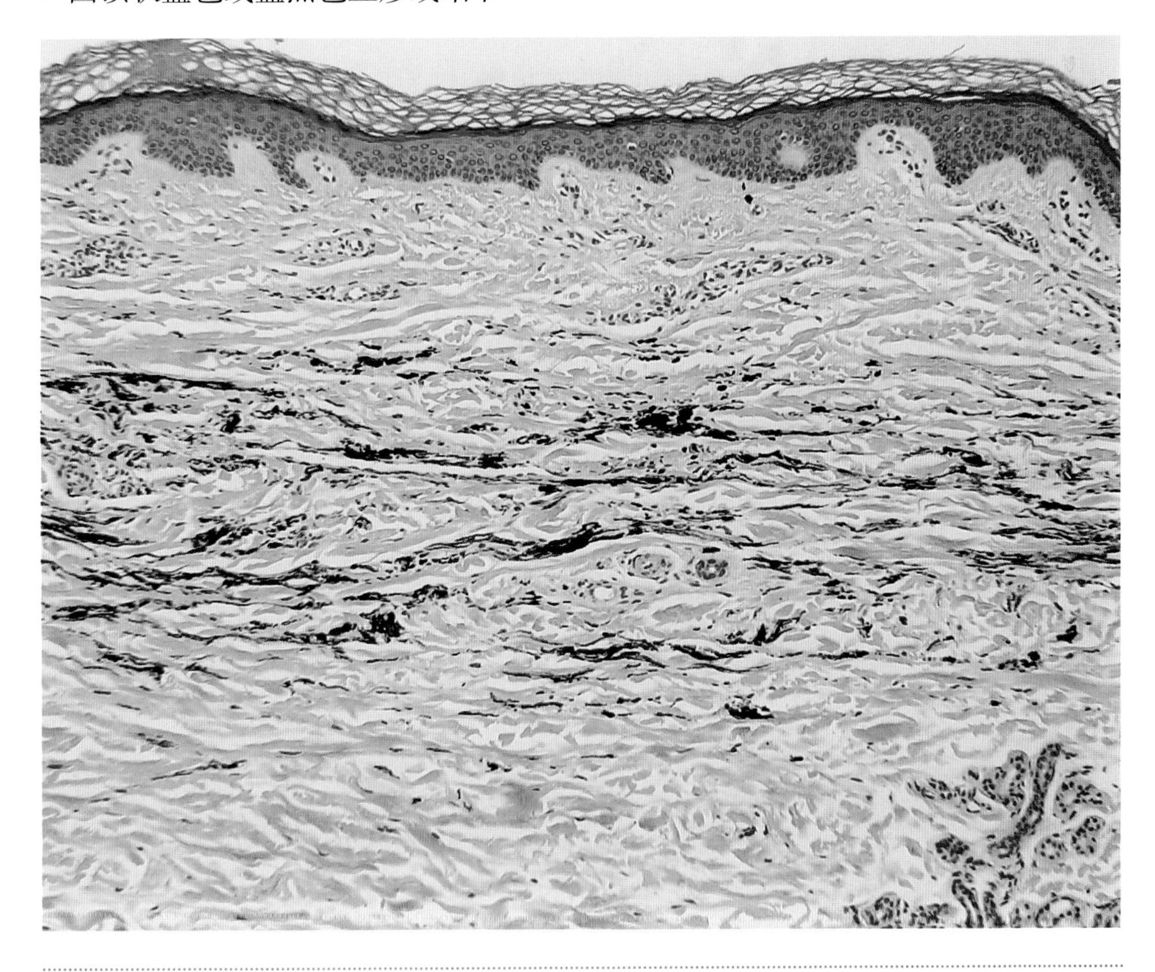

普通型蓝痣：痣细胞呈梭形，或树枝状，部分与表皮平行

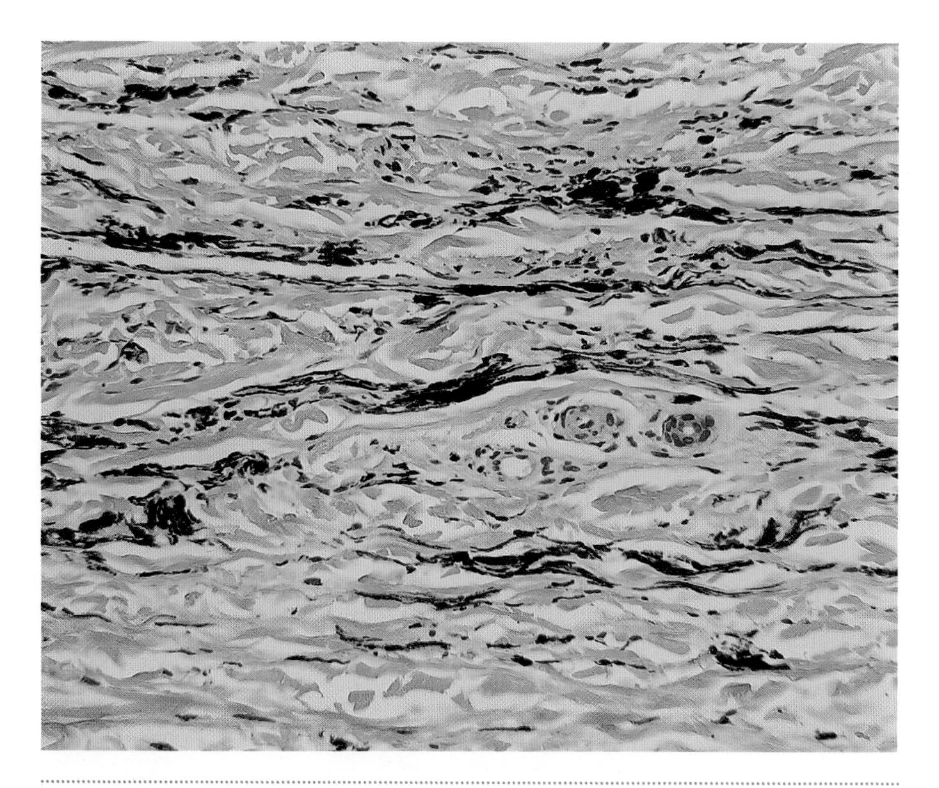

普通型蓝痣：梭形或树枝状痣细胞，含有大量色素

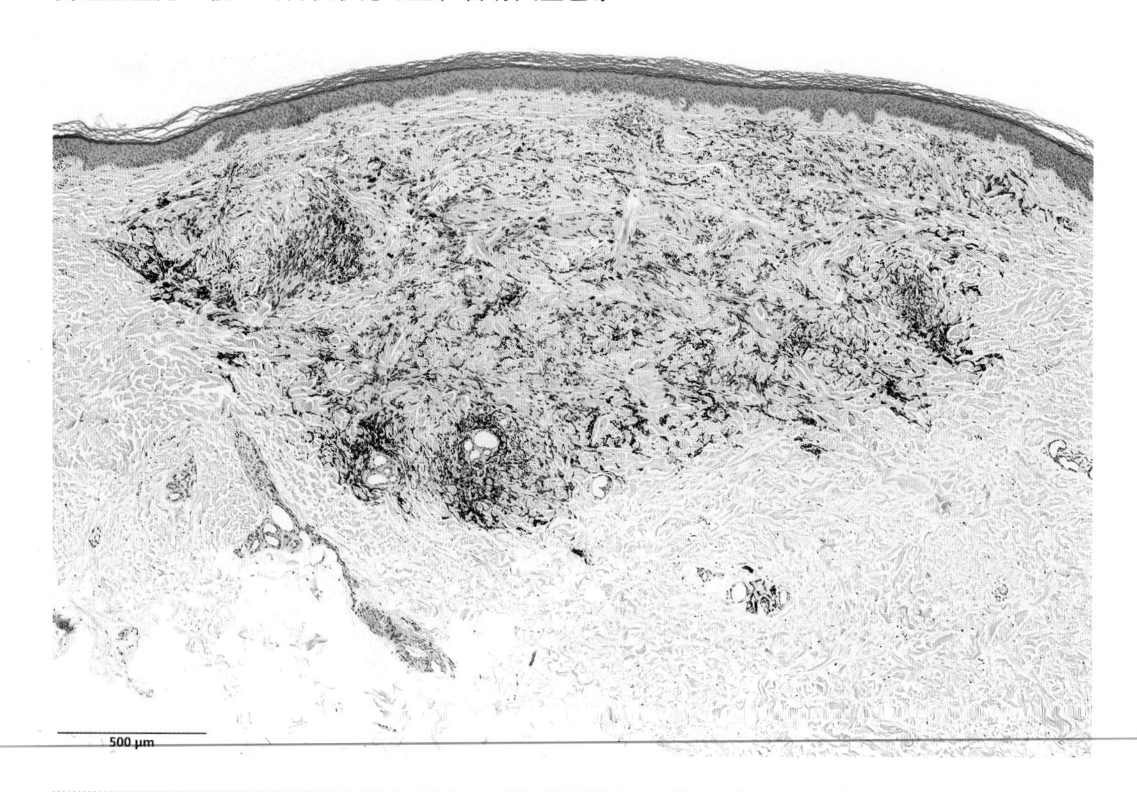

普通型蓝痣：痣细胞在真皮胶原纤维间分布

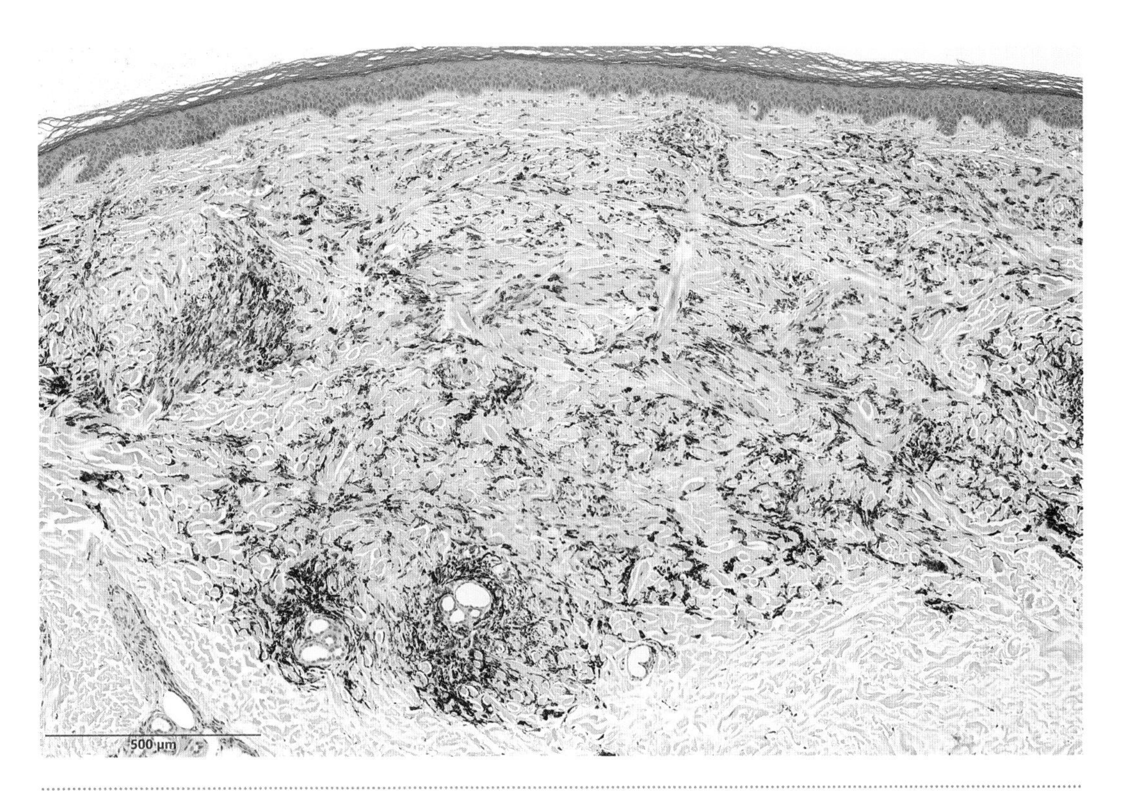

普通型蓝痣：真皮胶原纤维间梭形或树枝状细胞，含有大量色素

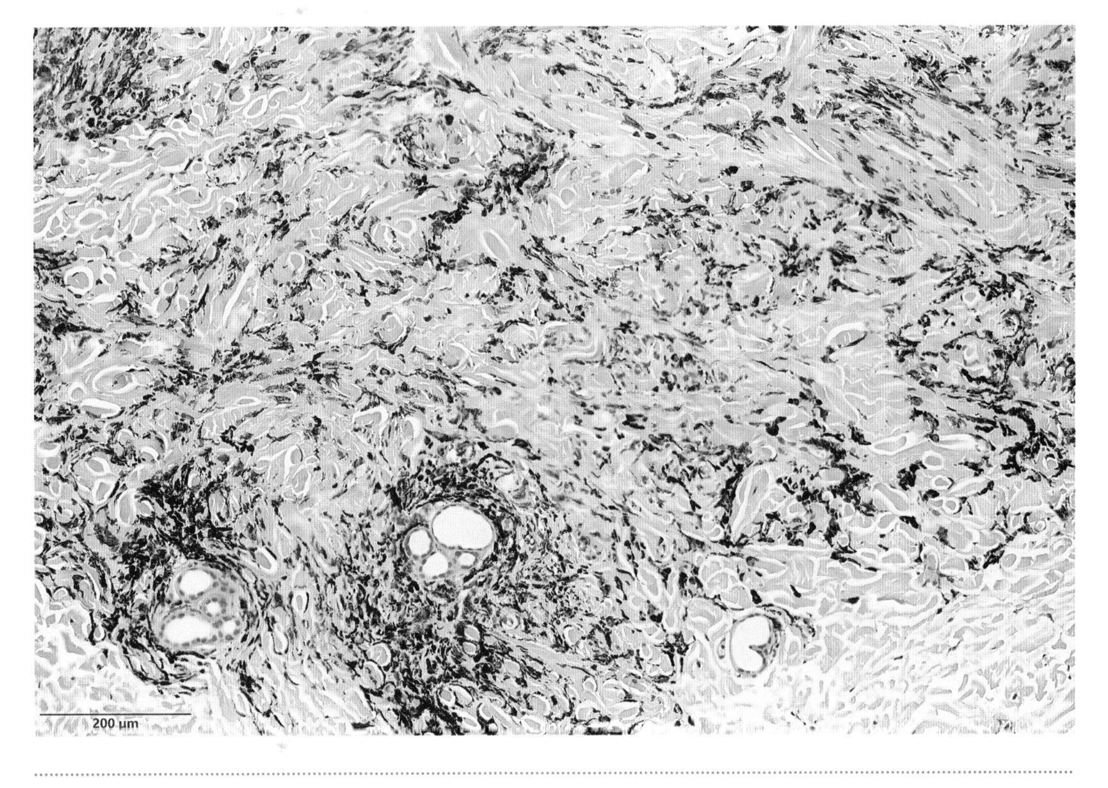

普通型蓝痣：痣细胞在小汗腺导管周围分布

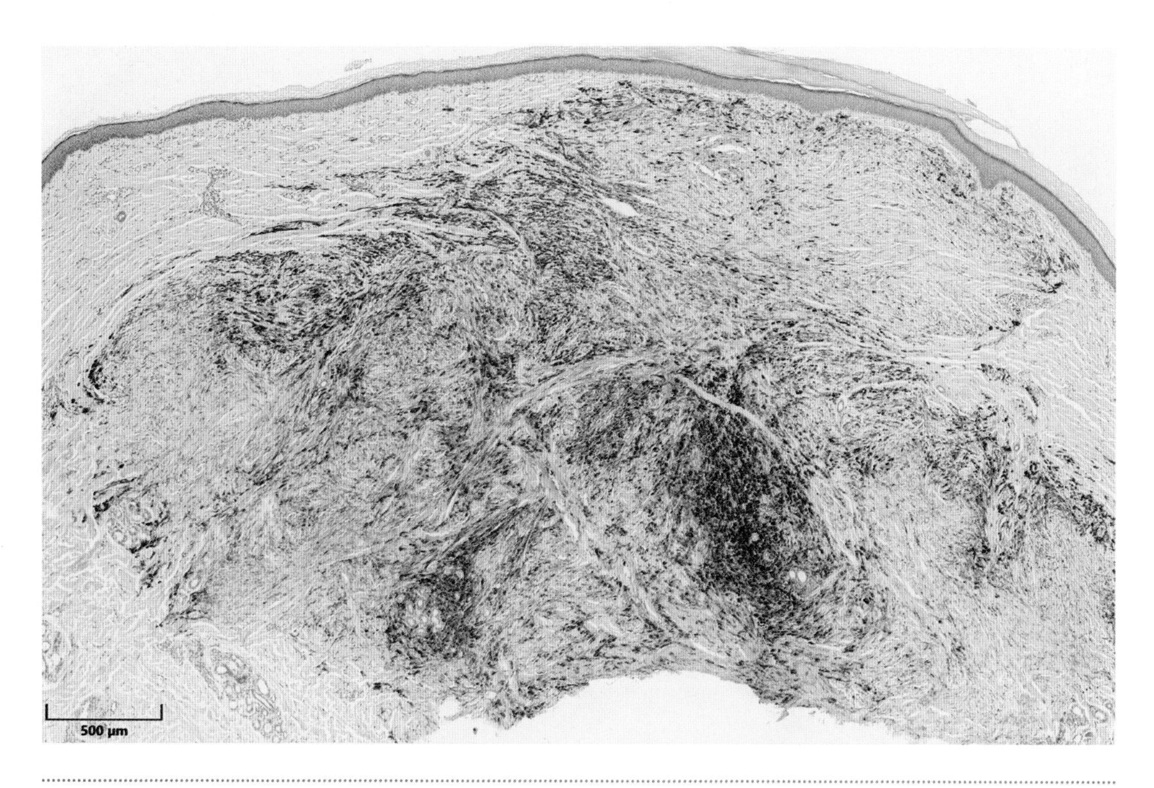

普通型蓝痣：痣细胞在真皮内弥散分布

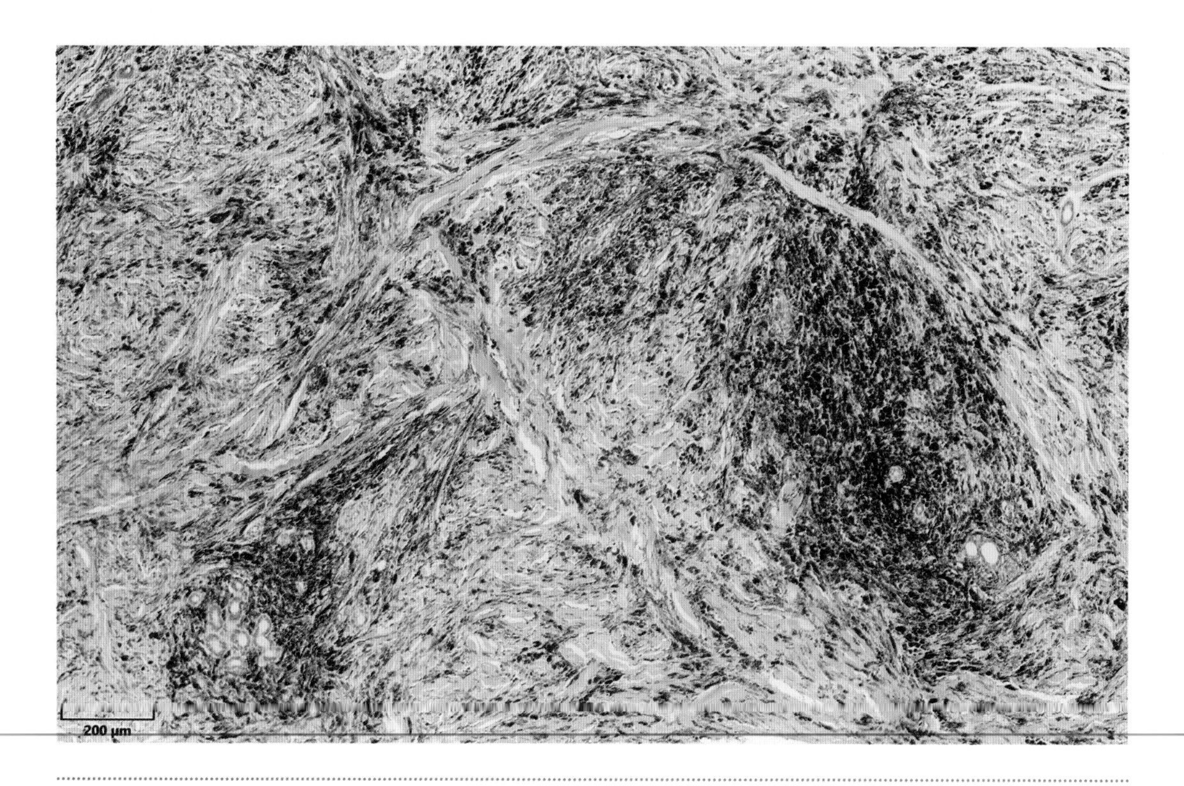

普通型蓝痣：痣细胞在真皮深部小汗腺周围分布

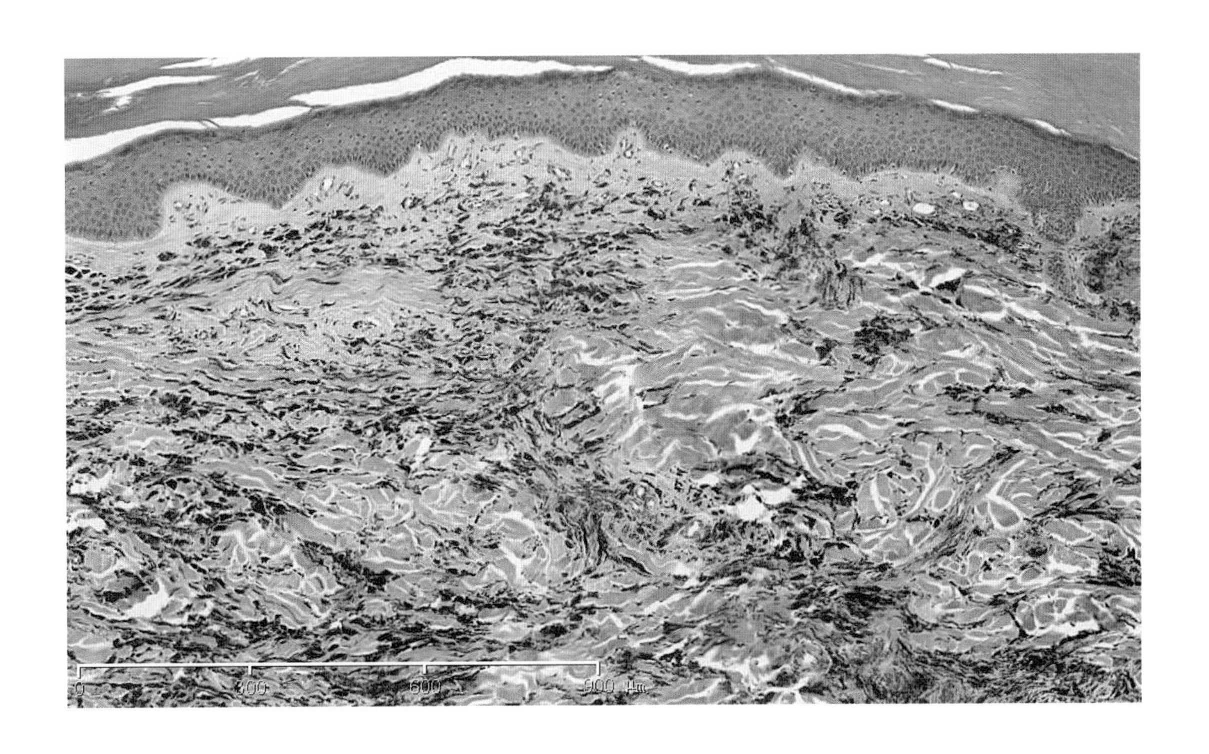

普通型蓝痣：真皮内大量梭形或树枝状富含色素的痣细胞

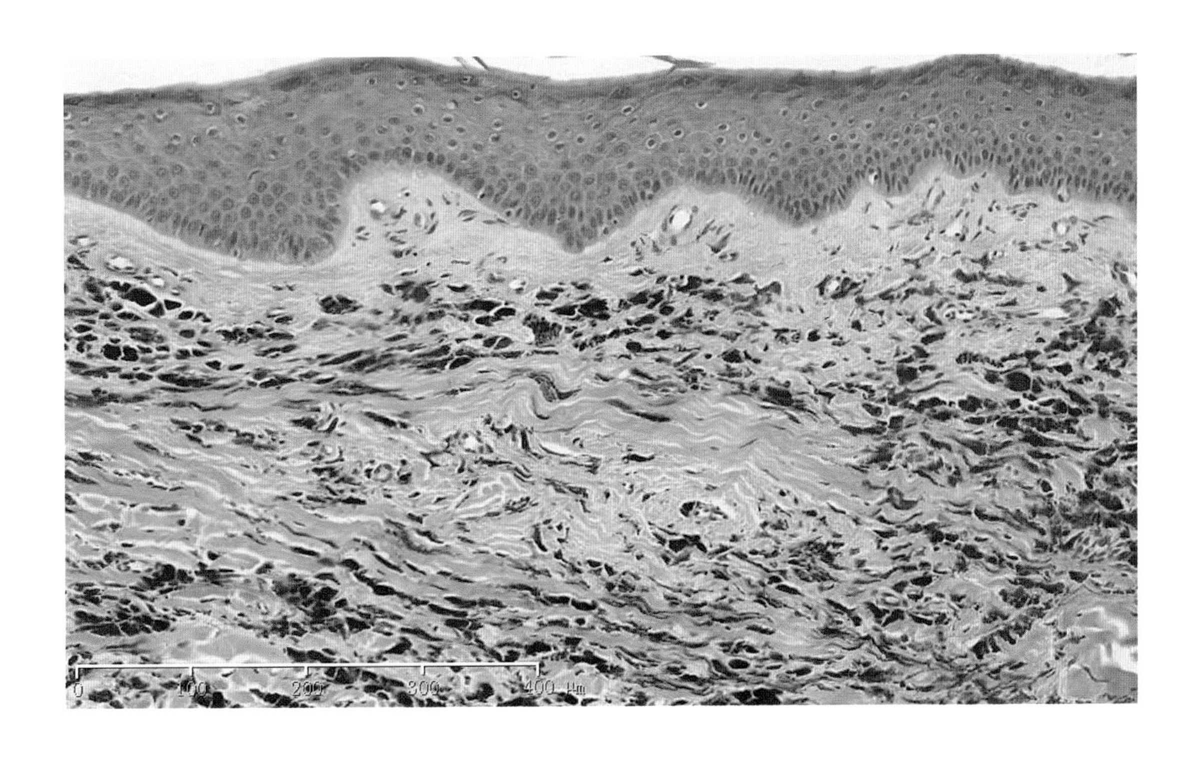

普通型蓝痣：大部分痣细胞呈梭形，部分与表皮平行

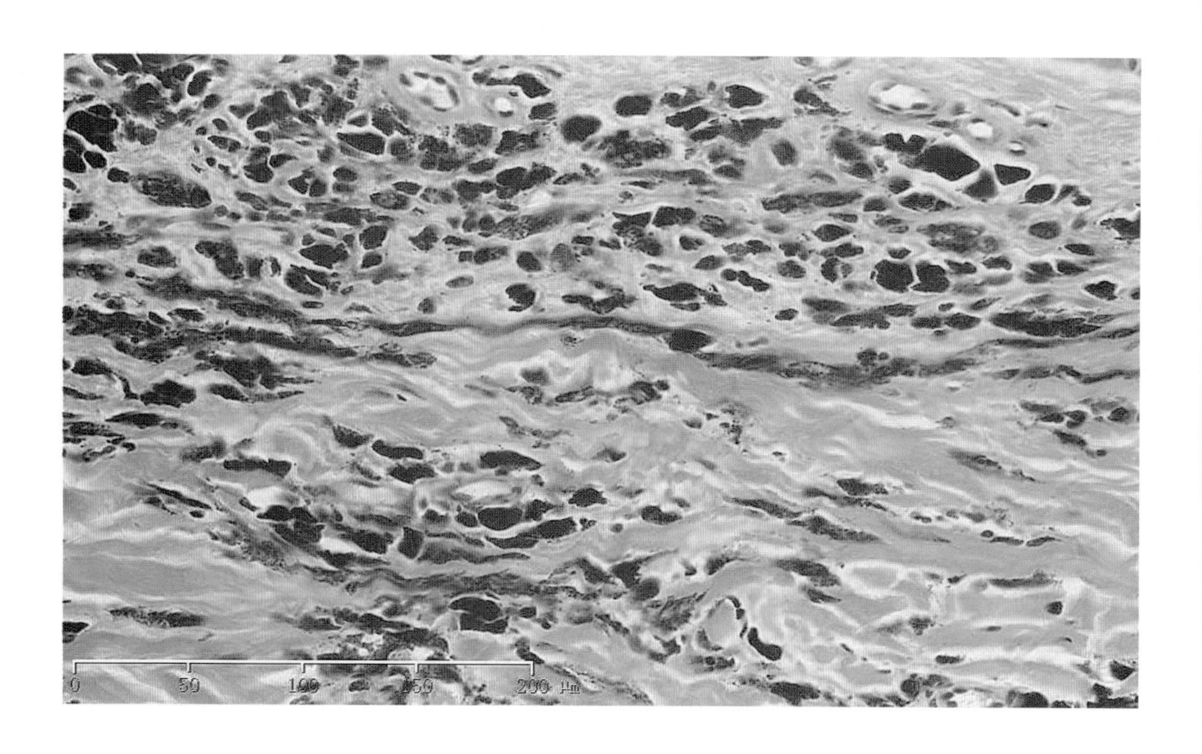

普通型蓝痣： 痣细胞富含大量色素

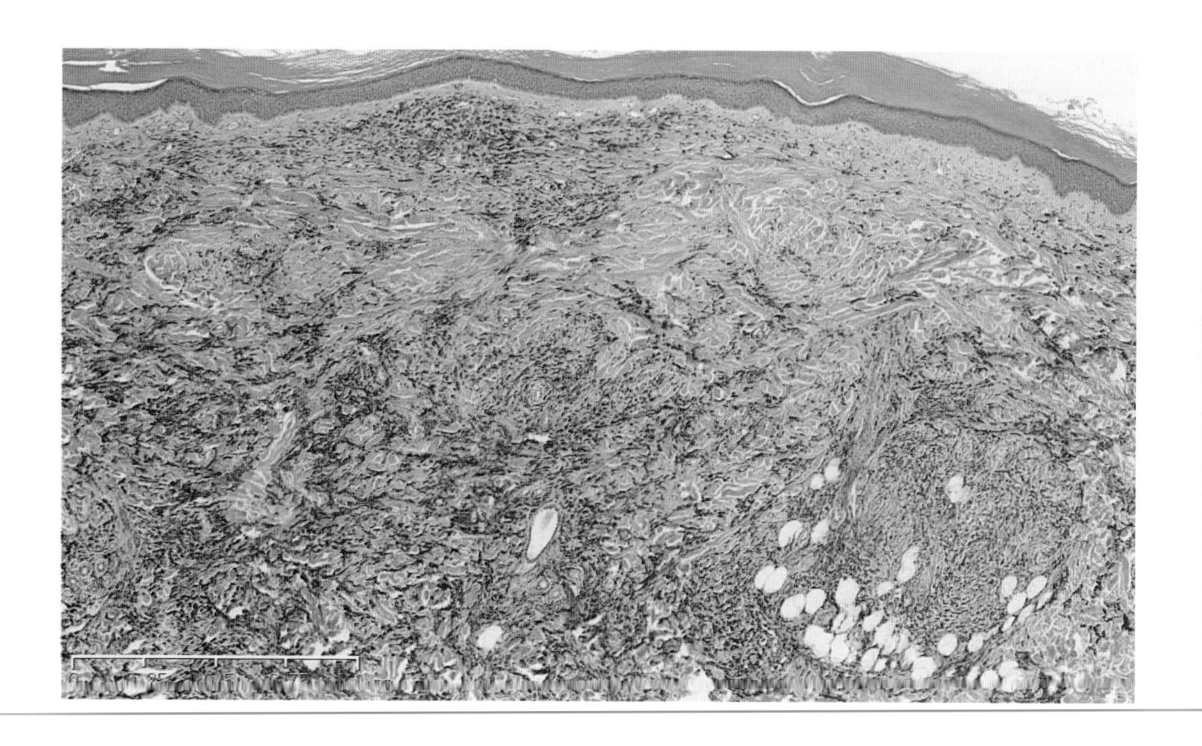

普通型蓝痣： 痣细胞在真皮胶原纤维间弥漫分布

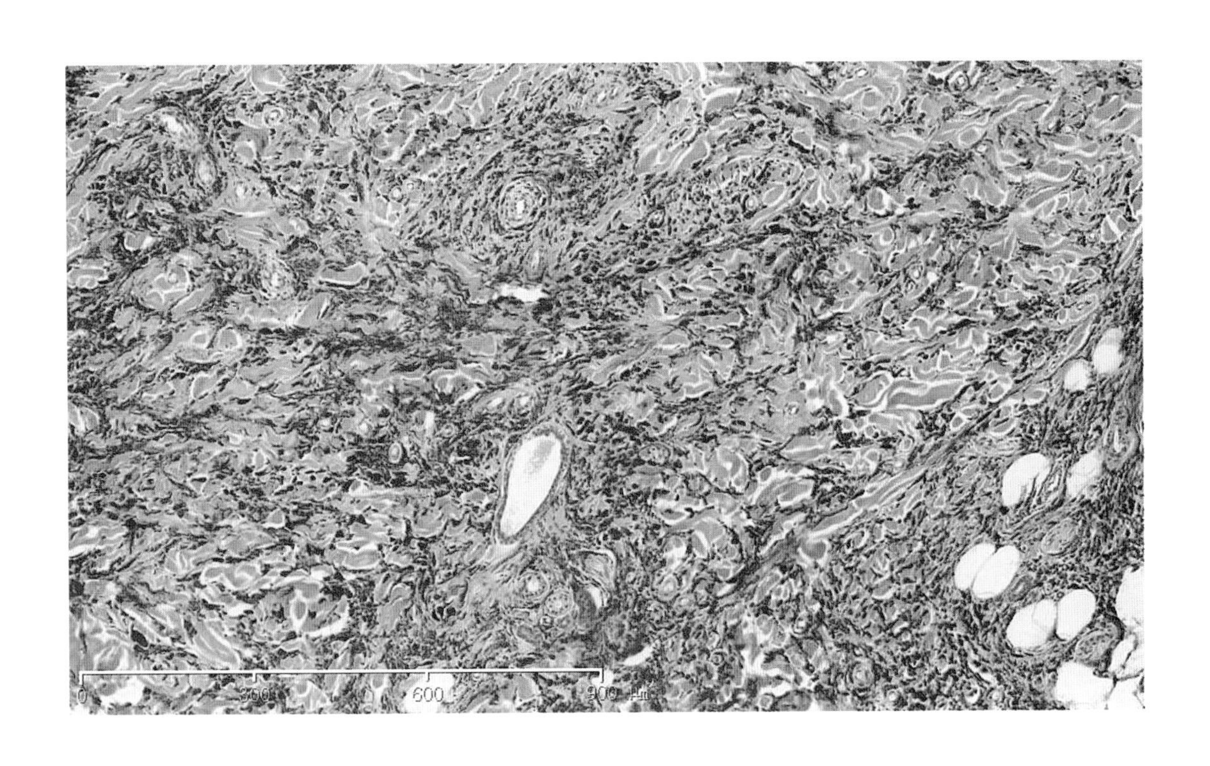

普通型蓝痣：痣细胞呈梭形或树枝状

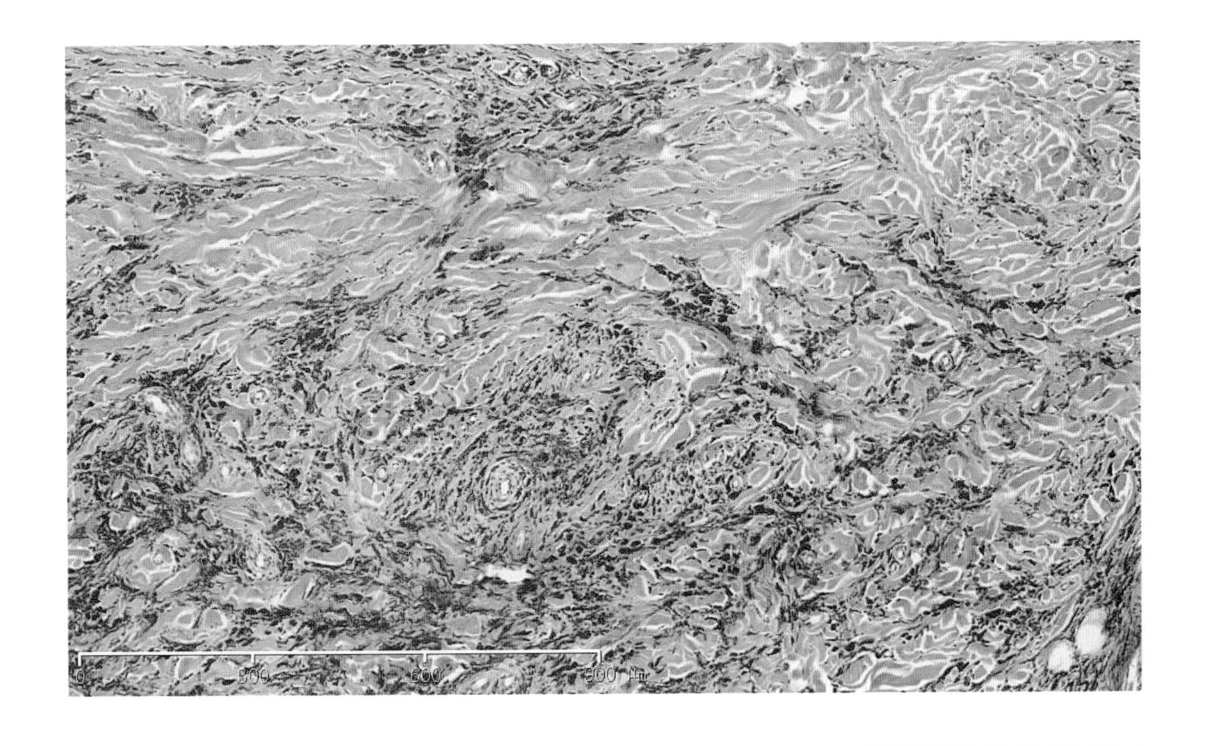

普通型蓝痣：痣细胞周围的胶原纤维增生

21. 细胞型蓝痣
Cellular blue nevus

- 多累及真皮中下层及皮下脂肪层
- 为界限清楚的结节状团块
- 可呈哑铃状外观
- 多出现束状生长模式
- 肿瘤细胞常有双相生长模式
- 多由胖圆的梭形及细长的树突状黑素细胞组成
- 较普通型蓝痣及上皮样蓝痣色素少
- 基质可发生硬化，痣细胞巢常被纤维间隔包绕
- 齿槽征：胖圆或梭形无色素（或透明的黑素细胞）结节被含有色素的梭形细胞及胶原包绕
- 好发于骶尾部、臀部、手足末端
- 为圆顶状蓝黑色或黑色丘疹或结节

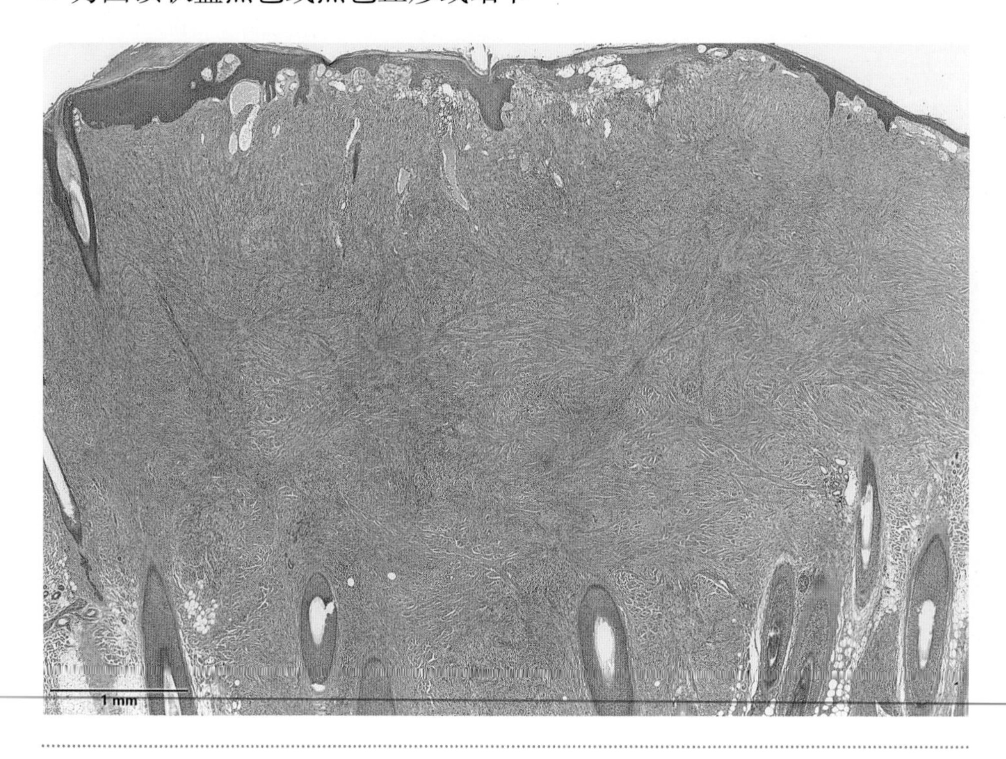

细胞型蓝痣：真皮内弥漫痣细胞

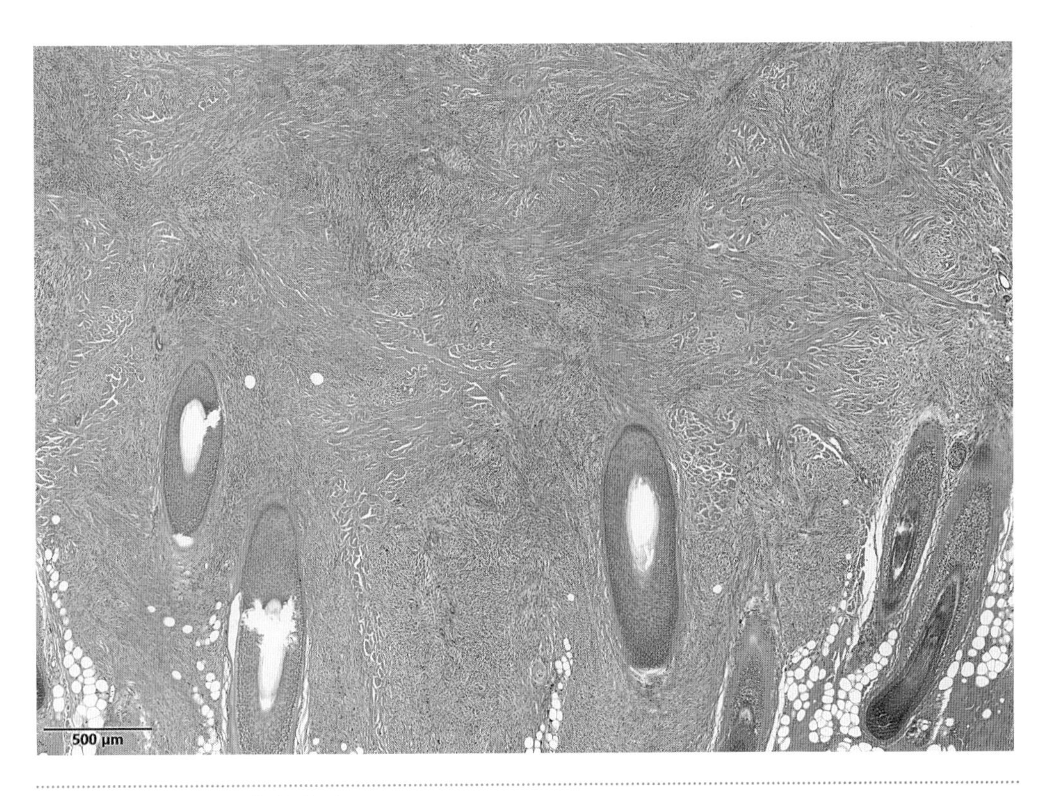

细胞型蓝痣： 痣细胞达脂肪层

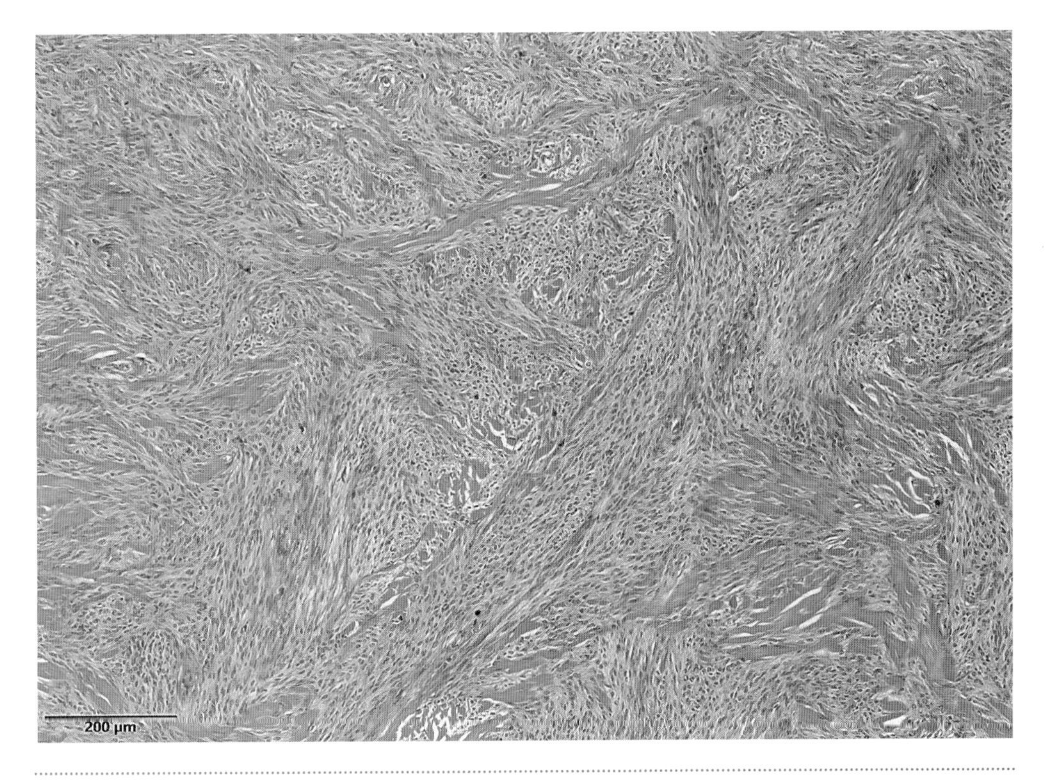

细胞型蓝痣： 痣细胞呈梭形，在胶原纤维间呈束状分布

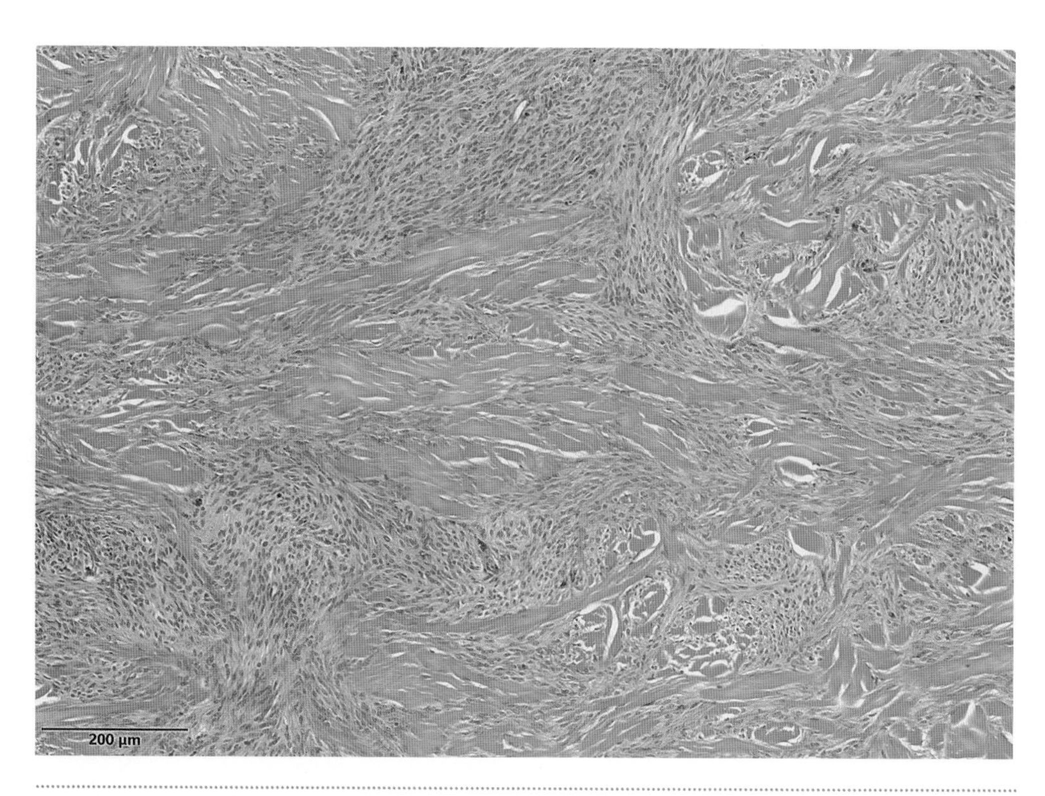

细胞型蓝痣：痣细胞呈梭形，呈束状分布

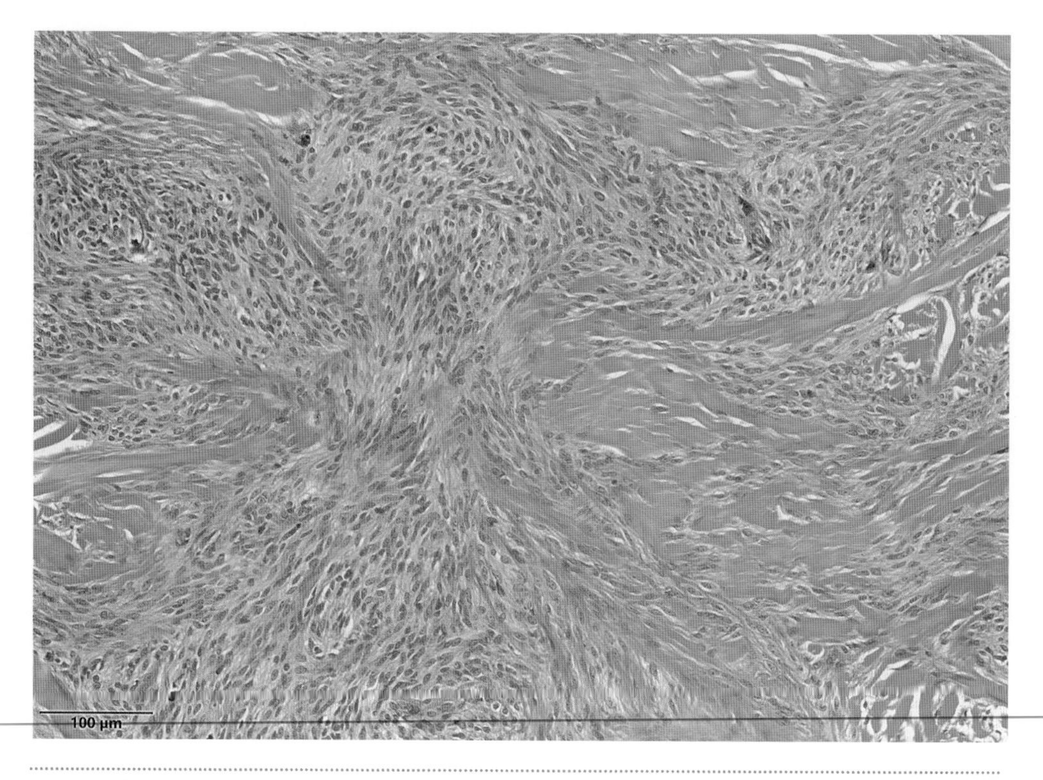

细胞型蓝痣：部分痣细胞含有色素

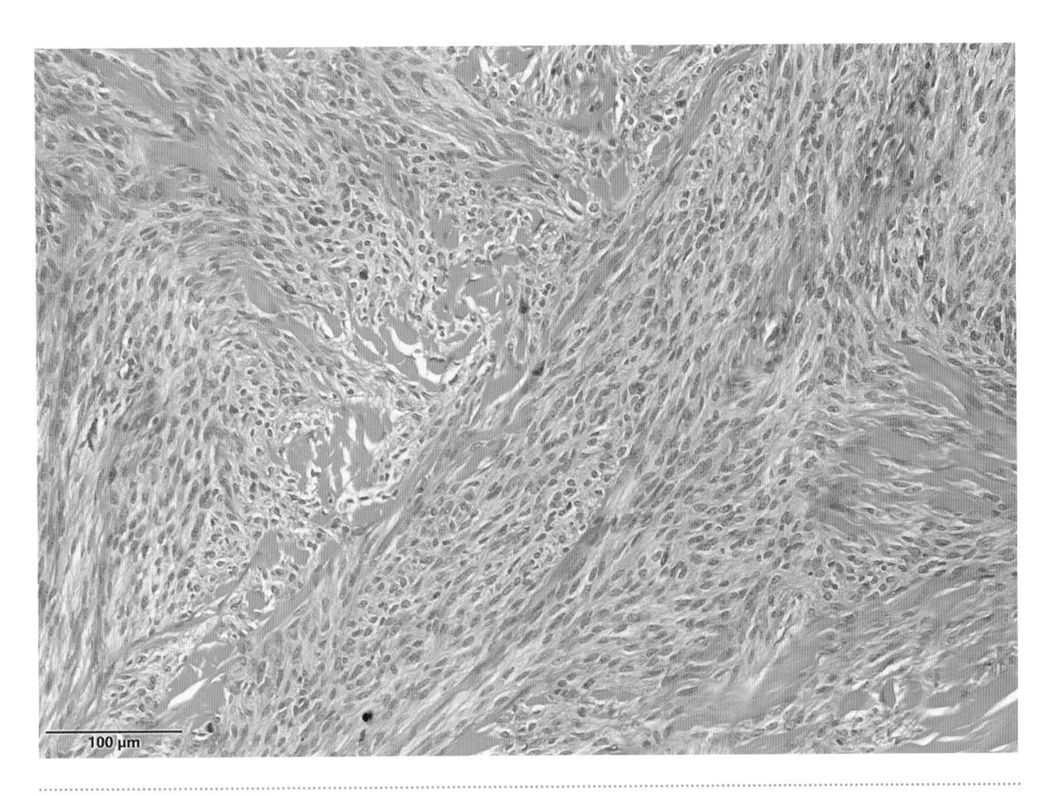

细胞型蓝痣： 部分痣细胞含有色素

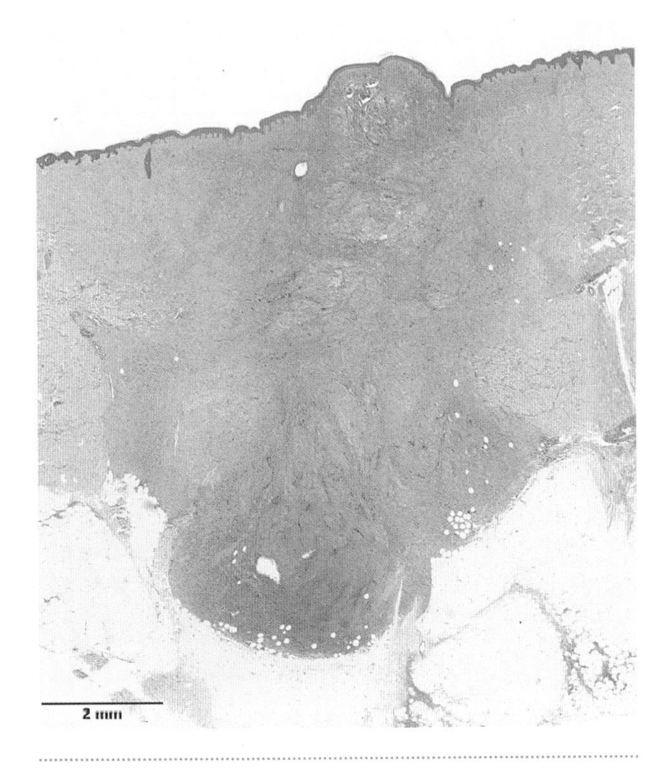

细胞型蓝痣： 痣细胞累及真皮全层，深达脂肪层

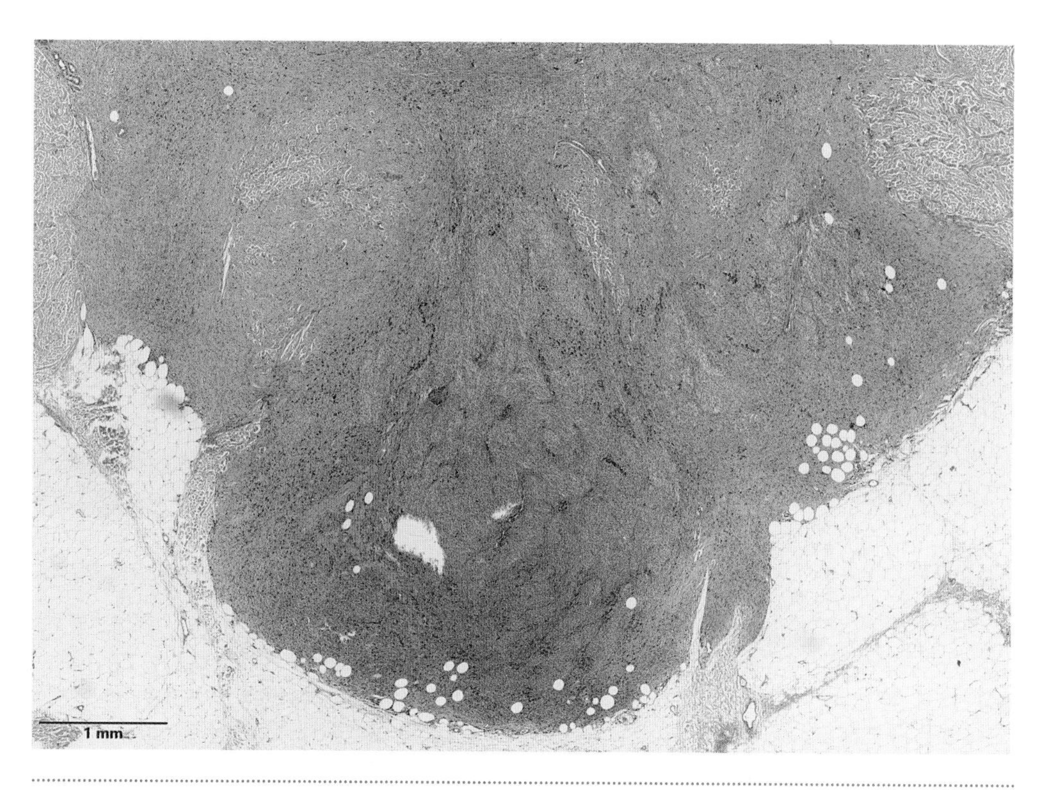

细胞型蓝痣：痣细胞深达脂肪层

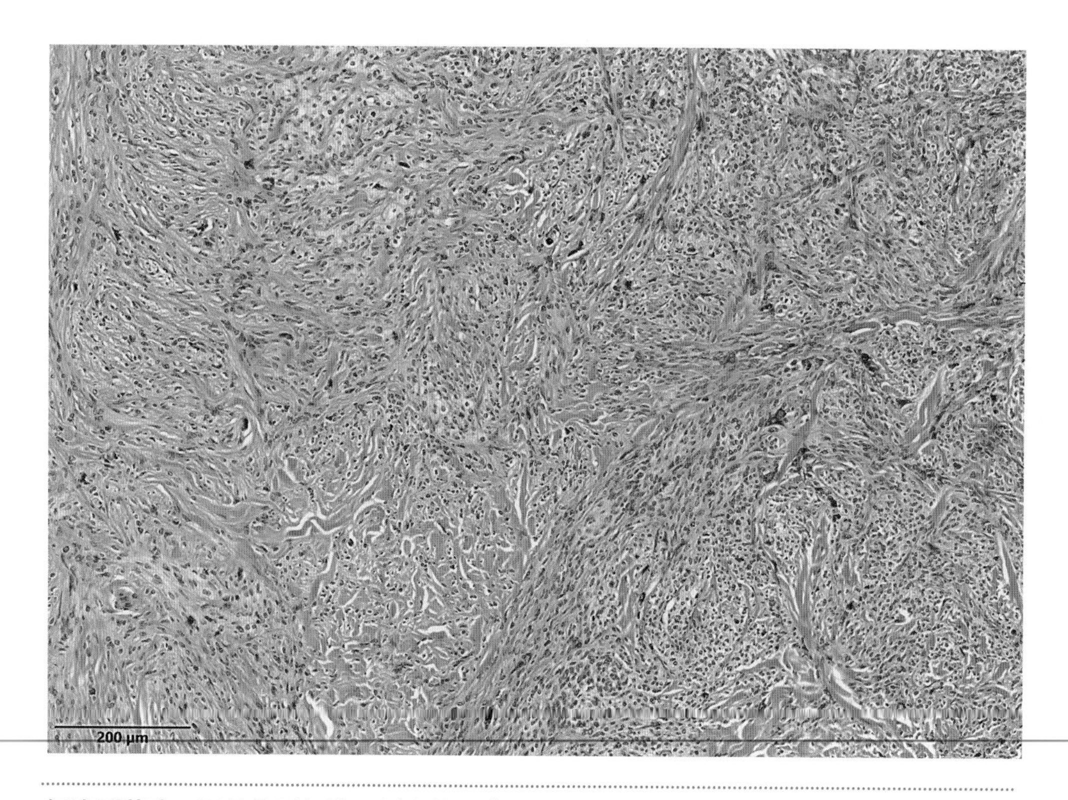

细胞型蓝痣：可见梭形细胞及树突状细胞

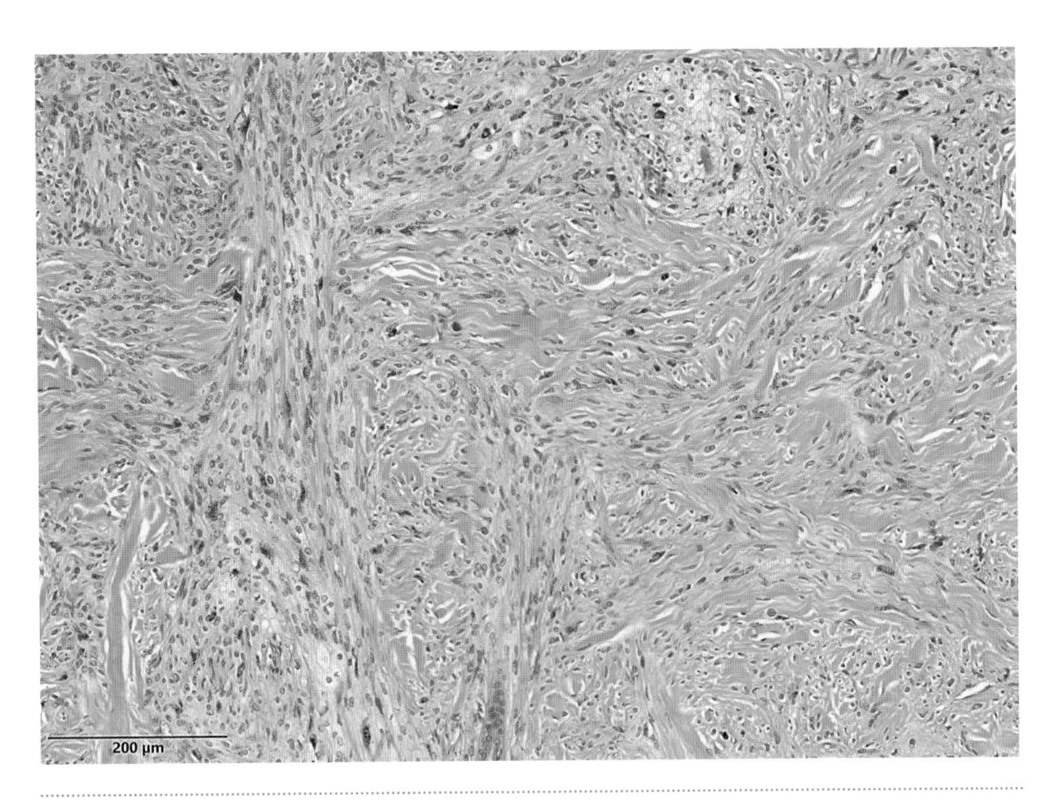

细胞型蓝痣：可见梭形细胞及树突状细胞，部分细胞含有色素

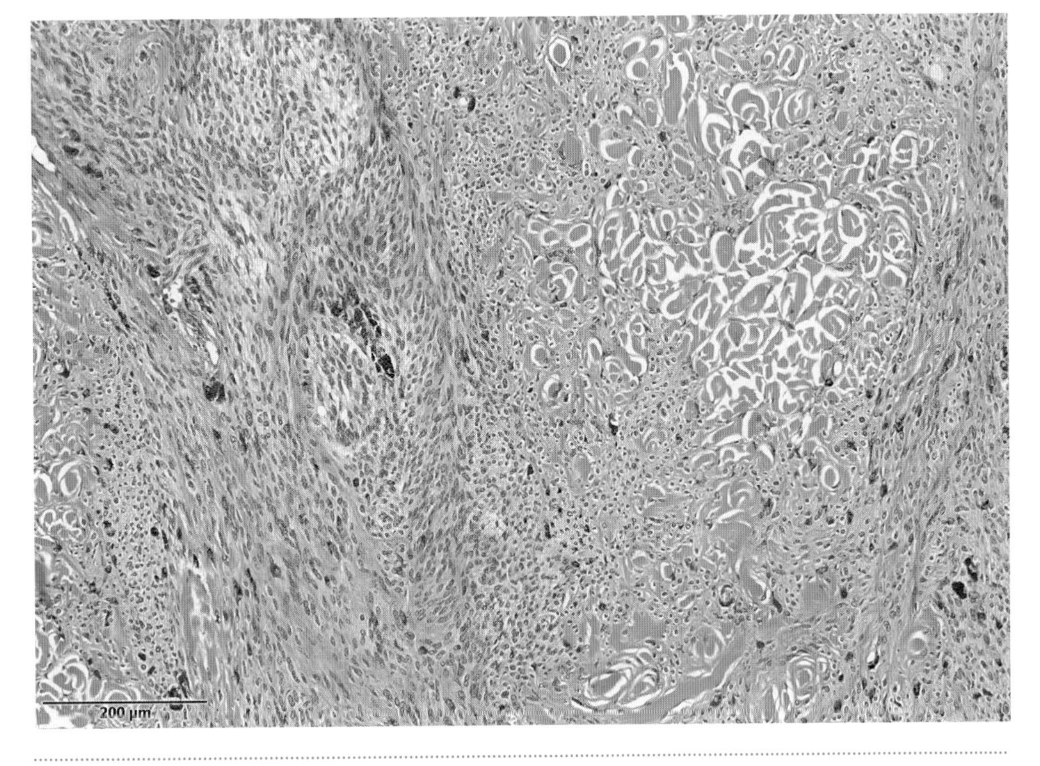

细胞型蓝痣：较普通型蓝痣及上皮样蓝痣色素少

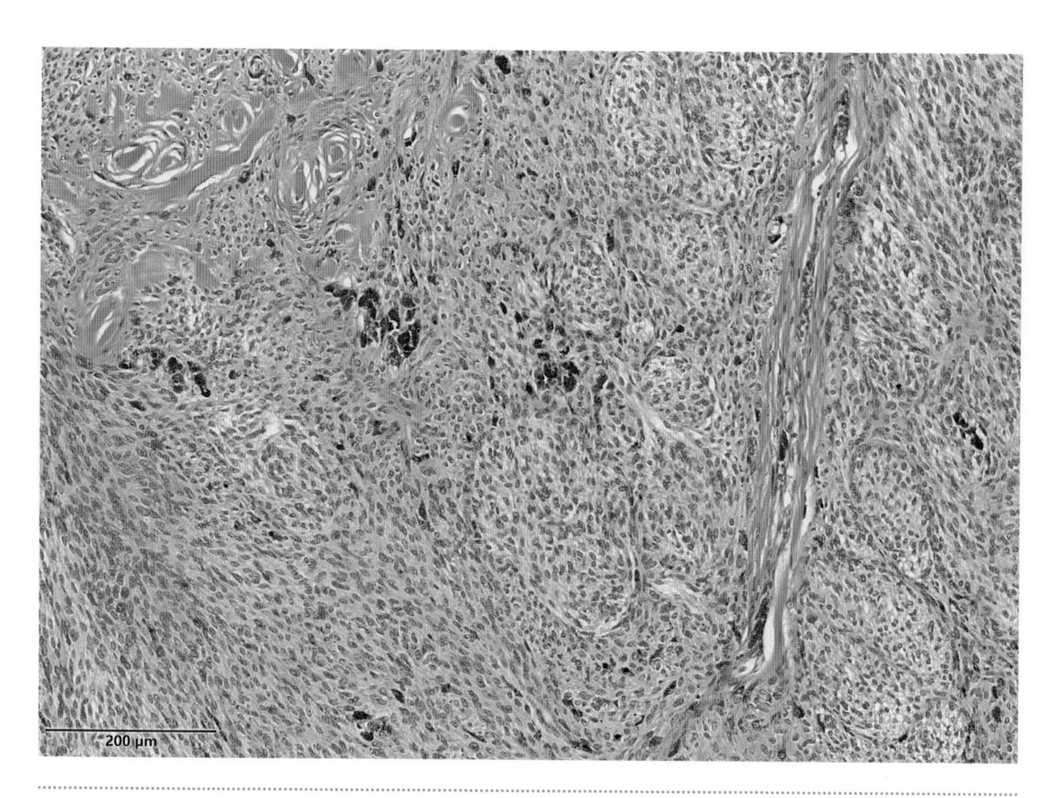

细胞型蓝痣：可见齿槽征

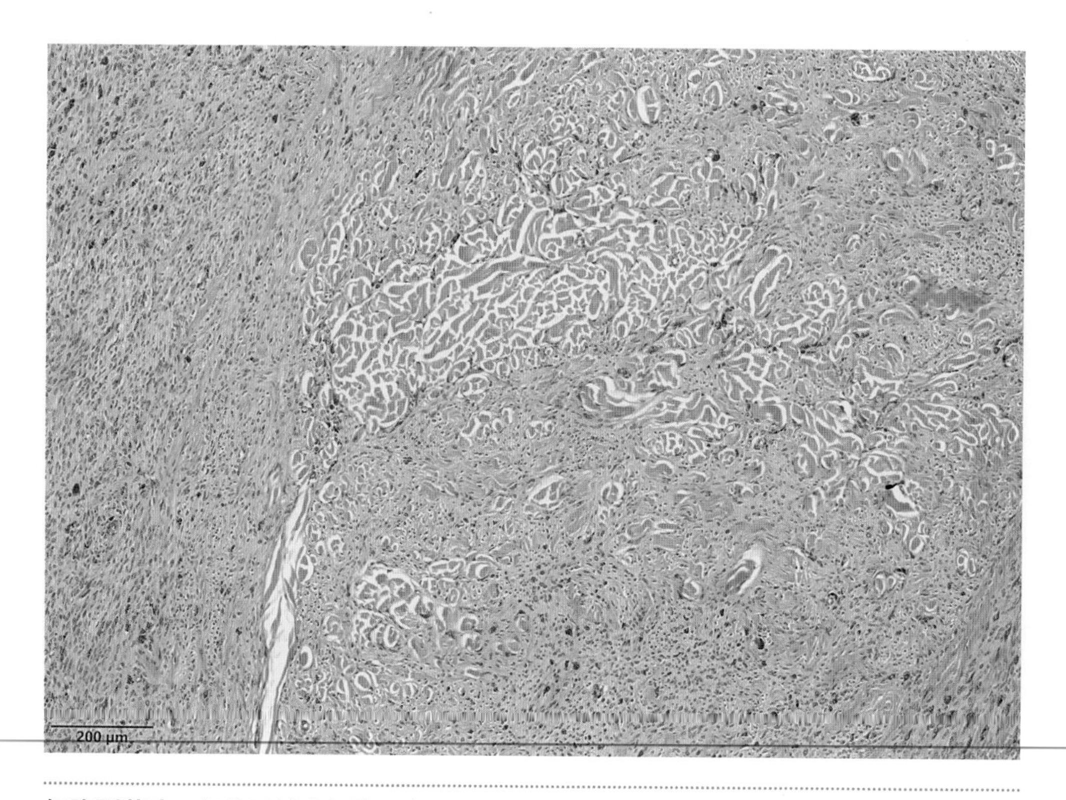

细胞型蓝痣：部分区域痣细胞呈小圆形

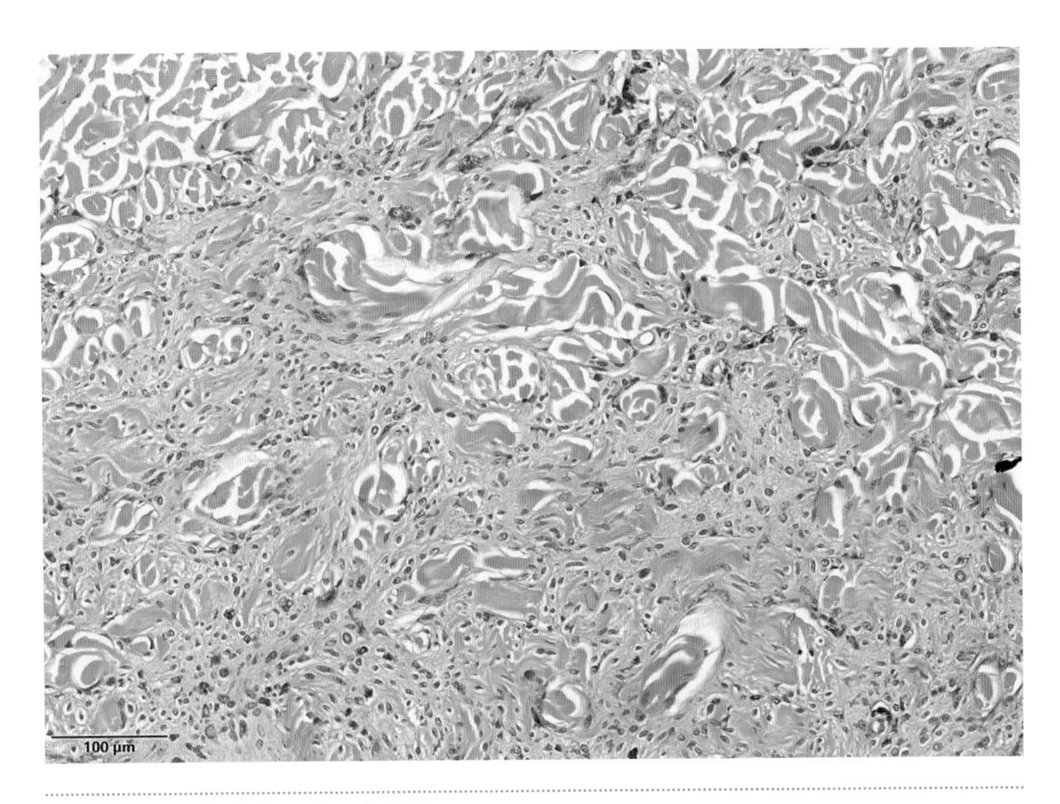

细胞型蓝痣： 部分痣细胞呈小圆形

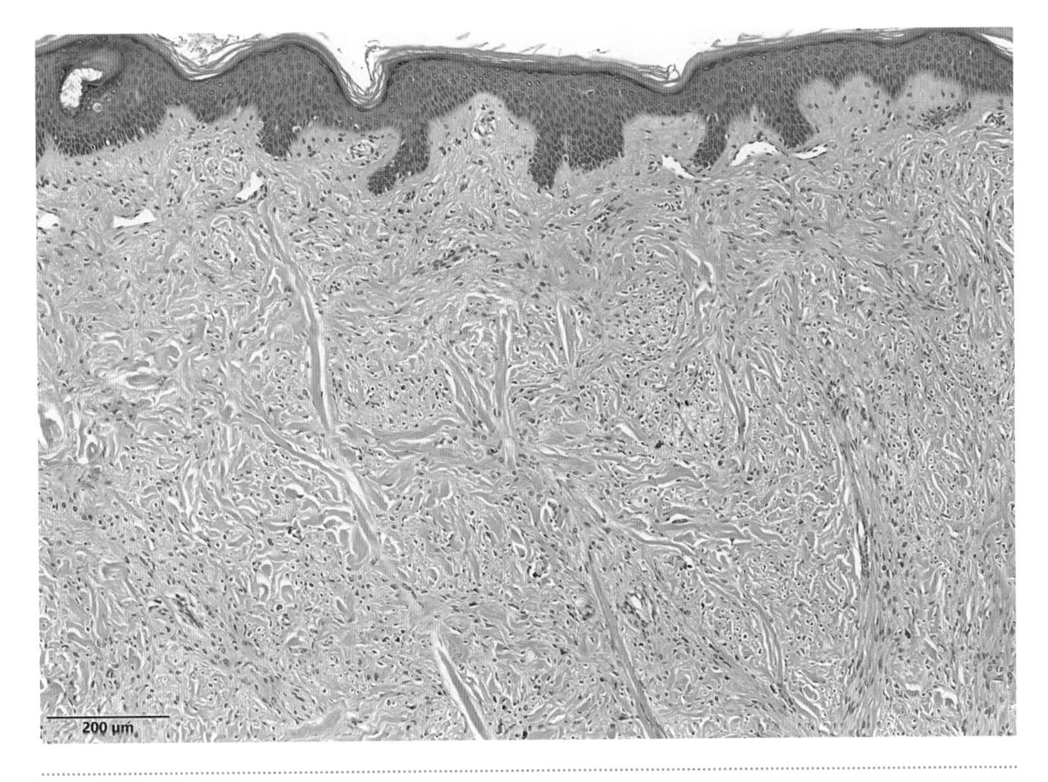

细胞型蓝痣： 梭形细胞及小圆形痣细胞

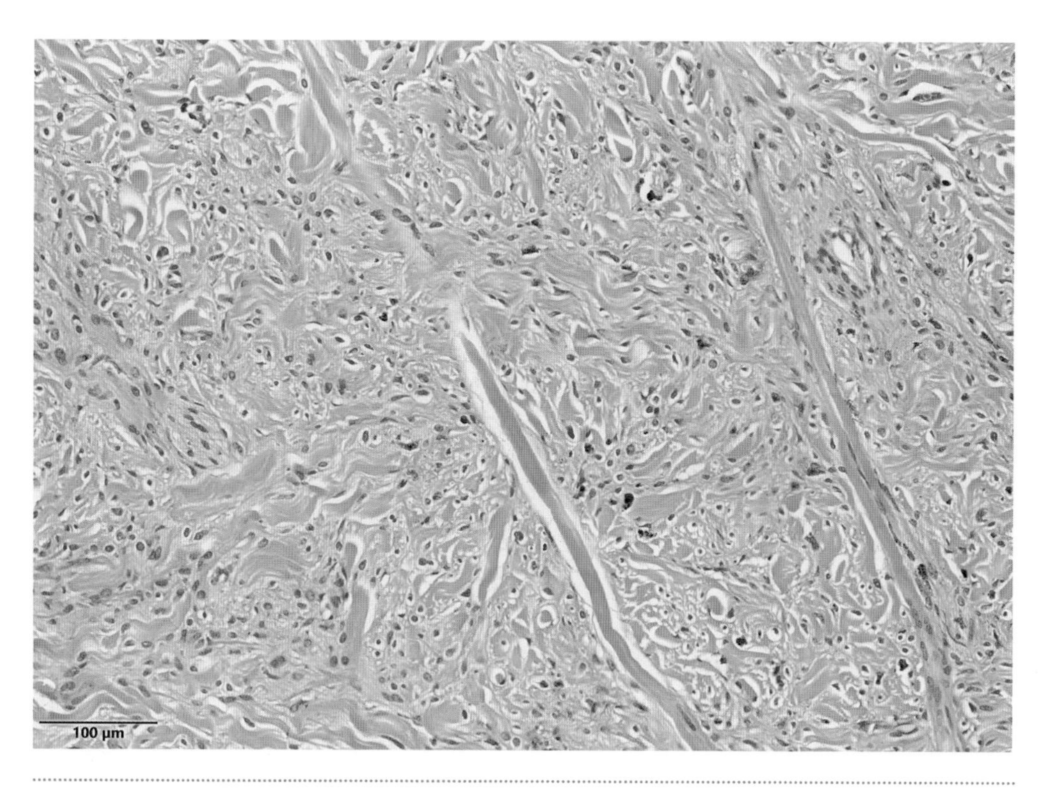

细胞型蓝痣： 梭形及小圆形痣细胞

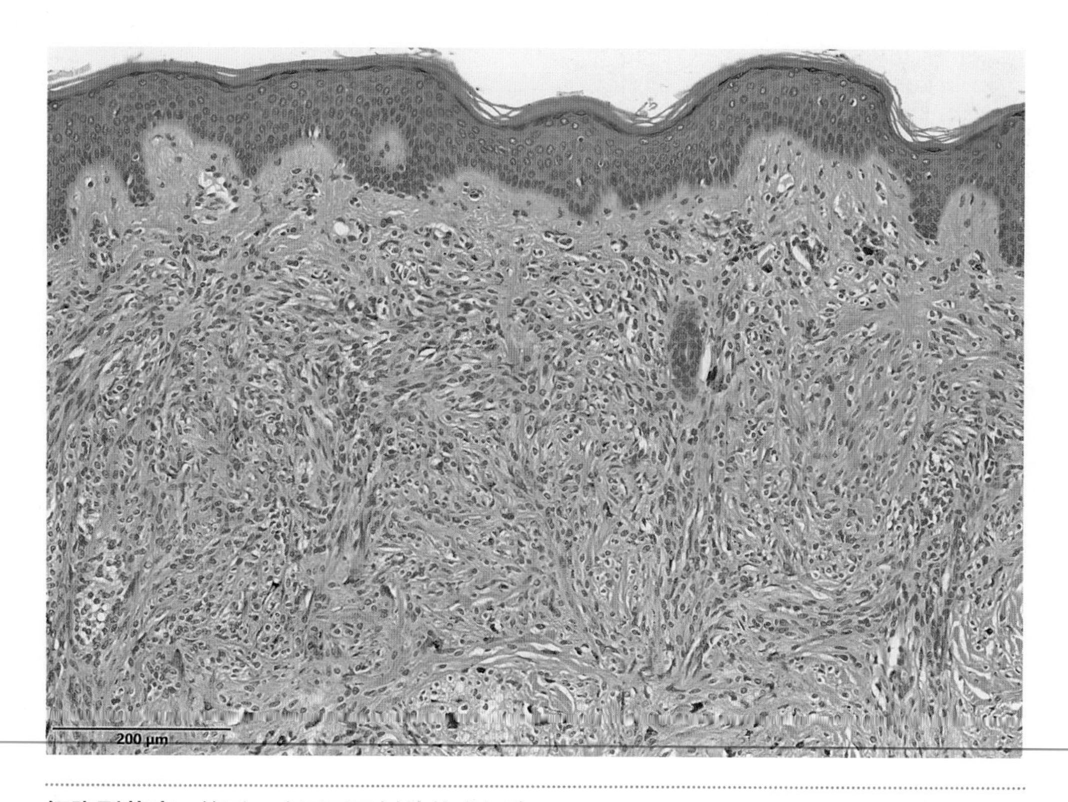

细胞型蓝痣： 梭形、小圆形及树枝状痣细胞

22. 无色素性细胞型蓝痣
Amelanotic cellular blue nevus

- 是细胞型蓝痣的一个亚型
- 痣细胞内及间质无色素或色素较少
- 细胞呈梭形或上皮样
- 细胞浆淡染
- 常侵及真皮网状层甚至皮下组织
- 好发于青年人
- 下背部、四肢远端及头皮是好发部位

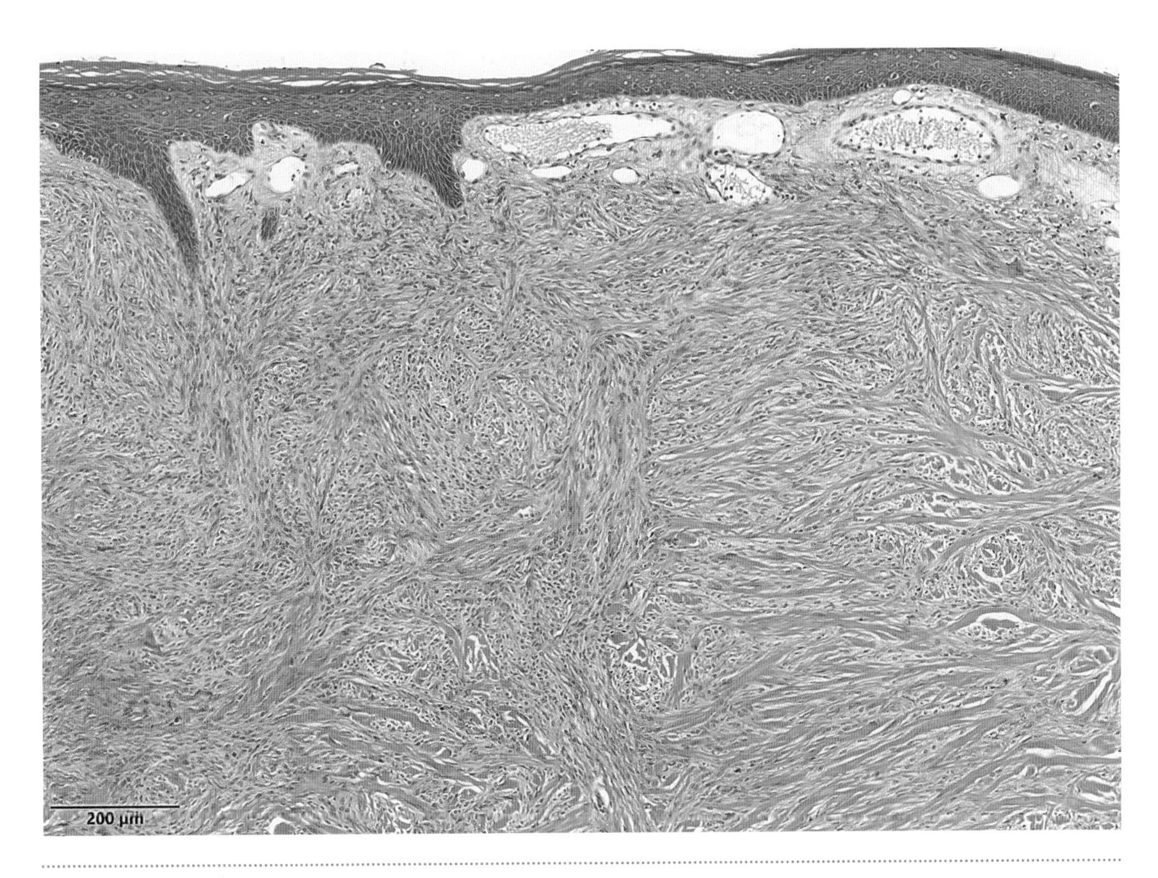

无色素性细胞型蓝痣：真皮内弥漫梭形细胞增生

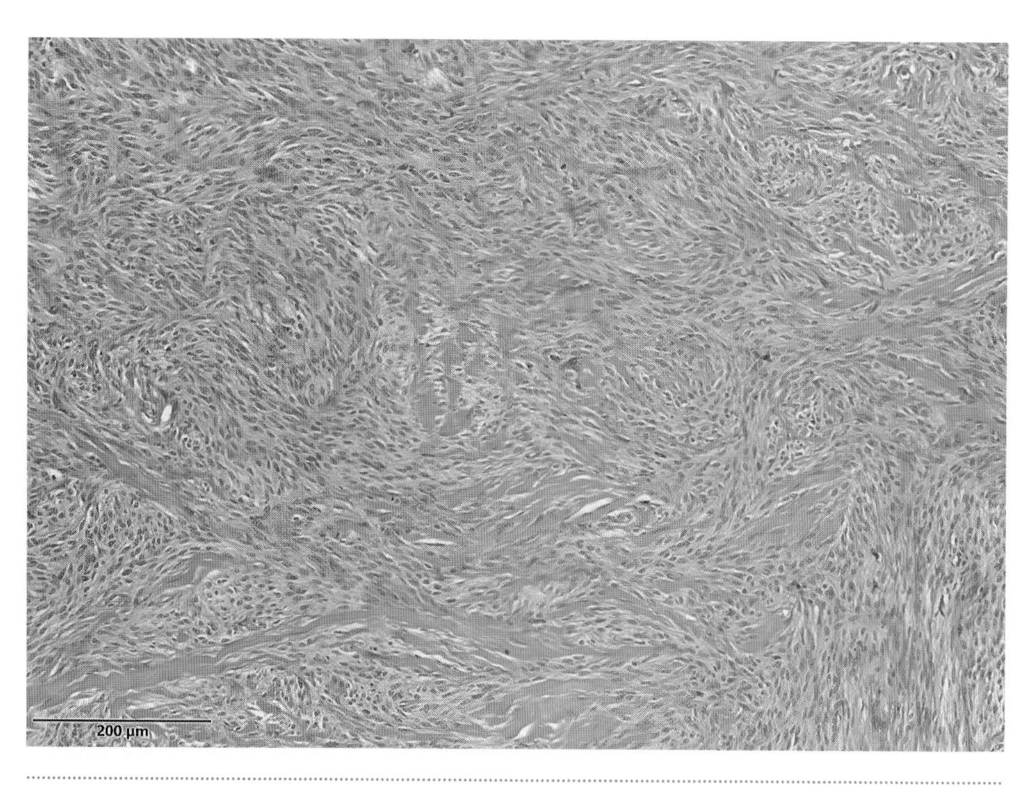

无色素性细胞型蓝痣：梭形细胞在胶原纤维间束状分布，绝大部分痣细胞无色素

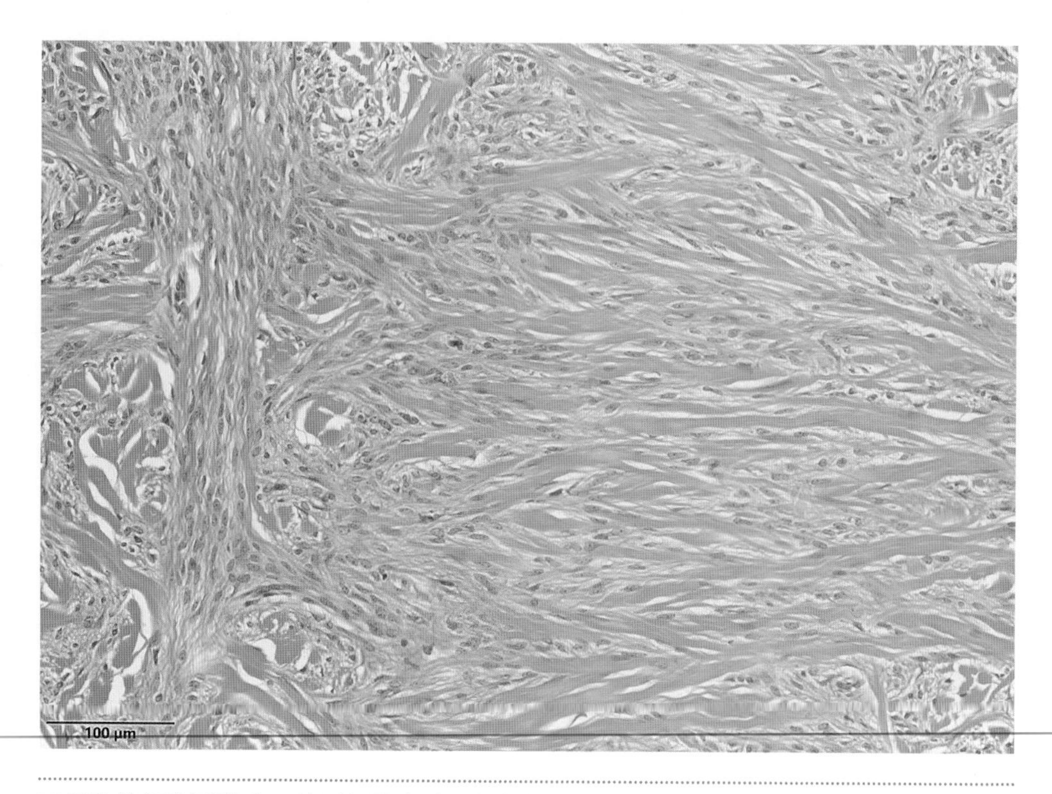

无色素性细胞型蓝痣：梭形细胞在胶原纤维间束状分布，大部分痣细胞不含色素

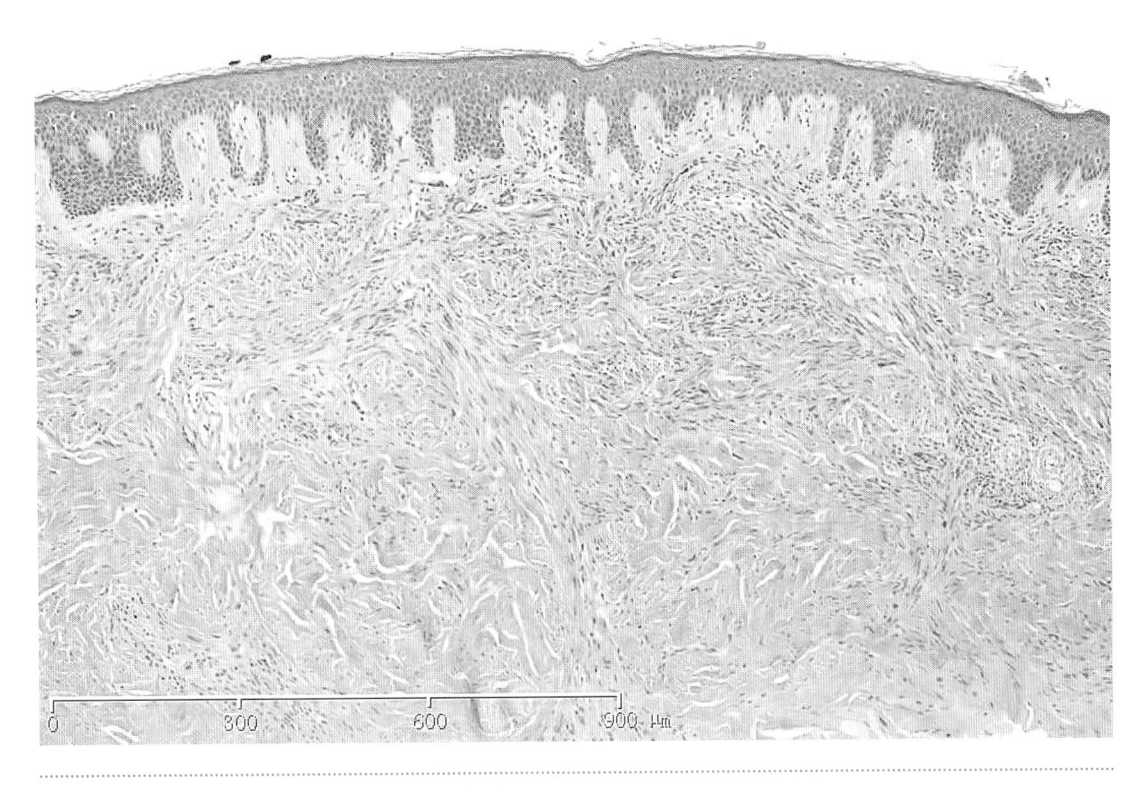

无色素性细胞型蓝痣： 真皮内梭形细胞增生

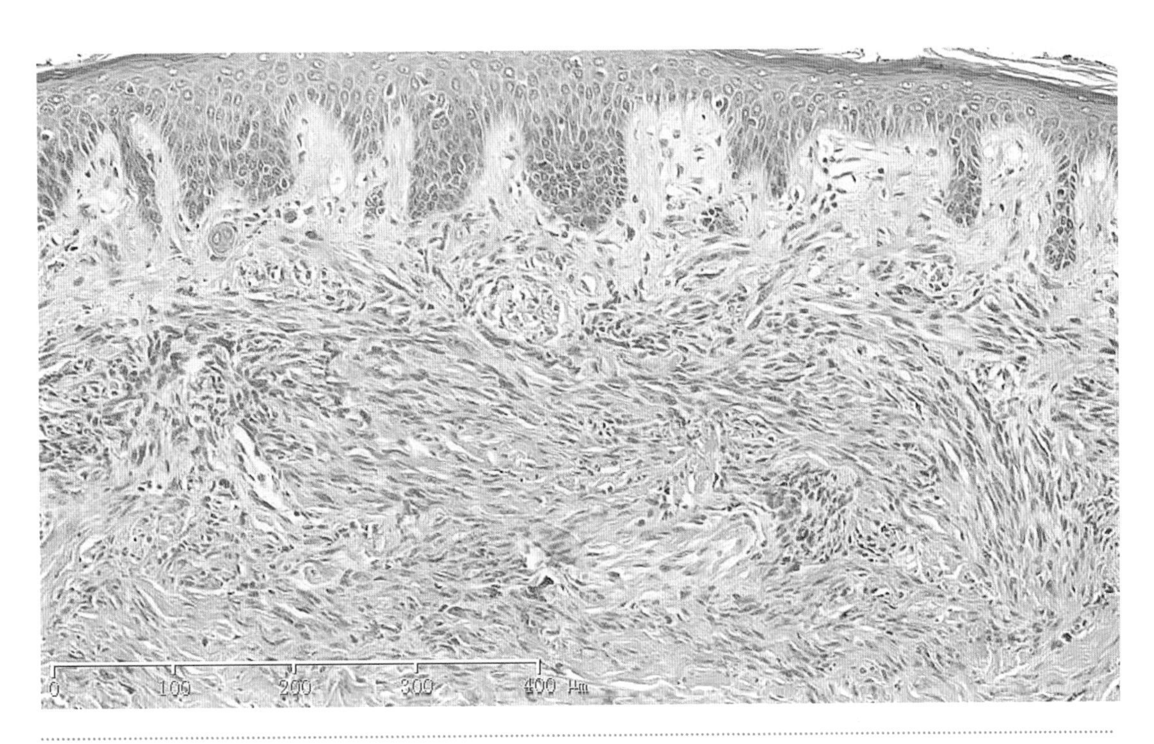

无色素性细胞型蓝痣： 真皮内梭形细胞增生，大部分痣细胞无色素

23. 上皮样蓝痣
Epithelioid blue nevus

- 是蓝痣的少见变异型，最常发生于 Carney 综合征患者
- 真皮内界限不清的圆形、椭圆形或楔形团块，偶可累及脂肪层
- 由大小不同、富含色素的球形细胞和含少量色素的多角形细胞混合组成
- 可单个或成排排列，位于真皮胶原束间，可累及附属器
- 有时可见有丝分裂象
- 球形细胞 CD68 阳性，上皮样细胞表达 S100 和 HMB45，但不表达 CD68
- 好发于四肢和躯干
- 常为单发蓝色至黑色的圆顶状丘疹或结节

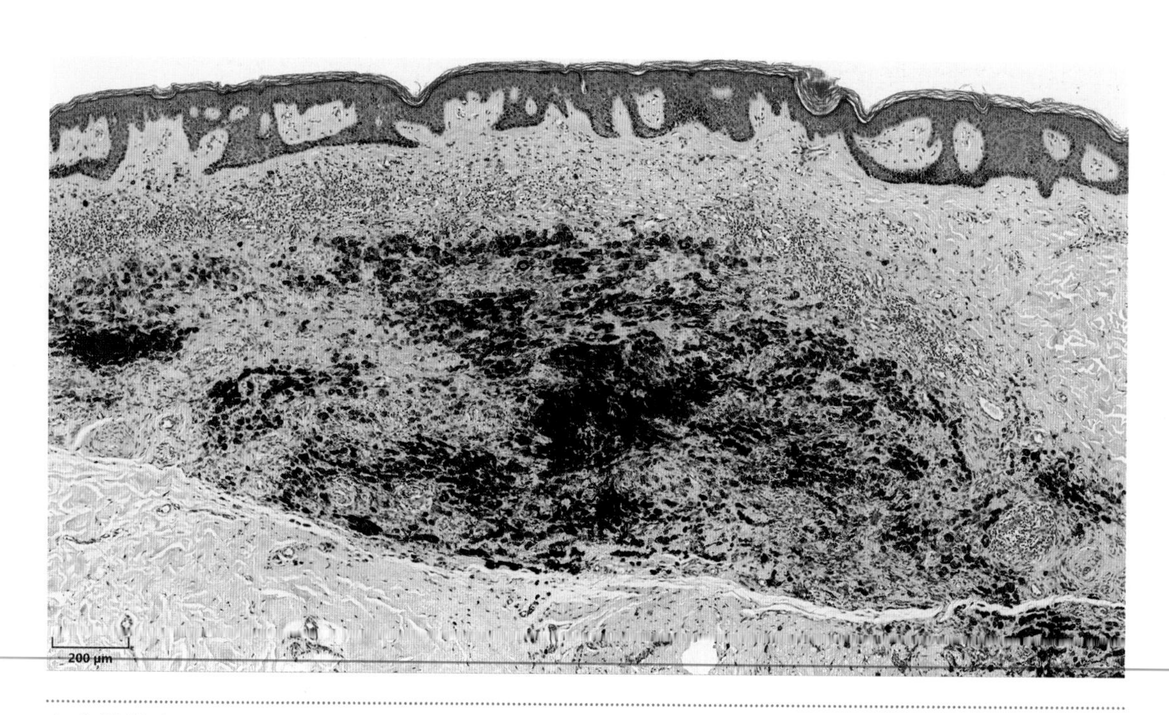

上皮样蓝痣：真皮内富含大量色素的肿瘤

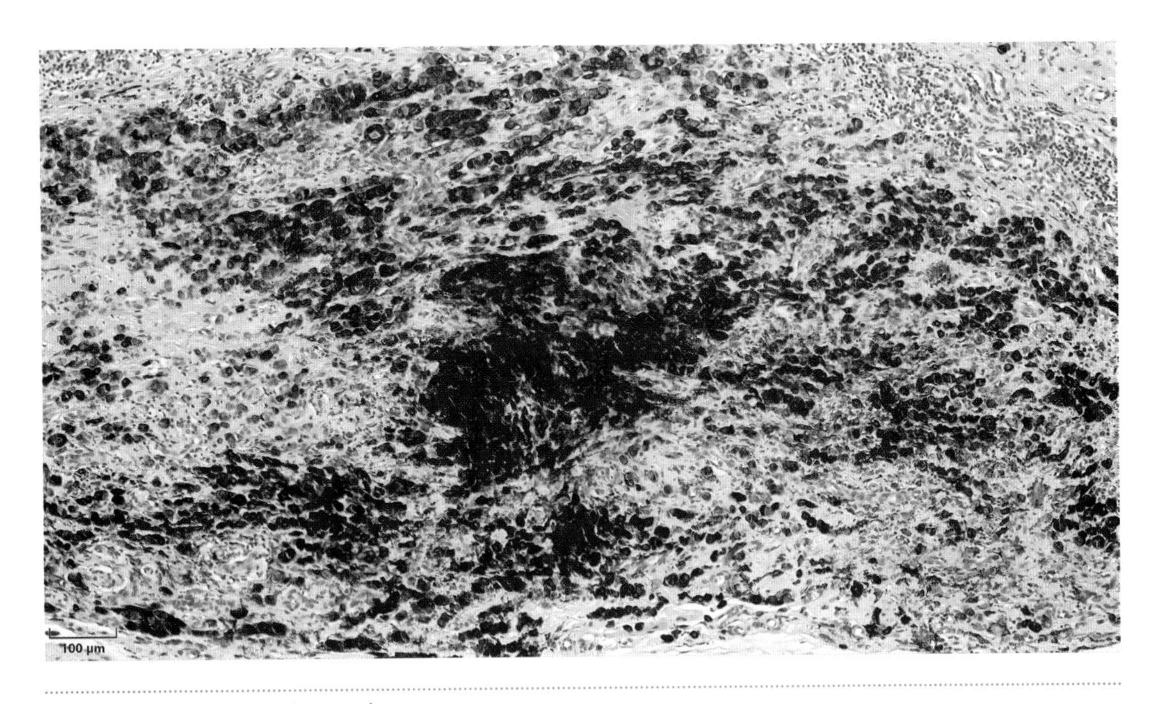

上皮样蓝痣：有较多球形细胞

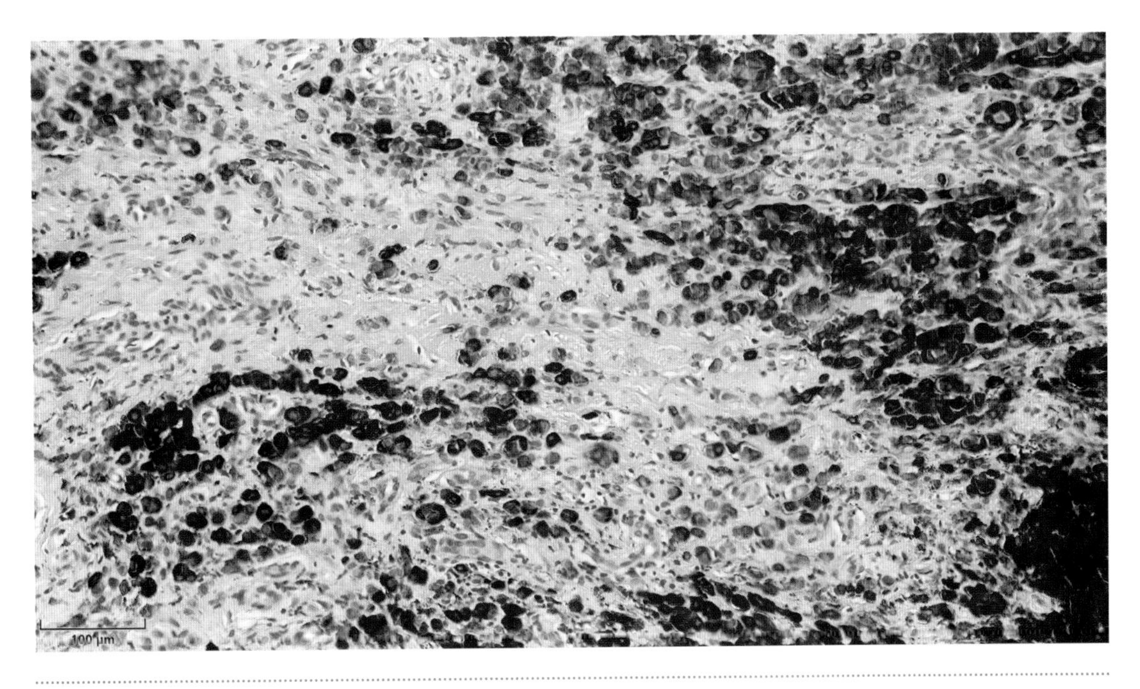

上皮样蓝痣：较多球形细胞，富含大量色素

24. 硬化性蓝痣 Sclerosing blue nevus

- 又称为结缔组织增生性蓝痣（desmoplatic blue nevus）
- 色素性树突状黑素细胞及噬色素细胞浸润于致密透明样变性的基质中

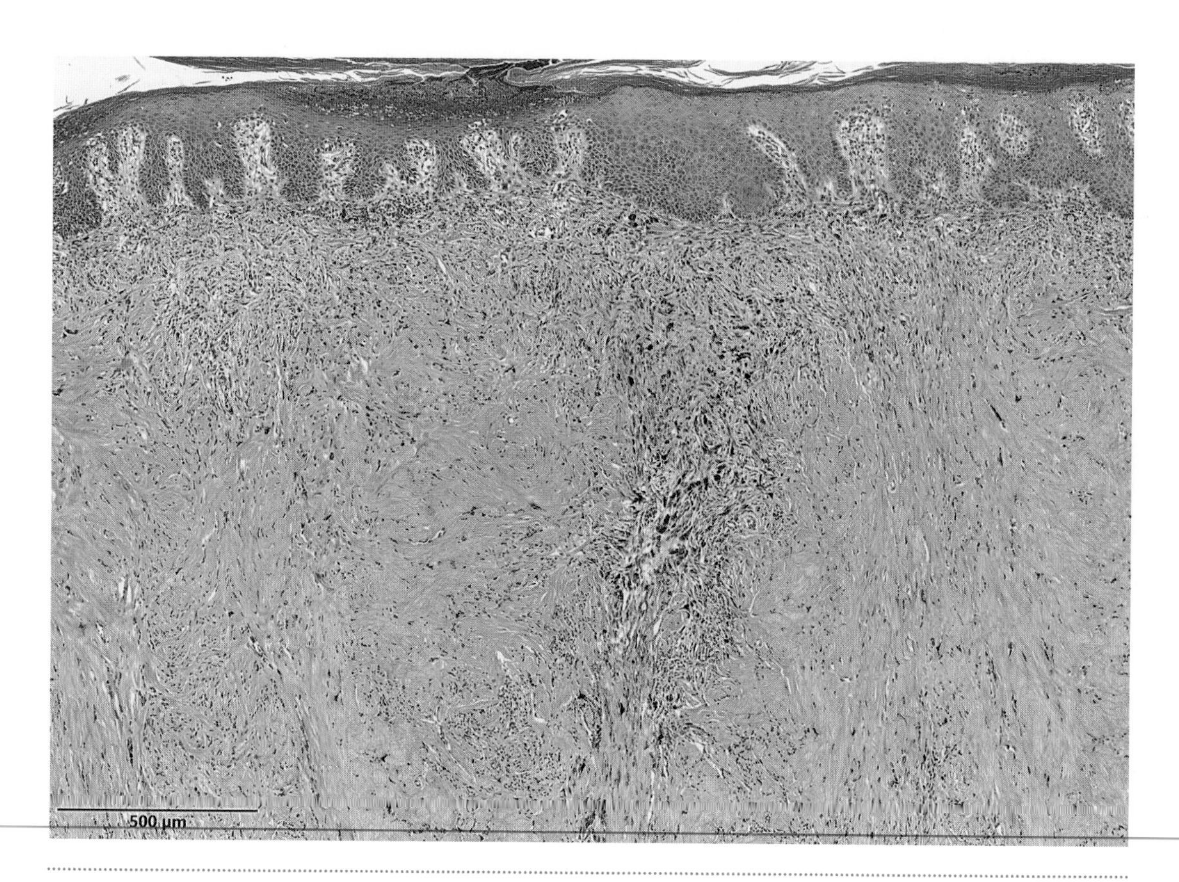

硬化性蓝痣：真皮内可见较多色素及胶原纤维增生

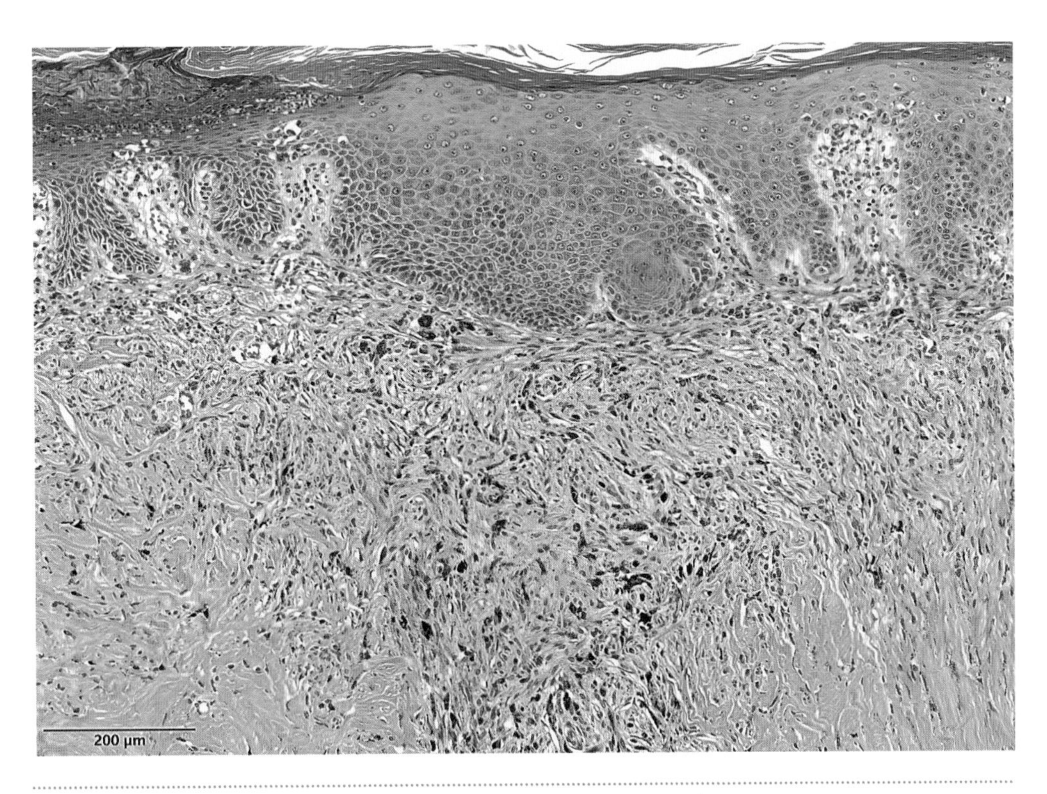

硬化性蓝痣：真皮内可见梭形细胞及色素，周围胶原纤维增生

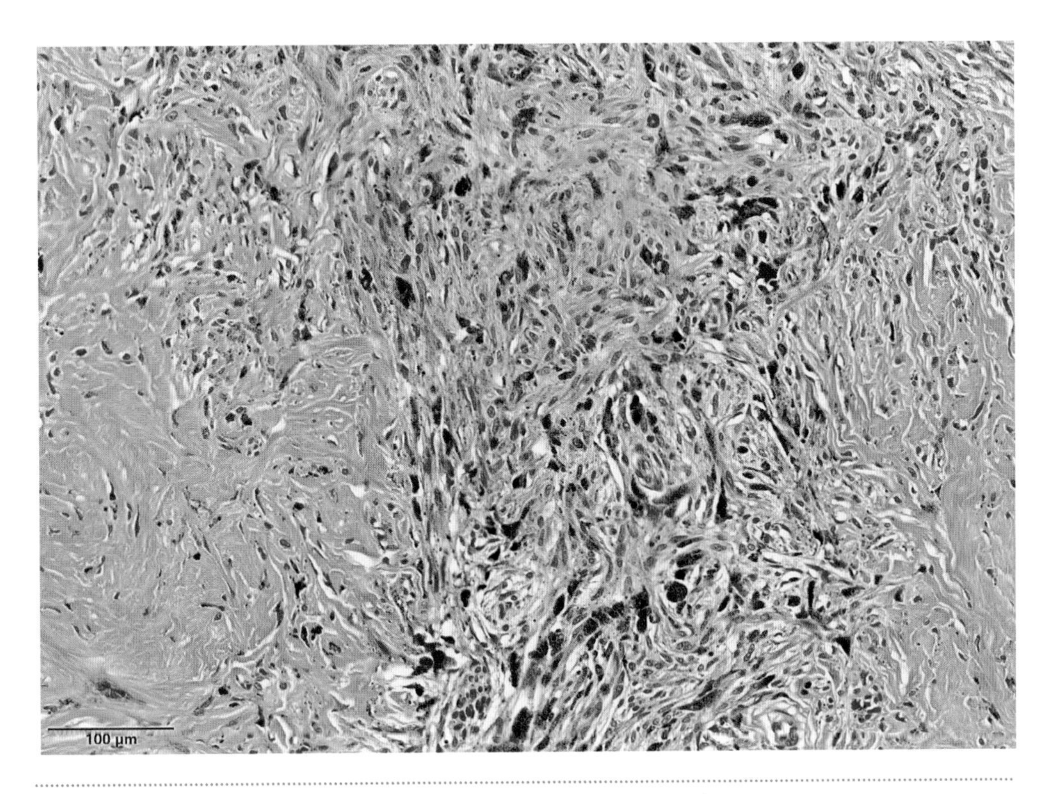

硬化性蓝痣：真皮内可见梭形细胞及色素，周围胶原纤维增生

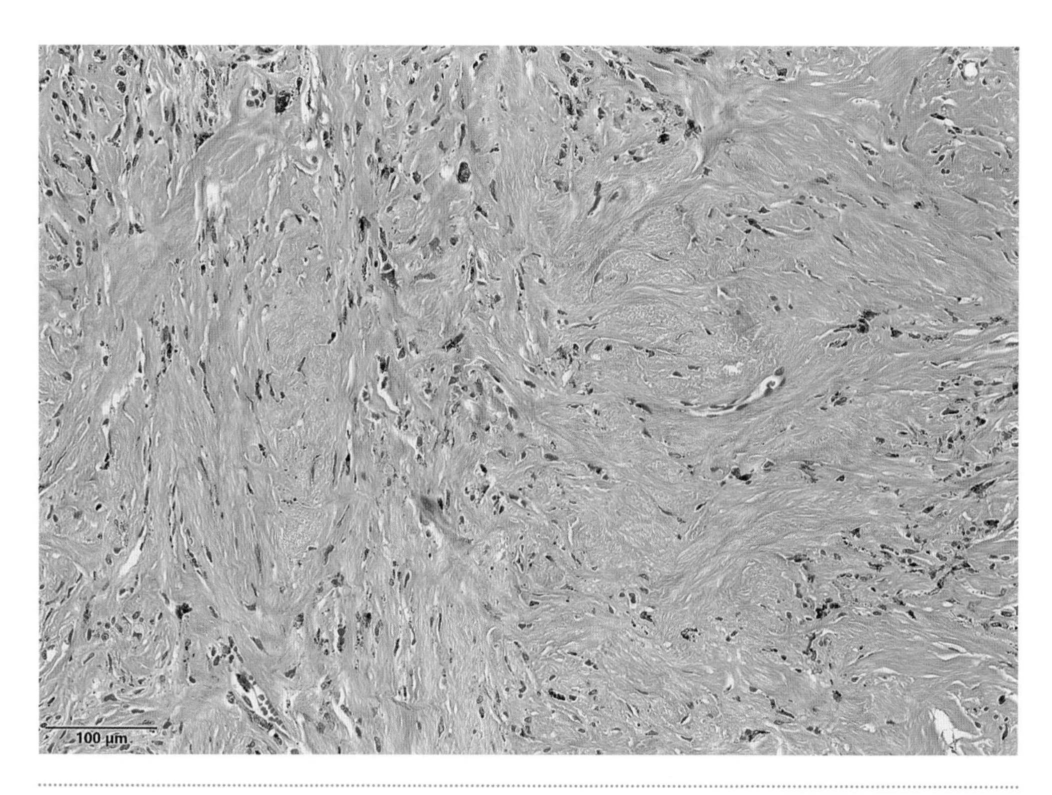

硬化性蓝痣：增生的胶原纤维束之间可见梭形细胞及色素

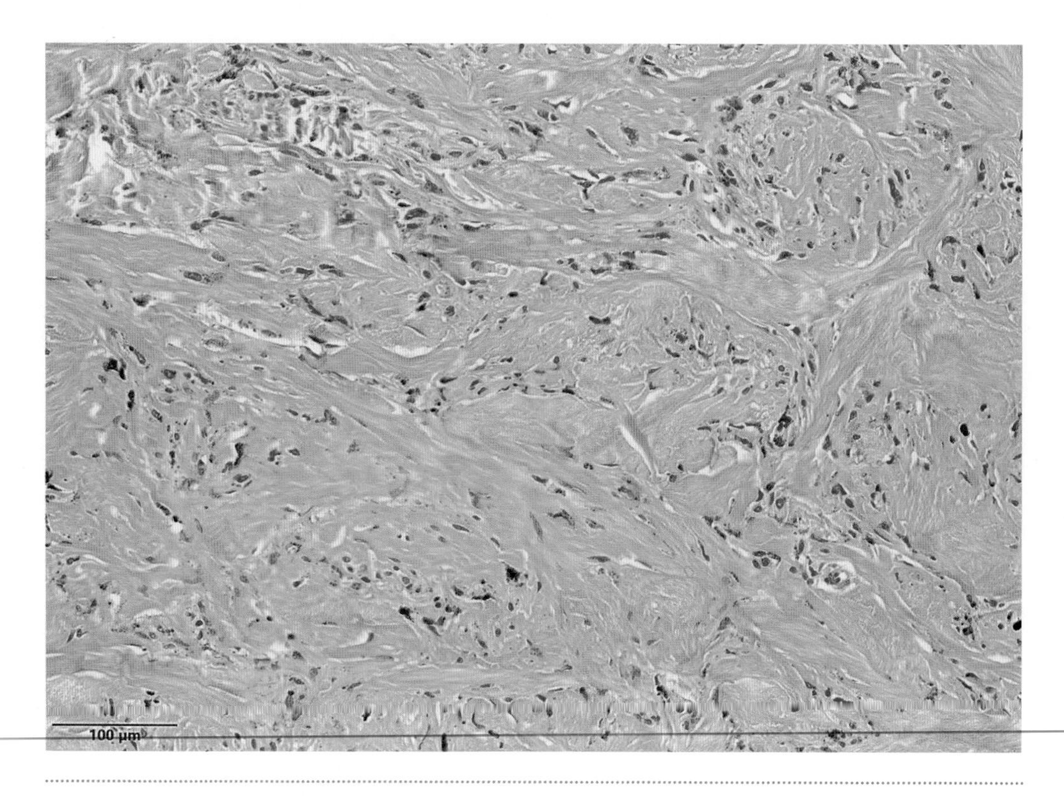

硬化性蓝痣：增生胶原纤维束间可见梭形细胞及色素

25. 联合痣
Combined nevus

- 同一皮损内存在不同黑素细胞痣的亚型
- 以普通型黑素细胞痣合并深部穿通性痣多见
- 也可以是普通型色素痣合并普通型蓝痣、Spitz 痣或者色素性梭形细胞痣

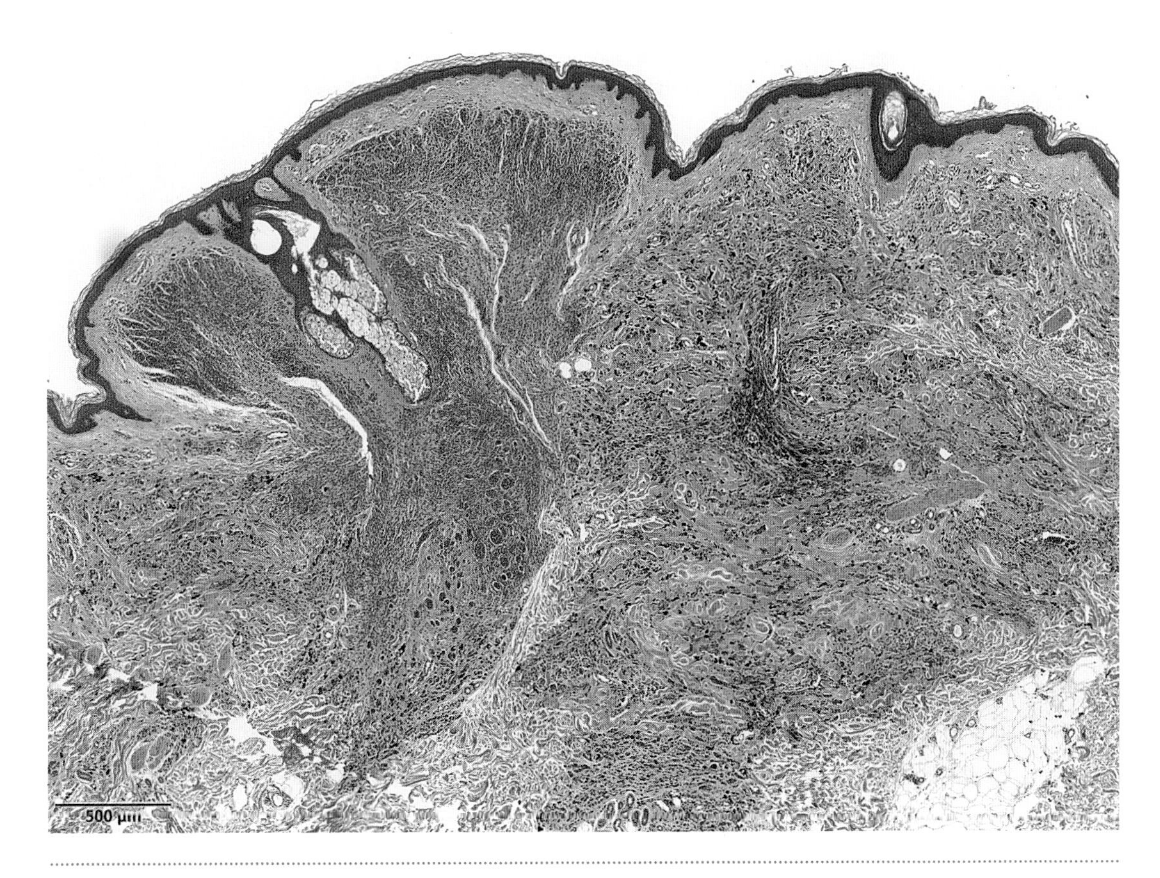

联合痣： 普通型黑素细胞痣合并普通型蓝痣

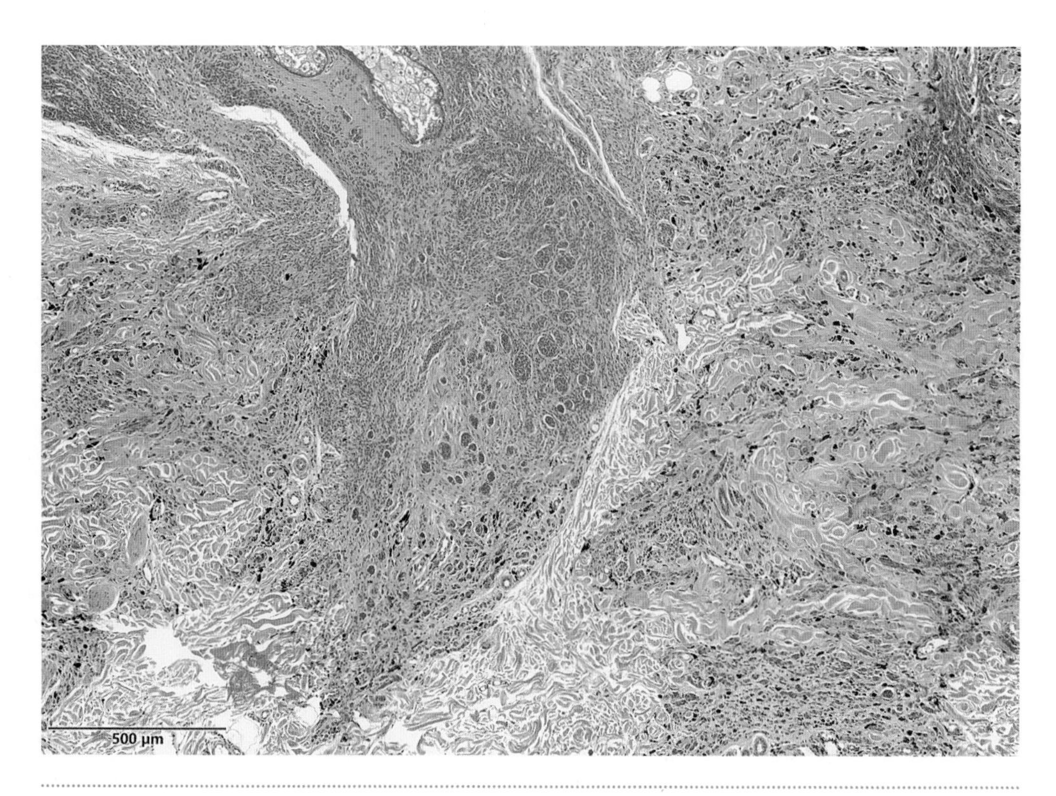

联合痣：中央为普通型黑素细胞痣，周围可见普通型蓝痣

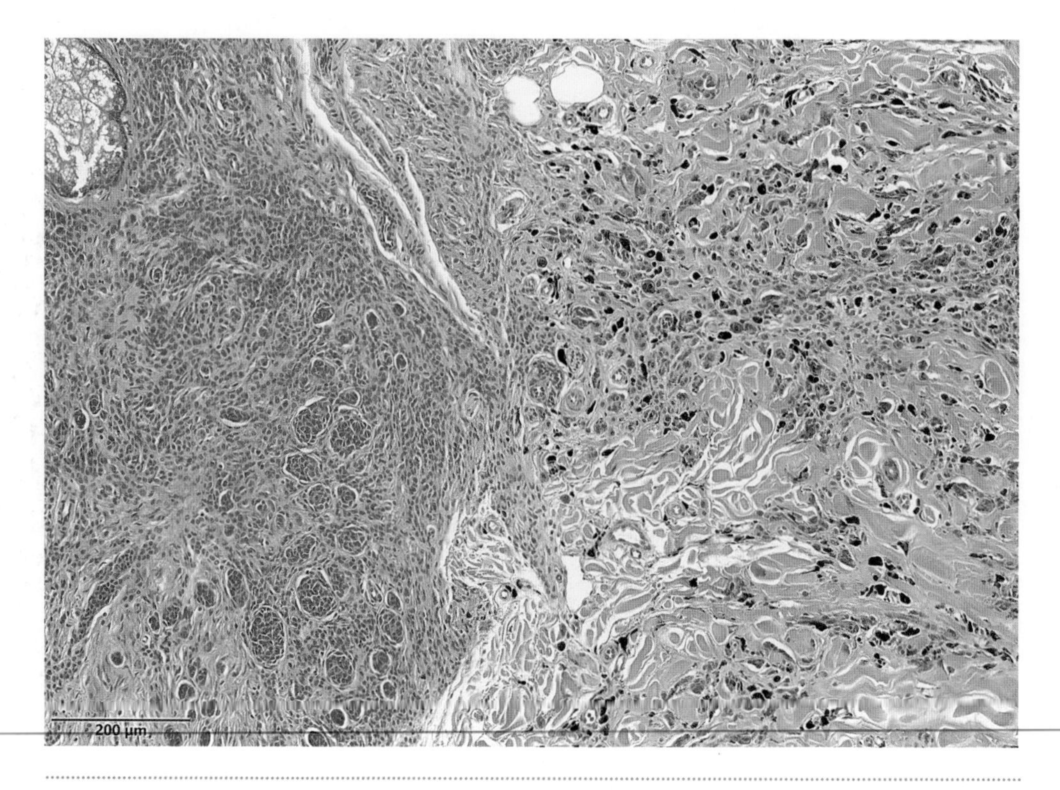

联合痣：左侧为普通型黑素细胞痣，右侧为普通型蓝痣

26. 深部穿通性痣
Deep penetrating nevus

- 皮损呈楔形向真皮深部生长
- 界限清楚
- 肿瘤主要由色素性梭形细胞和上皮样细胞组成
- 上皮样细胞多位于皮损的浅部，梭形细胞多位于深部
- 肿瘤细胞形成束状深入真皮甚至皮下组织
- 肿瘤细胞含有大量色素
- 常伴随血管、神经或附属器呈束状或丛状外观，又称为丛状梭形细胞痣
- 一般没有黑素细胞成熟现象
- 1/3~2/3 为复合痣
- 为单发蓝色的圆顶状丘疹或结节
- 常被诊断为蓝痣

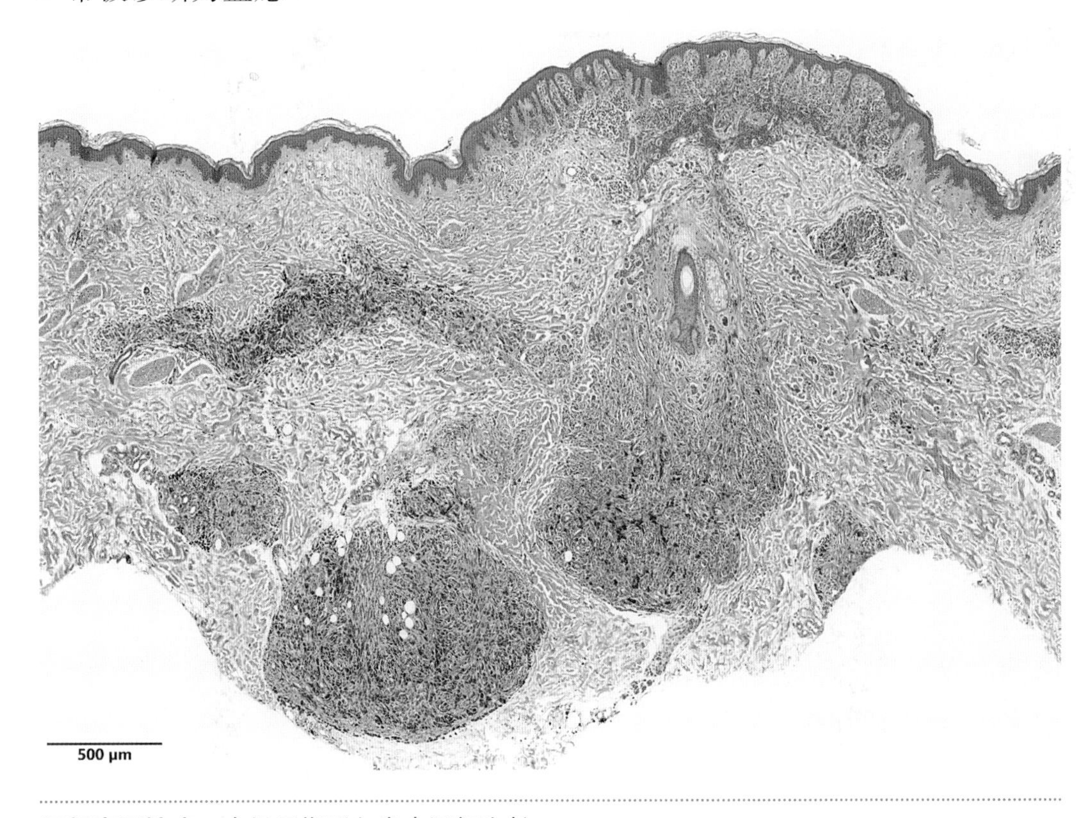

深部穿通性痣：皮损呈楔形向真皮深部生长

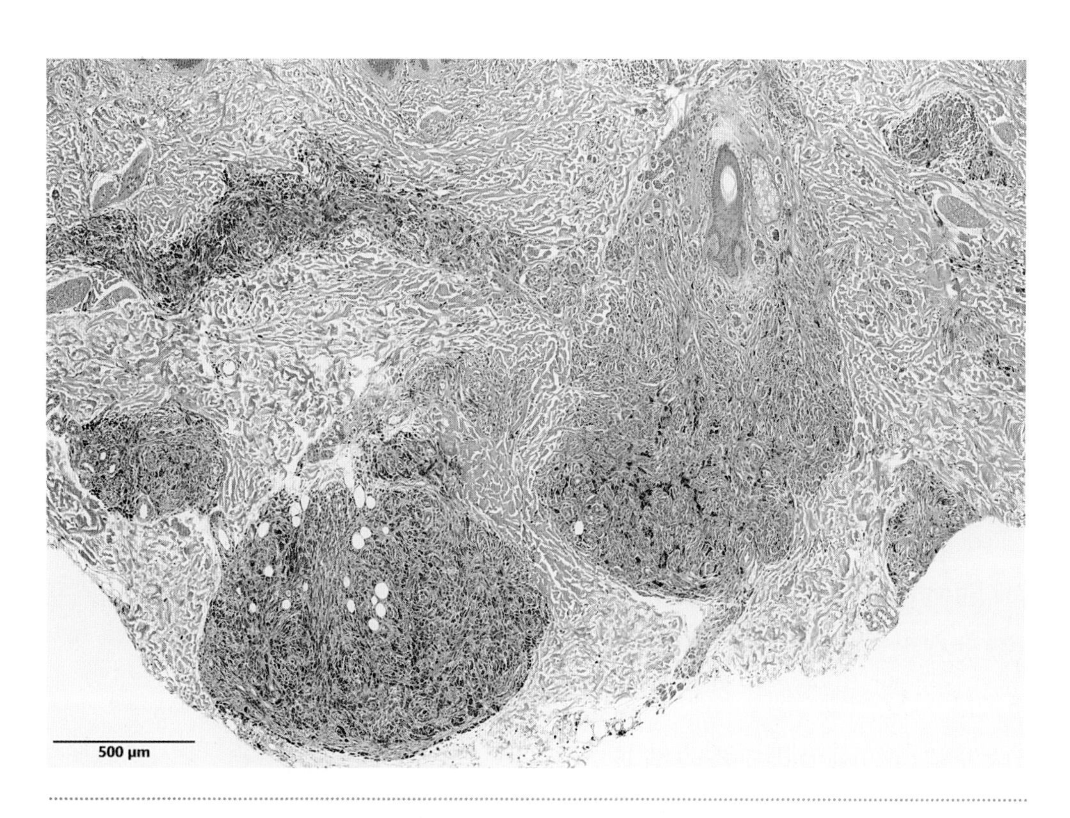

深部穿通性痣：皮损呈楔形向真皮深部生长

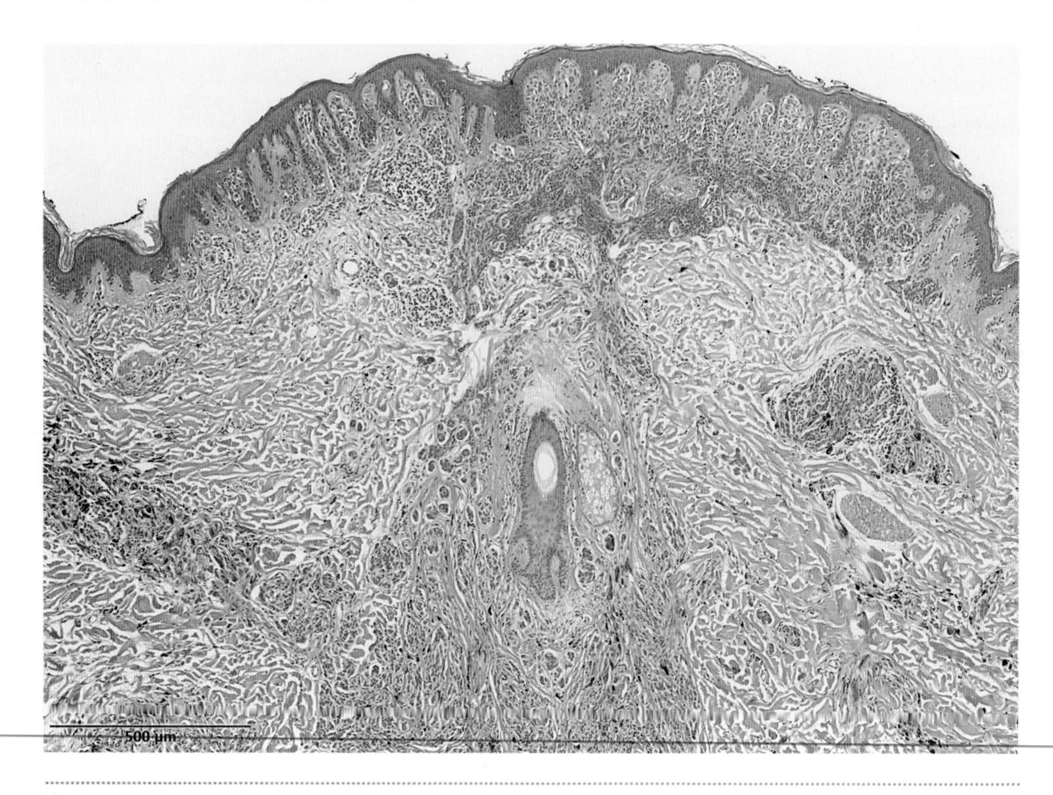

深部穿通性痣：真皮上部为普通型黑素细胞痣

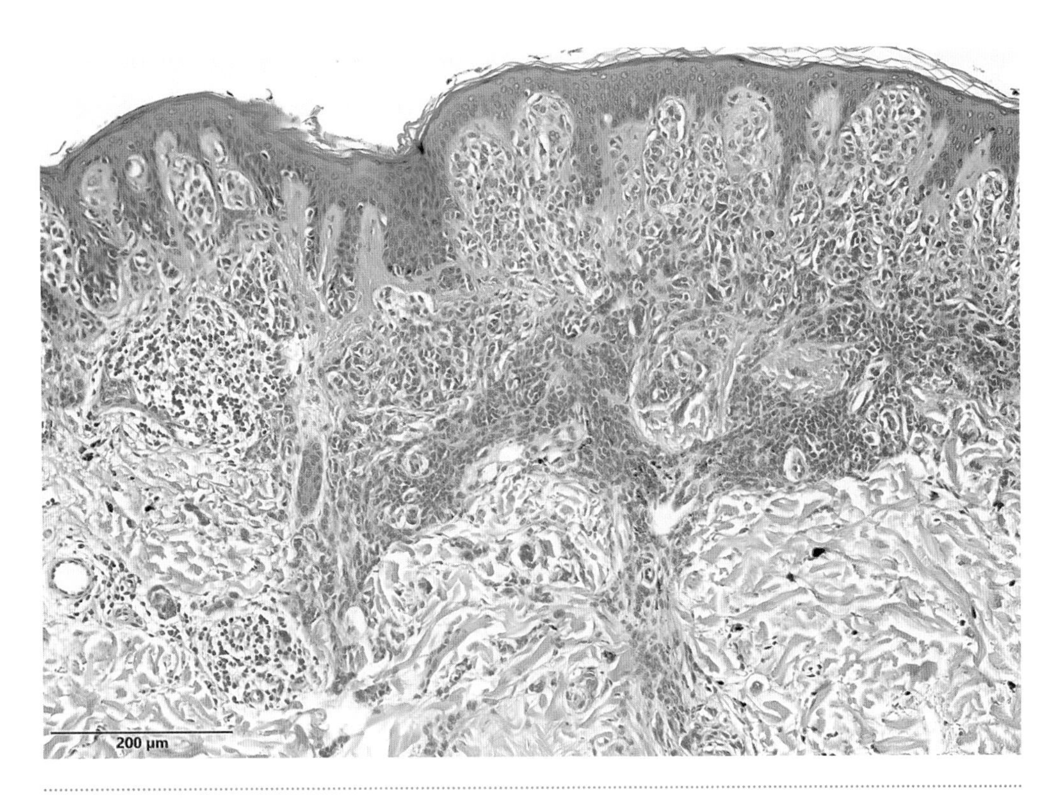

深部穿通性痣：真皮上部为普通型黑素细胞痣

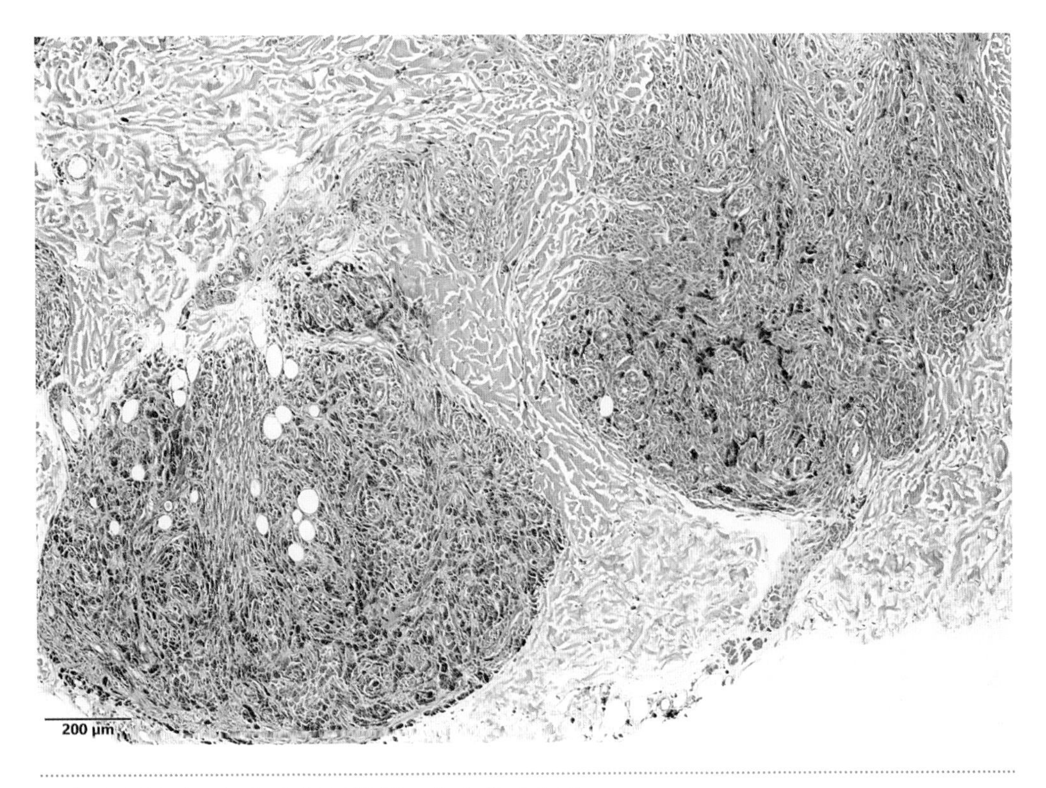

深部穿通性痣：深部皮损呈楔形，富含较多色素

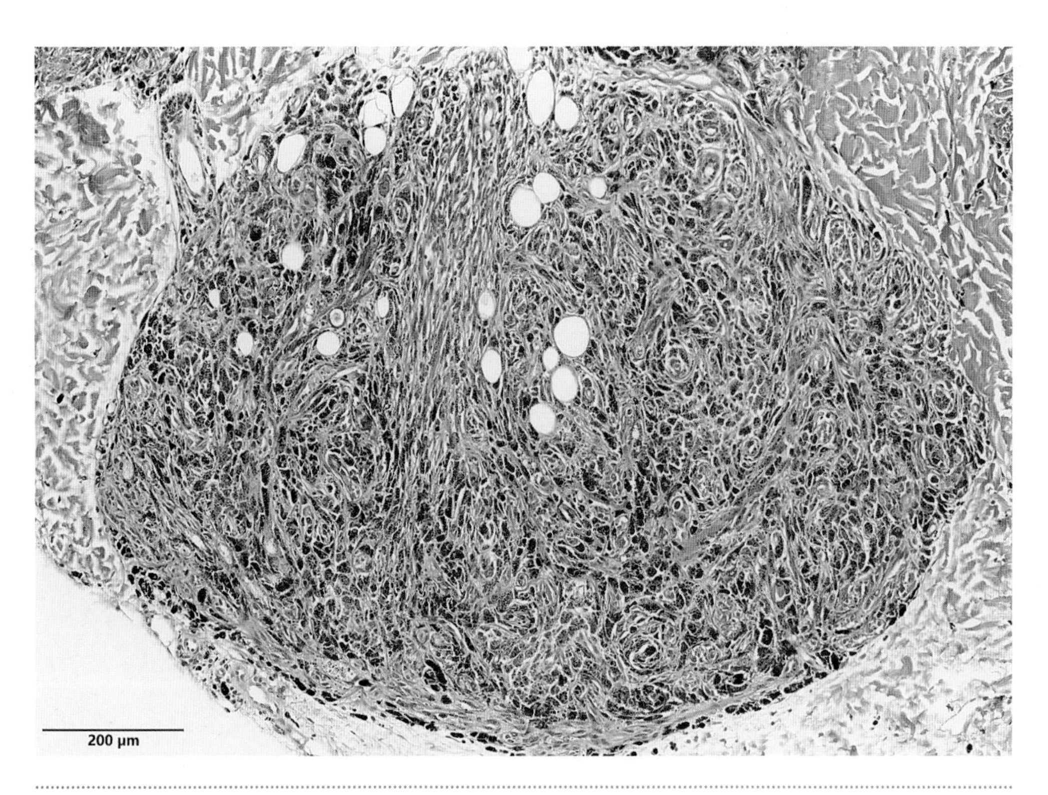

深部穿通性痣：深部皮损以梭形细胞为主，有较多色素

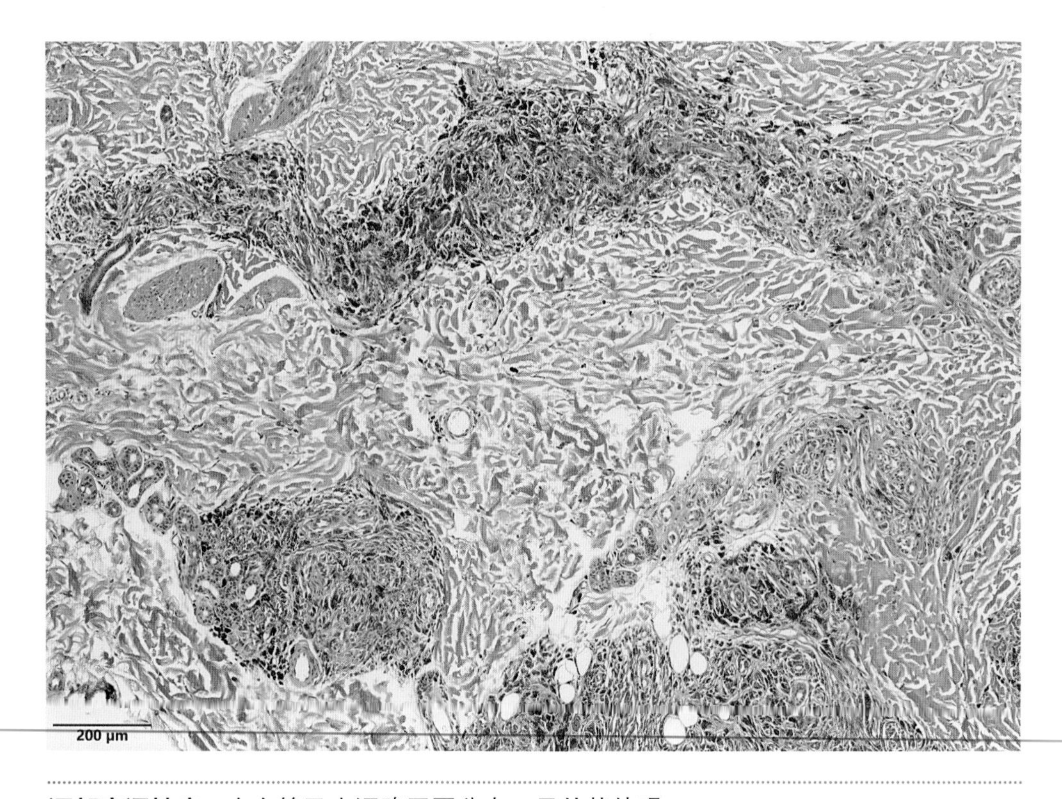

深部穿通性痣：在血管及小汗腺周围分布，呈丛状外观

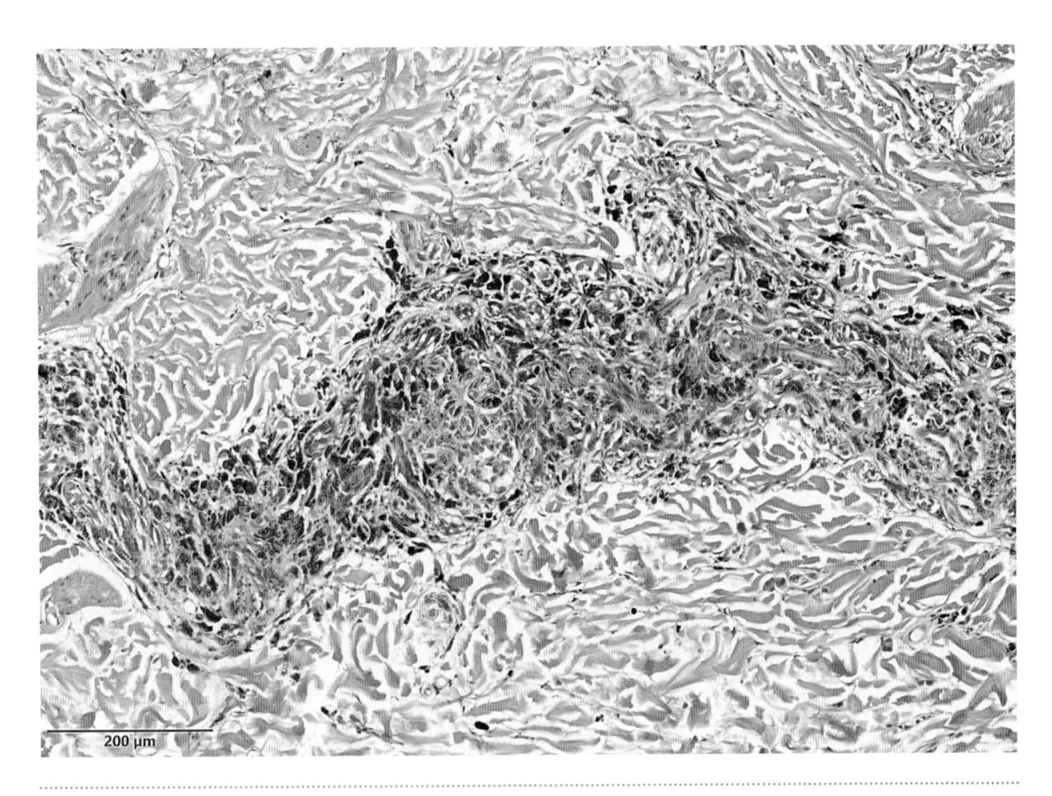

深部穿通性痣：沿血管走行分布，呈丛状外观

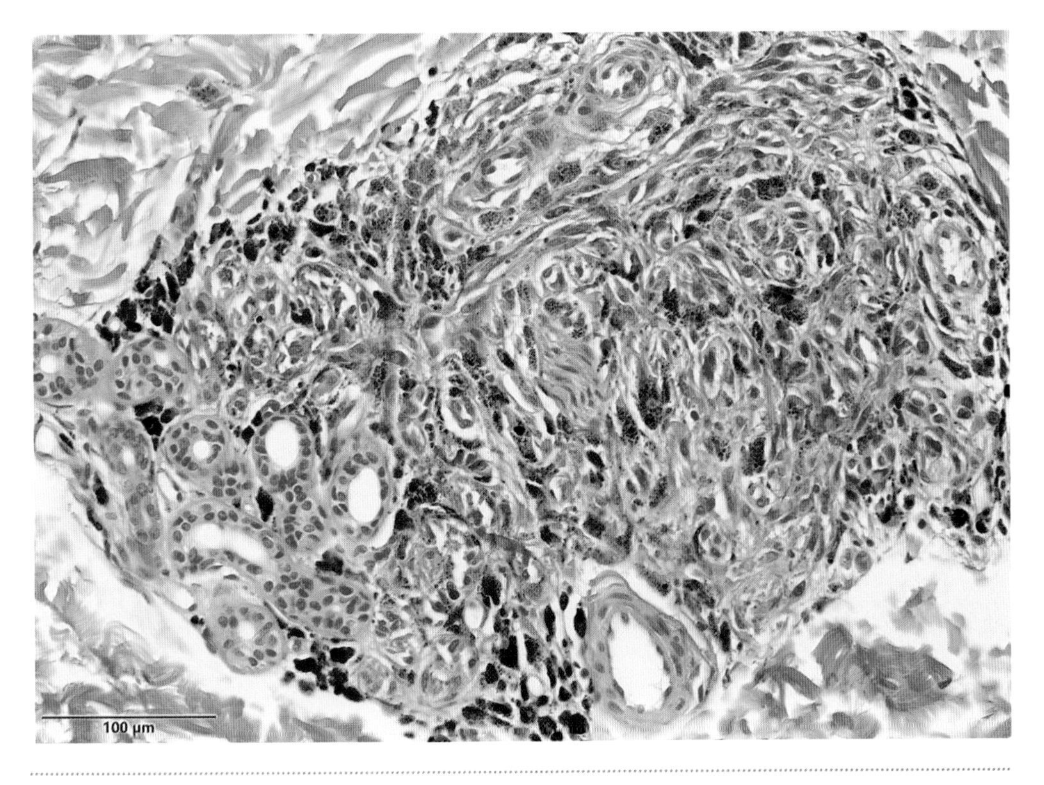

深部穿通性痣：在小汗腺及神经周围分布，肿瘤细胞呈梭形或上皮样

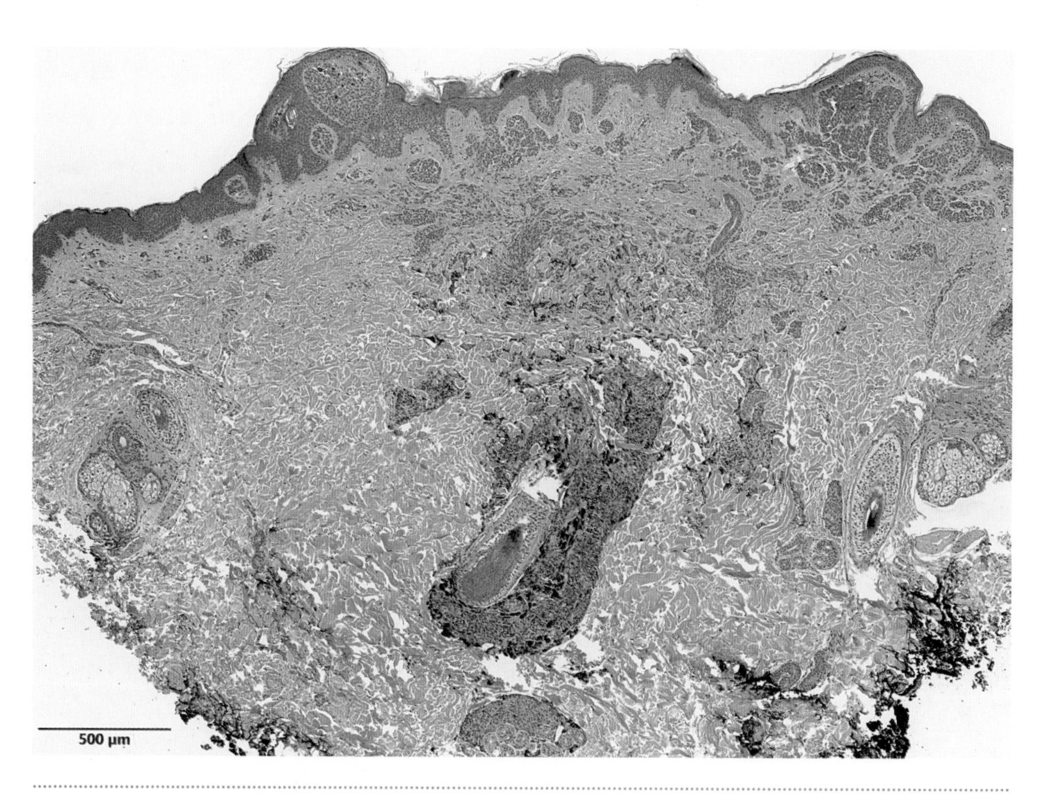

深部穿通性痣：皮损呈楔形向下生长，上宽下窄

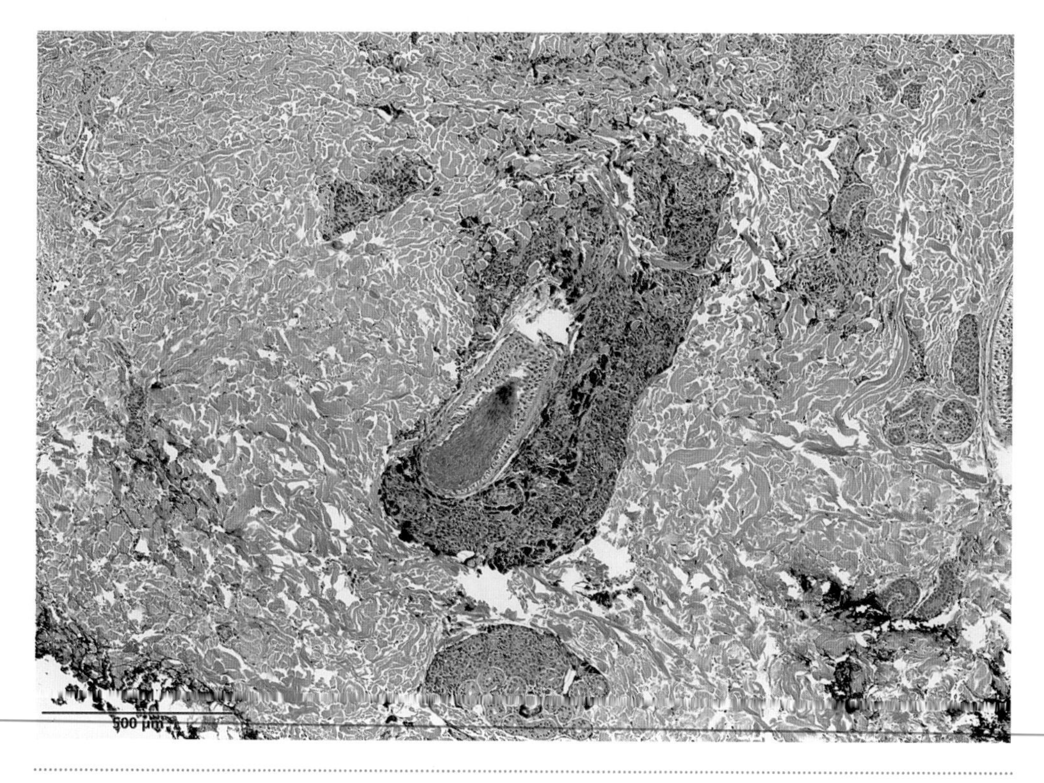

深部穿通性痣：皮损呈楔形向下生长

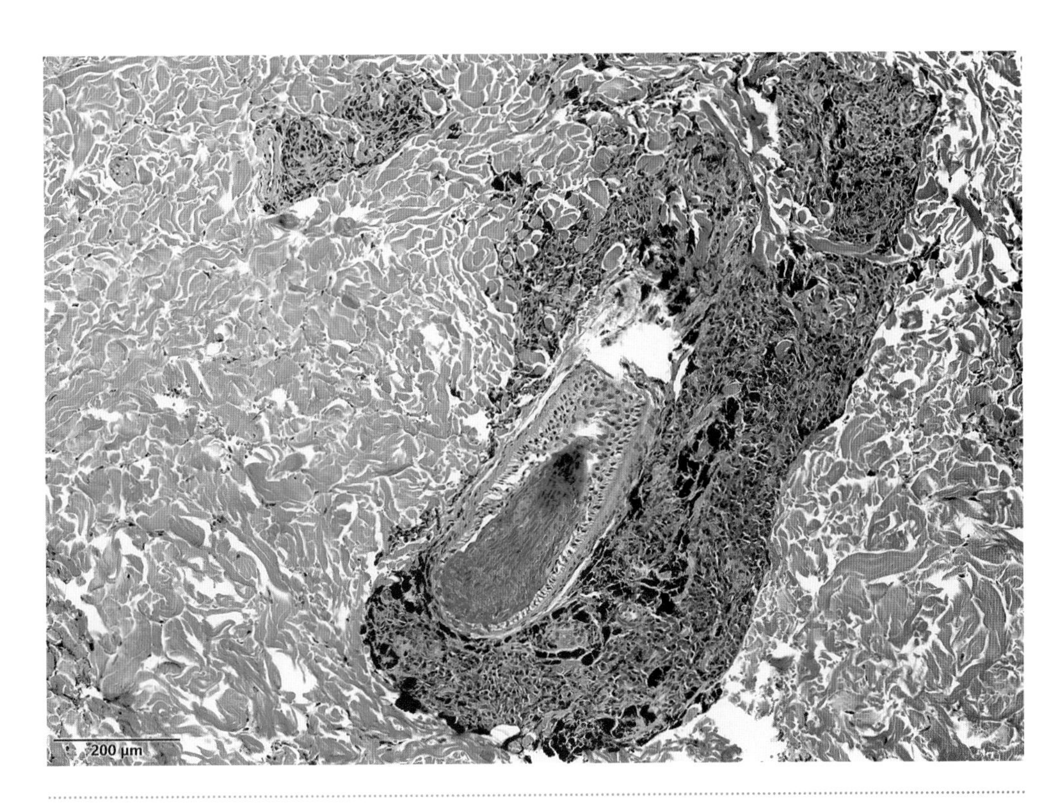

深部穿通性痣：痣细胞围绕毛囊生长，长轴与毛囊方向一致

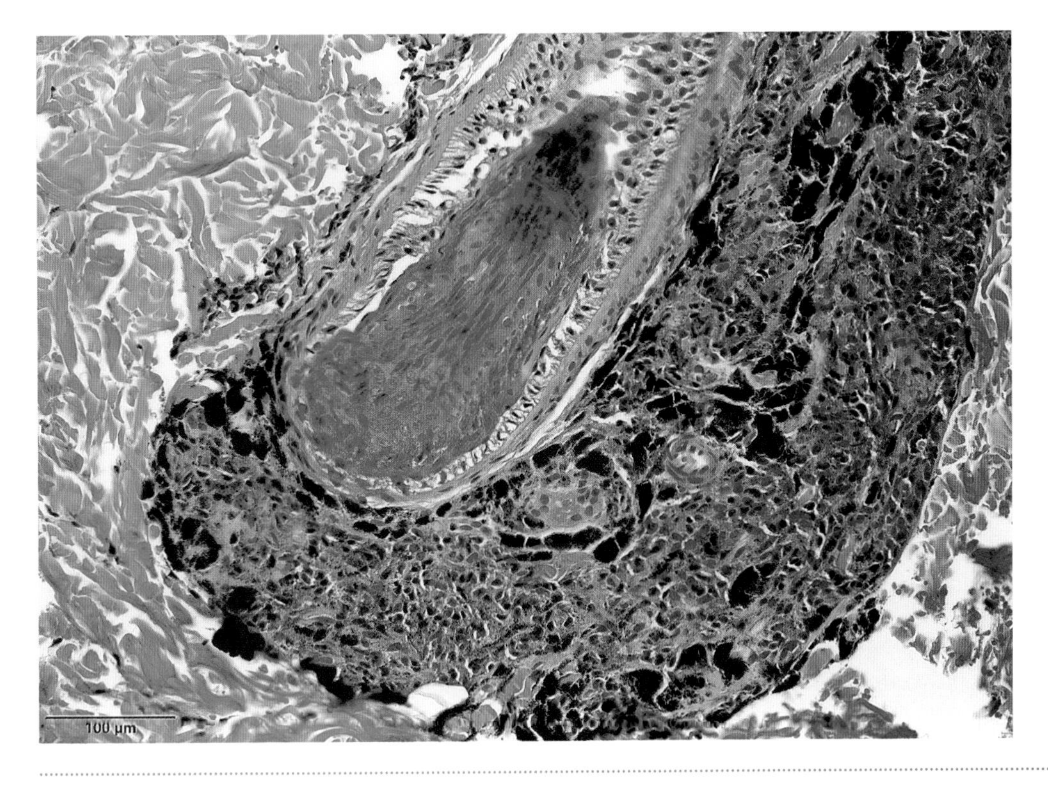

深部穿通性痣：痣细胞围绕毛囊生长，富含大量色素

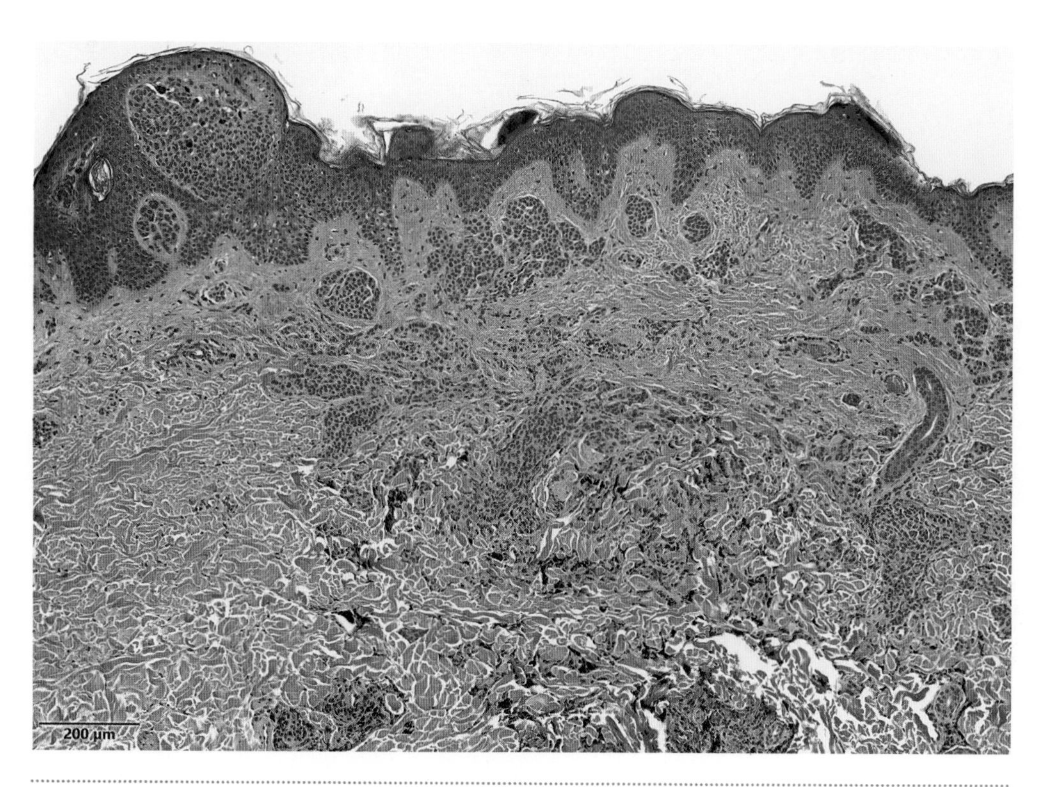

深部穿通性痣： 真皮上部为普通型黑素细胞痣

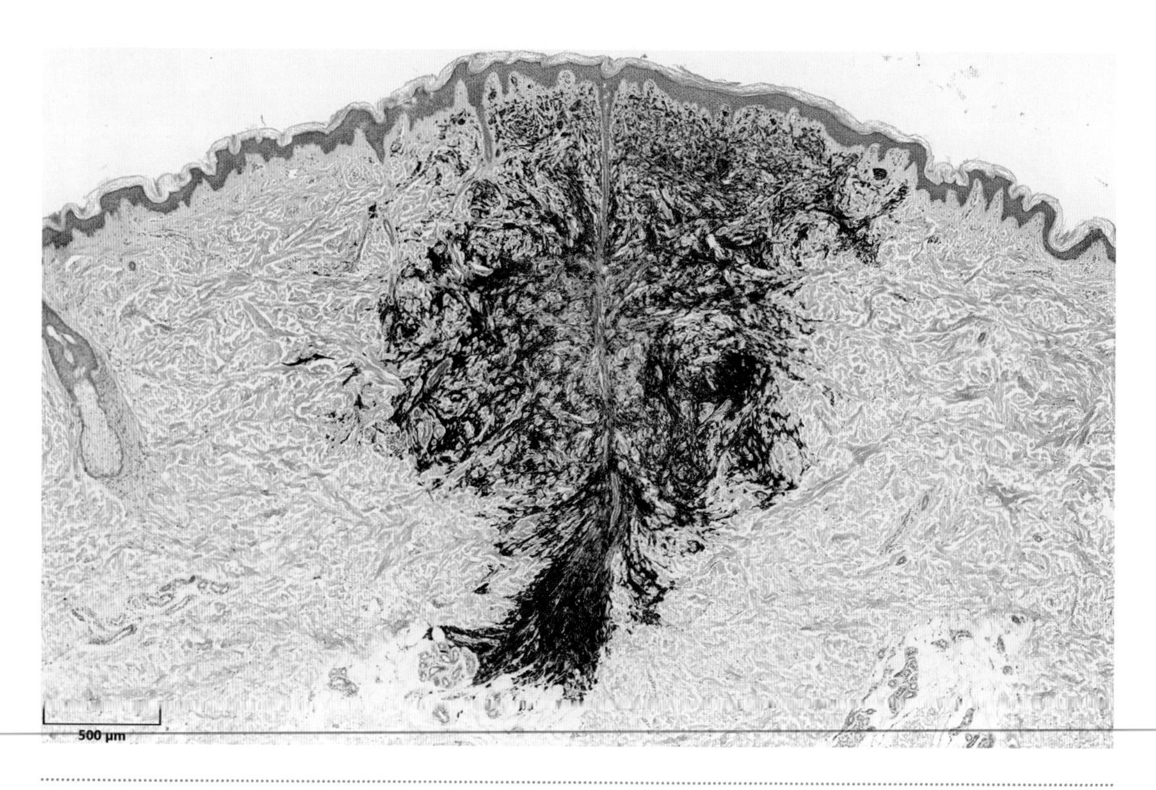

深部穿通性痣： 皮损呈楔形，沿小汗腺导管向真皮深部生长，上宽下窄

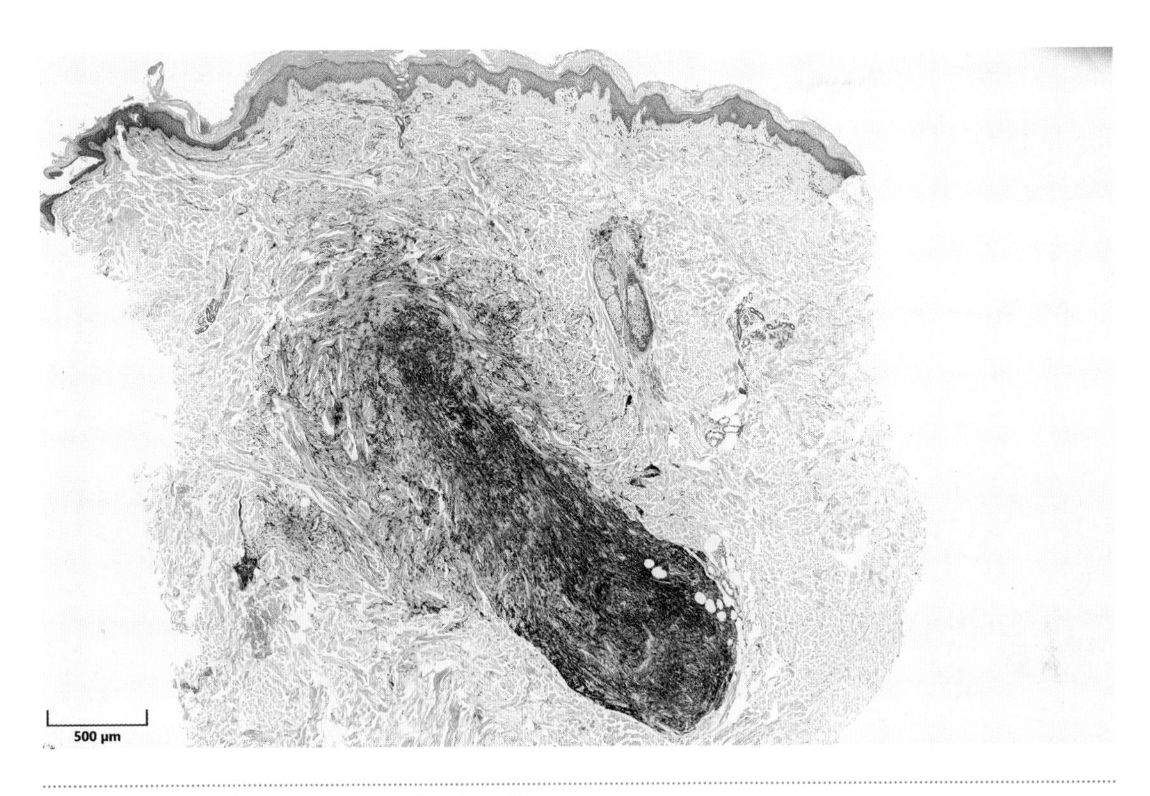

深部穿通性痣：皮损呈楔形向真皮深部生长

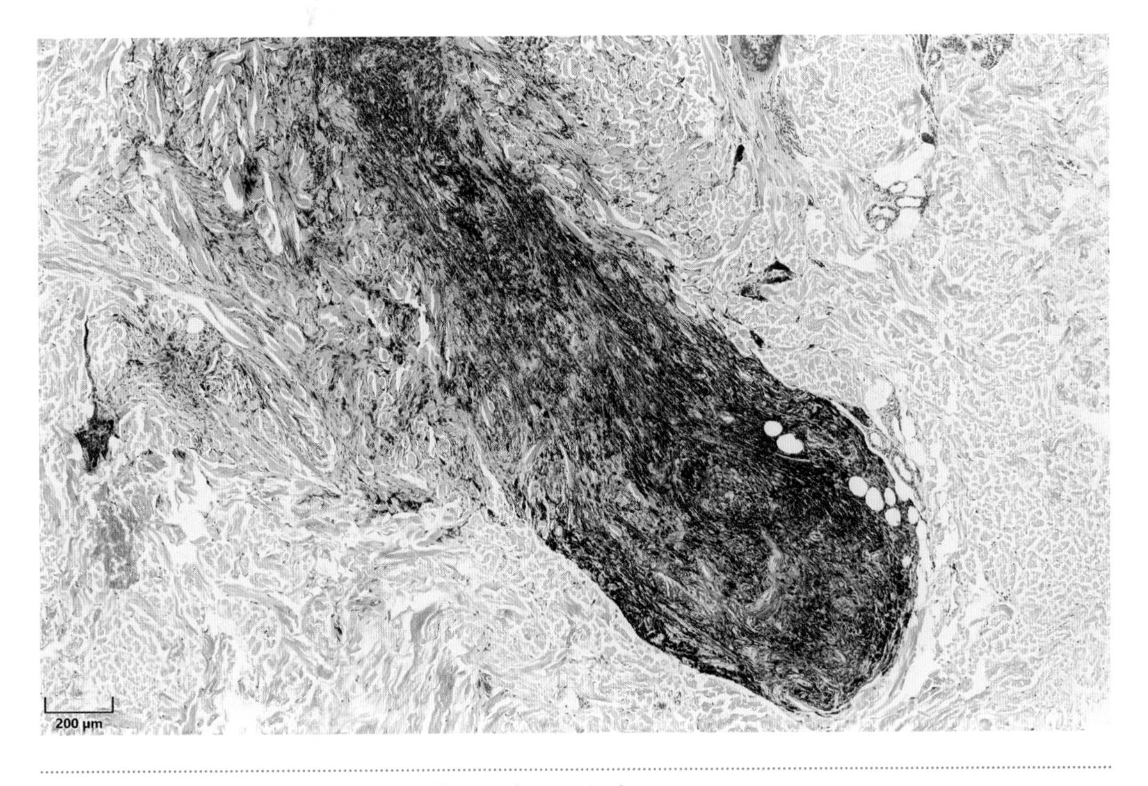

深部穿通性痣：痣细胞类似普通型蓝痣，有大量色素

27. Spitz 痣
Spitz nevus

- 以复合痣最常见，也可为交界痣或皮内痣
- 肿瘤常呈楔形外观
- 皮损多对称
- 两侧缘界限清楚
- 常伴有棘层肥厚，可出现表皮假上皮瘤样增生
- 真皮浅层可出现血管扩张
- 由梭形细胞、上皮样细胞或二者混合组成
- 梭形细胞：排列为束状，体积较大，细胞质丰富，呈嗜酸性
- 上皮样细胞：多核或奇特形状，细胞质呈毛玻璃样，呈嗜酸性
- 可出现 Kamino 小体
- Kamino 小体多位于真、表皮交界处，具有扇形边缘，呈弱嗜酸性
- 表皮内痣细胞巢与上方表皮之间常出现半月形裂隙
- 好发于儿童
- 临床表现为快速生长的、无症状的、粉红或红棕色圆顶状丘疹或结节

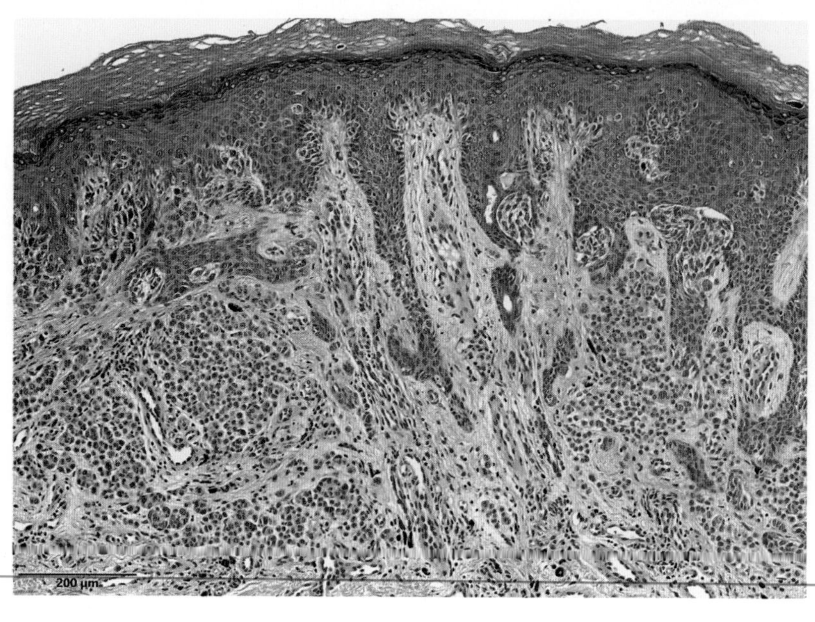

Spitz 痣：复合痣，表皮内痣细胞与真皮内痣细胞形态不同

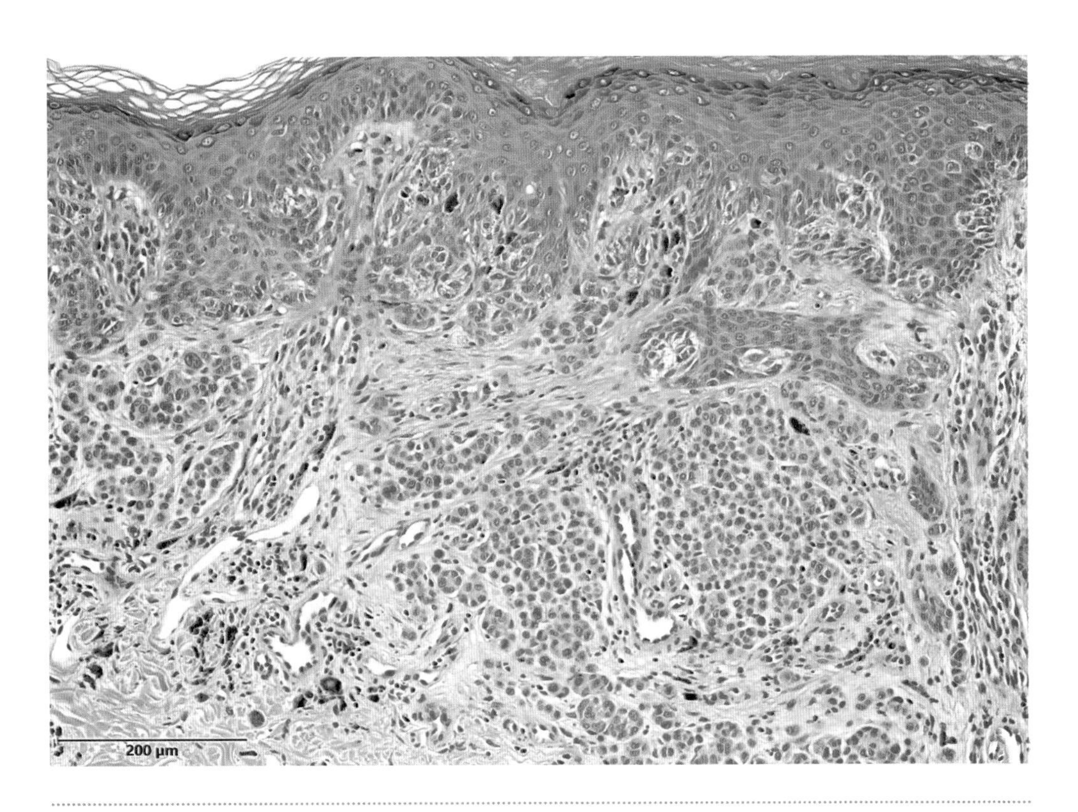

Spitz 痣：复合痣，表皮内痣细胞与真皮内痣细胞形态不同

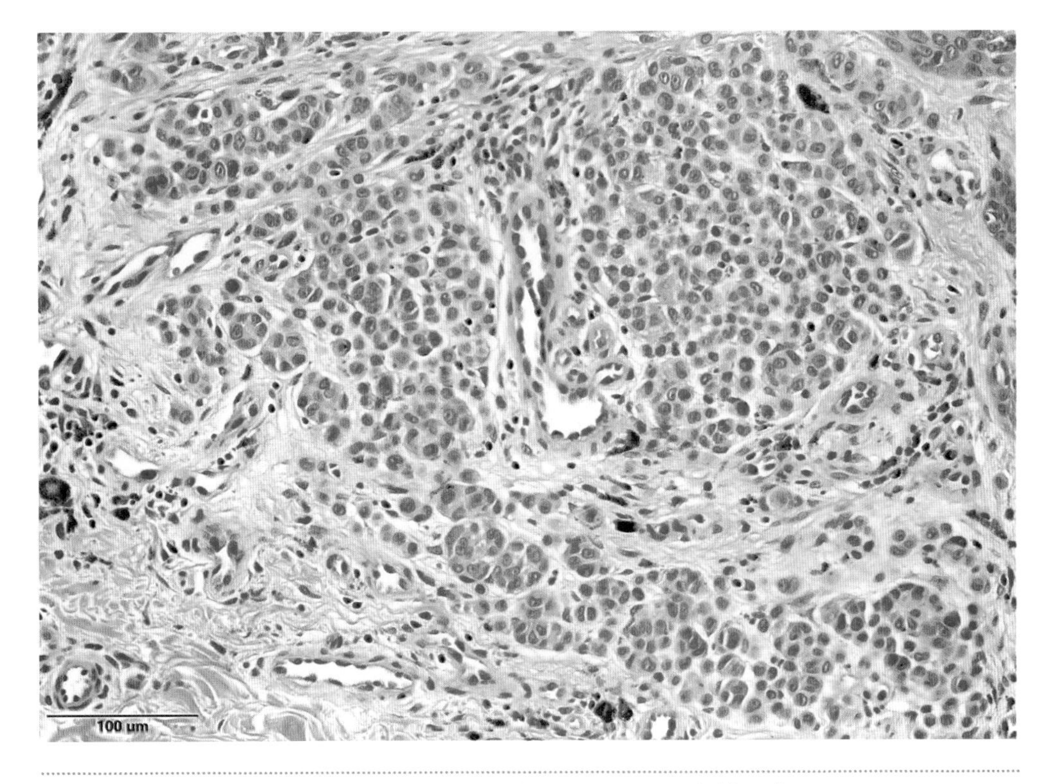

Spitz 痣：真皮内痣细胞的细胞浆明显嗜酸性，主要为上皮样细胞

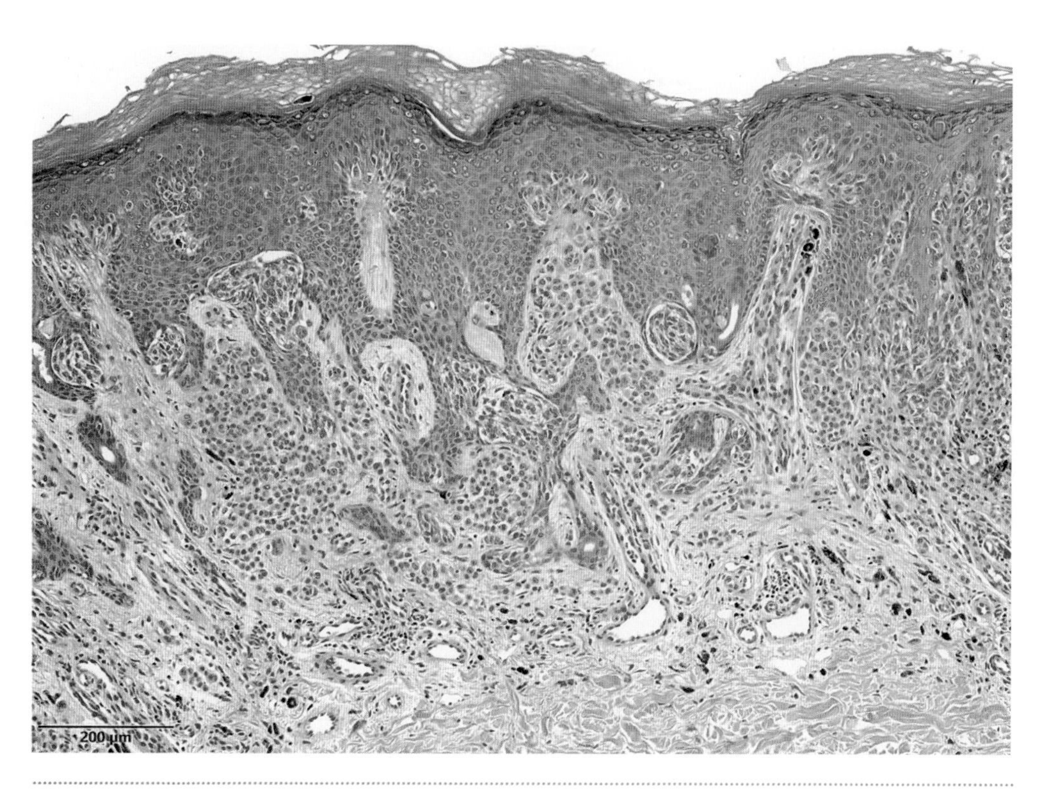

Spitz 痣：表皮内痣细胞呈巢状或散在分布，主要为梭形细胞

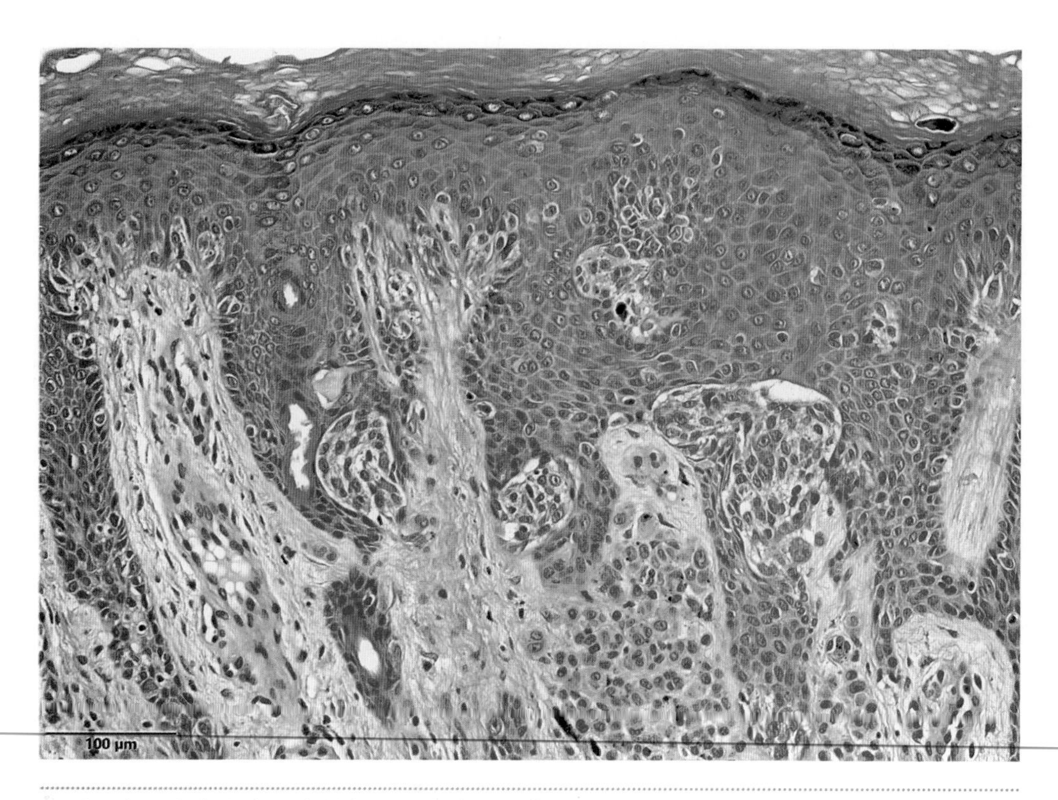

Spitz 痣：表皮内痣细胞巢与周围表皮之间有裂隙

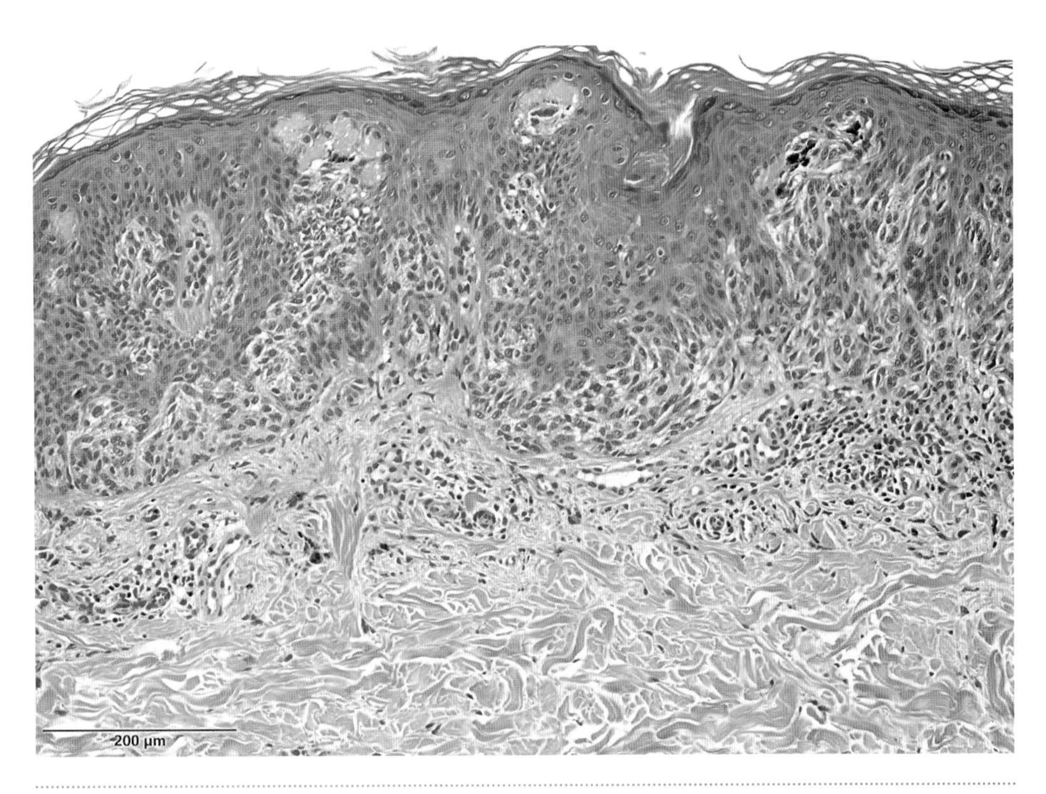

Spitz 痣：表皮与真皮交界处的痣细胞巢，大部分痣细胞呈梭形

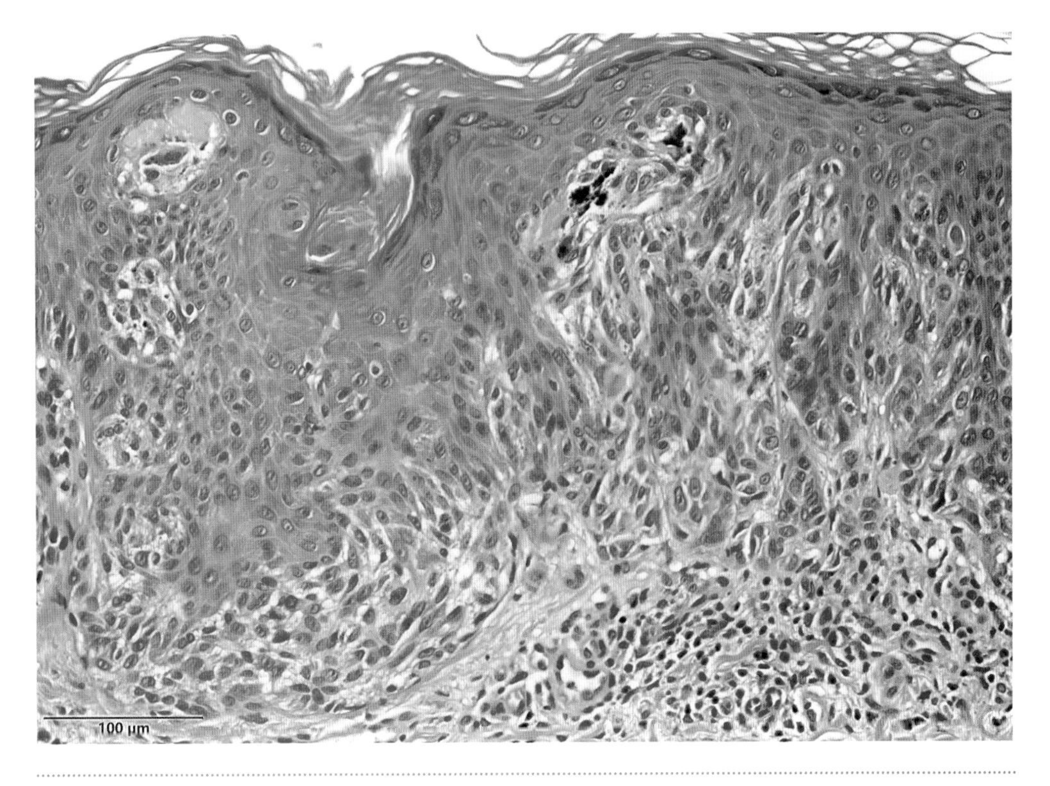

Spitz 痣：表皮与真皮交界处的痣细胞，呈梭形

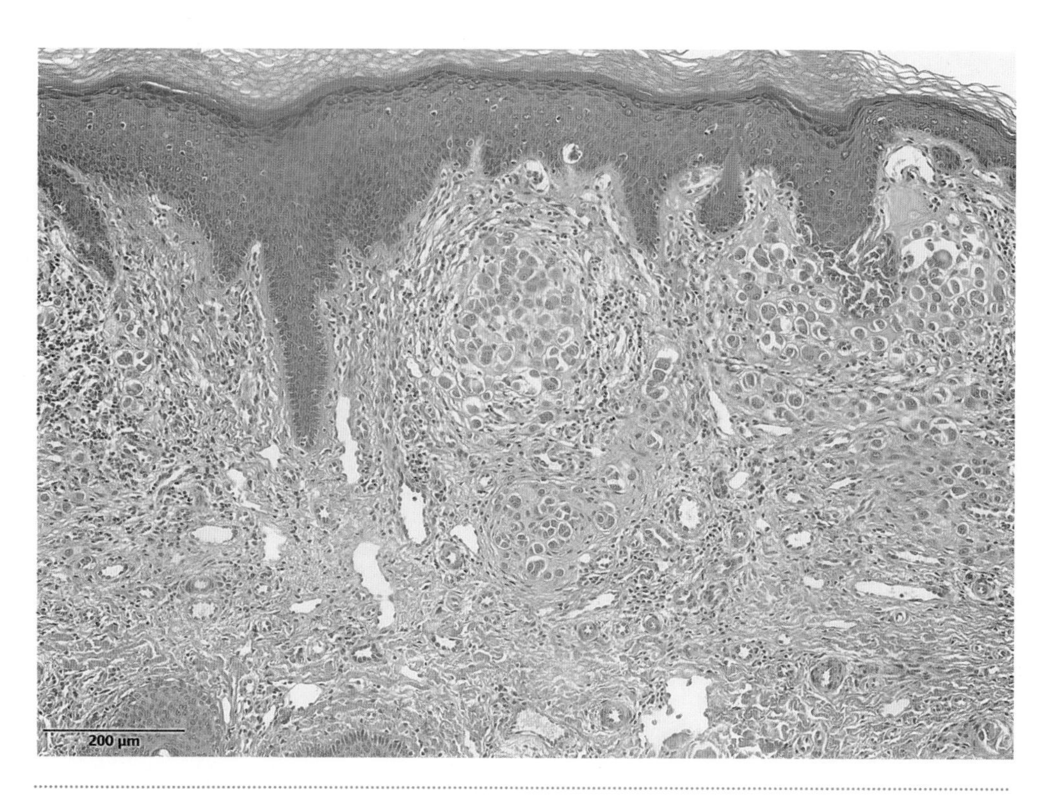

Spitz 痣：上皮样细胞型

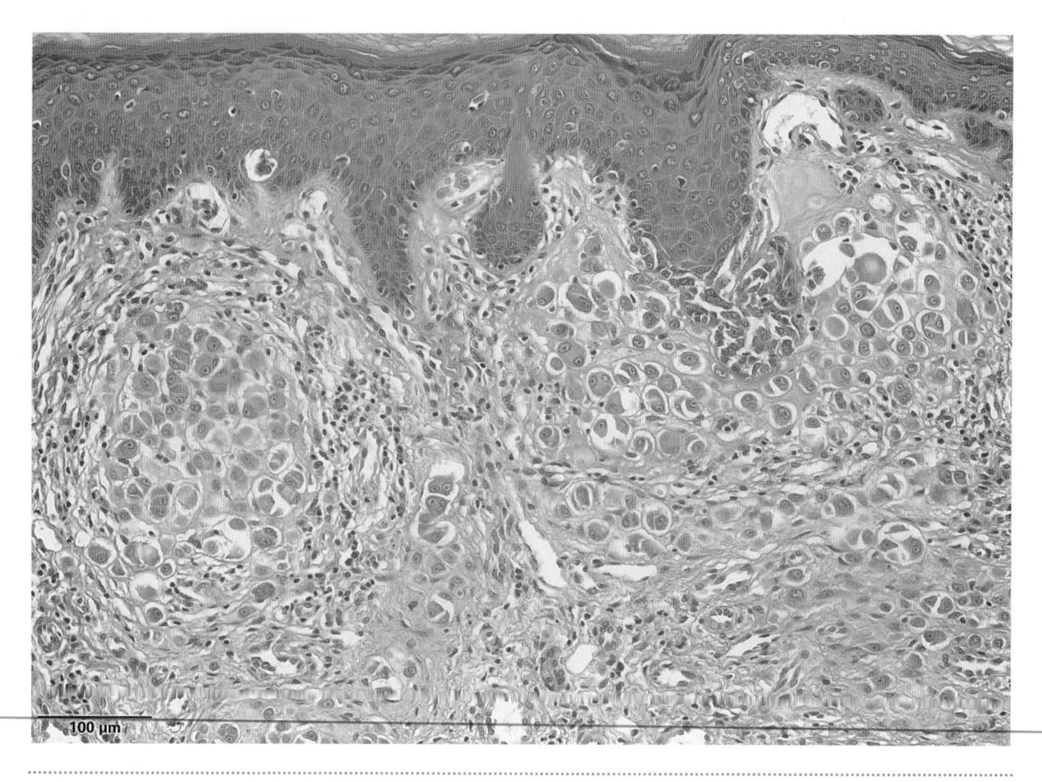

Spitz 痣：上皮样细胞型，痣细胞细胞质呈嗜酸性

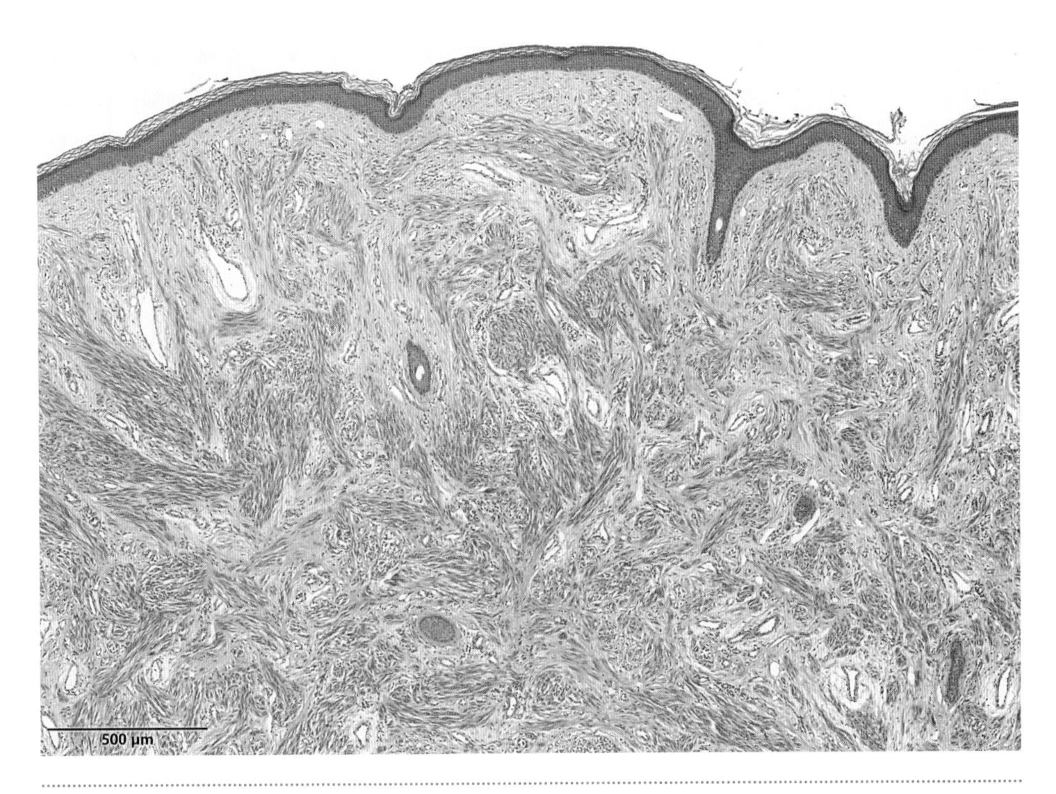

Spitz 痣：梭形细胞型

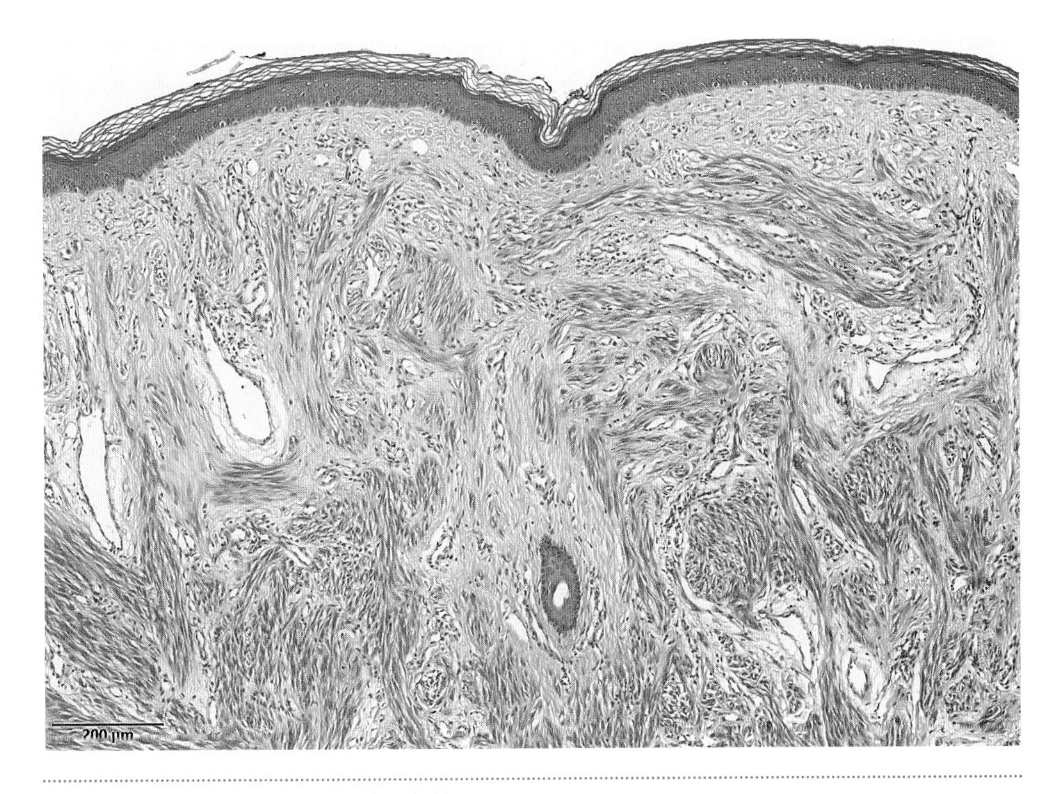

Spitz 痣：梭形细胞型，排列呈束状

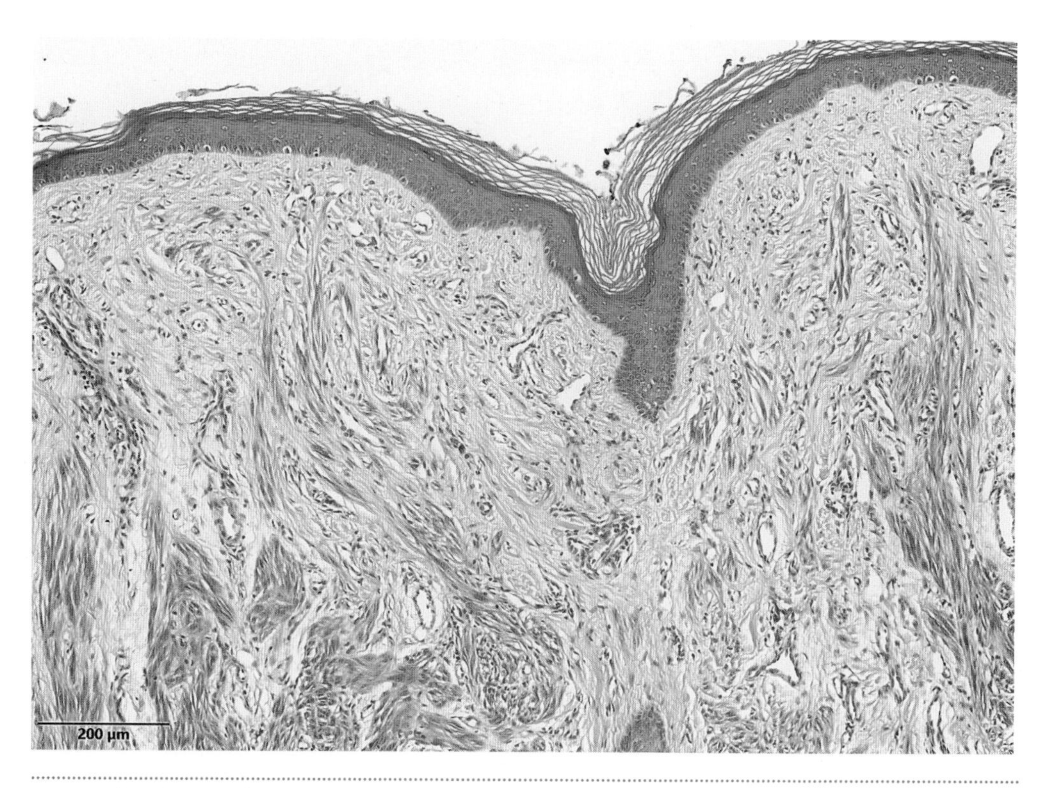

Spitz 痣： 梭形细胞型，肿瘤细胞呈束状排列

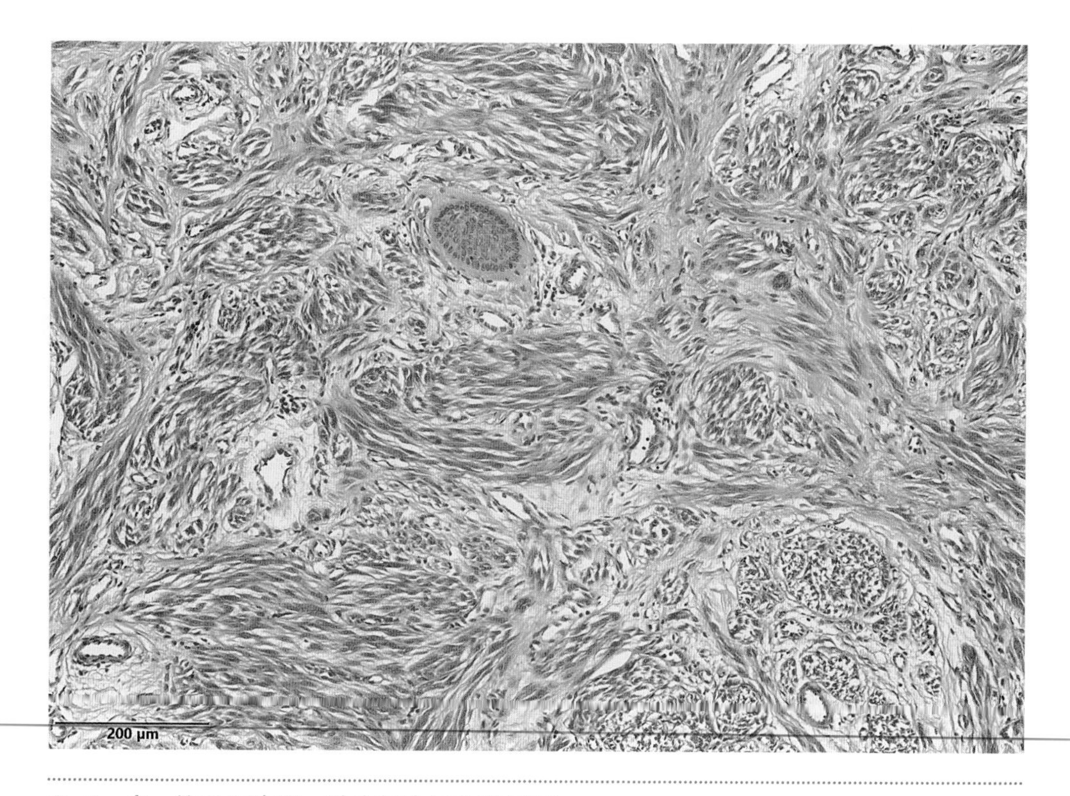

Spitz 痣： 梭形细胞型，肿瘤细胞呈束状排列

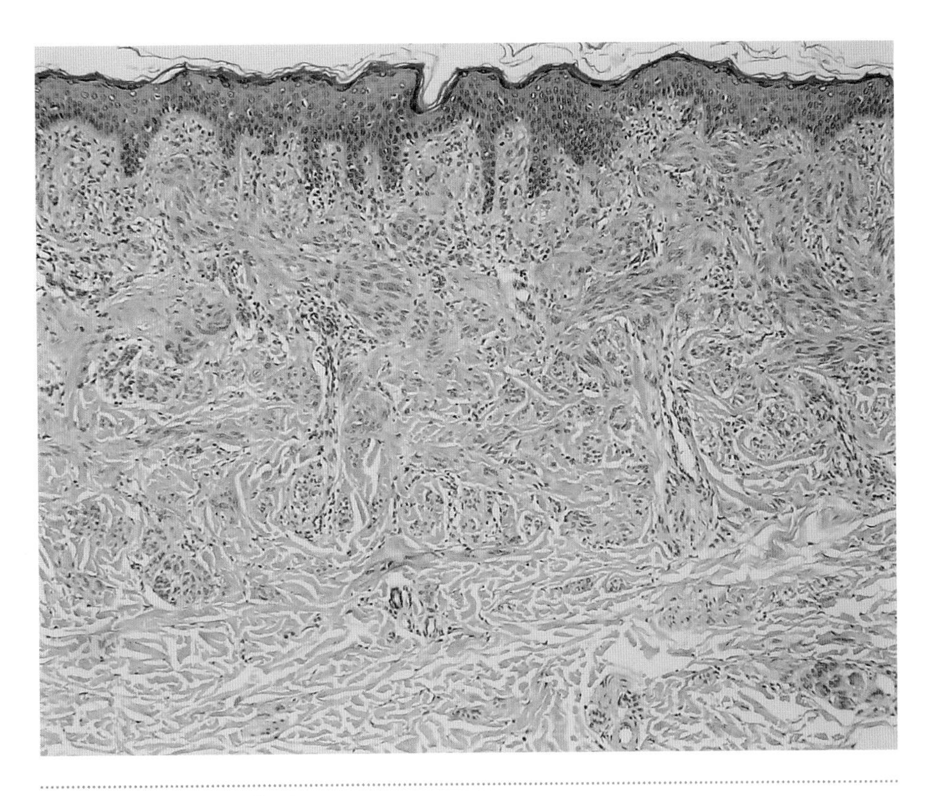

Spitz 痣：梭形细胞型

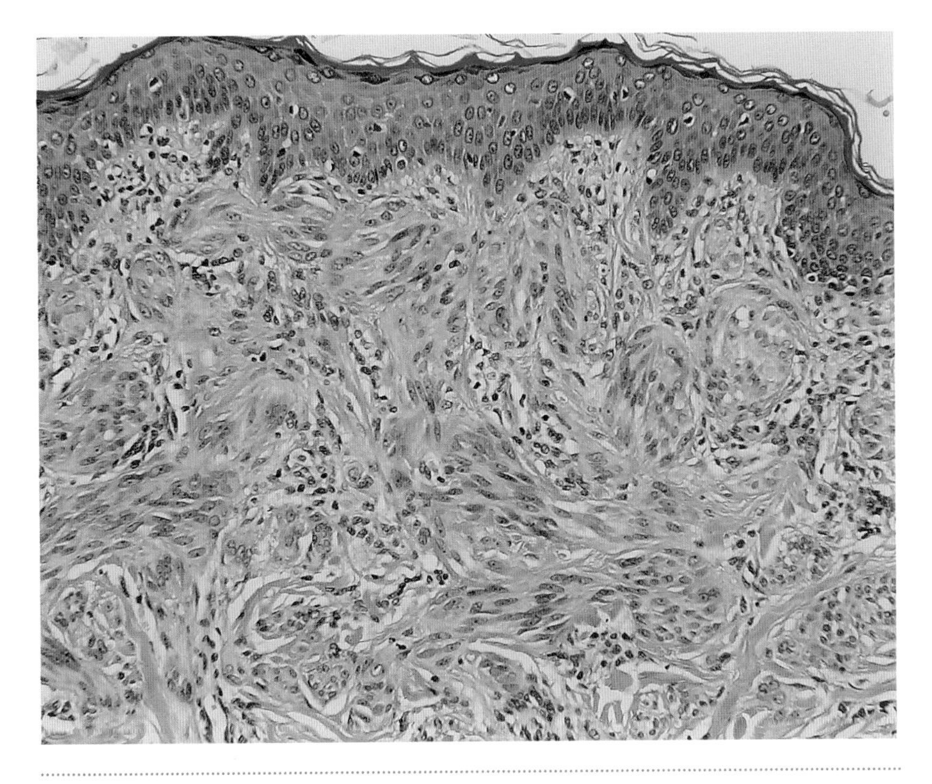

Spitz 痣：梭形细胞型，呈束状排列

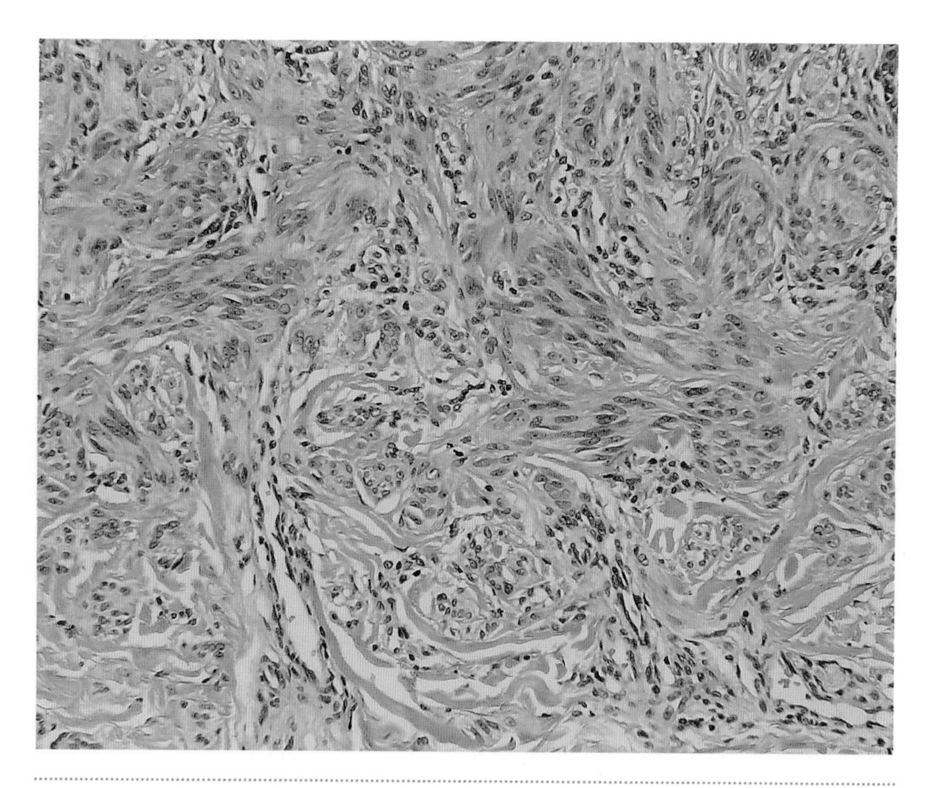

Spitz 痣：梭形细胞型，呈束状排列

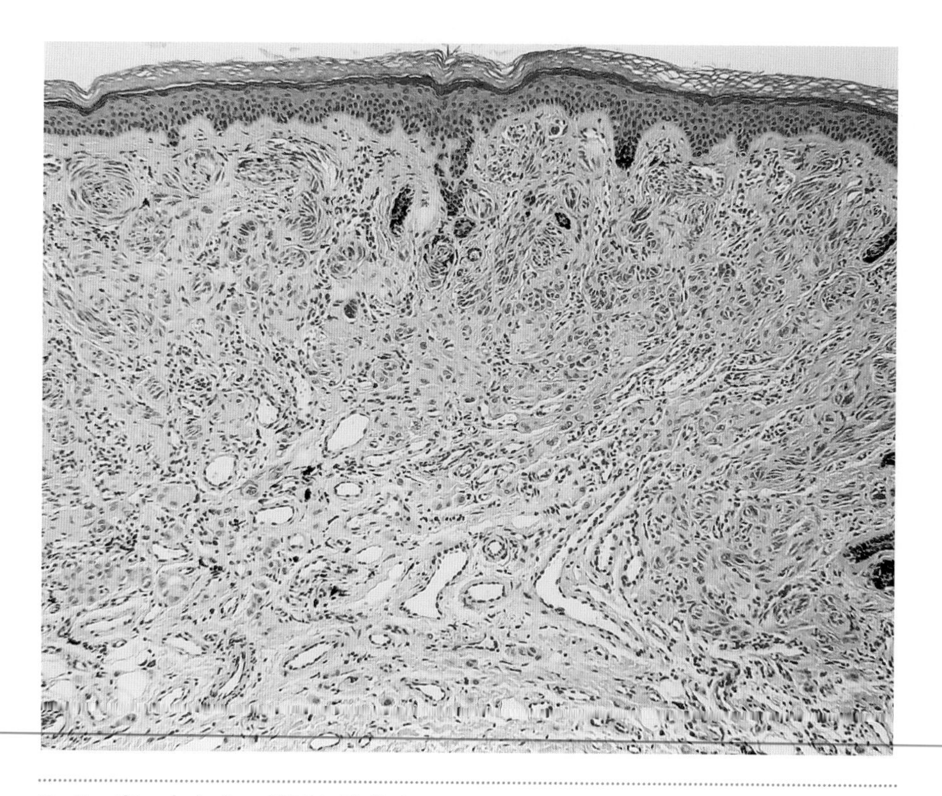

Spitz 痣：皮内痣，梭形细胞为主

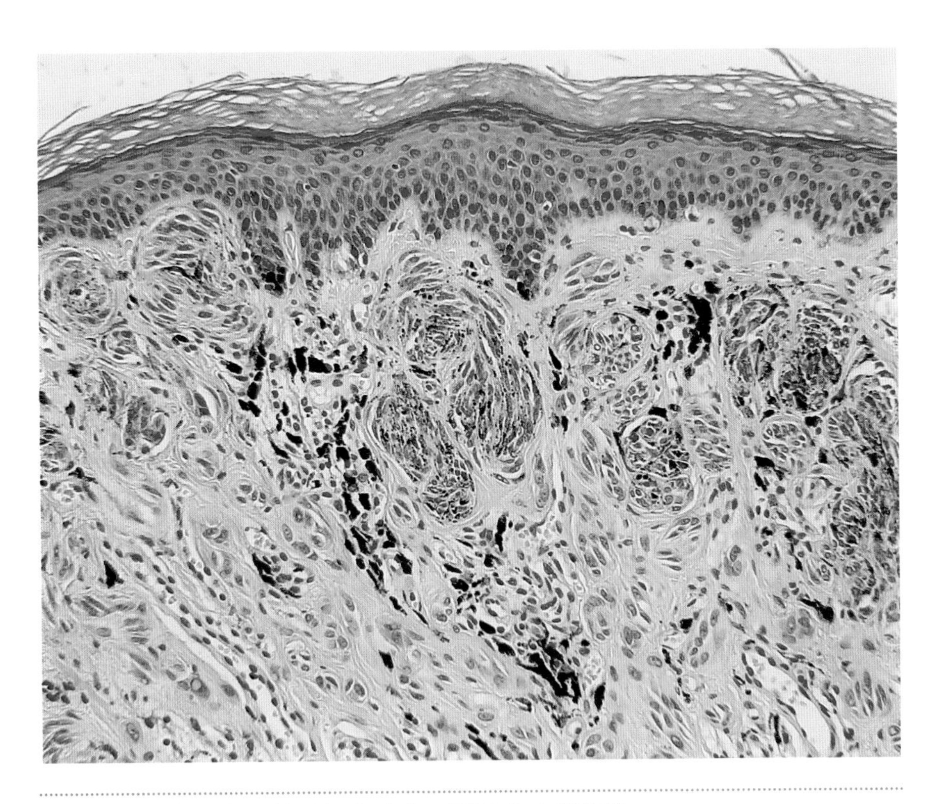

Spitz 痣：皮内痣，梭形细胞为主，可见上皮样细胞

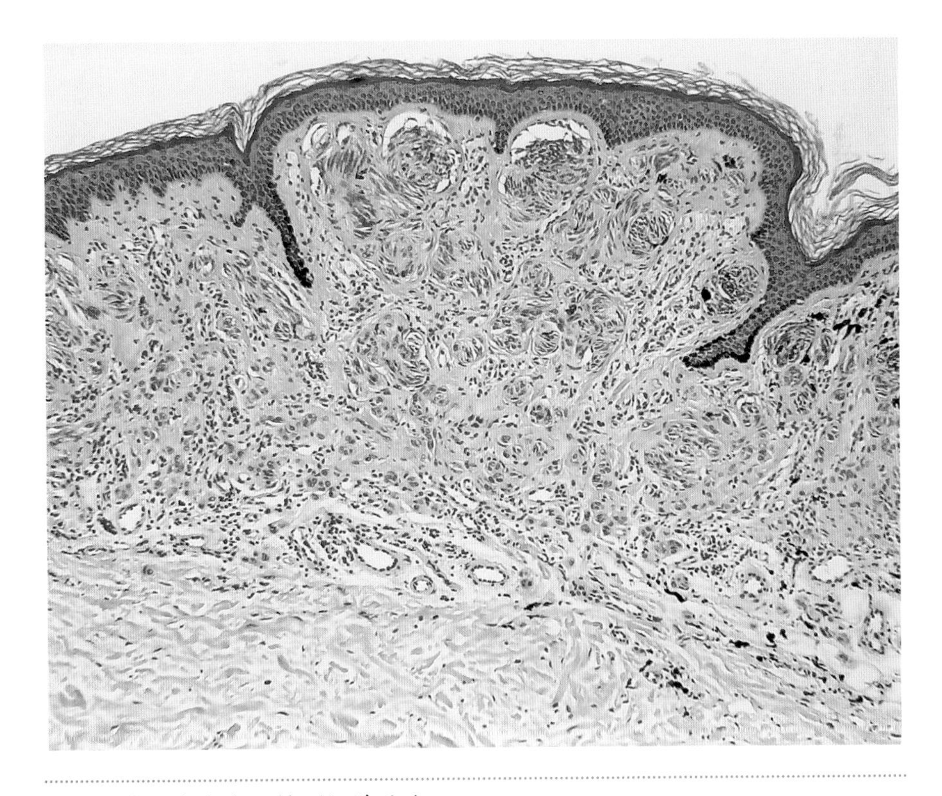

Spitz 痣：皮内痣，梭形细胞为主

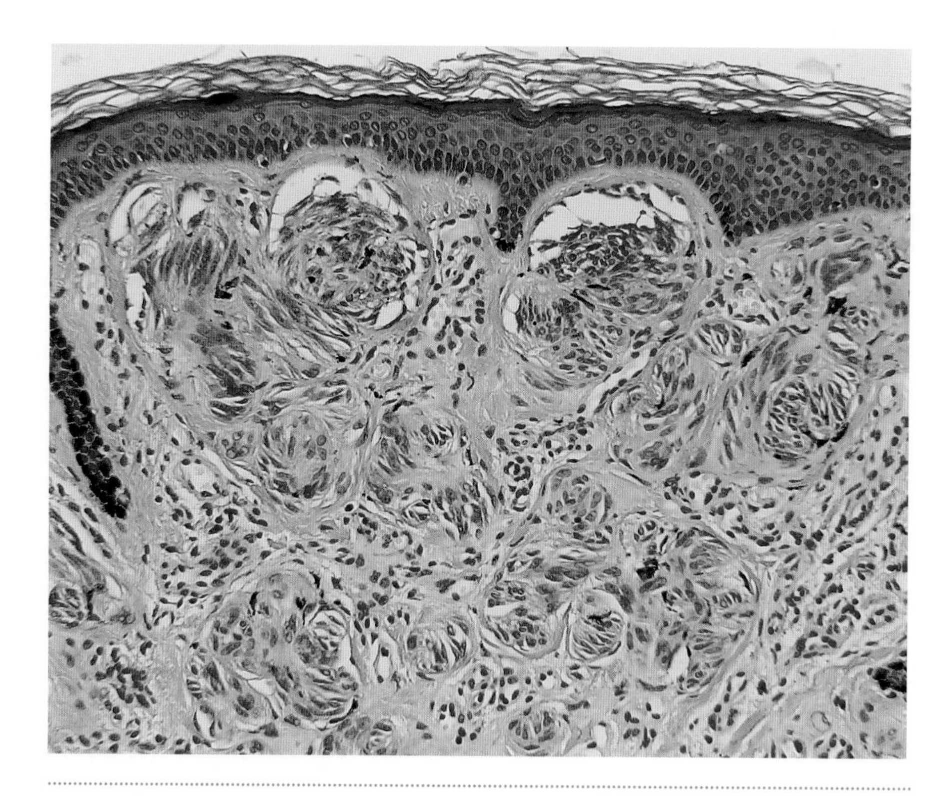

Spitz 痣：梭形细胞为主

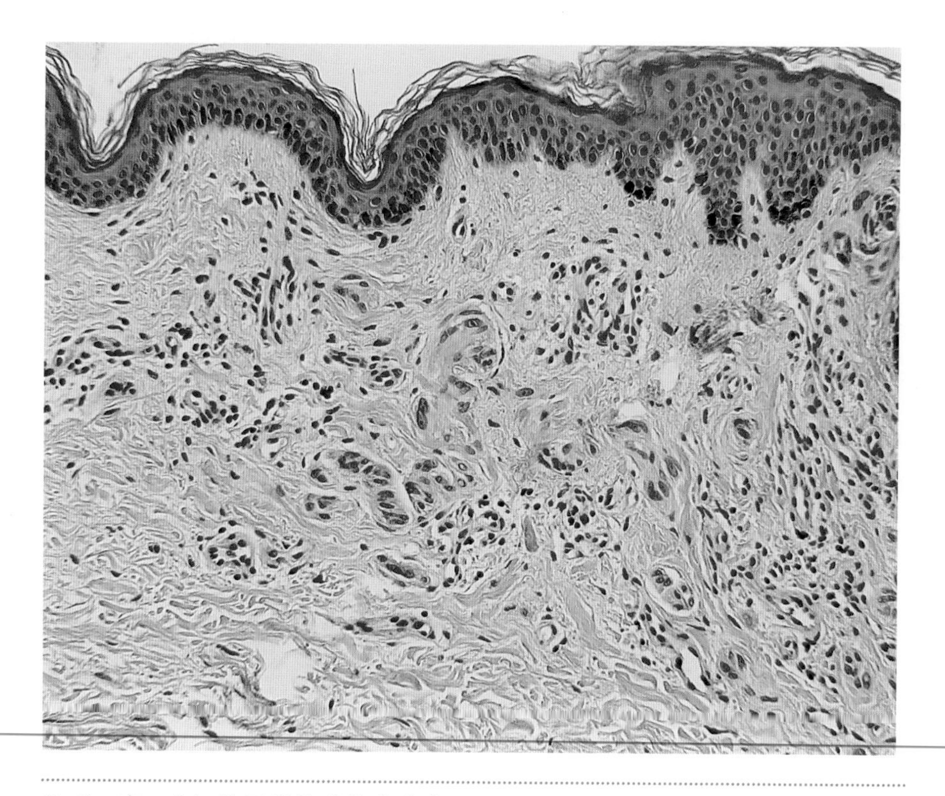

Spitz 痣：痣细胞呈巢状或散在分布

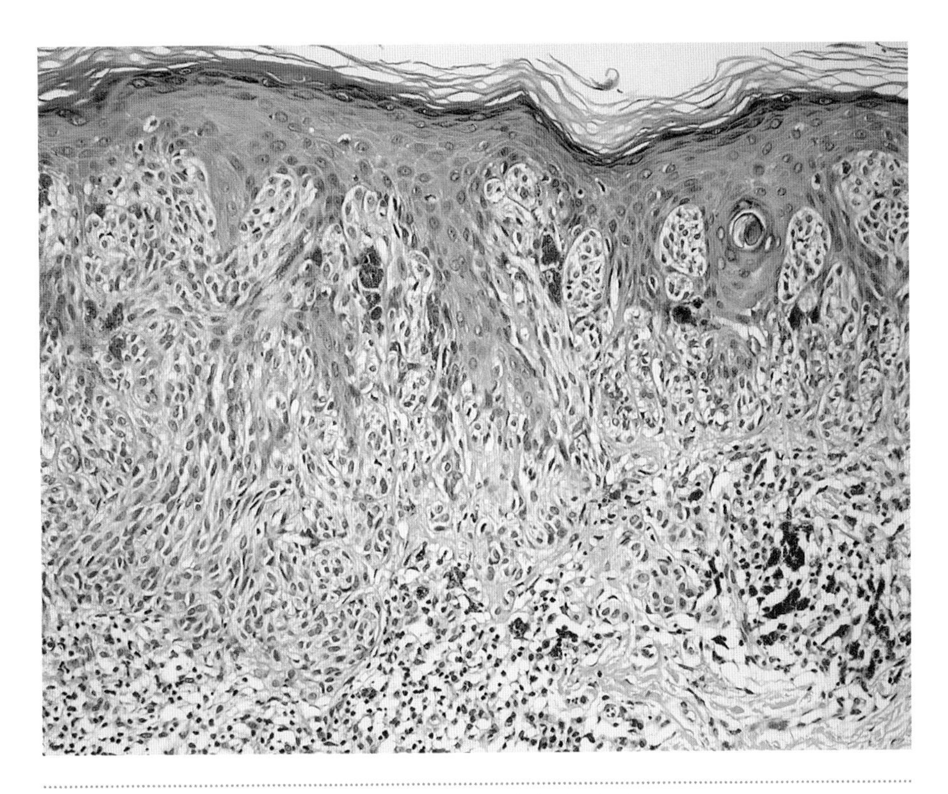

Spitz 痣：复合痣，交界处痣细胞巢长轴多与表皮垂直

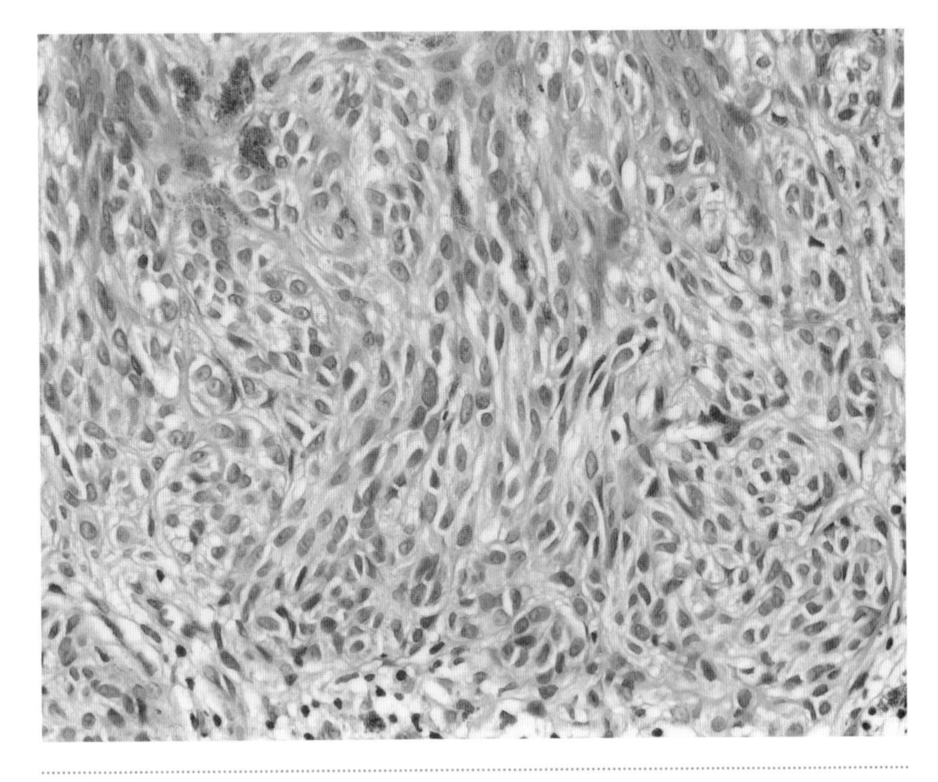

Spitz 痣：大部分痣细胞呈梭形

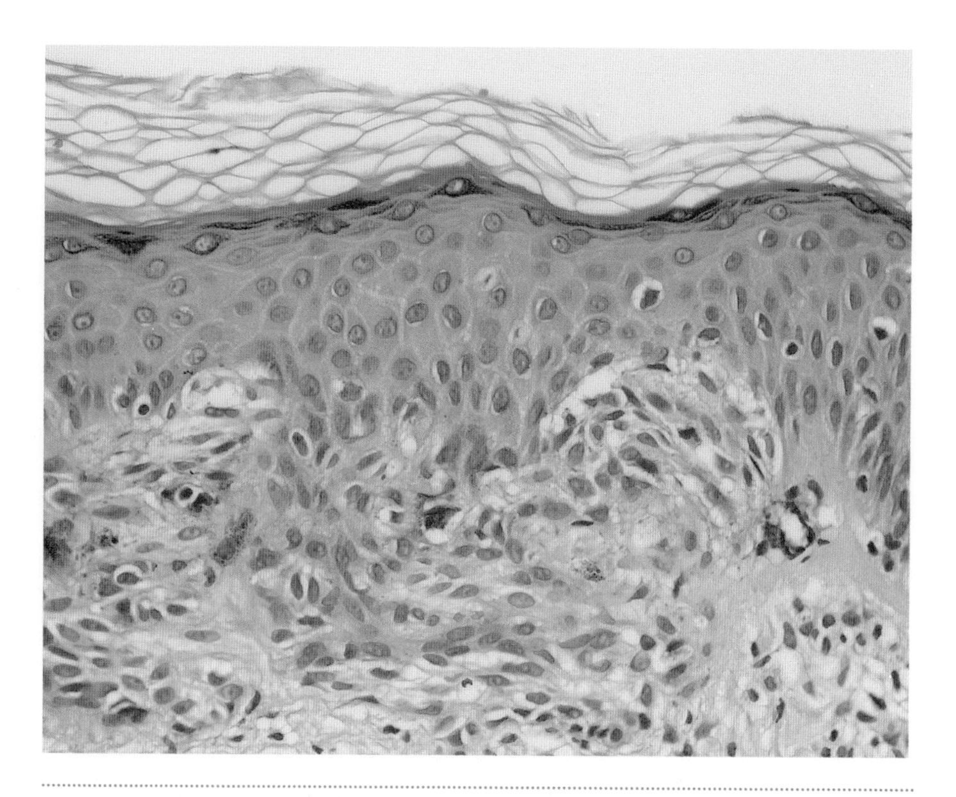

Spitz 痣：交界处痣细胞巢与上方表皮间有半月形裂隙

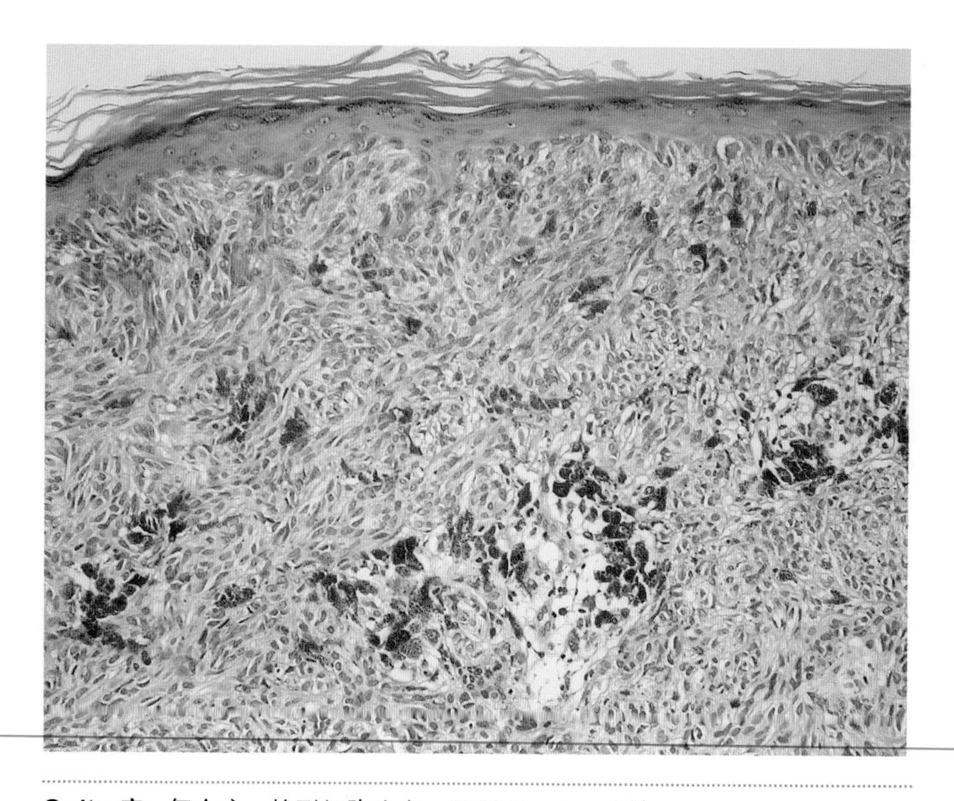

Spitz 痣：复合痣，梭形细胞为主，可见 Kamino 小体

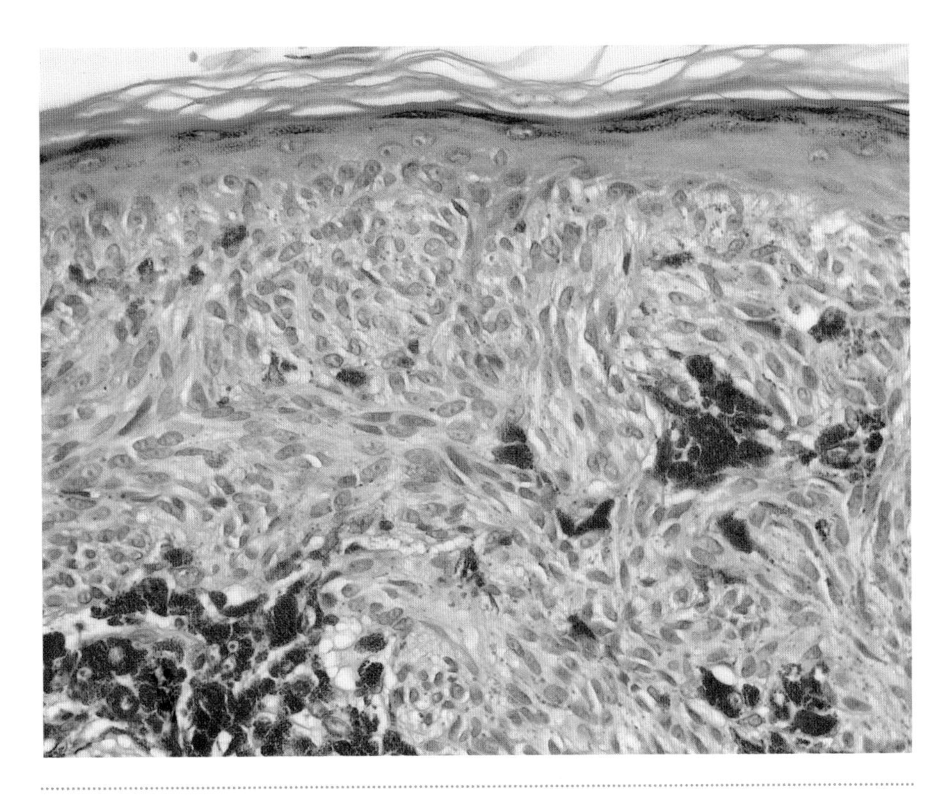

Spitz 痣：复合痣，梭形细胞为主，有较多色素

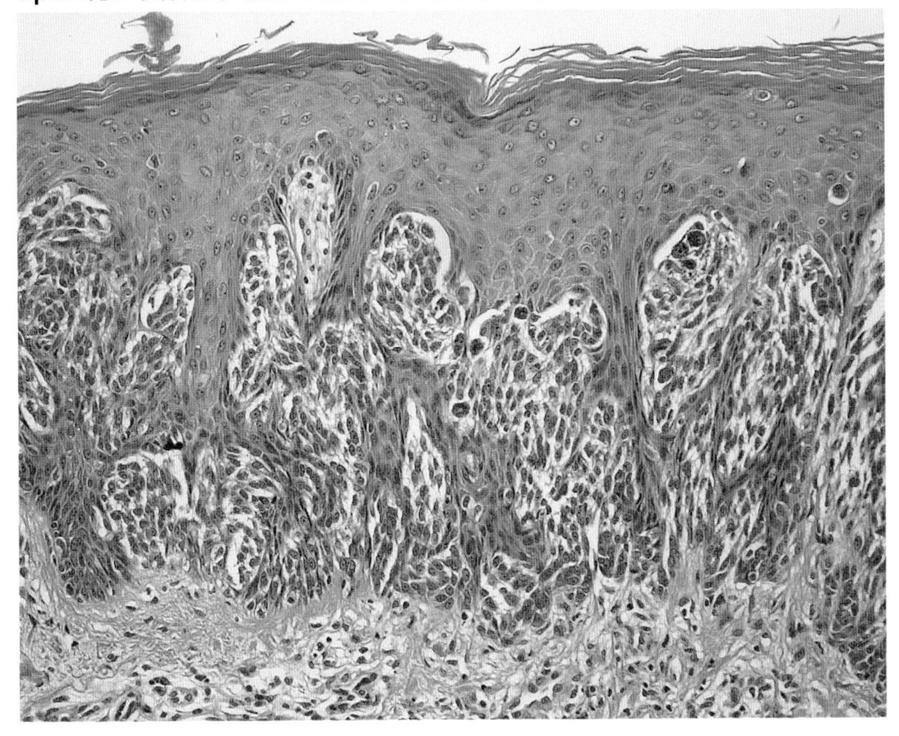

Spitz 痣：交界痣，梭形细胞为主，表皮内痣细胞巢与周围表皮之间有半月形裂隙

28. 结缔组织增生性 Spitz 痣
Desmoplatic Spitz nevus

- 基质结缔组织增生
- 痣细胞多呈楔形浸润
- 多位于真皮乳头层，也可深达真皮深部
- 细胞有不同程度的多形性
- 痣细胞表现为梭形细胞、圆形细胞、上皮样细胞
- 细胞质丰富，呈嗜酸性
- 真皮浅层可有 Spitz 样痣细胞
- 痣细胞随深度增加成熟现象明显
- 可出现巨细胞伴花环状核

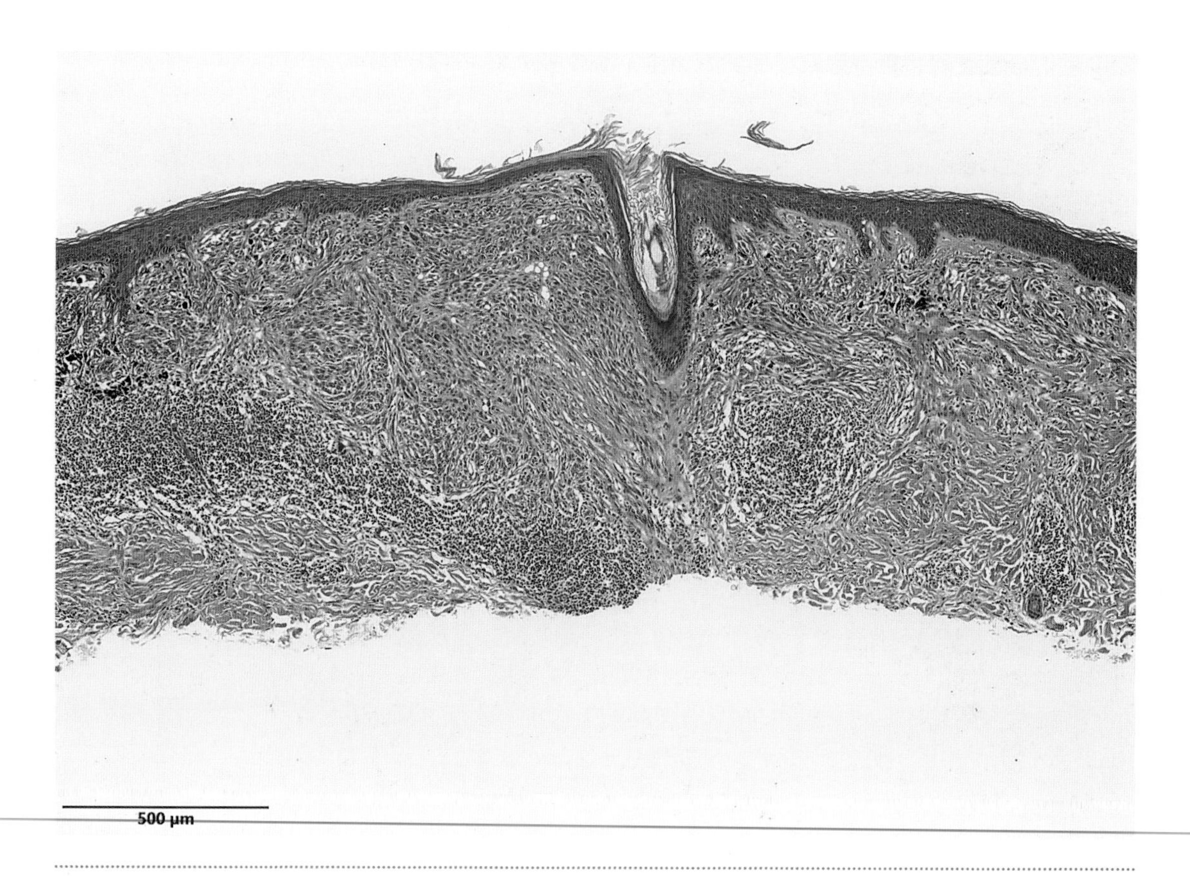

结缔组织增生性 Spitz 痣：以梭形细胞为主

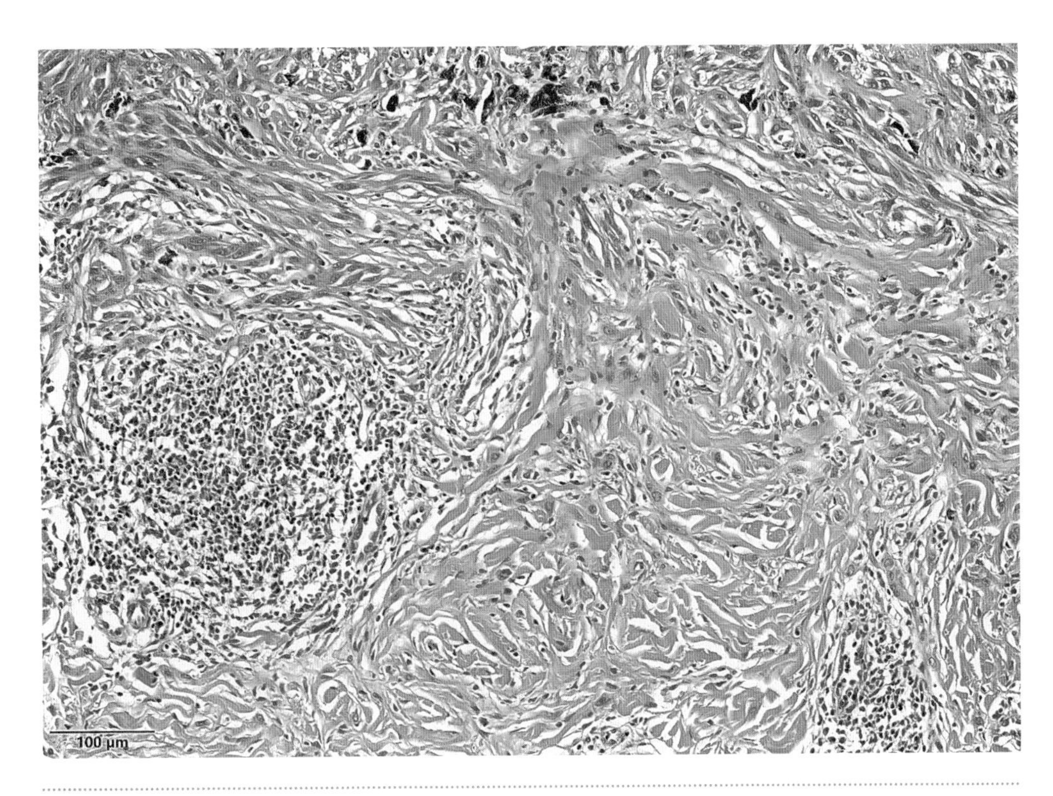

结缔组织增生性 Spitz 痣： 以梭形细胞为主，基质结缔组织增生

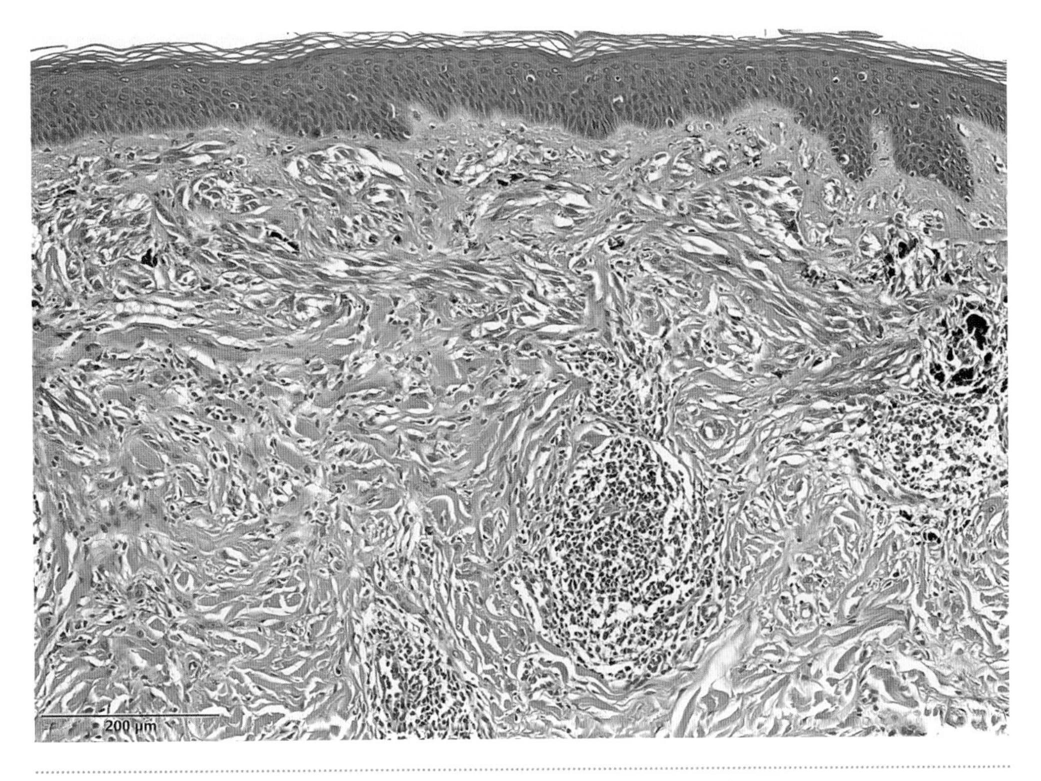

结缔组织增生性 Spitz 痣： 以梭形细胞为主，基质结缔组织增生

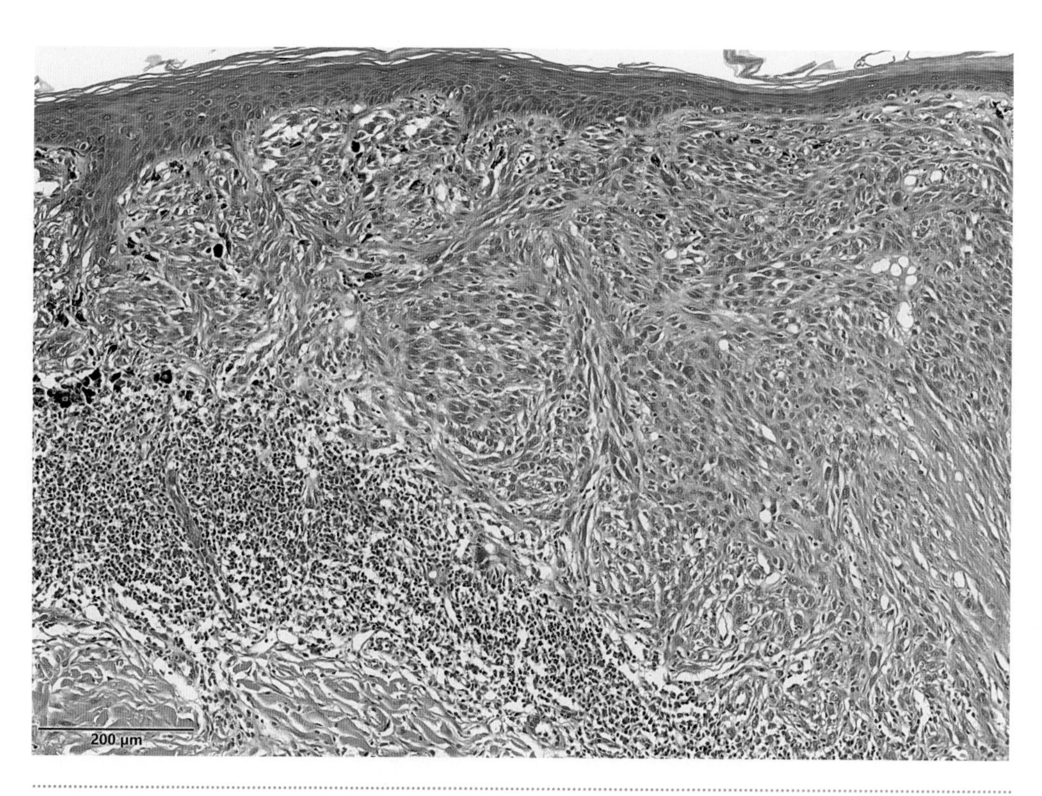

结缔组织增生性 Spitz 痣：以梭形细胞为主，周围可见炎症细胞

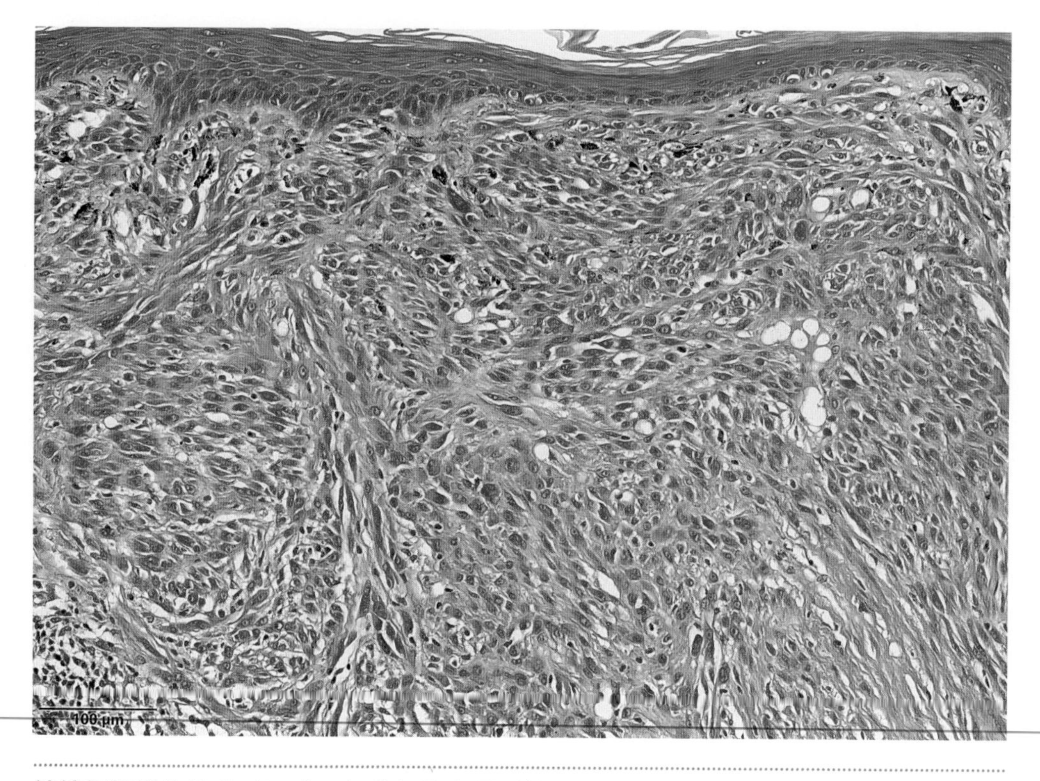

结缔组织增生性 Spitz 痣：部分细胞有异型性

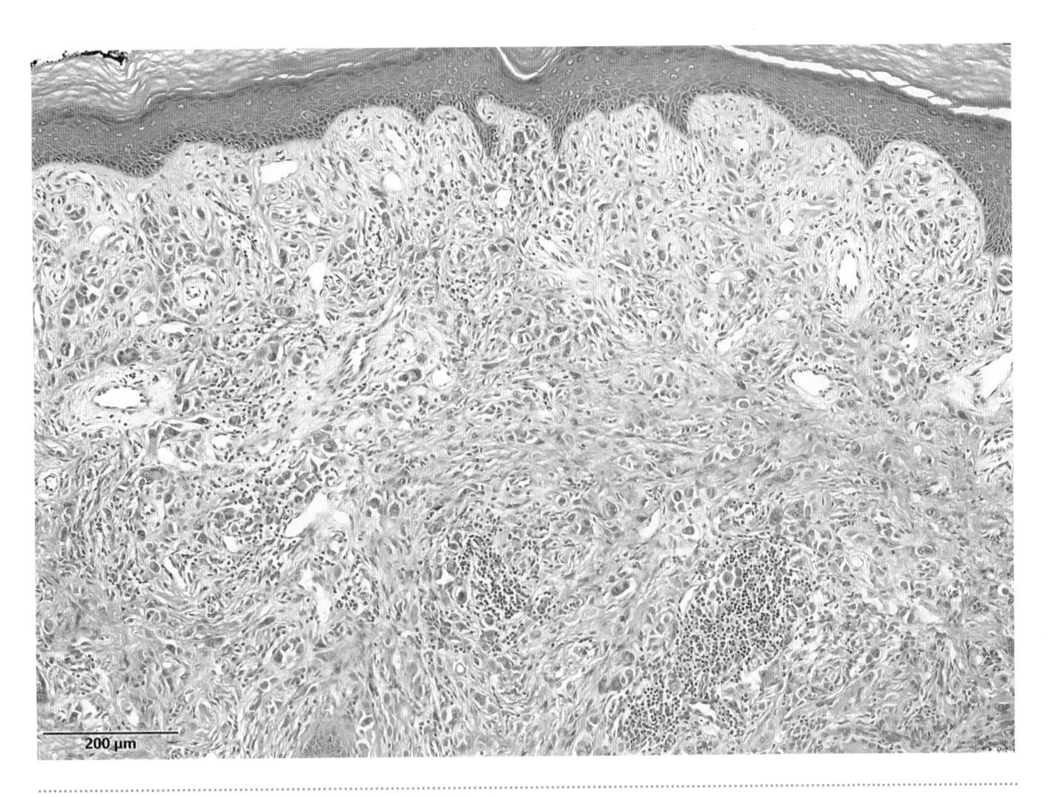

结缔组织增生性 Spitz 痣：以上皮样细胞为主，基质结缔组织增生

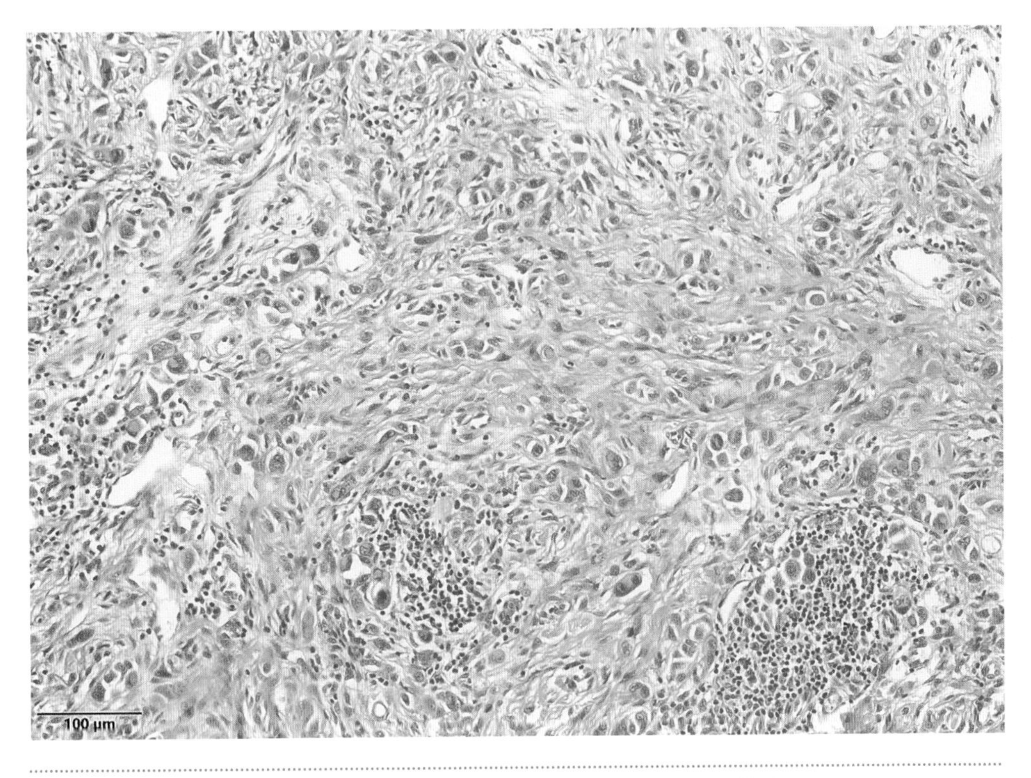

结缔组织增生性 Spitz 痣：以上皮样细胞为主，基质结缔组织增生

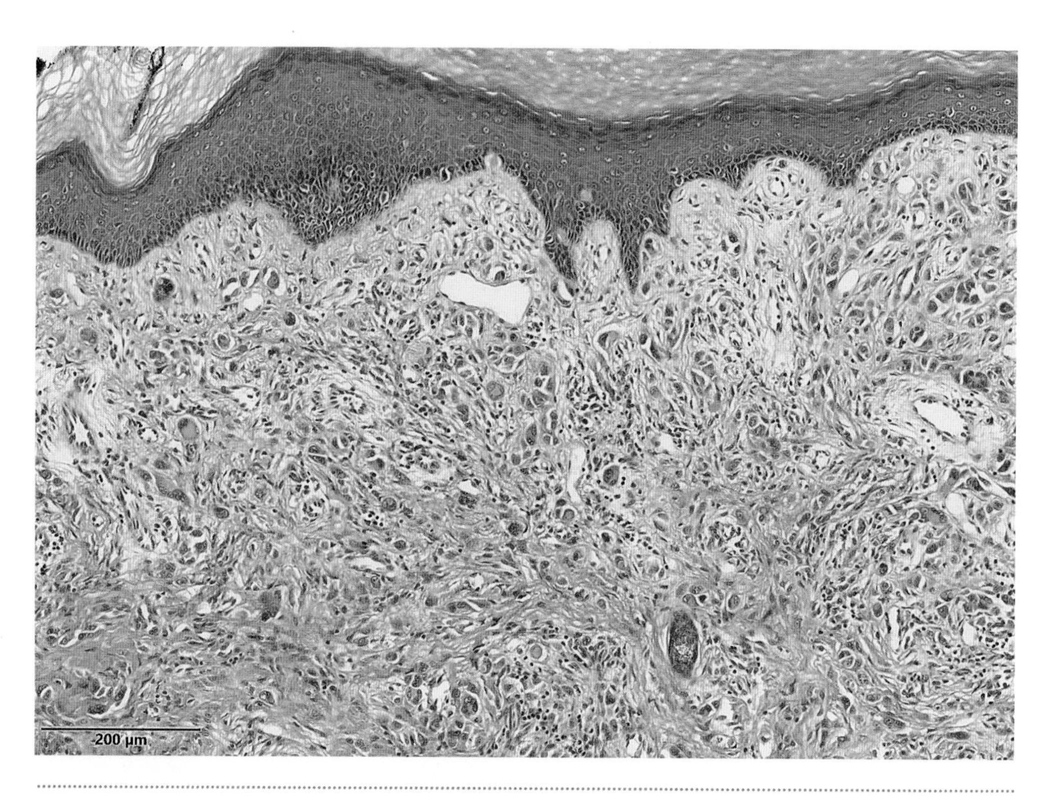

结缔组织增生性 Spitz 痣：以上皮细胞为主，周围可见炎性细胞

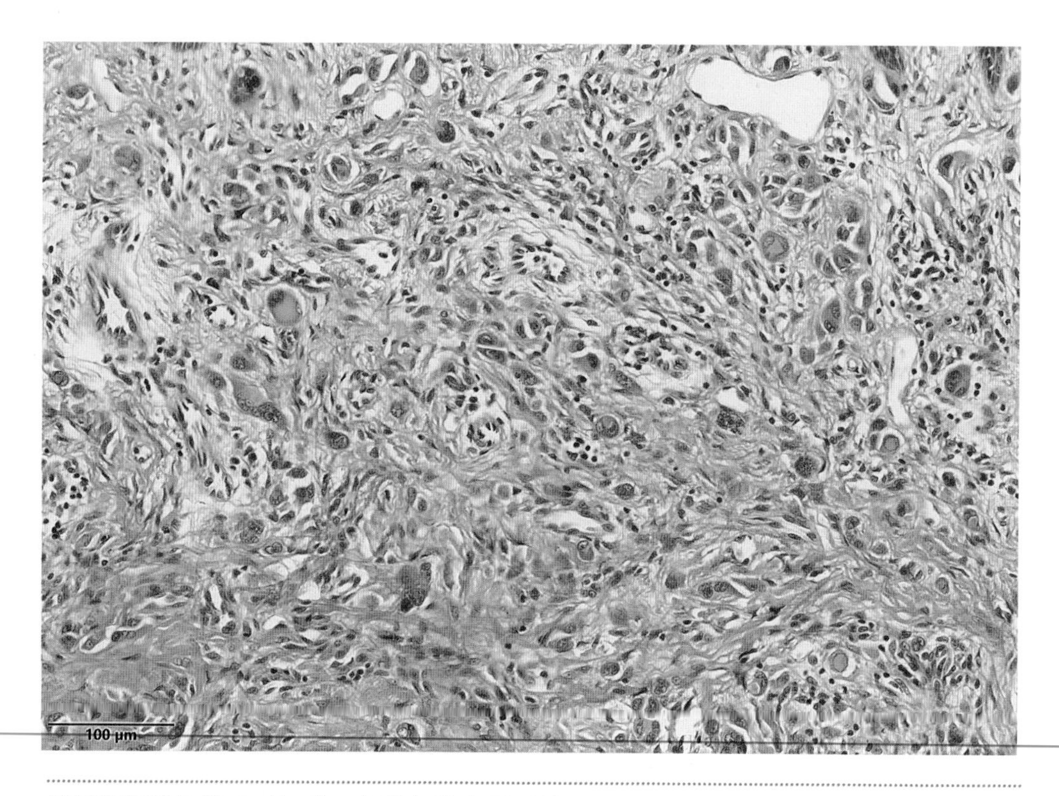

结缔组织增生性 Spitz 痣：部分细胞有异型性

29. 复发性 Spitz 痣
Recurrent Spitz nevus

- 多因 Spitz 痣病理活检或者切除不完全所致
- 表皮内可出现类似复发性黑素细胞痣的病理特征（假性黑色素瘤）
- 真皮内可见瘢痕组织
- 瘢痕组织内可见痣细胞
- 痣细胞具有 Spitz 痣的特征
- 痣细胞可为上皮样细胞，也可以是梭形细胞

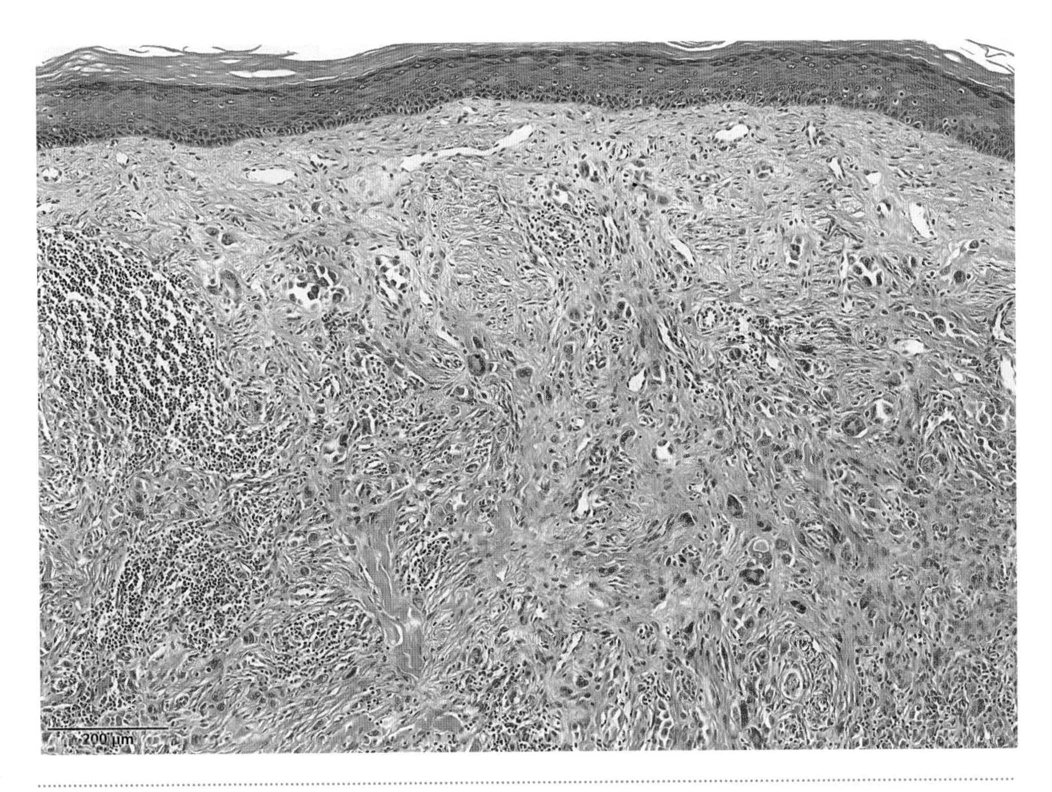

复发性 Spitz 痣：真皮内可见瘢痕组织，周围可见痣细胞

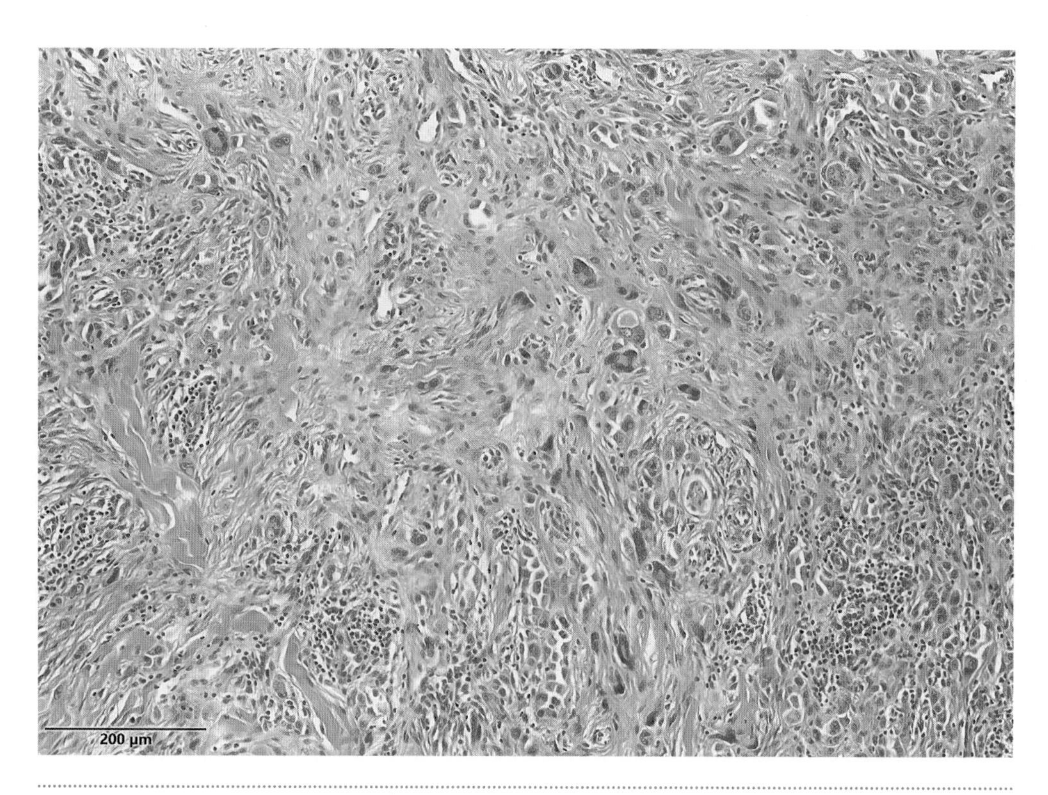

复发性 Spitz 痣：真皮内可见瘢痕组织，痣细胞以上皮样细胞为主，可见梭形细胞

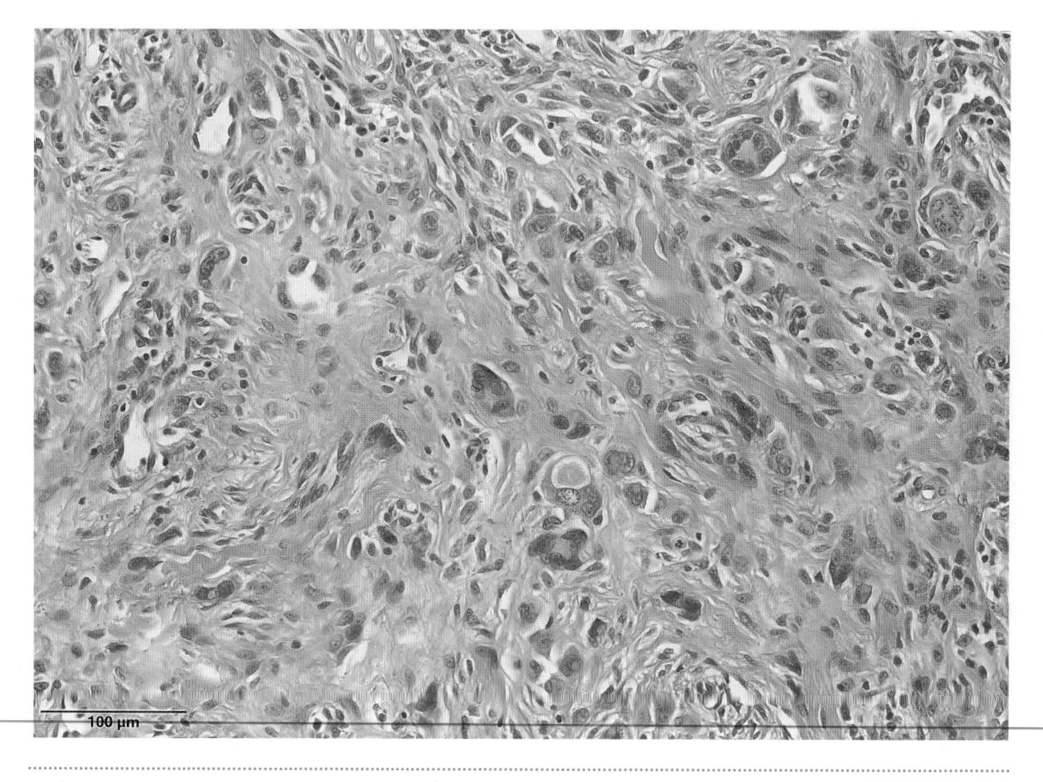

复发性 Spitz 痣：部分痣细胞有异型性

30. 丛状 Spitz 痣
Plexiform Spitz nevus

- 临床上极为少见
- 梭形或上皮样痣细胞呈丛状在真皮内分布
- 一些肿瘤团块边缘可有一层细薄压缩的间质
- 肿瘤团块周围可出现黏液

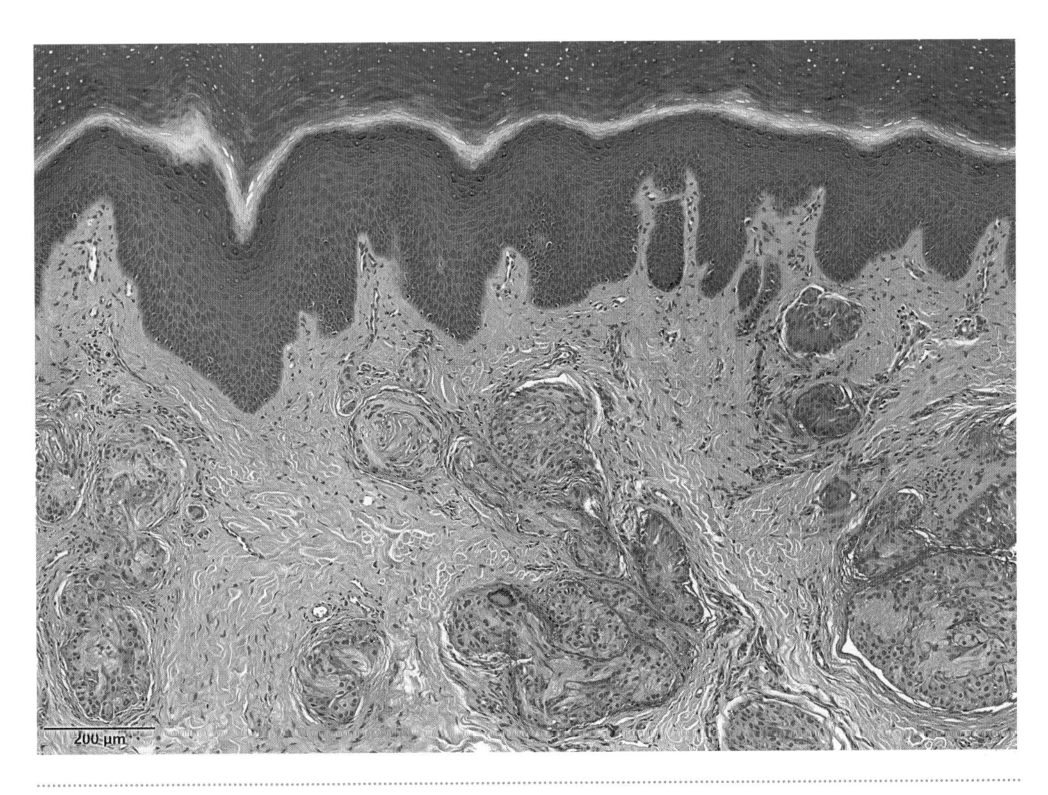

丛状 Spitz 痣：真皮内丛状分布的痣细胞团块

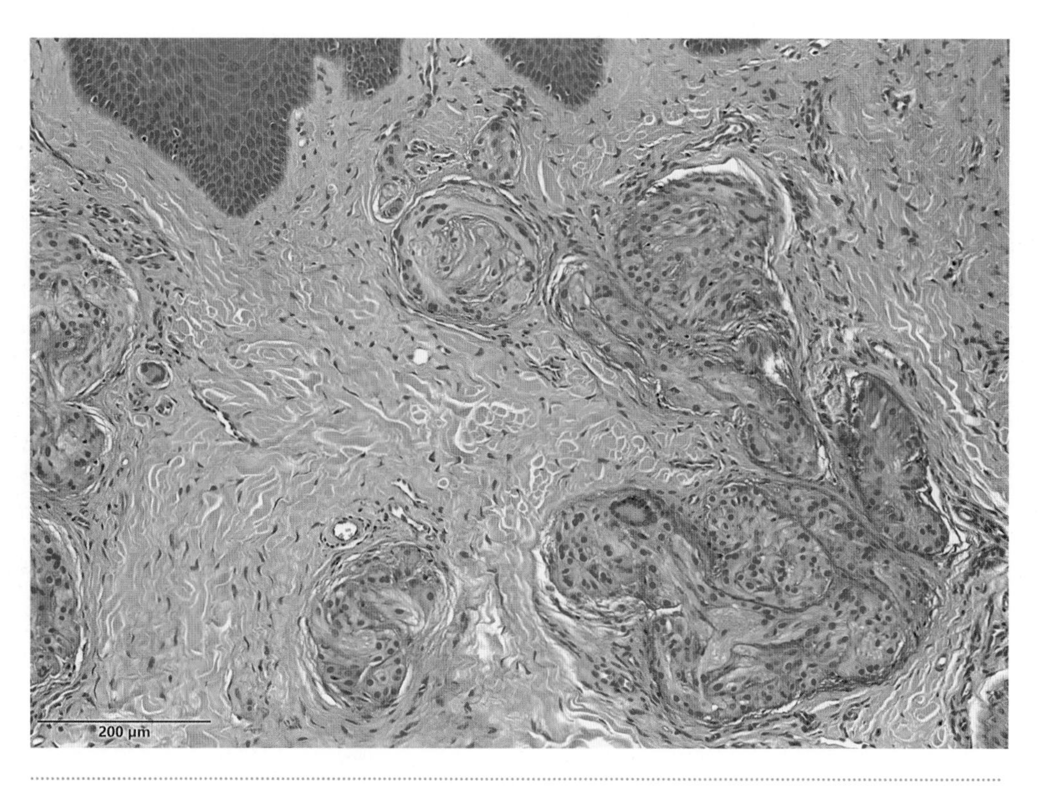

丛状 Spitz 痣：团块内及周围可见黏液

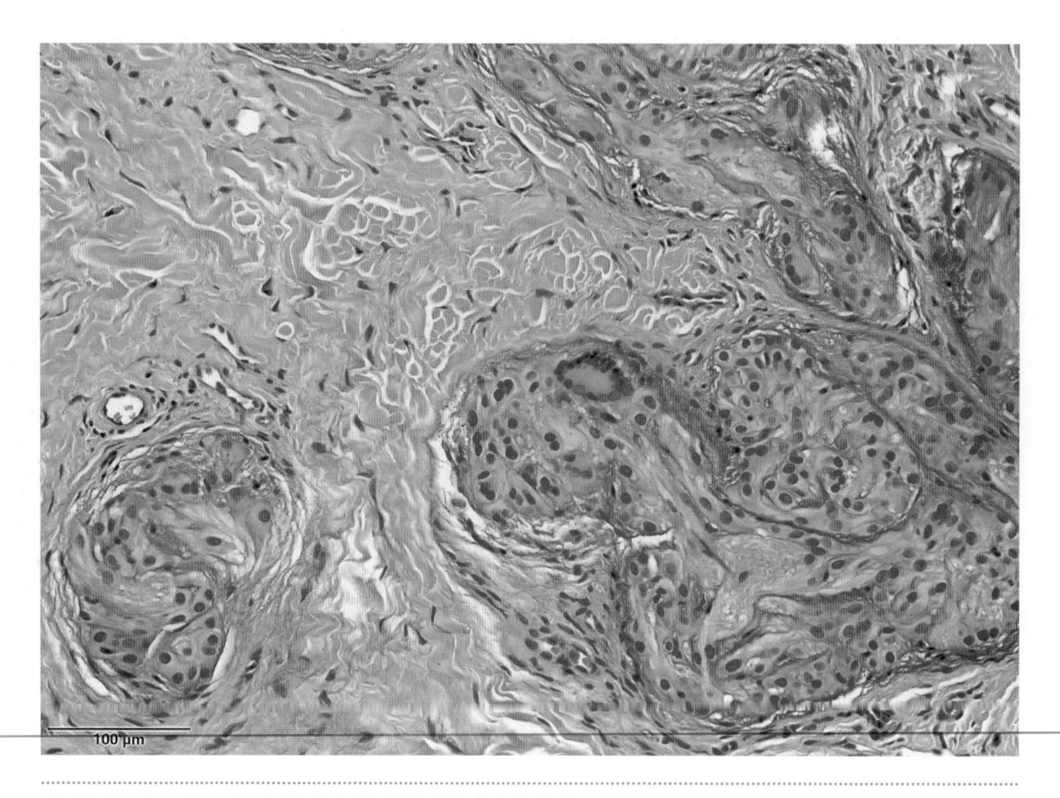

丛状 Spitz 痣：上皮样痣细胞团块周围可见黏液

31. 非典型 Spitz 痣
Atypical Spitz nevus

- 又称为 Spitz 肿瘤，最小偏离型黑色素瘤（Spitz 痣型）
- 病理上具有 Spitz 痣的特点
- 成熟现象受损，底缘可见大的痣细胞巢
- 可见核丝分裂象及异型细胞
- 病理上不符合垂直生长期的恶性黑色素瘤
- 临床上与典型的 Spitz 痣无差别

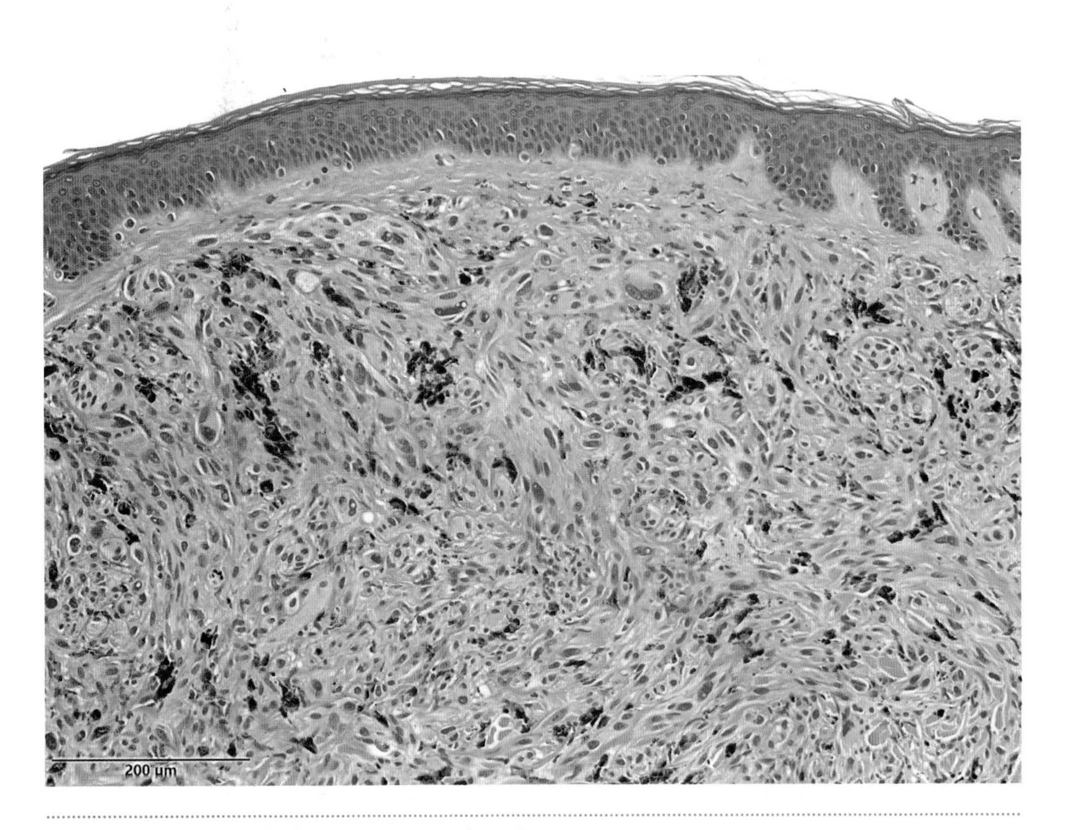

非典型 Spitz 痣：真皮内可见 Spitz 痣细胞

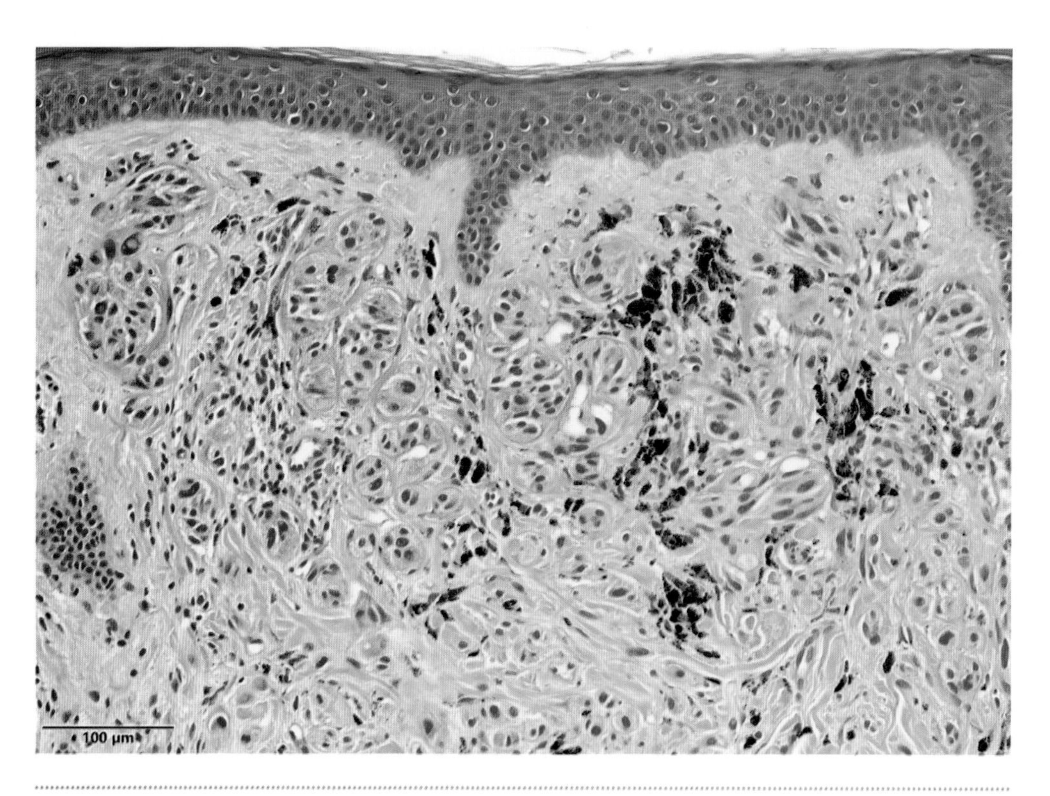

非典型 Spitz 痣：部分肿瘤痣细胞有异型性

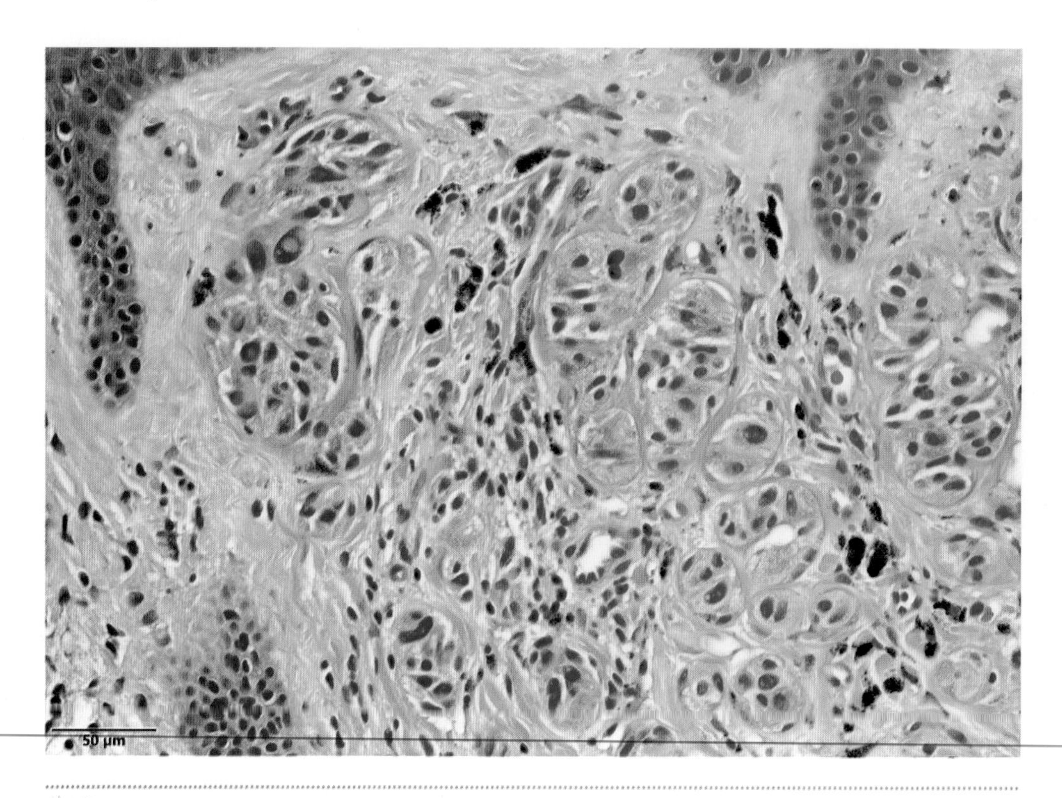

非典型 Spitz 痣：部分肿瘤痣细胞有异型性

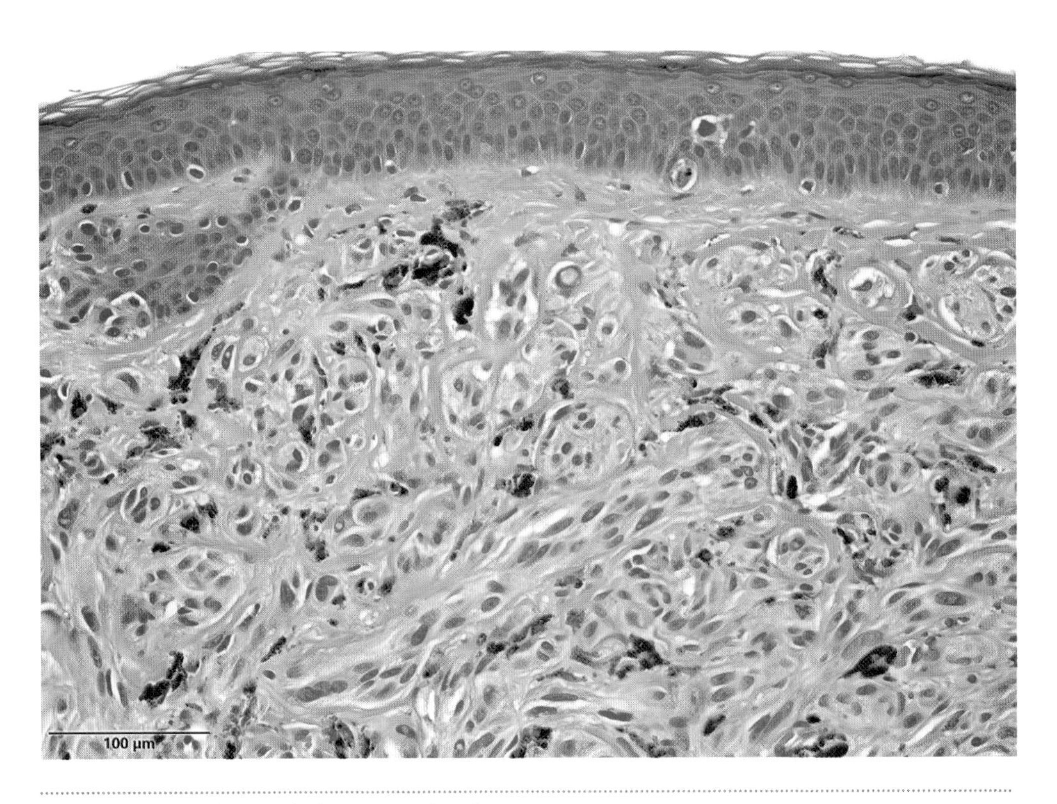

非典型 Spitz 痣：表皮内可见异型细胞

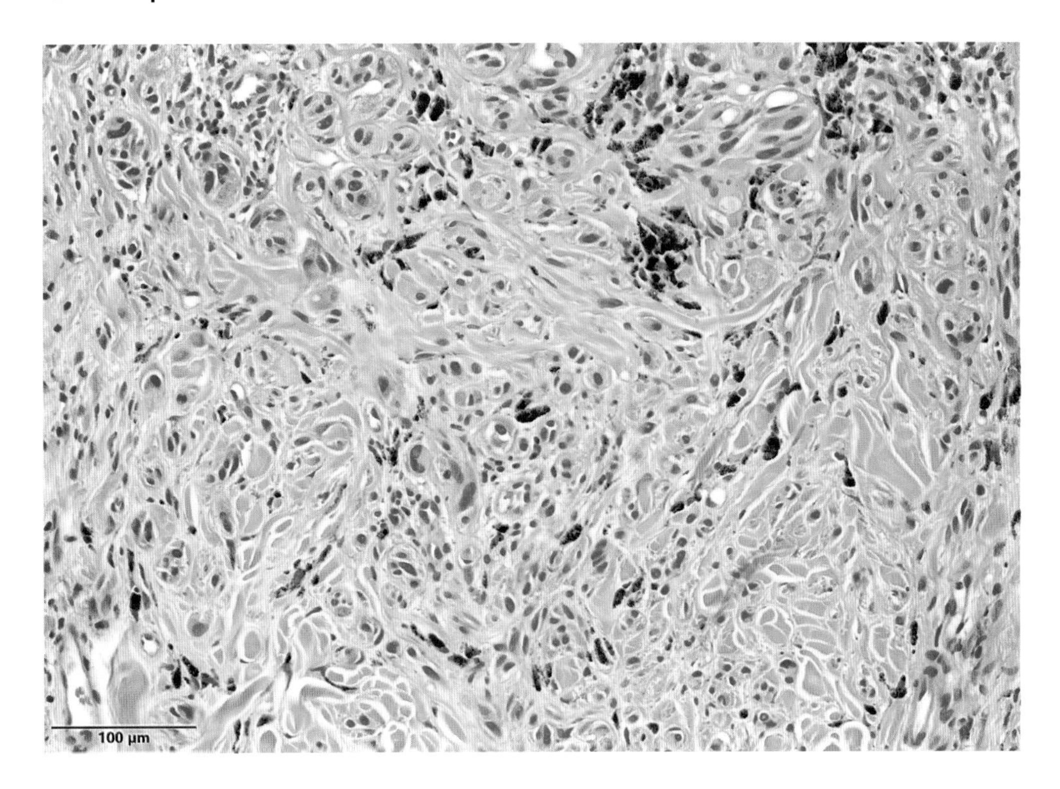

非典型 Spitz 痣：部分肿瘤痣细胞有异型性，可见核丝分裂

32. Reed 色素性梭形细胞瘤
Pigmented spindle cell tumour of Reed

- 可能是 Spitz 痣的变异型
- 为交界痣或复合痣
- 皮损高度对称
- 累及真皮的深度极为均一
- 细胞为梭形，多垂直向上成巢
- 交界处痣细胞巢可呈特征性梨形外观
- 有较多的色素
- 常累及真皮乳头，但不单独局限于真皮
- 皮损侧缘清晰
- 真皮浅层可有炎症细胞浸润
- 容易误诊为恶性黑色素瘤
- 临床为暗棕色或黑色的斑块丘疹

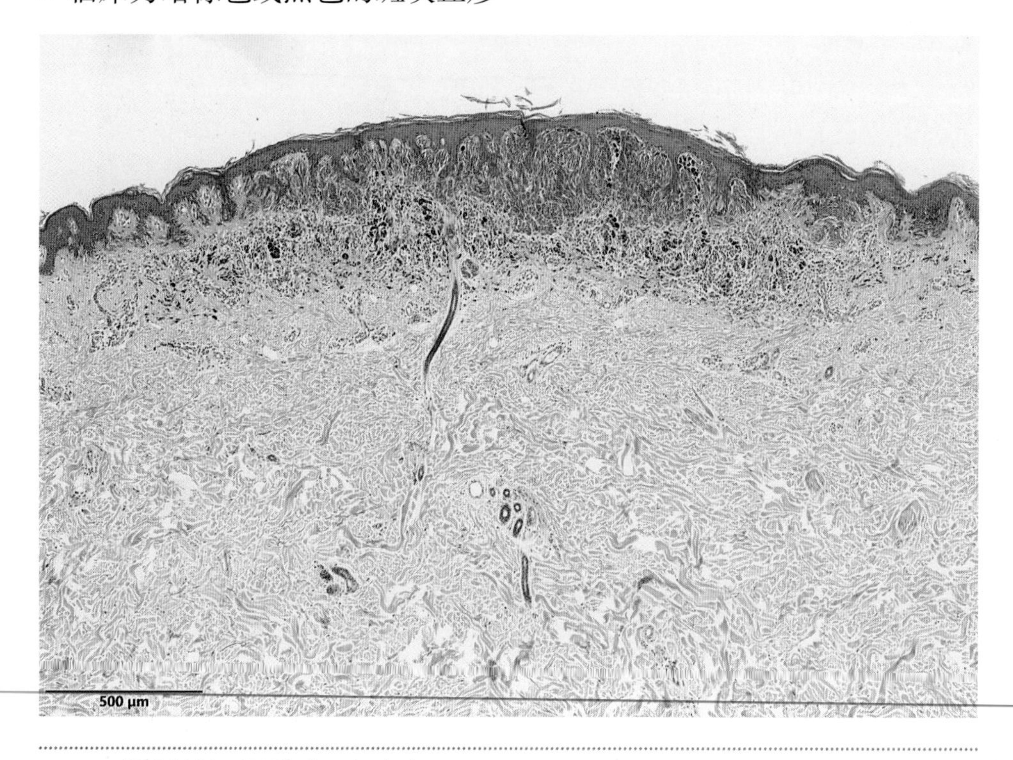

Reed 色素性梭形细胞瘤：复合痣

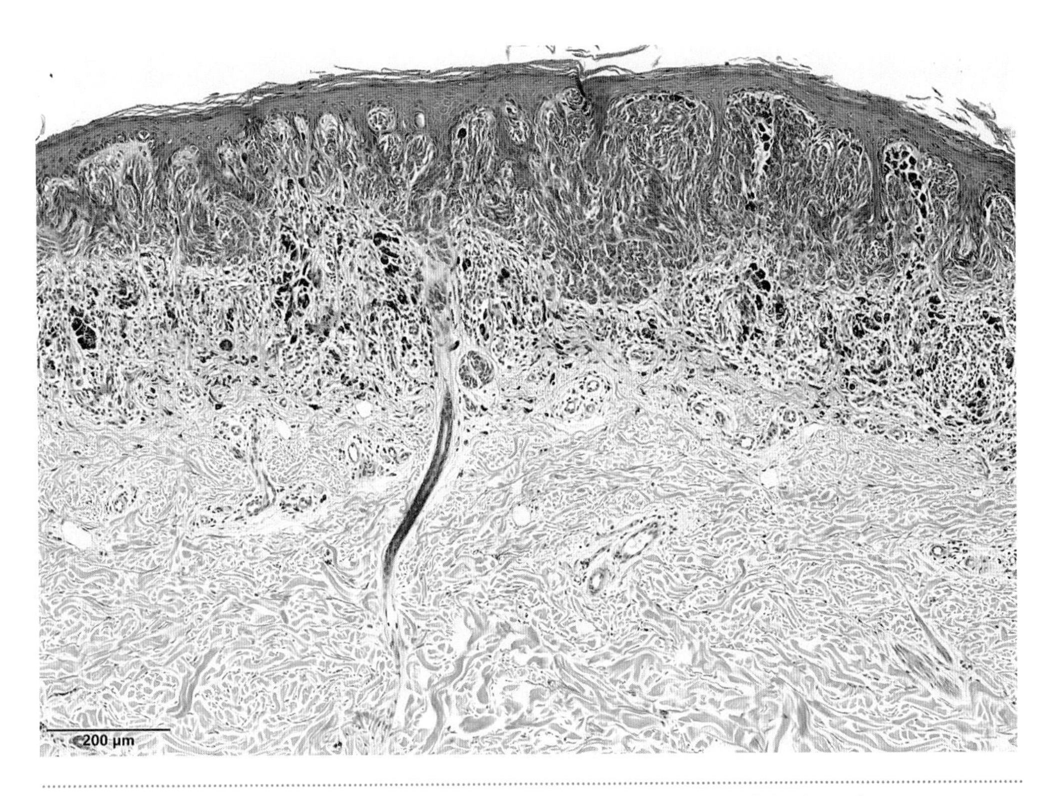

Reed 色素性梭形细胞瘤：痣细胞呈梭形，长轴与表皮垂直，有较多色素

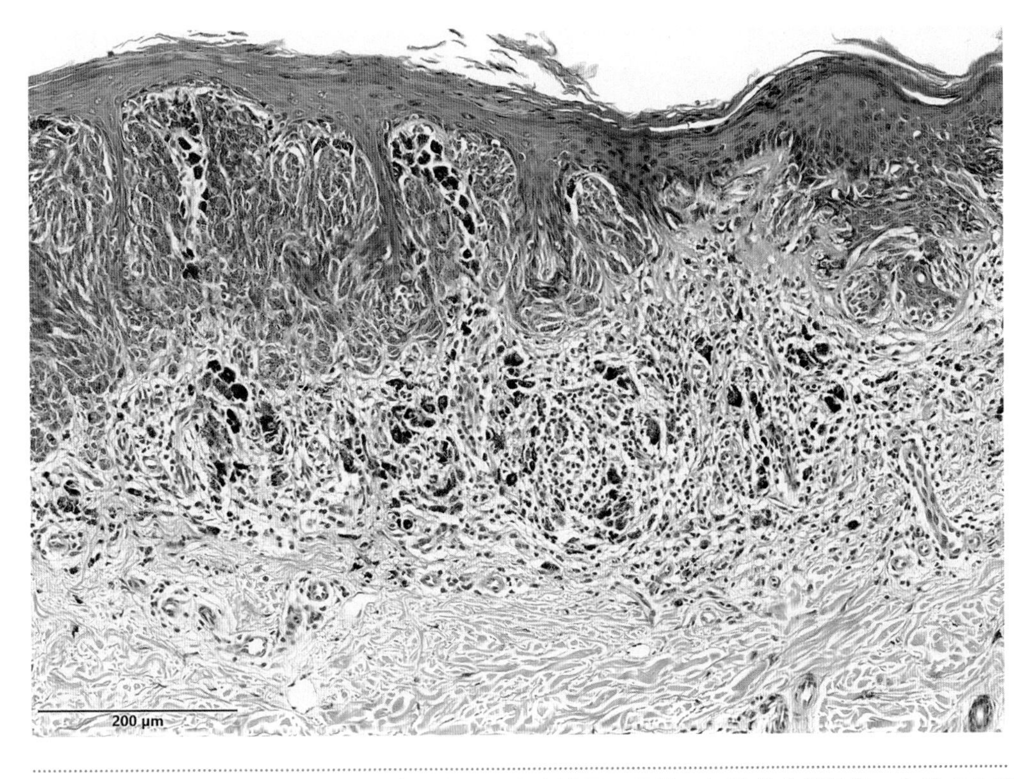

Reed 色素性梭形细胞瘤：痣细胞呈梭形，真皮浅层可见淋巴细胞苔藓样浸润，有较多色素

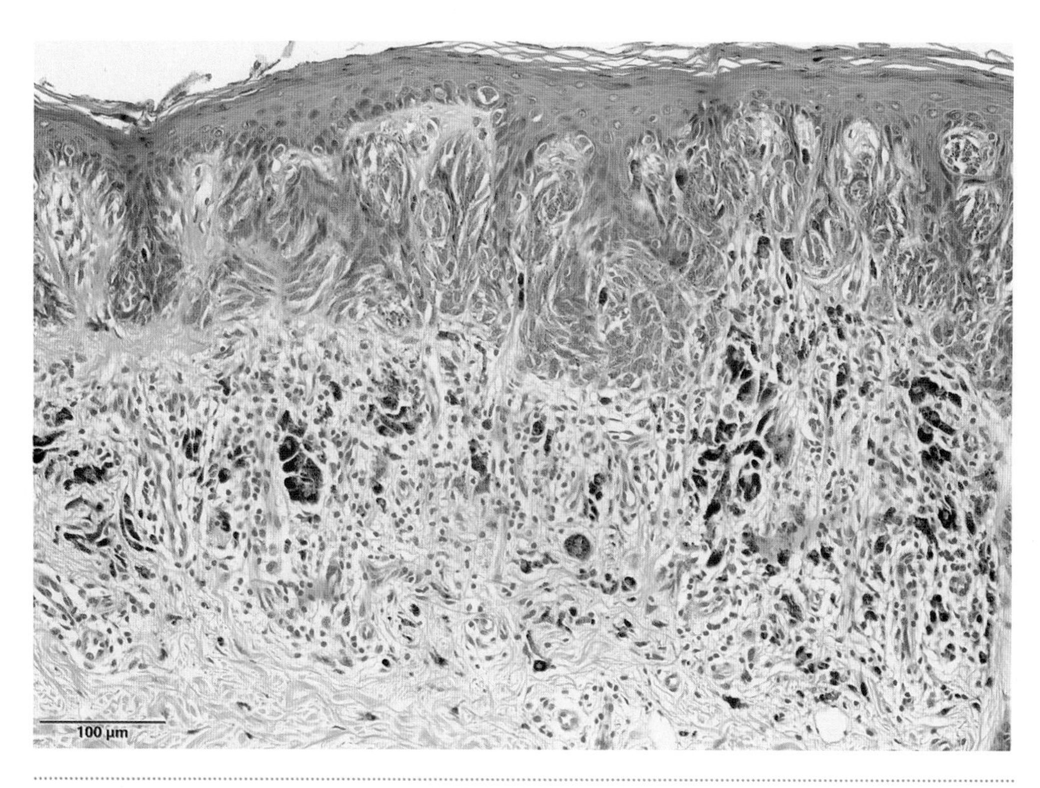

Reed 色素性梭形细胞瘤：真皮内有较多色素及噬色素细胞

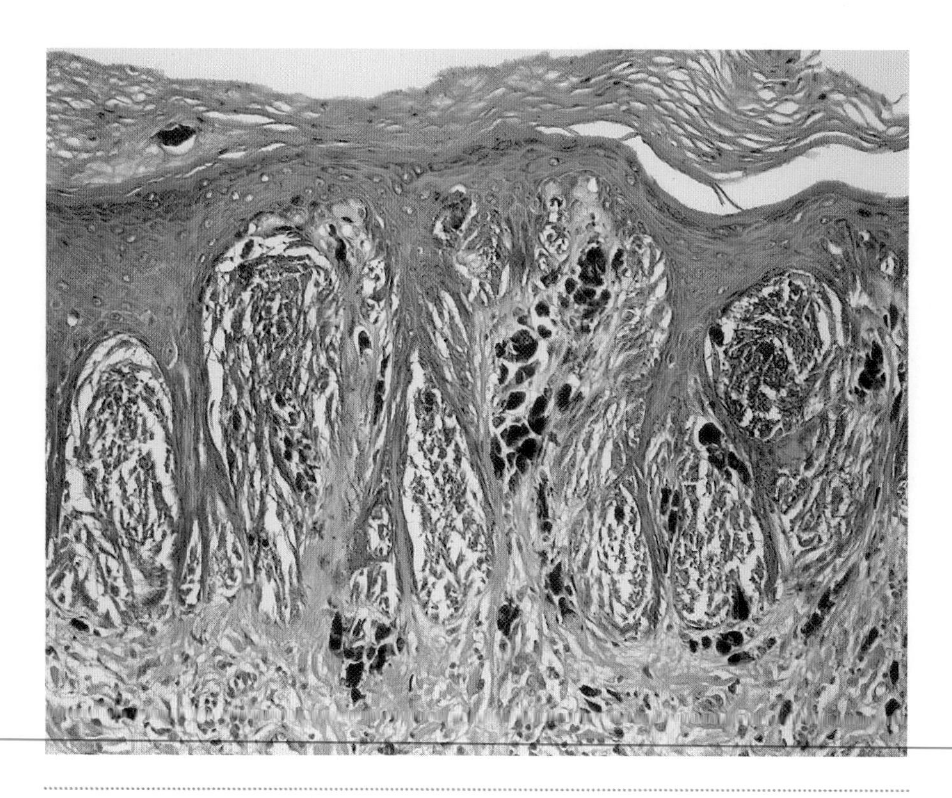

Reed 色素性梭形细胞瘤：痣细胞巢长轴与表皮垂直，呈梨形外观

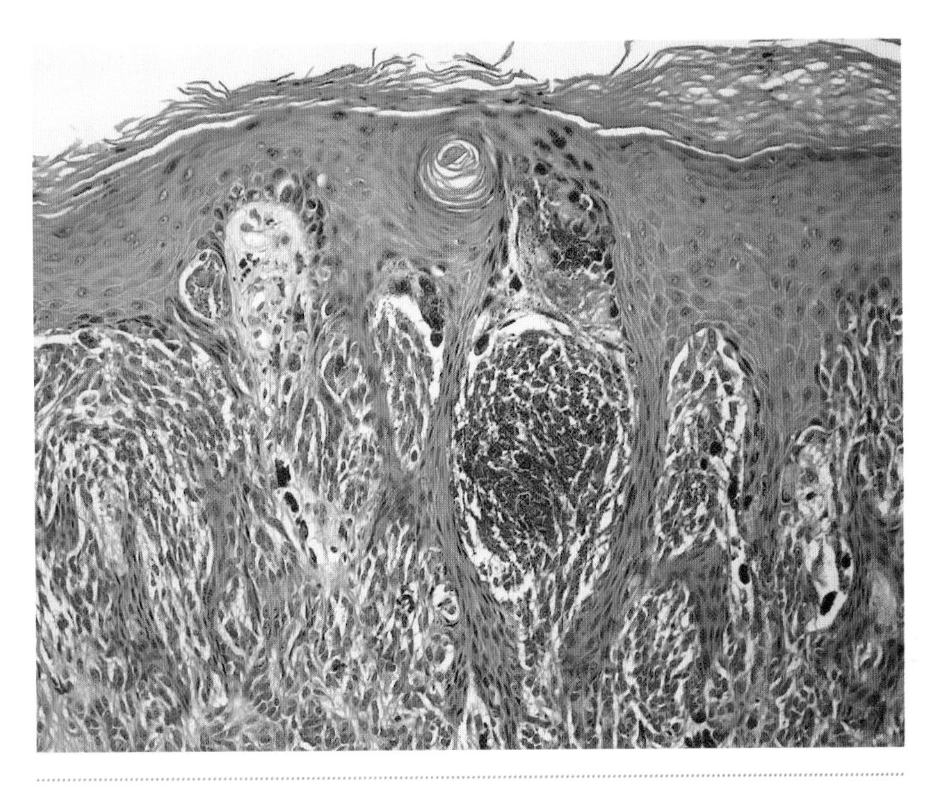

Reed 色素性梭形细胞瘤：痣细胞呈梭形，有较多色素，呈梨形外观

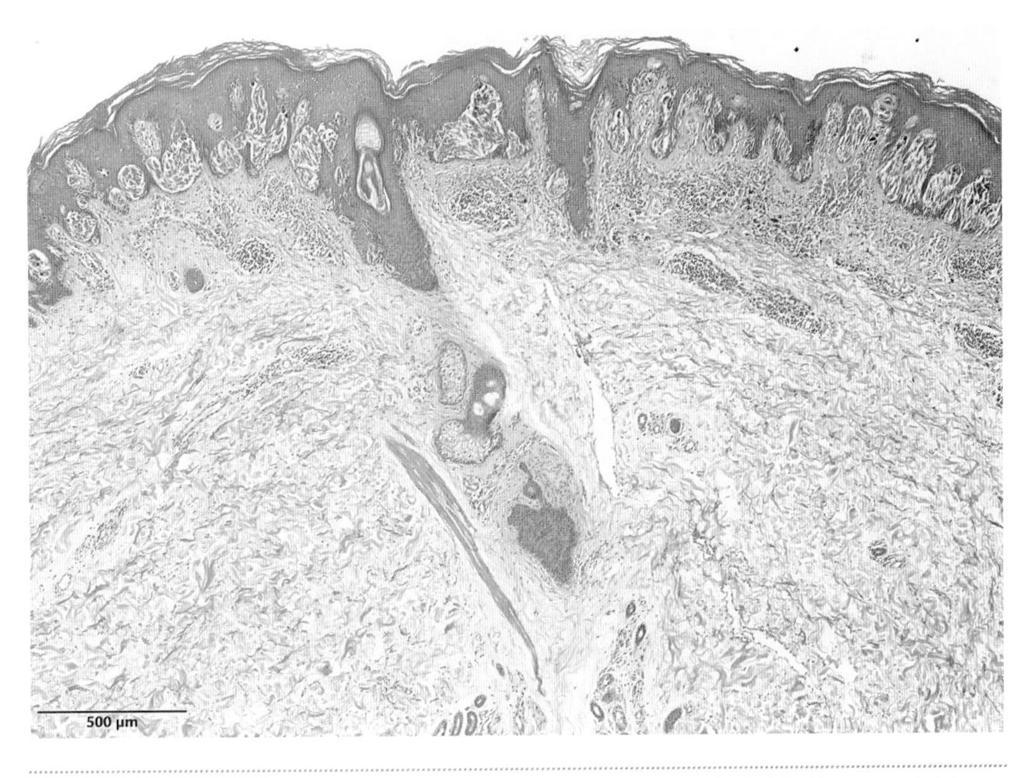

Reed 色素性梭形细胞瘤：交界痣，痣细胞呈巢分布，痣细胞巢底部处于同一水平

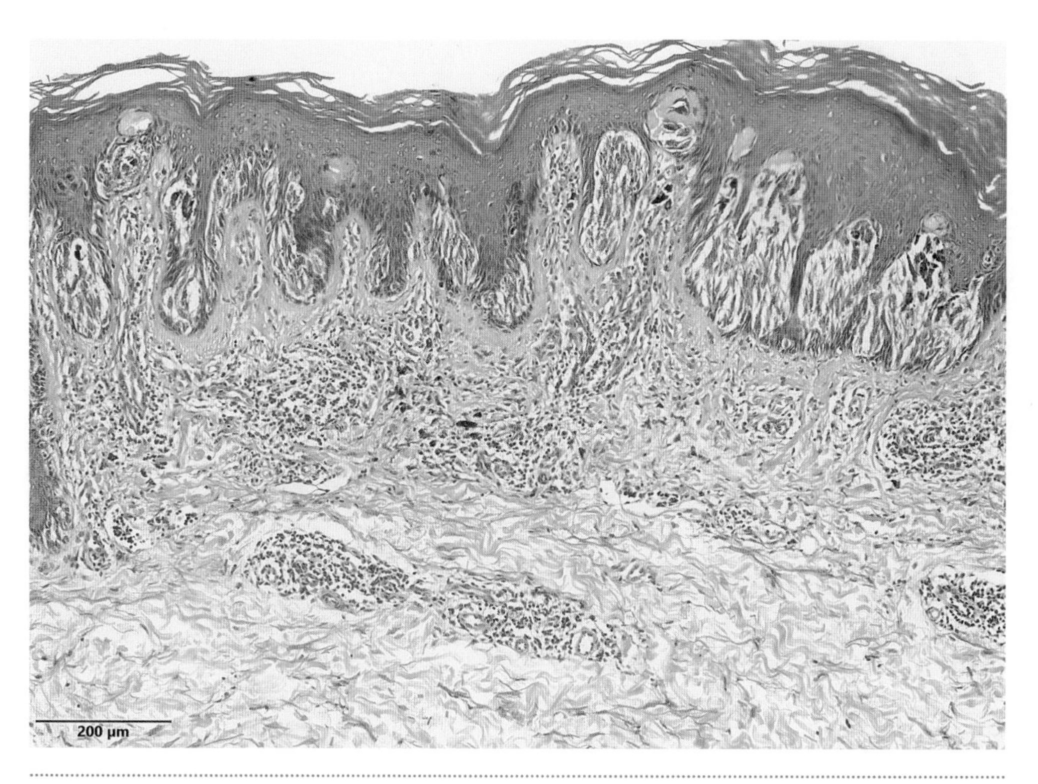

Reed 色素性梭形细胞瘤：痣细胞呈梭形，细胞巢长轴与表皮垂直，痣细胞巢底部处在同一水平

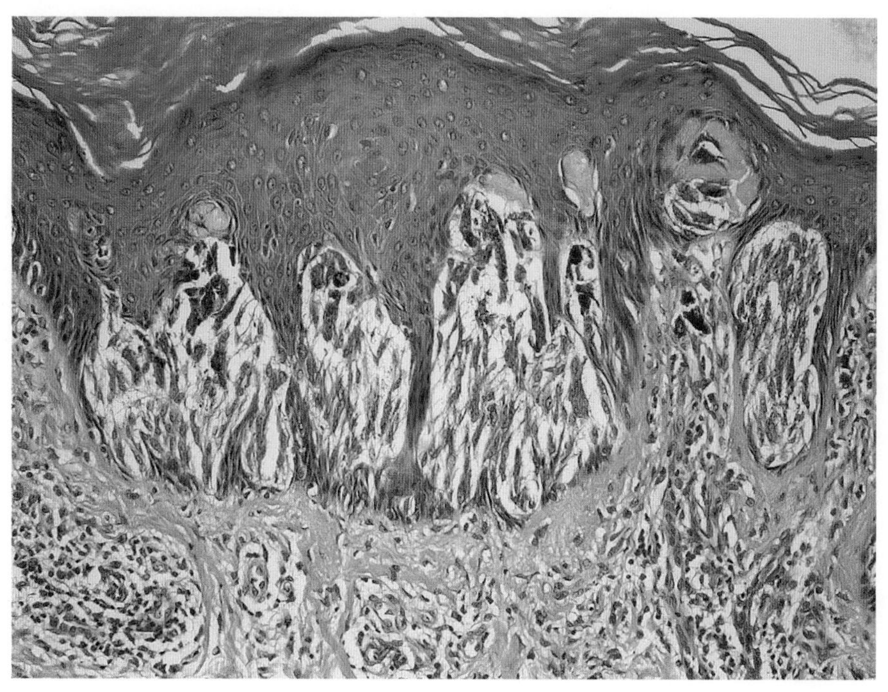

Reed 色素性梭形细胞瘤：痣细胞呈梭形，有大量色素，长轴与表皮垂直，底部处于同一水平

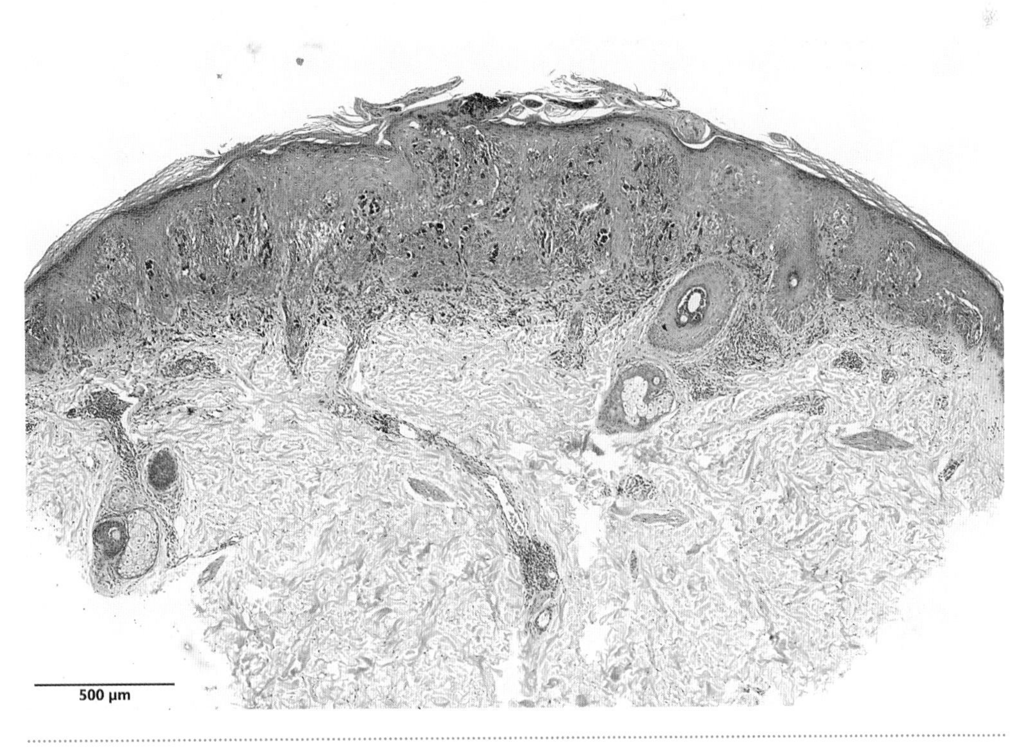

Reed 色素性梭形细胞瘤：交界痣，痣细胞巢底部处于同一水平

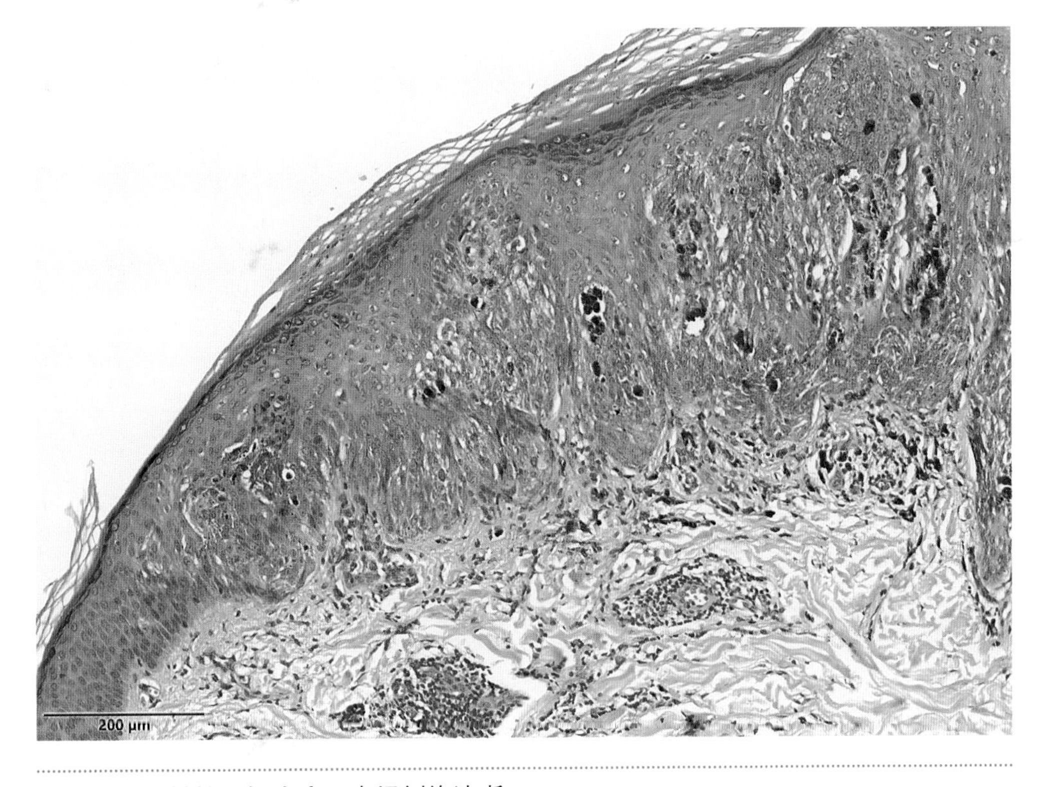

Reed 色素性梭形细胞瘤：皮损侧缘清晰

下篇　黑色素瘤
Melanoma

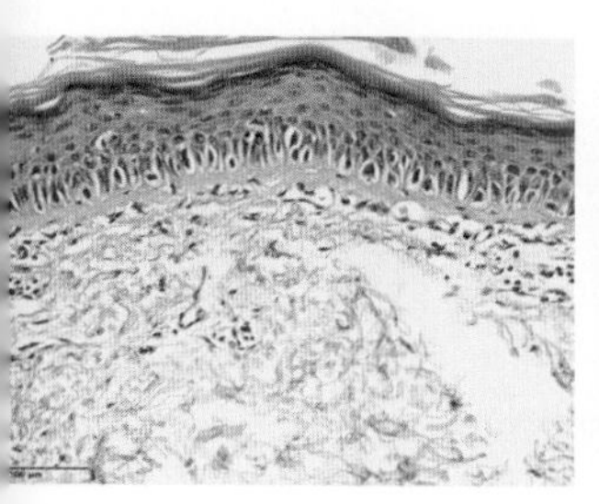
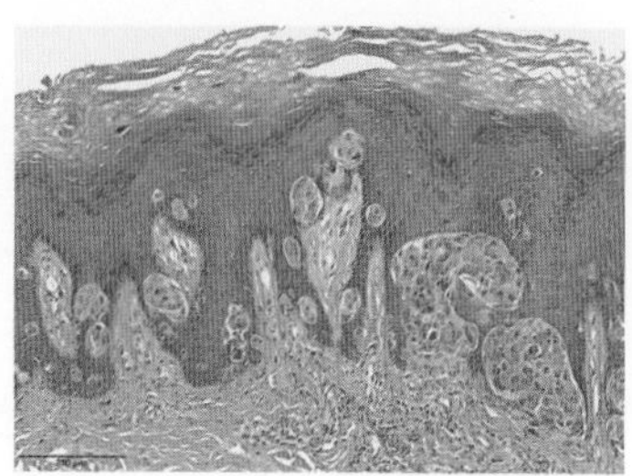
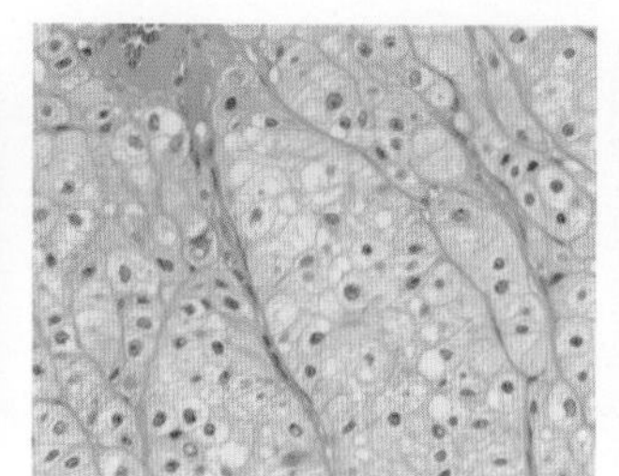
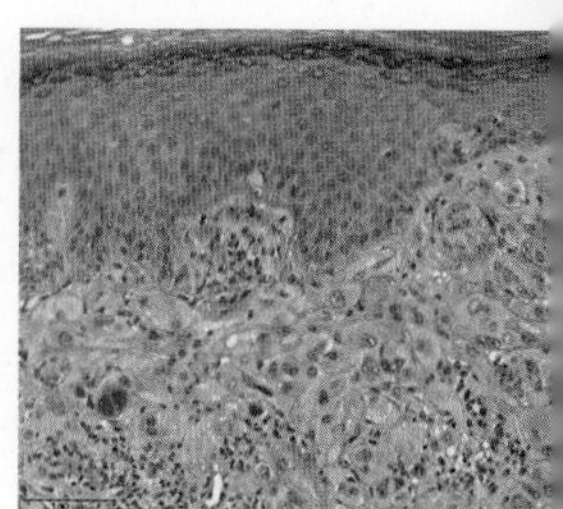

33. 恶性雀斑样痣
Lentigo maligna

- 表皮萎缩
- 真皮内日光弹力纤维变性
- 真皮浅层可见噬色素细胞及炎症细胞浸润
- 表、真皮交界处可见异型黑素细胞
- 肿瘤细胞呈多形性、不规则状、多角形
- 不呈巢状分布的黑素细胞数量超过呈巢状分布的黑素细胞数量
- 交界处可见多核瘤巨细胞
- 肿瘤细胞可在表皮内 Paget 样扩散
- 毛囊及汗腺导管上皮受累是本病的特征
- 真皮内可见炎症细胞呈苔藓样浸润
- 好发于老年人日光暴露部位
- 临床表现为黑褐色斑疹或微隆起的斑块

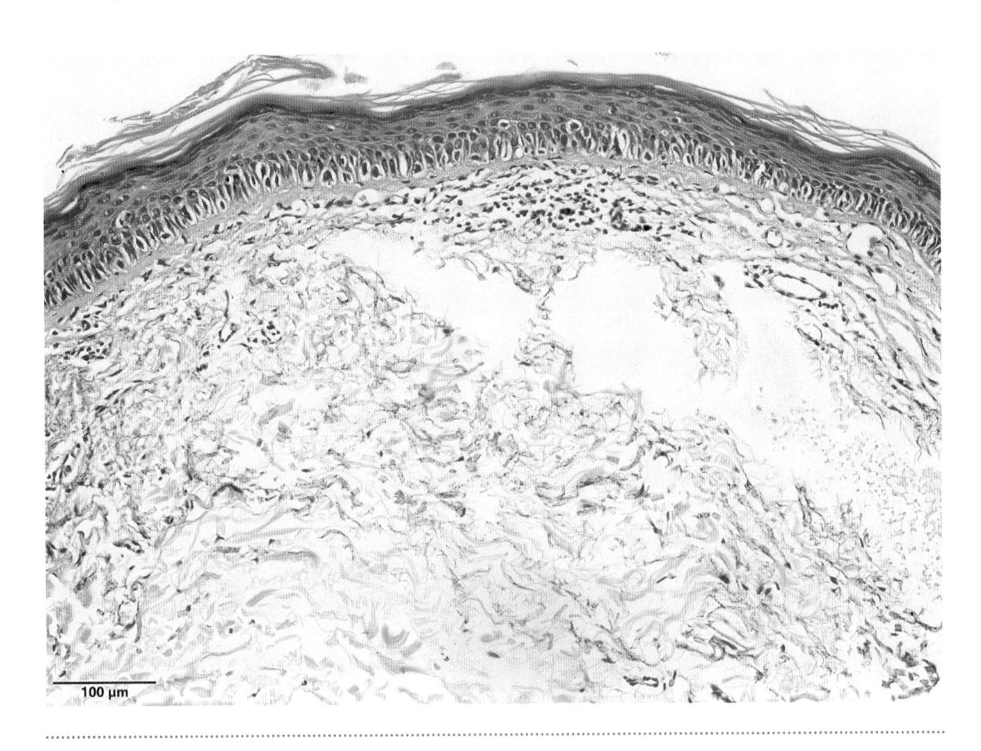

恶性雀斑样痣： 表皮内异型黑素细胞

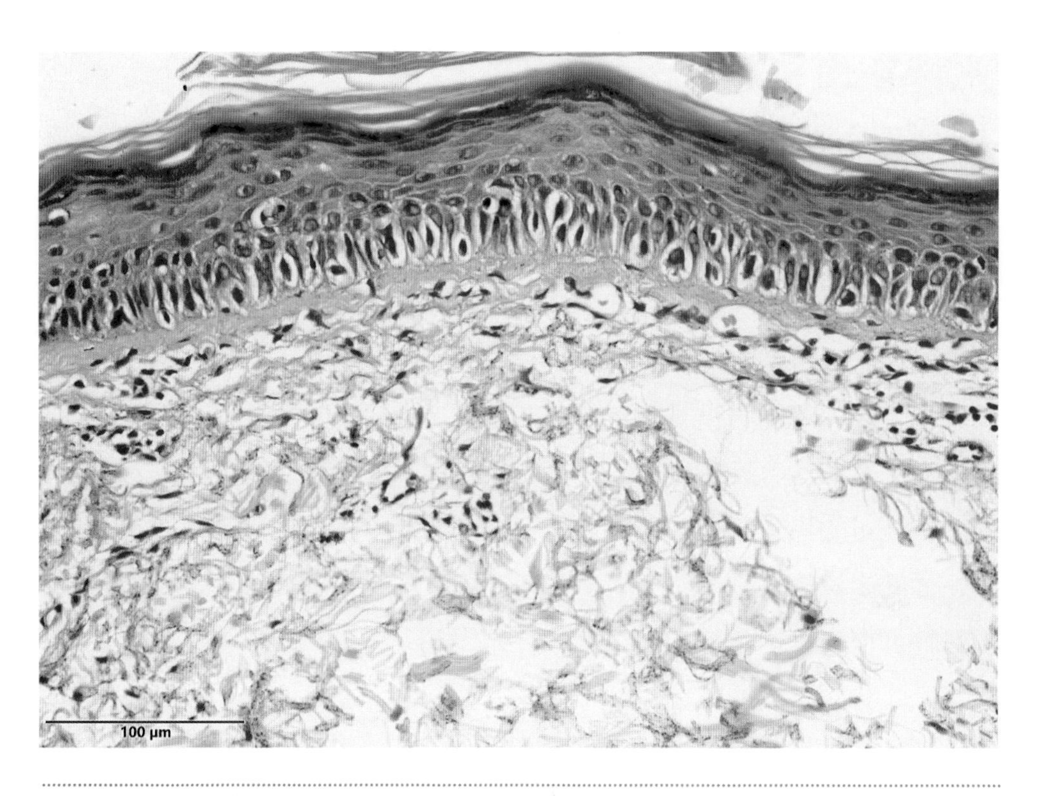

恶性雀斑样痣：表皮基底层及上方异型黑素细胞，细胞质透明

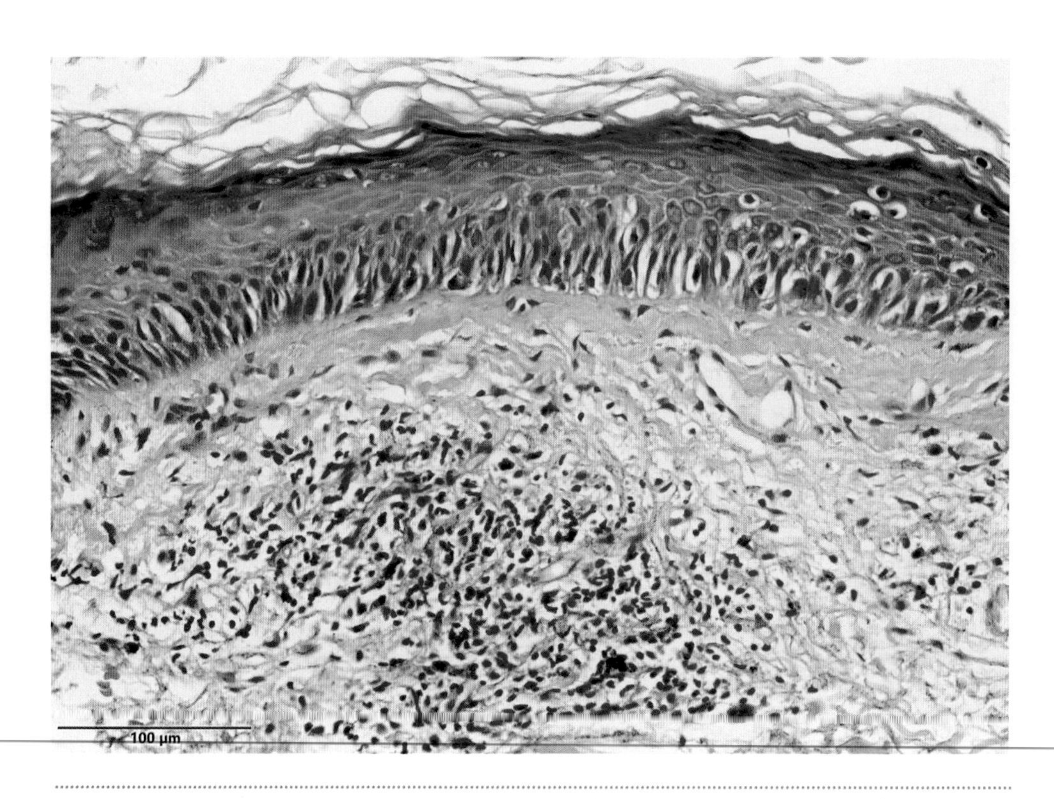

恶性雀斑样痣：肿瘤细胞在表皮内呈 Paget 样扩散

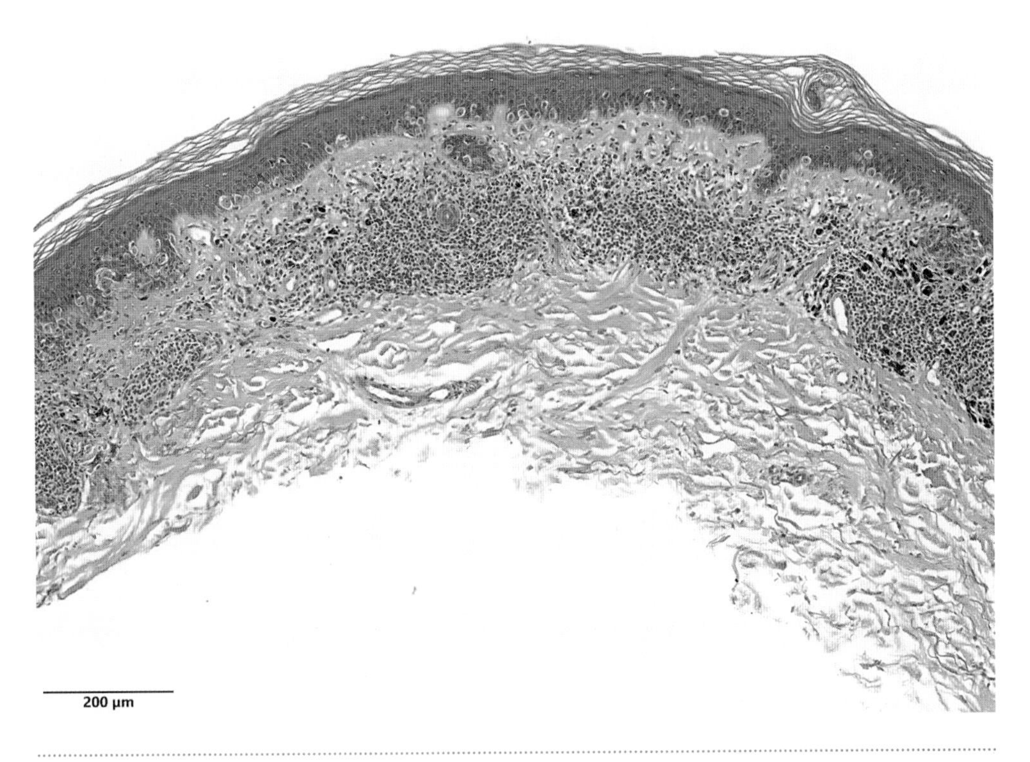

恶性雀斑样痣： Paget 样黑素细胞在表皮内扩散，真皮浅层炎症细胞呈苔藓样浸润

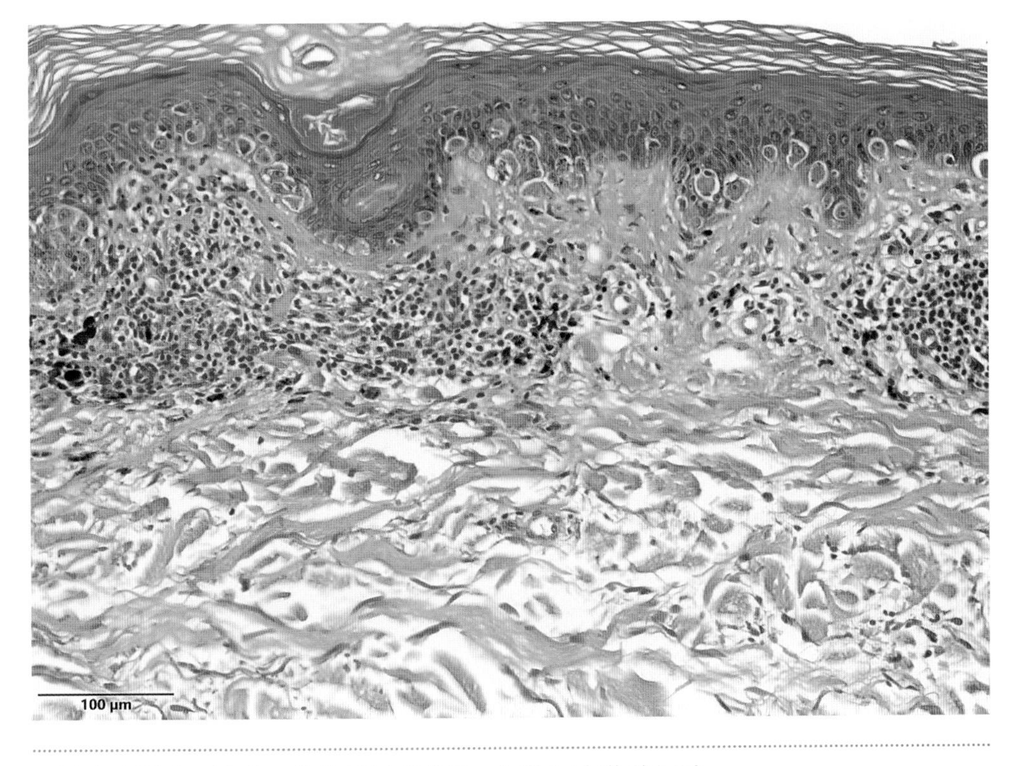

恶性雀斑样痣： 肿瘤细胞胞质呈嗜酸性，细胞质有收缩间隙

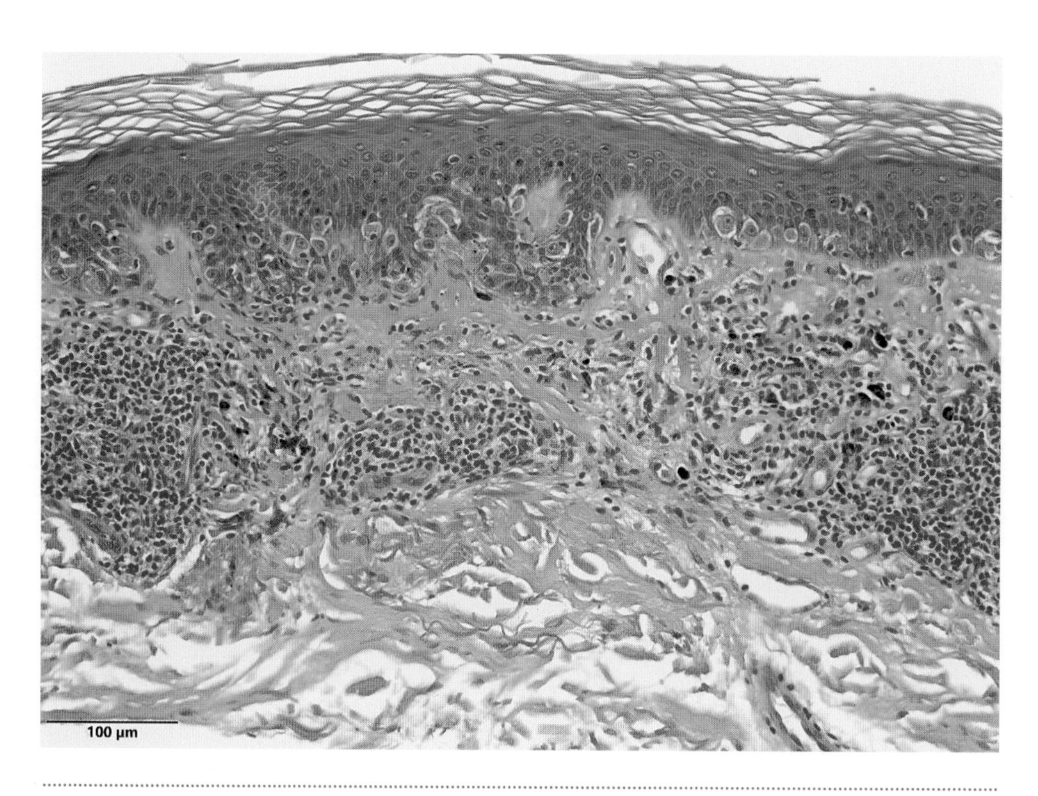

恶性雀斑样痣：肿瘤细胞多散在分布，少许呈巢分布

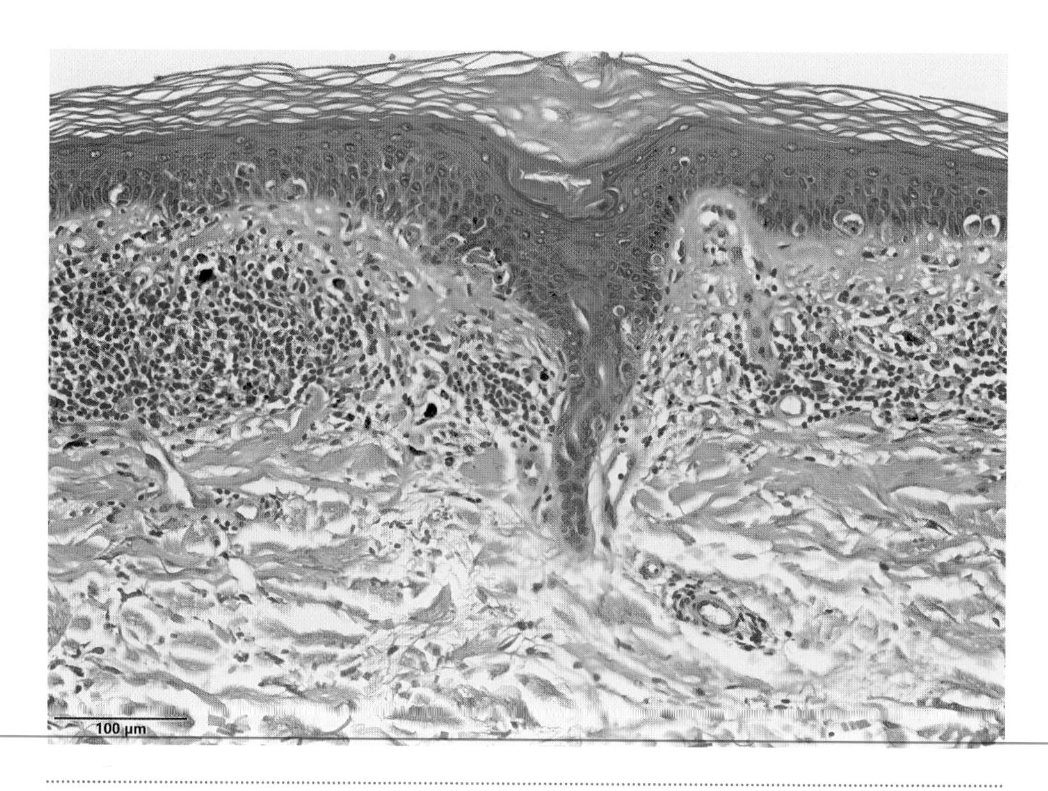

恶性雀斑样痣：小汗腺导管上皮受累

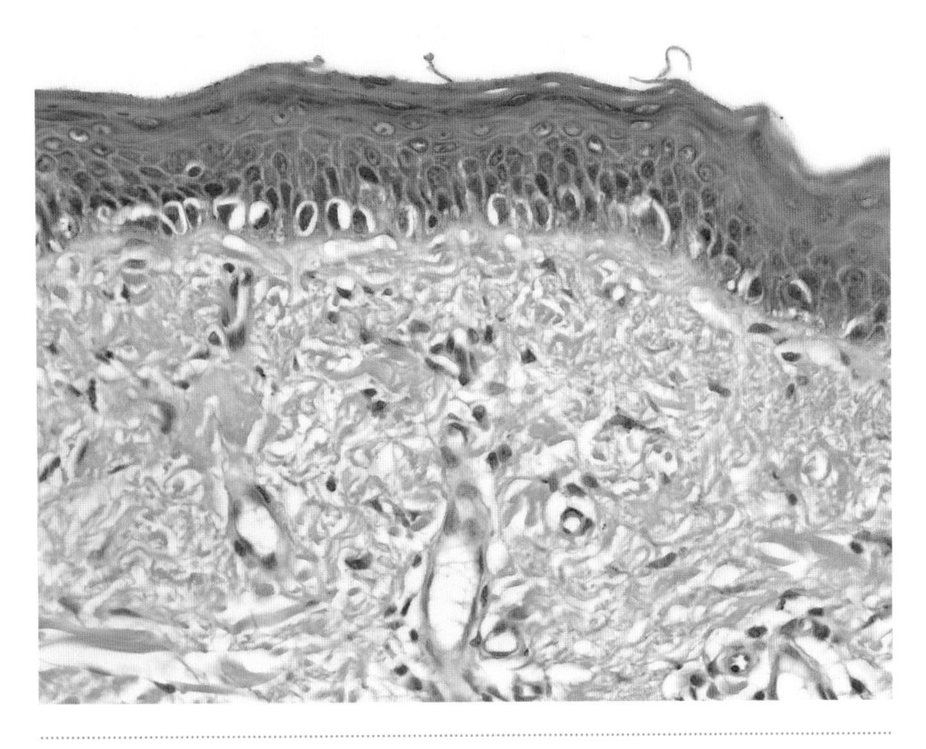

恶性雀斑样痣：基底层黑素细胞有明显异型性

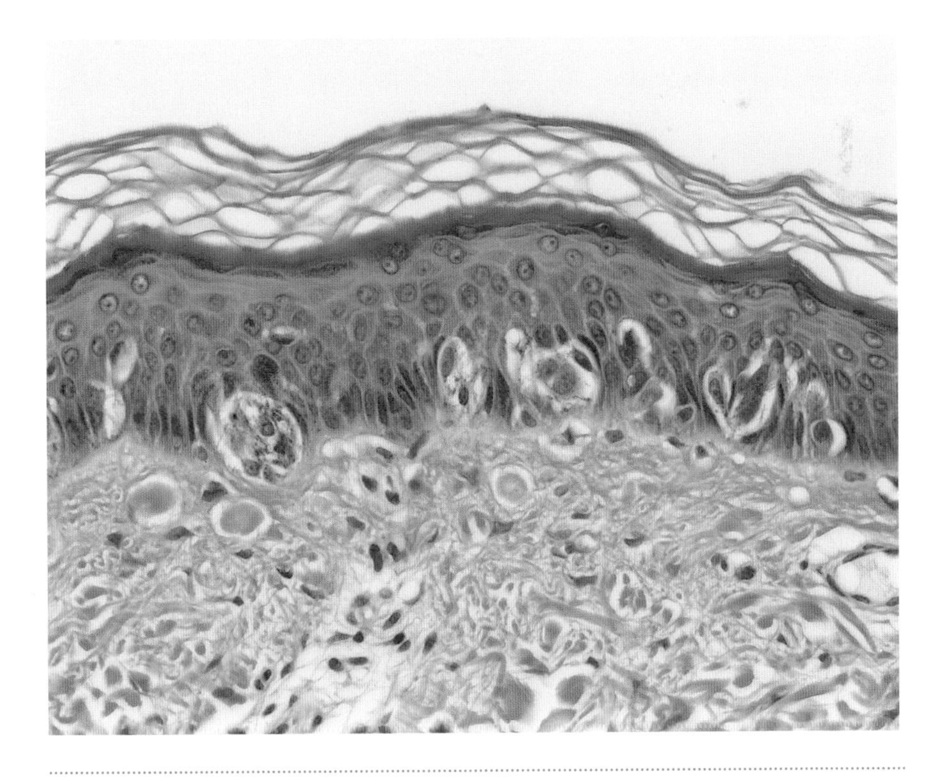

恶性雀斑样痣：表皮内部分黑素细胞呈巢分布，异型性明显

34. 恶性雀斑样痣黑色素瘤 Lentigo maligna melanoma

- 恶性雀斑样痣数年后可进展为侵袭性黑色素瘤
- 表皮及真皮内均可见肿瘤细胞
- 表皮内肿瘤细胞类似恶性雀斑样痣
- 真皮内肿瘤细胞在不同的阶段病理表现不同
- 常为多灶性浸润
- 肿瘤细胞多呈梭形，也可呈上皮样
- 常伴有结缔组织增生
- 好发于老年人日光暴露部位
- 为黑褐色的斑疹或微隆起的斑块

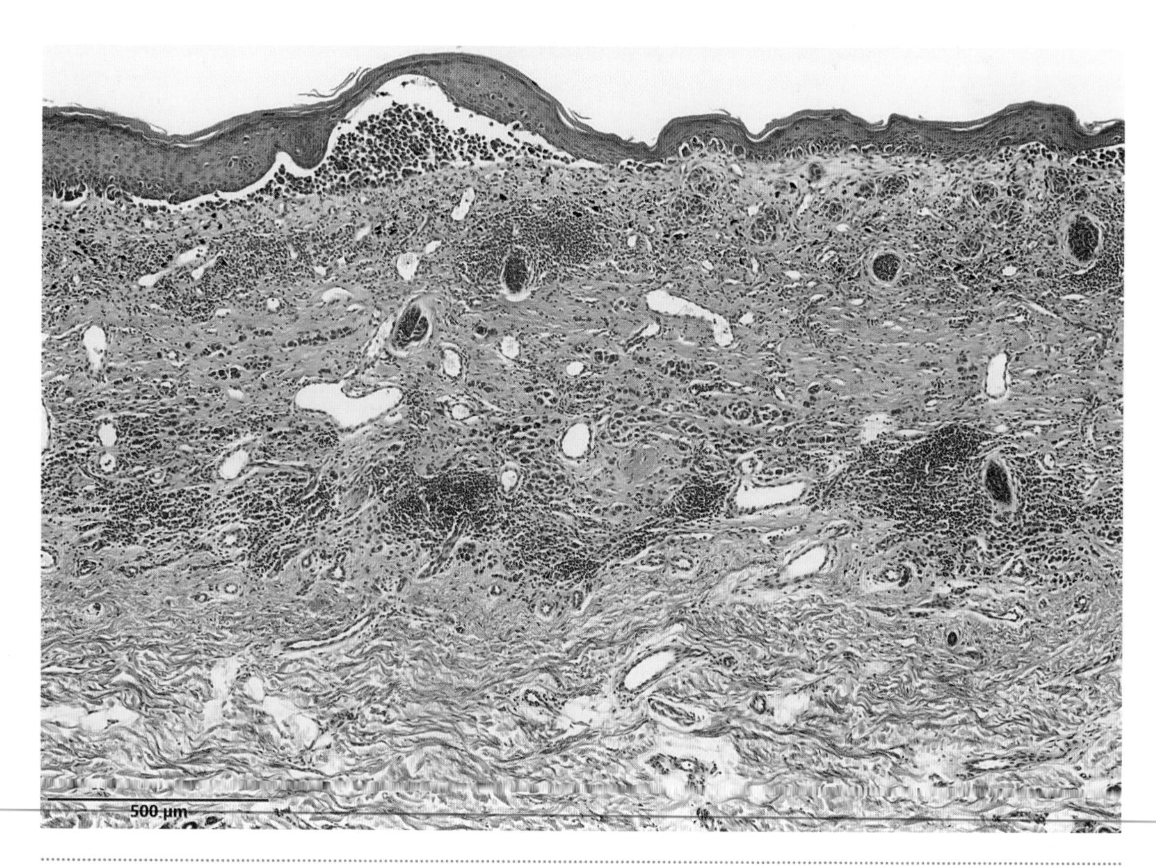

恶性雀斑样痣黑色素瘤：表皮内和真皮内均可见肿瘤细胞

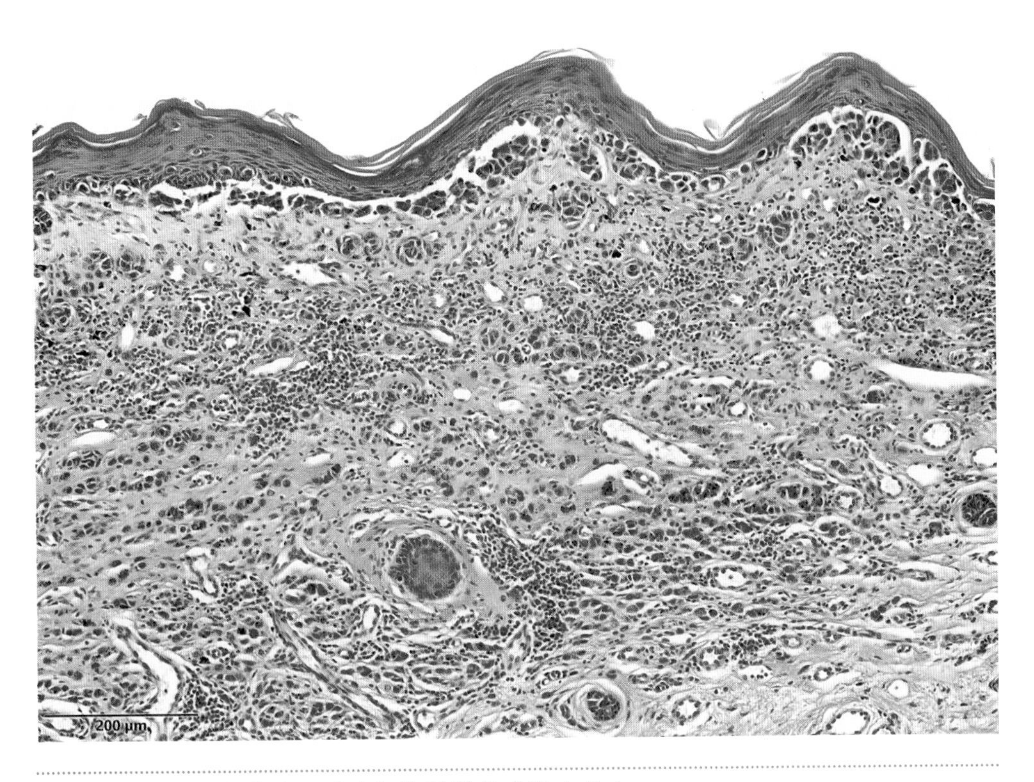

恶性雀斑样痣黑色素瘤：肿瘤细胞呈巢状或散在分布

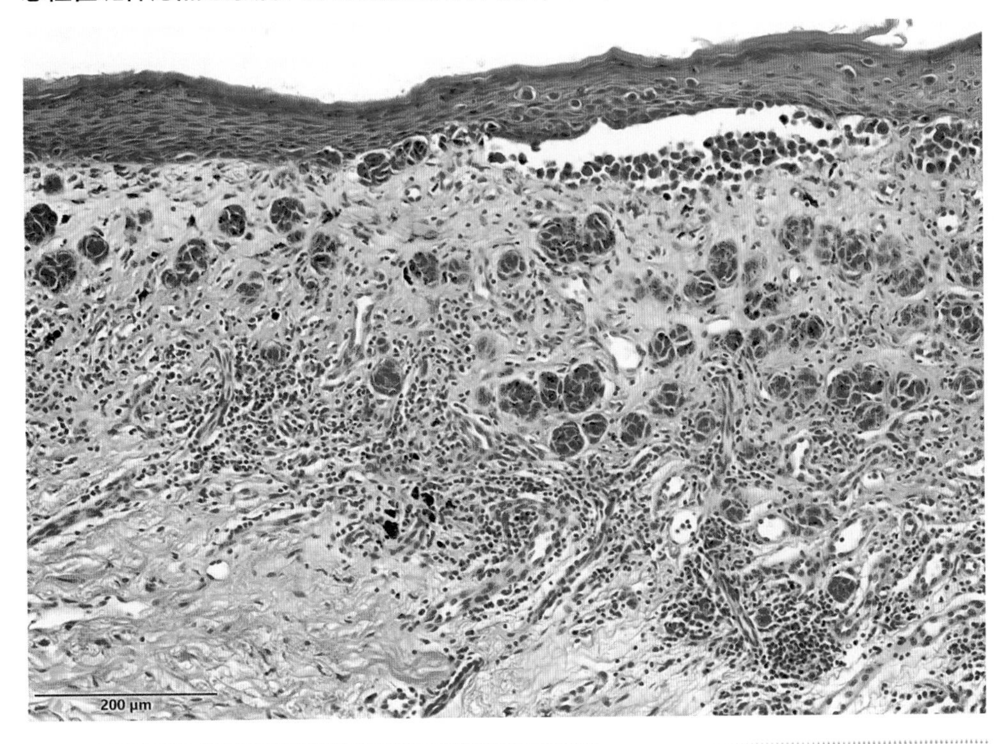

恶性雀斑样痣黑色素瘤：真皮内及表皮与真皮交界处均可见肿瘤细胞巢，表皮内可见 Paget 样肿瘤细胞

35. 浅表扩散性原位黑色素瘤
Superficial spreading melanoma in situ

- 瘤细胞位于表皮内
- 瘤细胞单个或簇状在表皮内分布
- 瘤细胞巢形状各异
- 瘤细胞巢分布不均匀
- 通常左右不对称
- 表皮突之间的瘤团可相互融合
- 可见有丝分裂及细胞异型性
- 常见于男性背部及女性小腿
- 为蓝黑色斑片

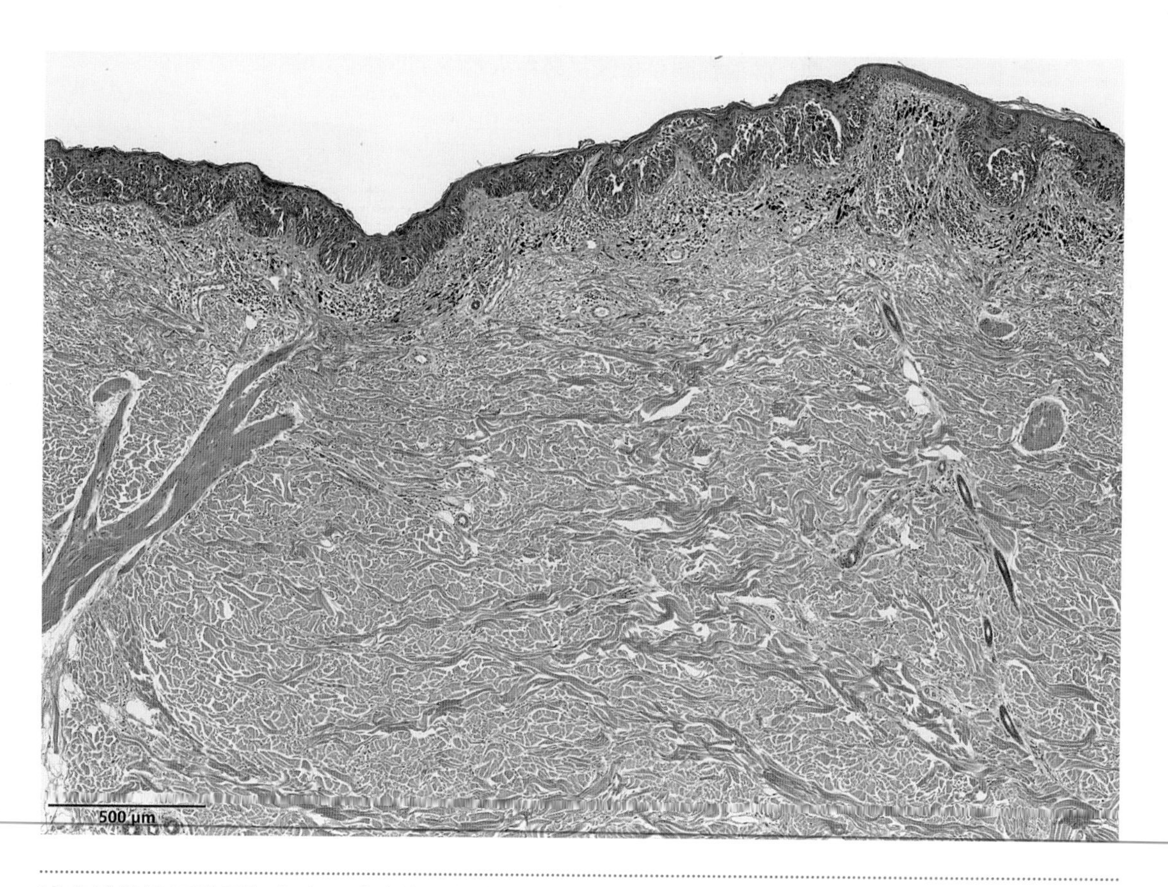

浅表扩散性原位黑色素瘤： 肿瘤位于表皮内

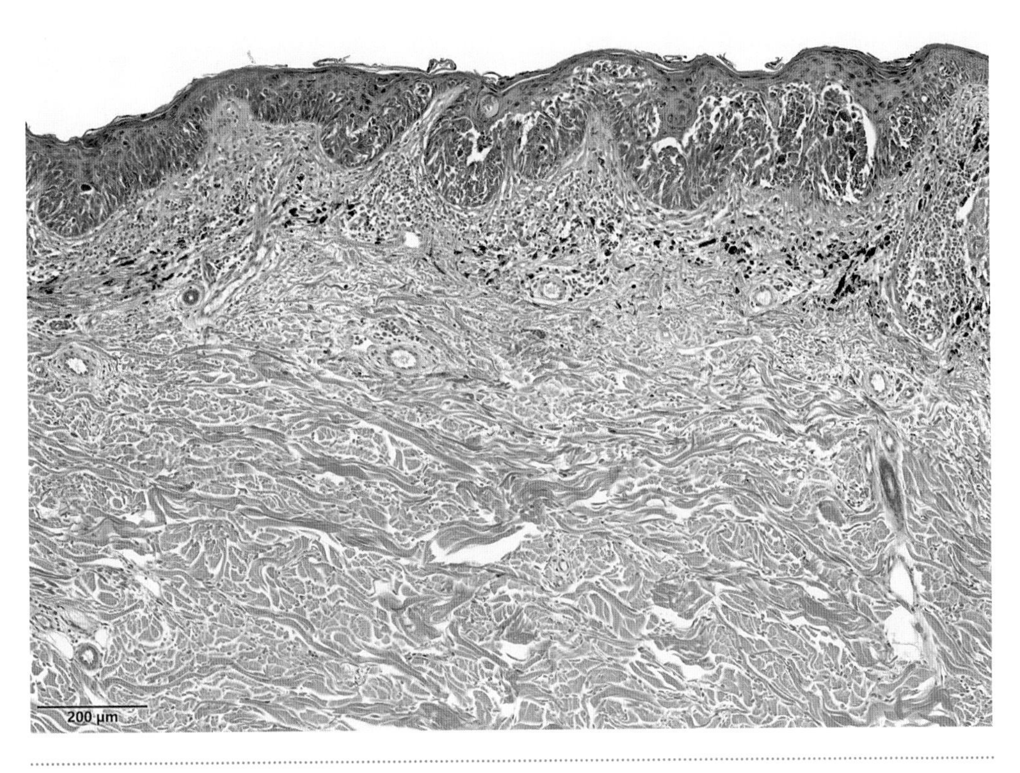

浅表扩散性原位黑色素瘤：肿瘤细胞位于表皮内

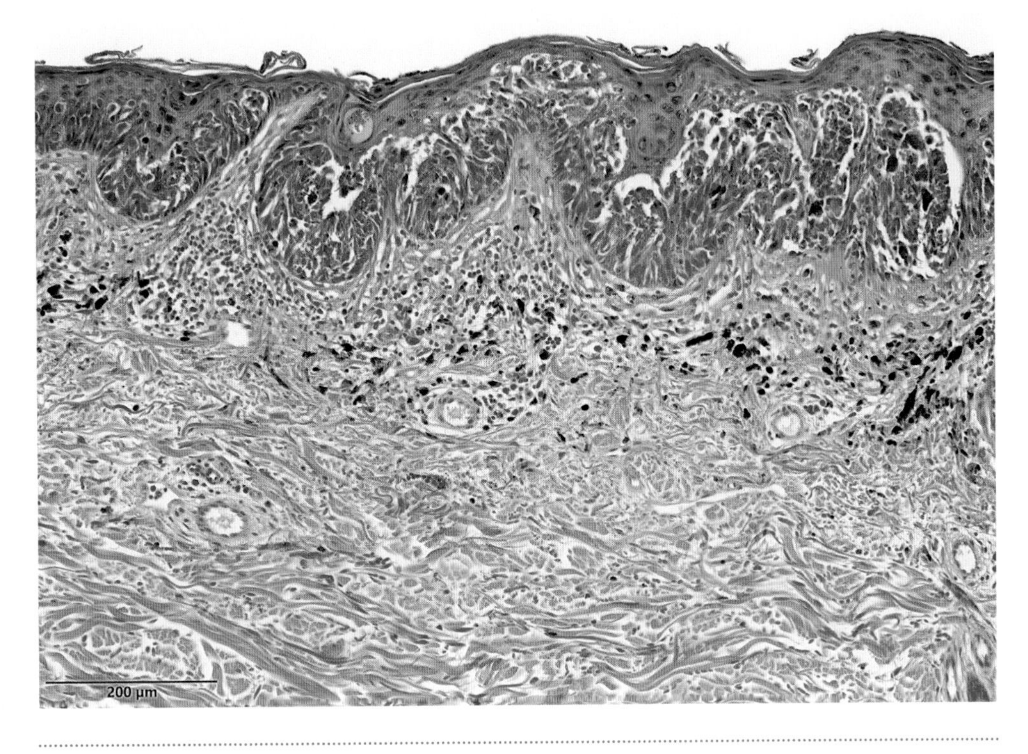

浅表扩散性原位黑色素瘤：肿瘤细胞均位于表皮内

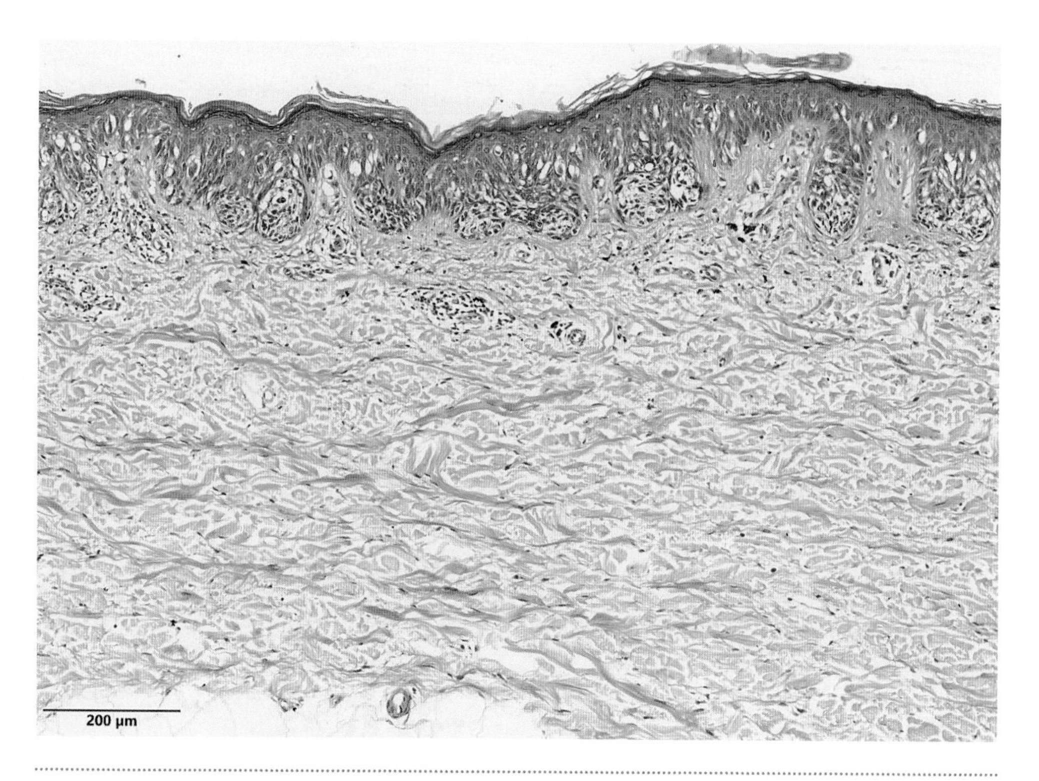

浅表扩散性原位黑色素瘤：肿瘤细胞位于表皮内

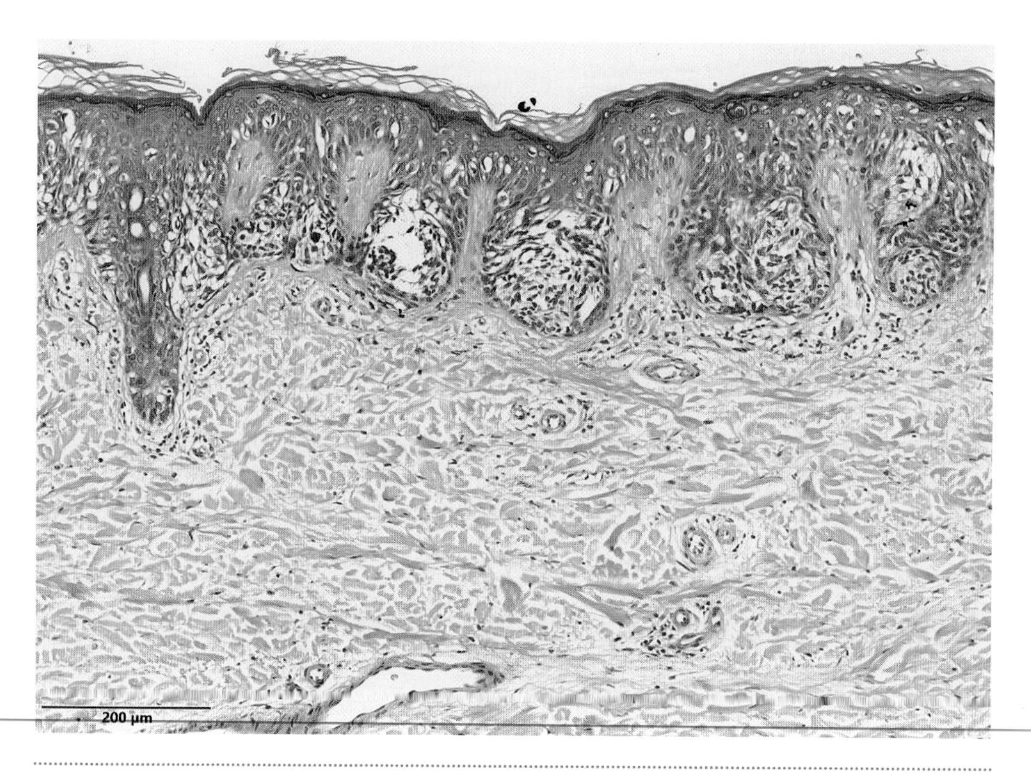

浅表扩散性原位黑色素瘤：肿瘤细胞呈巢状或单个在表皮内扩散

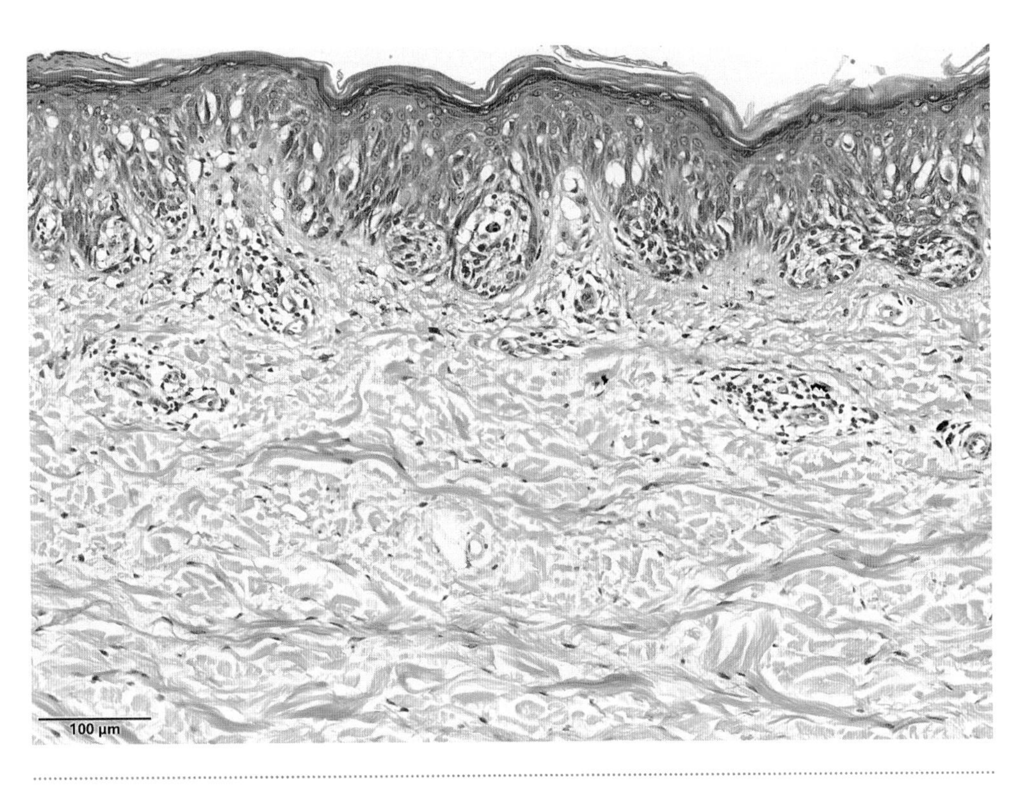

浅表扩散性原位黑色素瘤：肿瘤细胞在交界处呈巢状分布

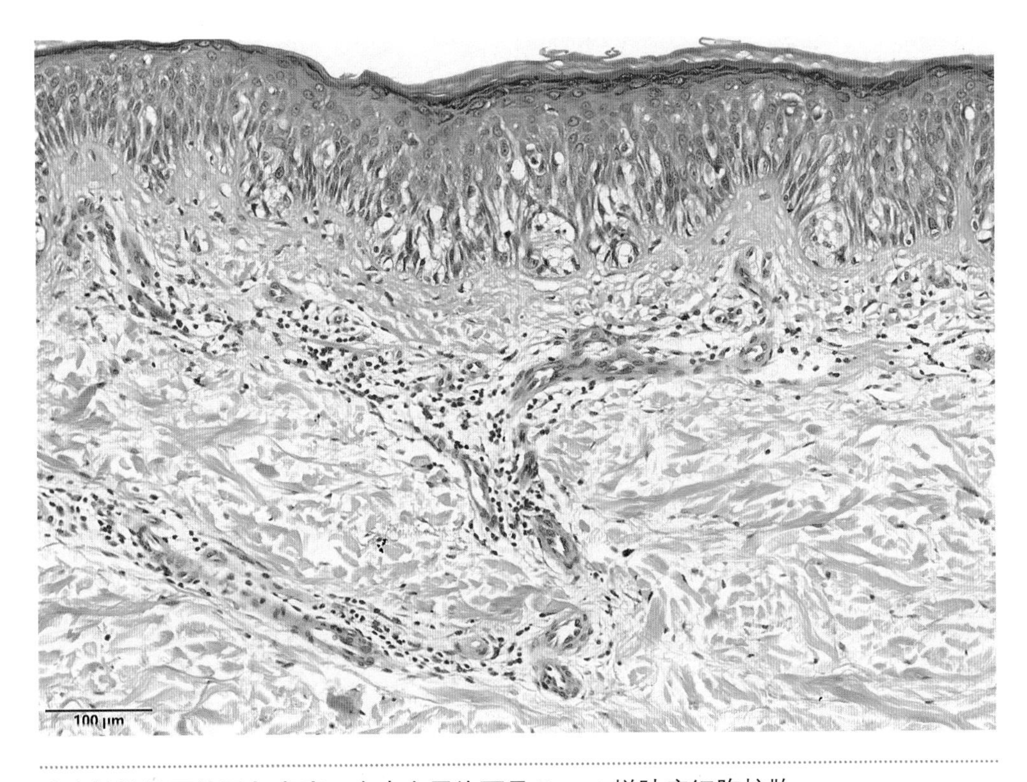

浅表扩散性原位黑色素瘤：表皮全层均可见 Paget 样肿瘤细胞扩散

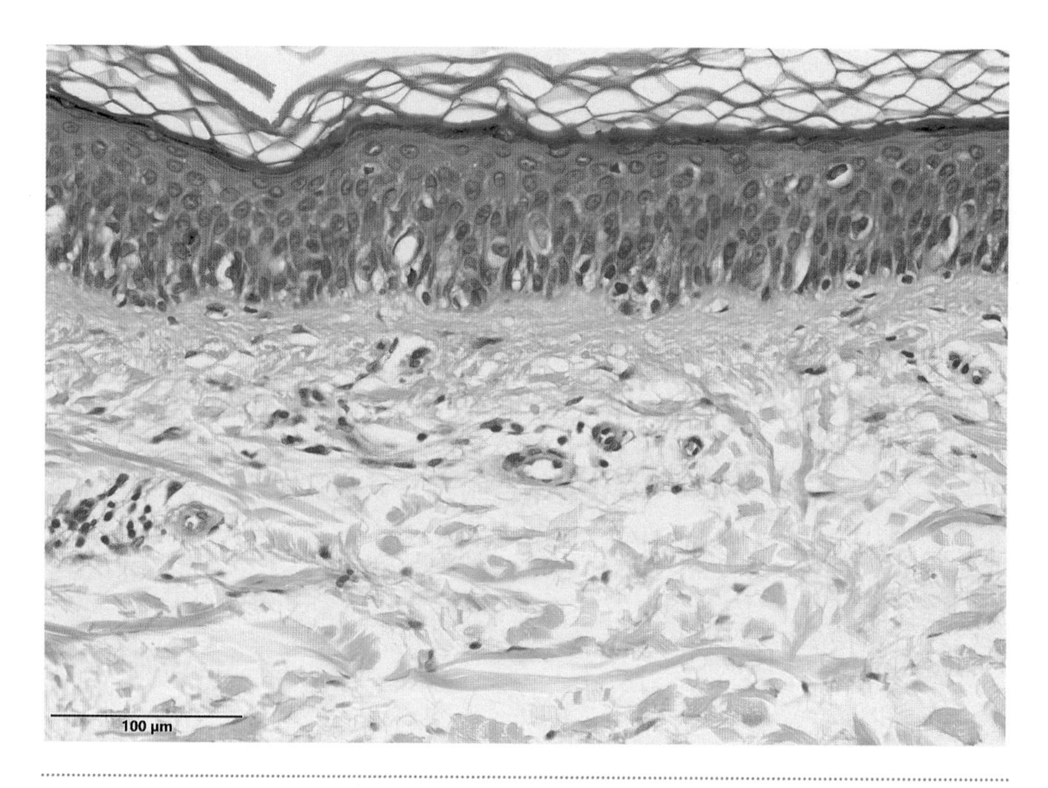

浅表扩散性原位黑色素瘤： Paget 样细胞在表皮内扩散

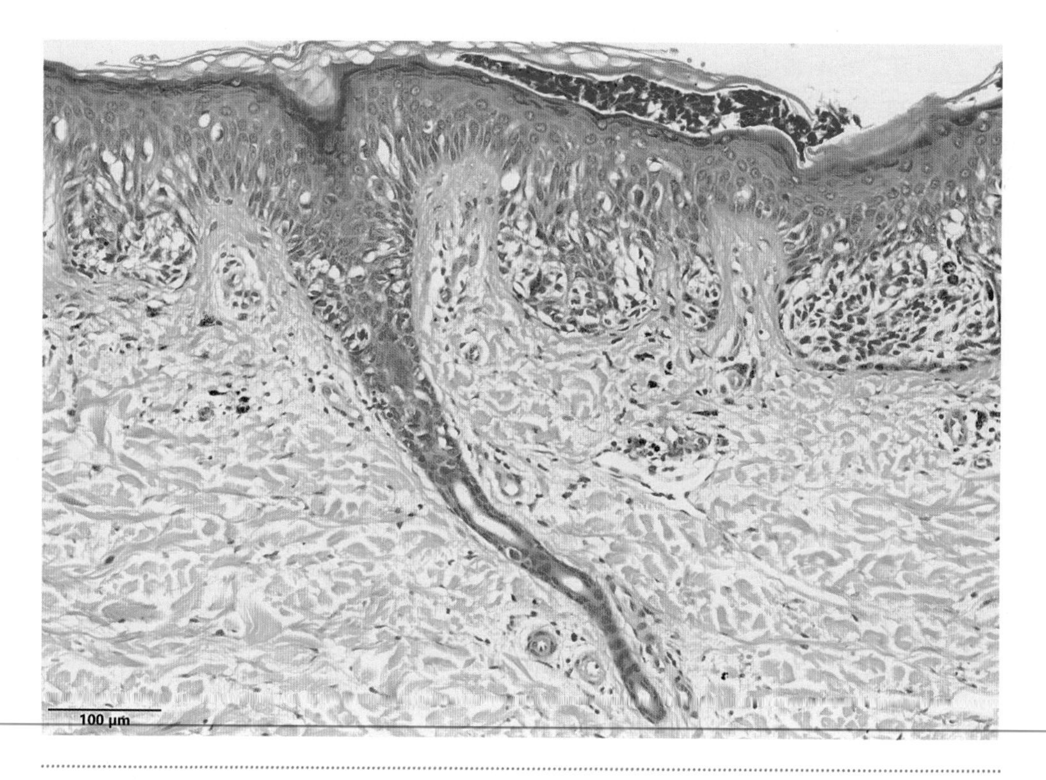

浅表扩散性原位黑色素瘤： 肿瘤细胞累及小汗腺导管

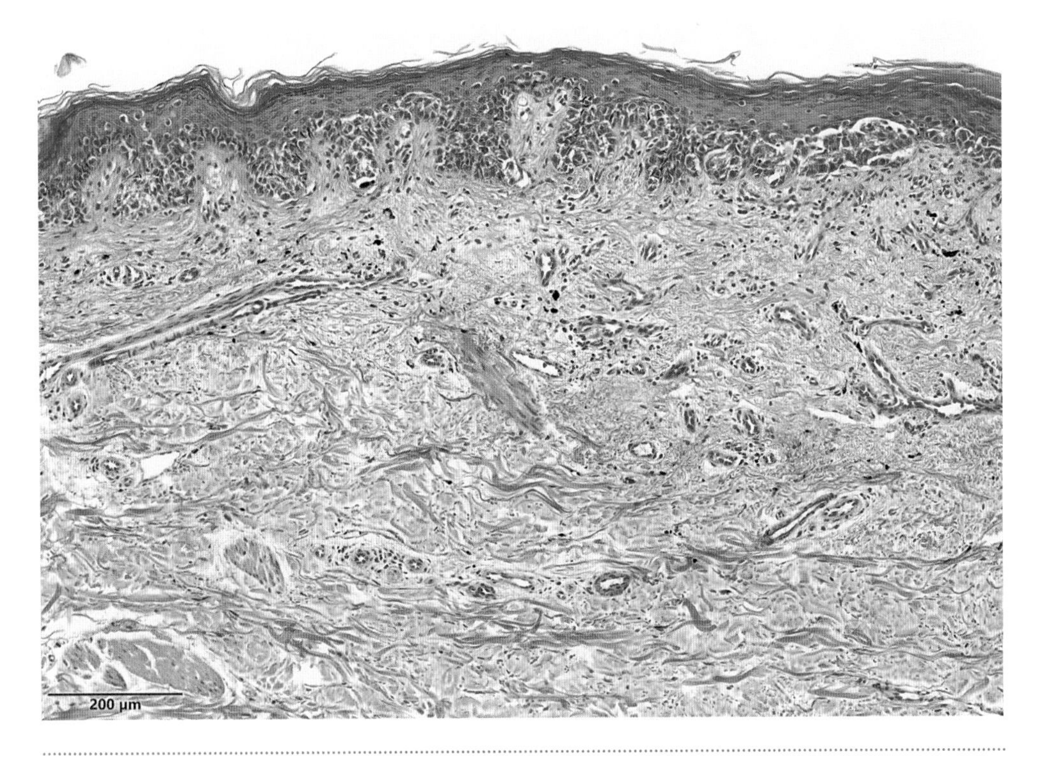

浅表扩散性原位黑色素瘤：肿瘤细胞位于表皮内，以表皮下方为重

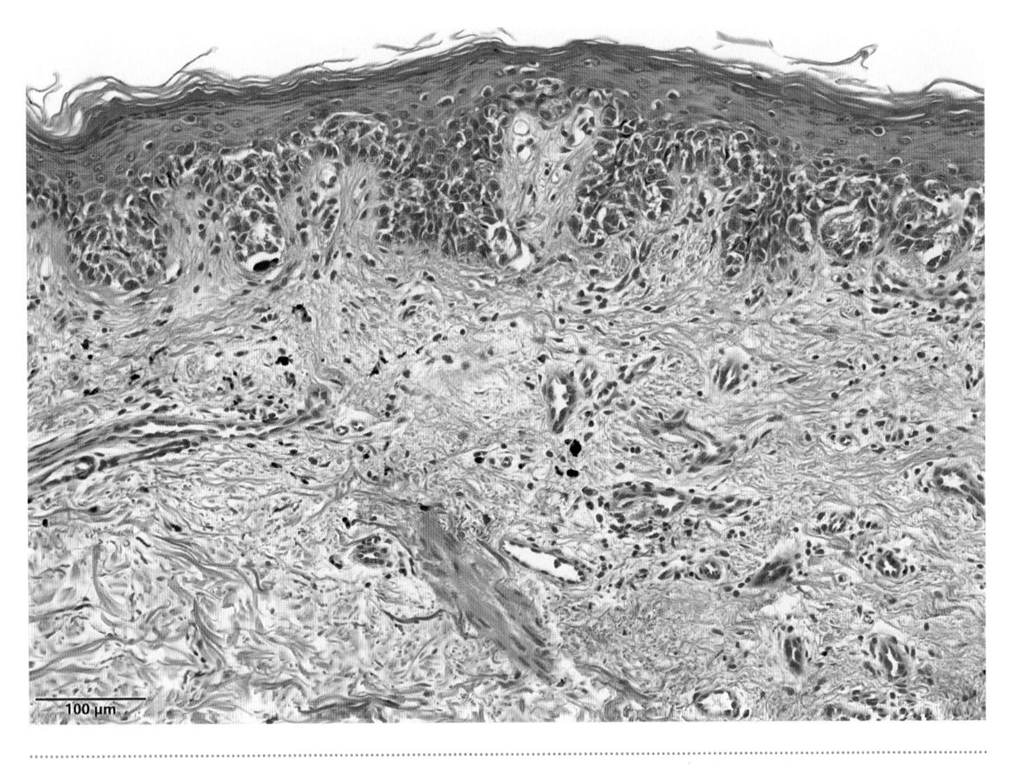

浅表扩散性原位黑色素瘤：大部分肿瘤细胞呈 Paget 样在表皮内扩散

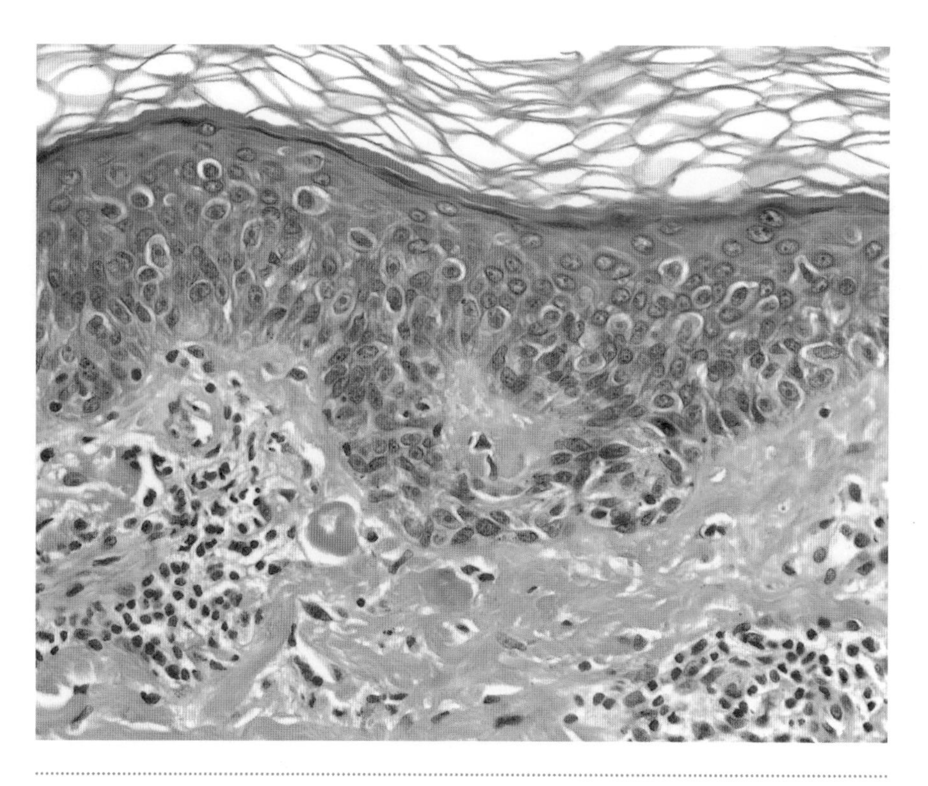

浅表扩散性原位黑色素瘤： 肿瘤细胞在表皮内呈 Paget 样扩散

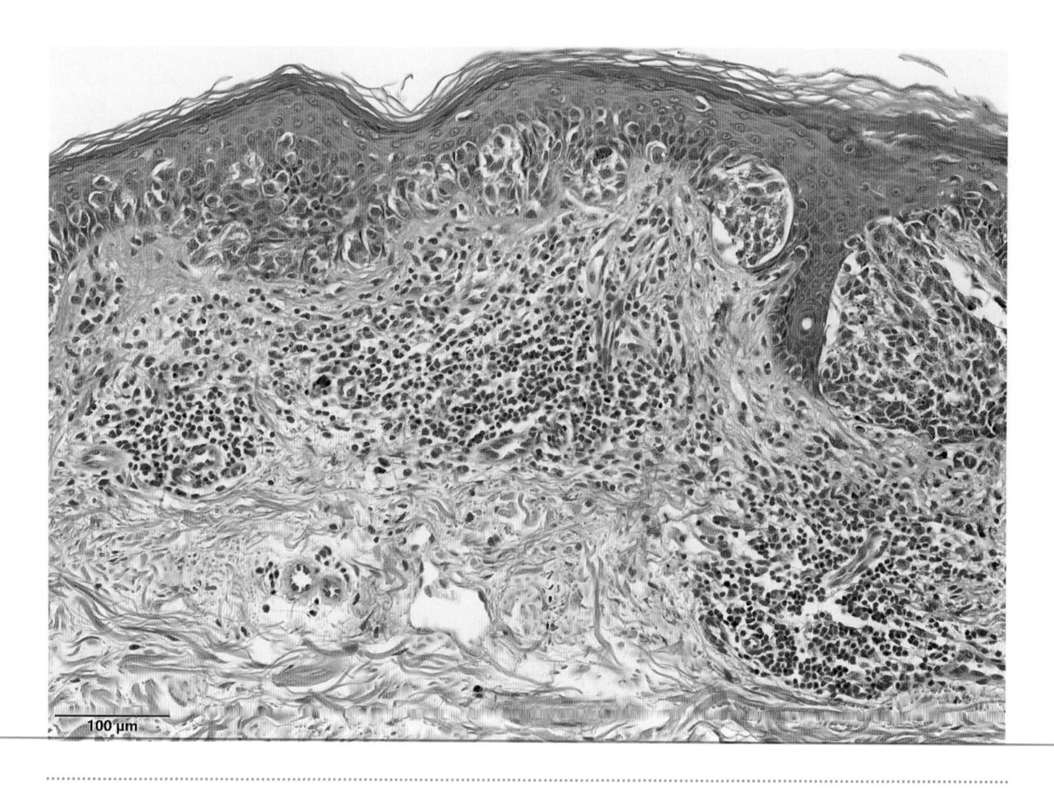

浅表扩散性原位黑色素瘤： 在交界处呈巢状分布

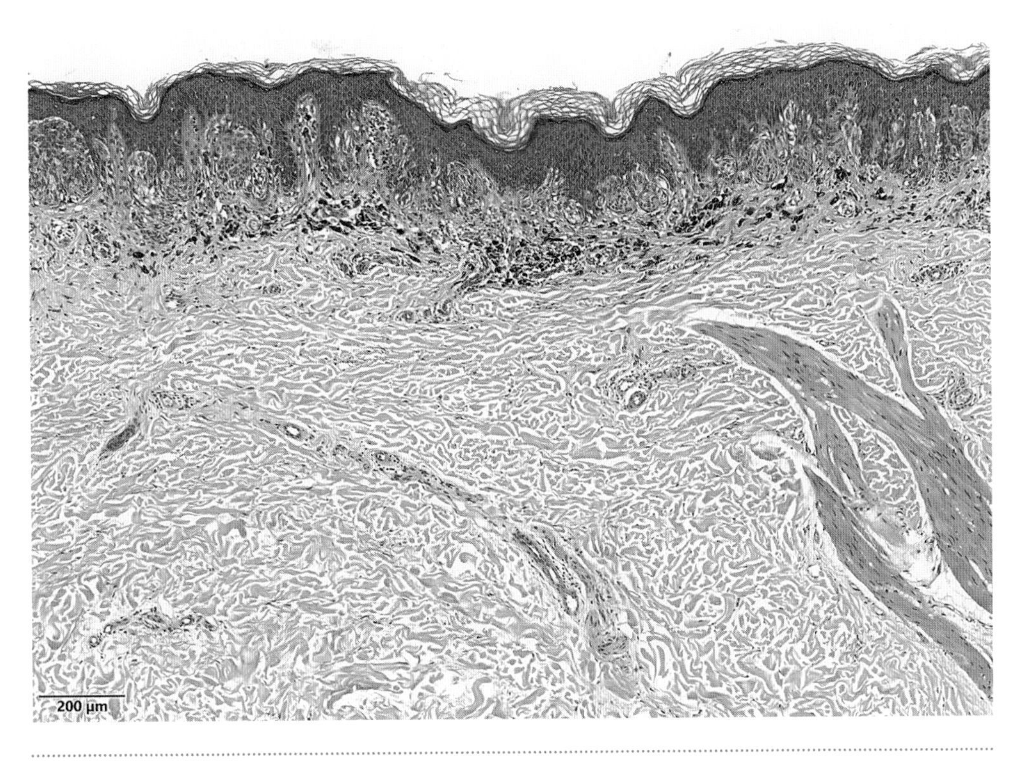

浅表扩散性原位黑色素瘤：肿瘤细胞主要位于交界处，呈巢状分布

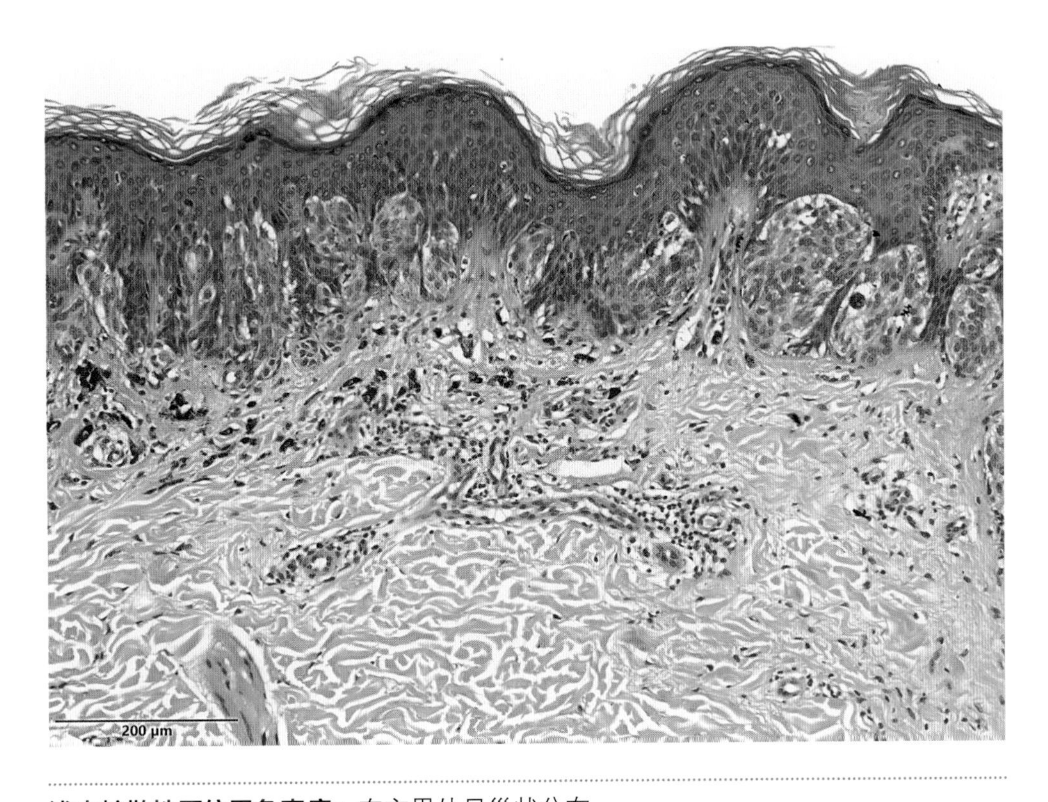

浅表扩散性原位黑色素瘤：在交界处呈巢状分布

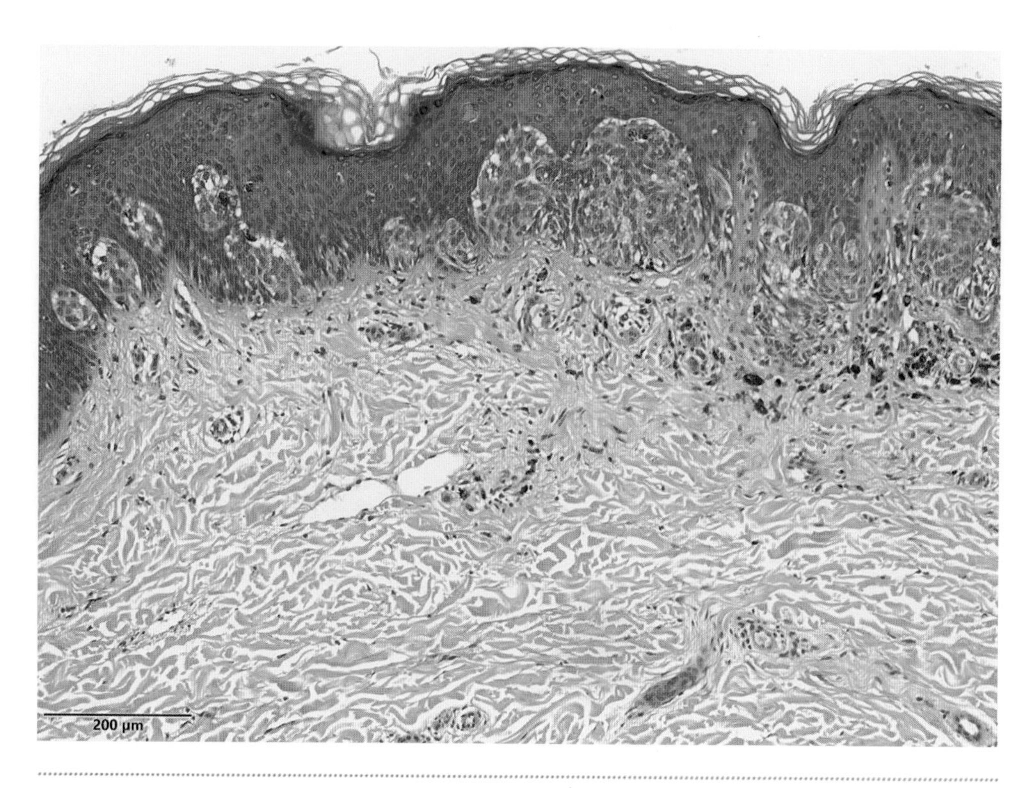

浅表扩散性原位黑色素瘤： 在交界处呈巢状分布

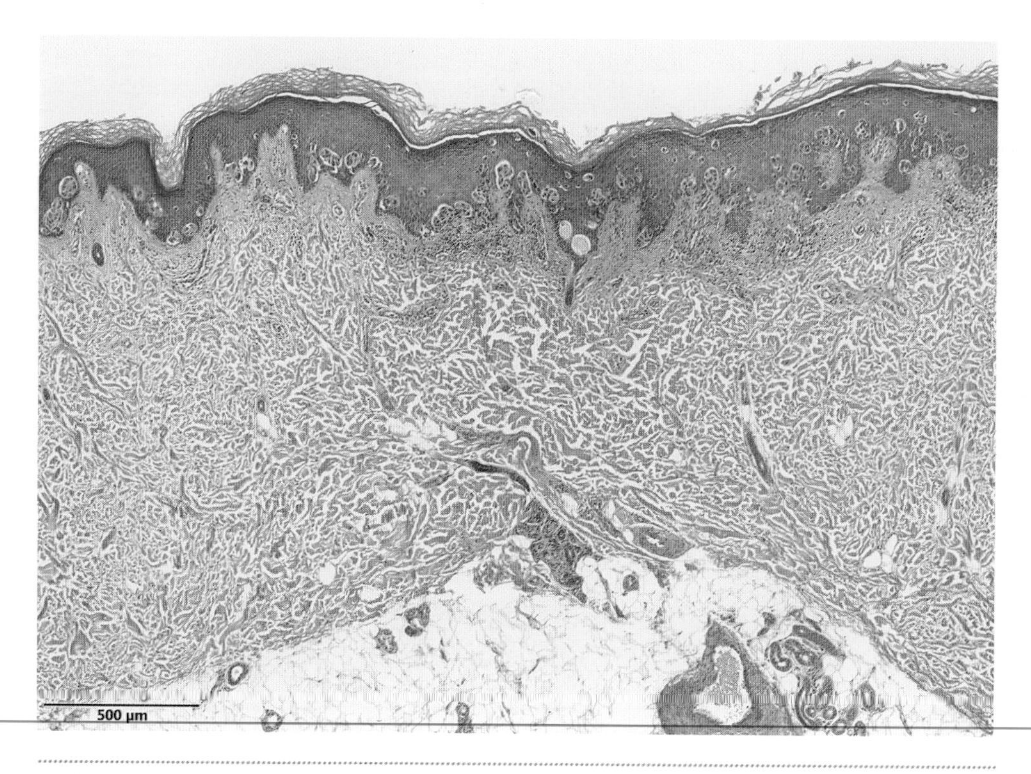

浅表扩散性原位黑色素瘤： 肿瘤细胞位于表皮内，呈巢状或散在 Paget 样扩散

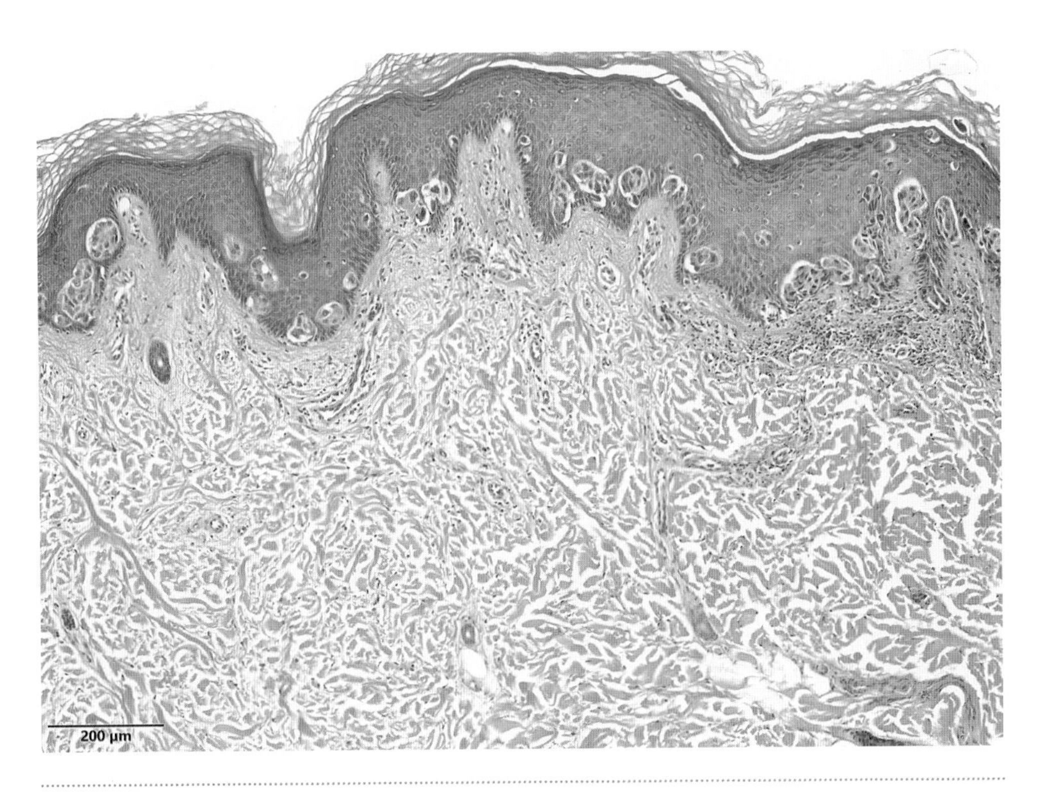

浅表扩散性原位黑色素瘤： 肿瘤细胞呈巢状或散在扩散

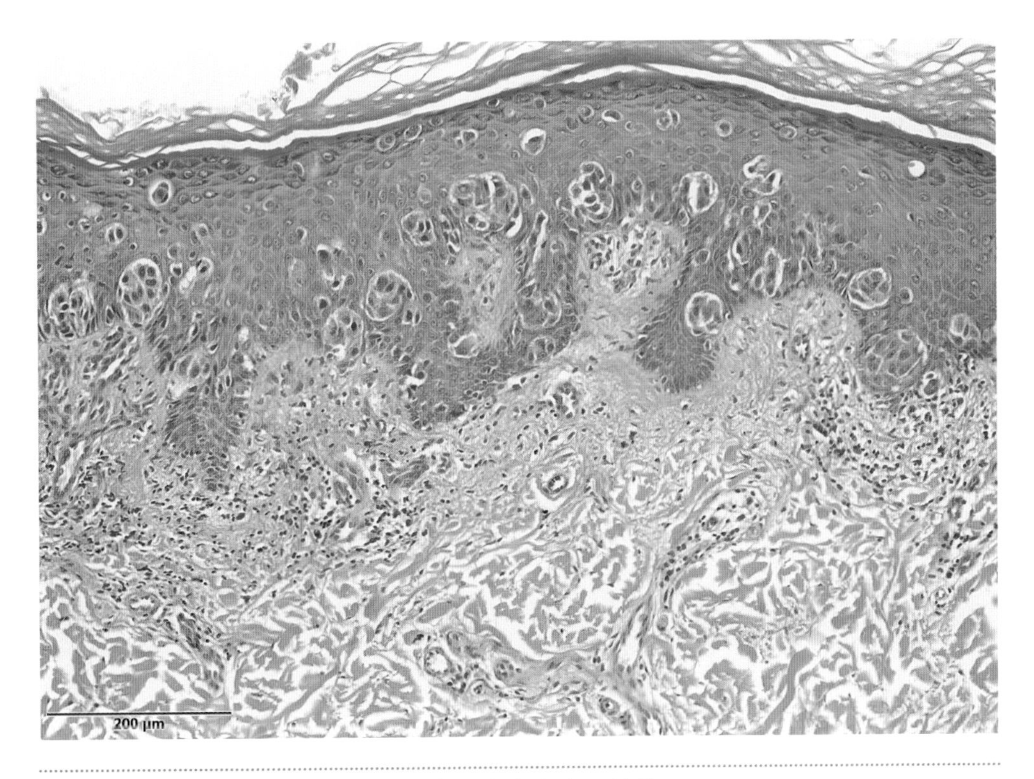

浅表扩散性原位黑色素瘤： 肿瘤细胞在表皮内全层扩散

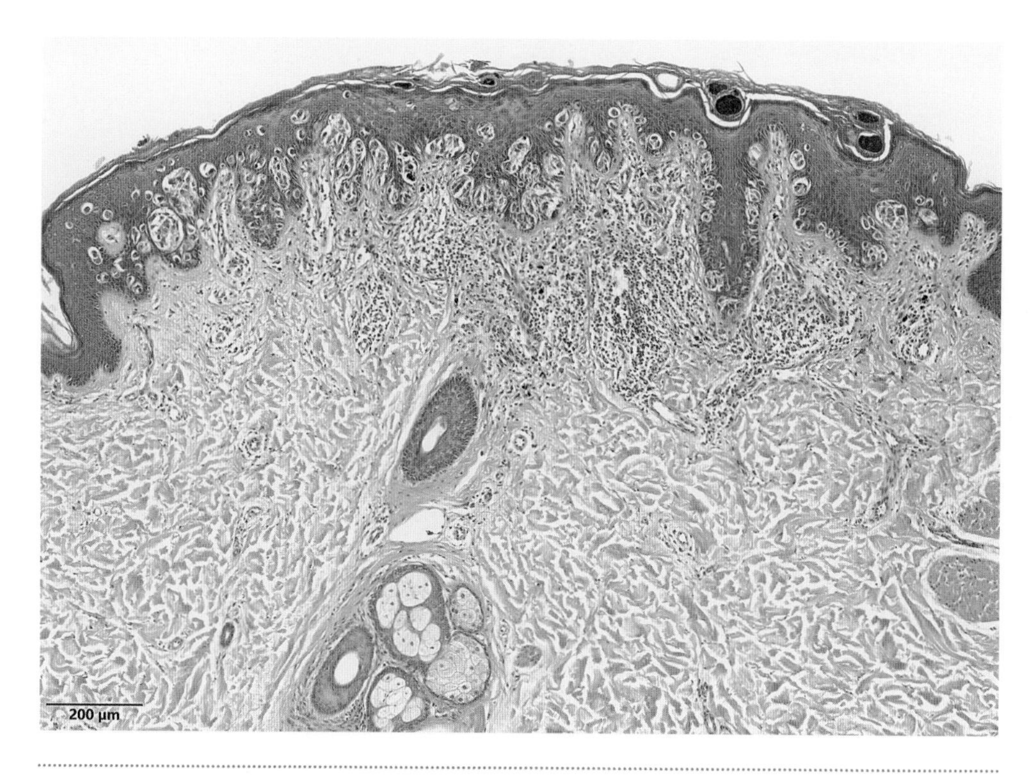

浅表扩散性原位黑色素瘤：肿瘤细胞主要位于交界处，呈巢状分布

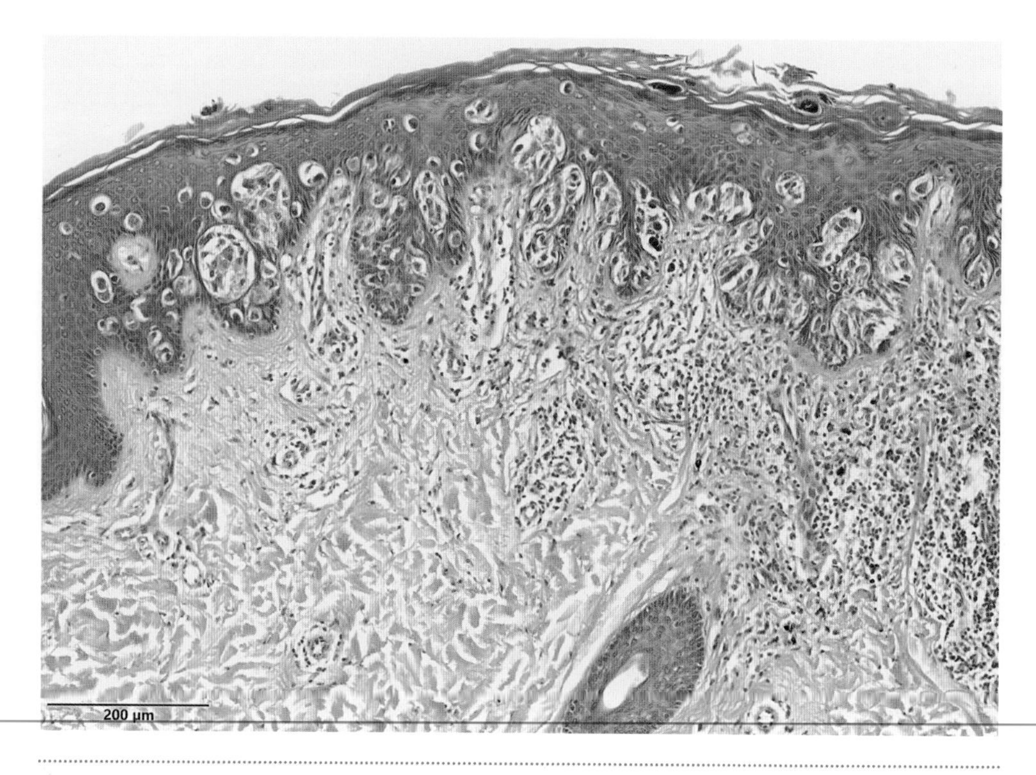

浅表扩散性原位黑色素瘤：在表皮全层扩散

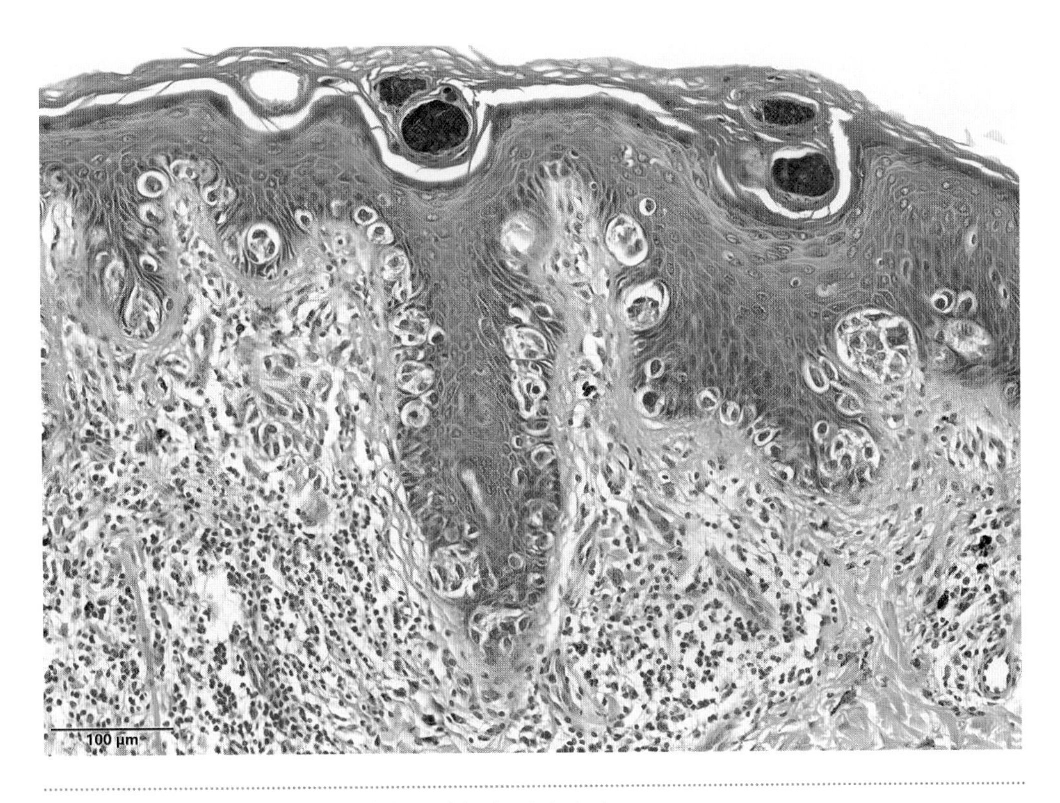

浅表扩散性原位黑色素瘤： 肿瘤细胞侵犯毛囊上皮

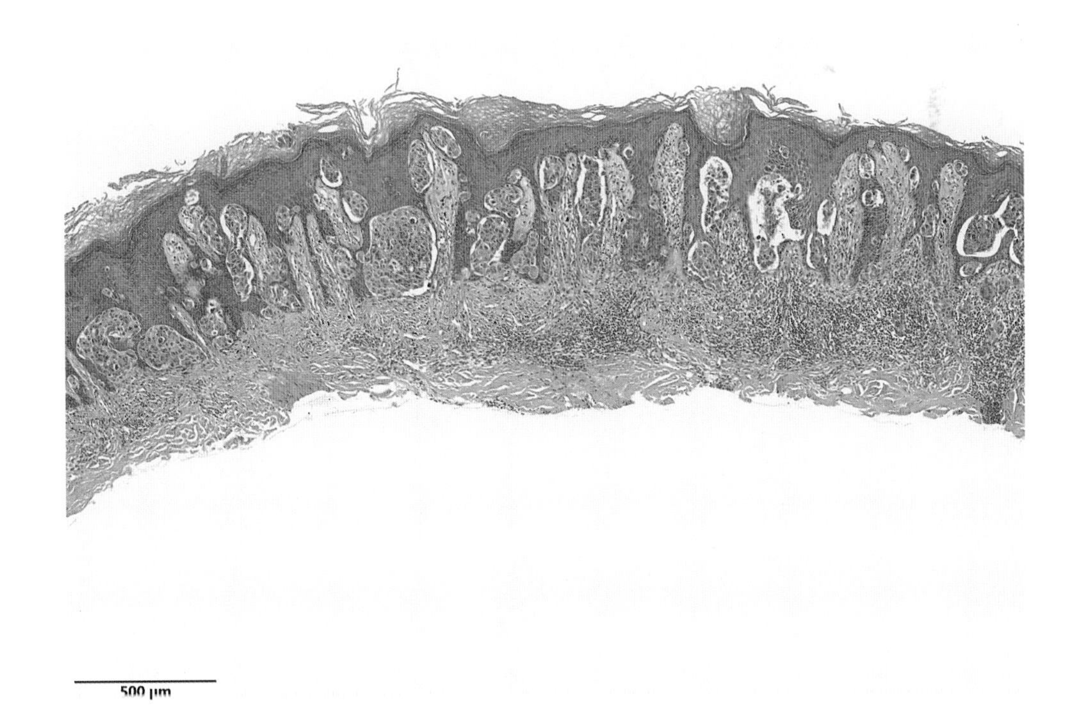

浅表扩散性原位黑色素瘤： 肿瘤细胞在表皮内形成大的细胞巢

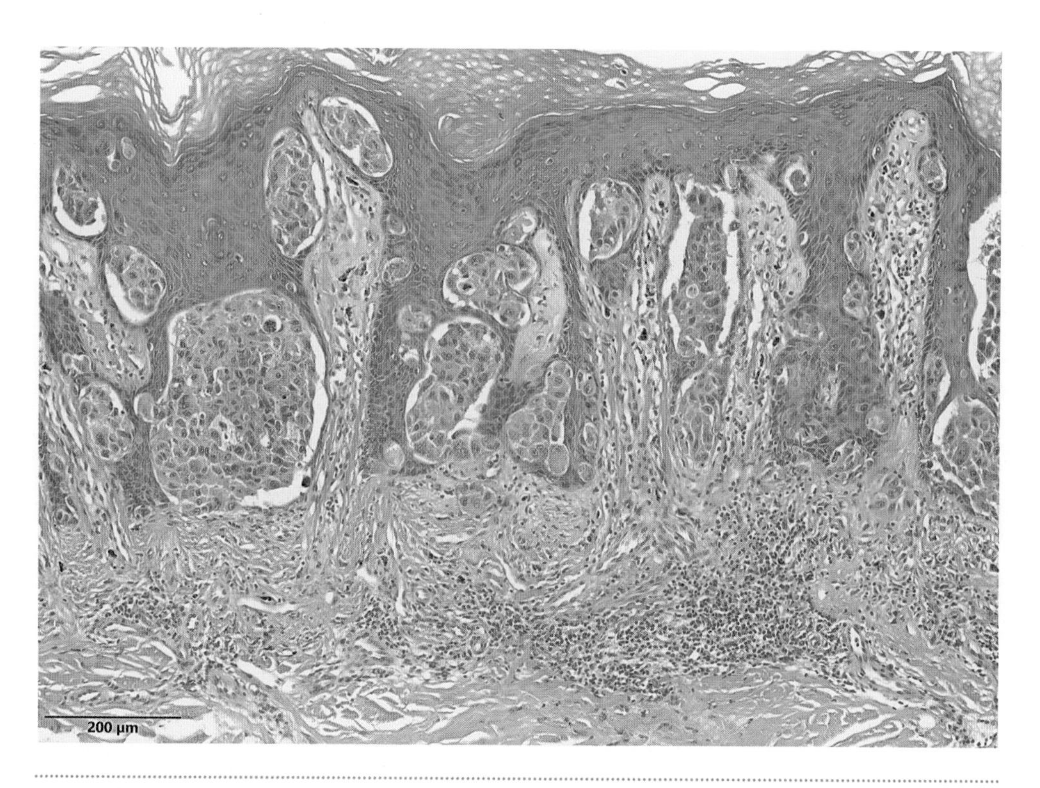

浅表扩散性原位黑色素瘤：主要位于交界部位

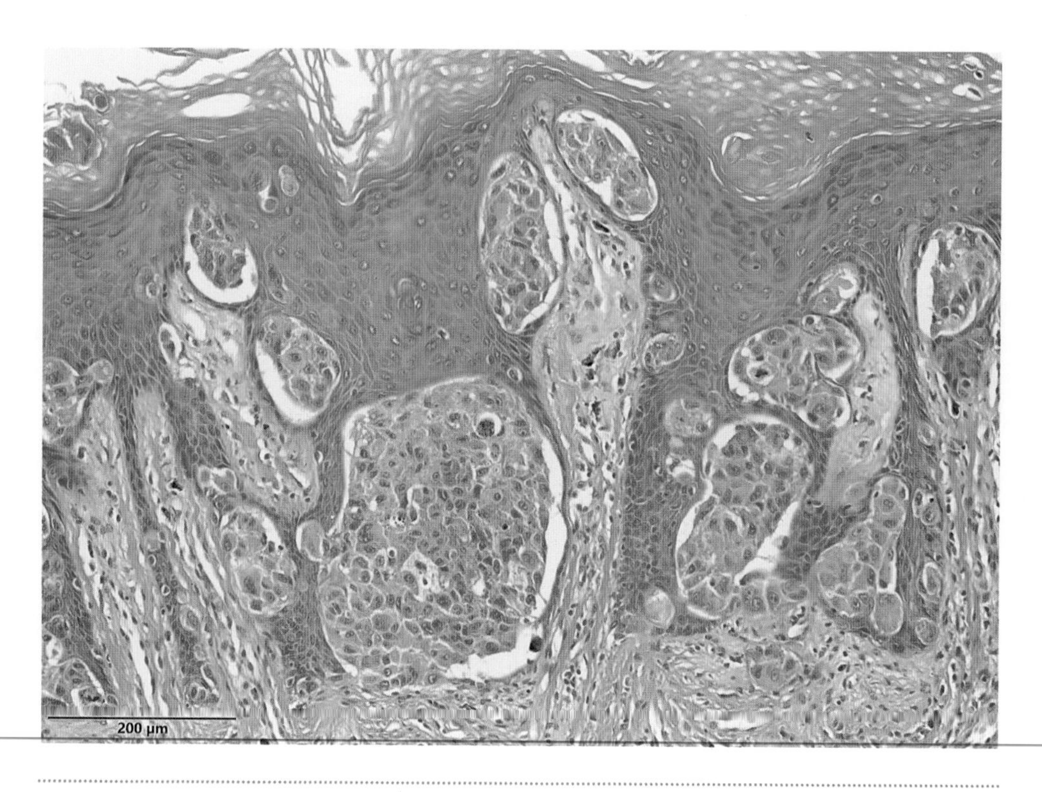

浅表扩散性原位黑色素瘤：可见核丝分裂

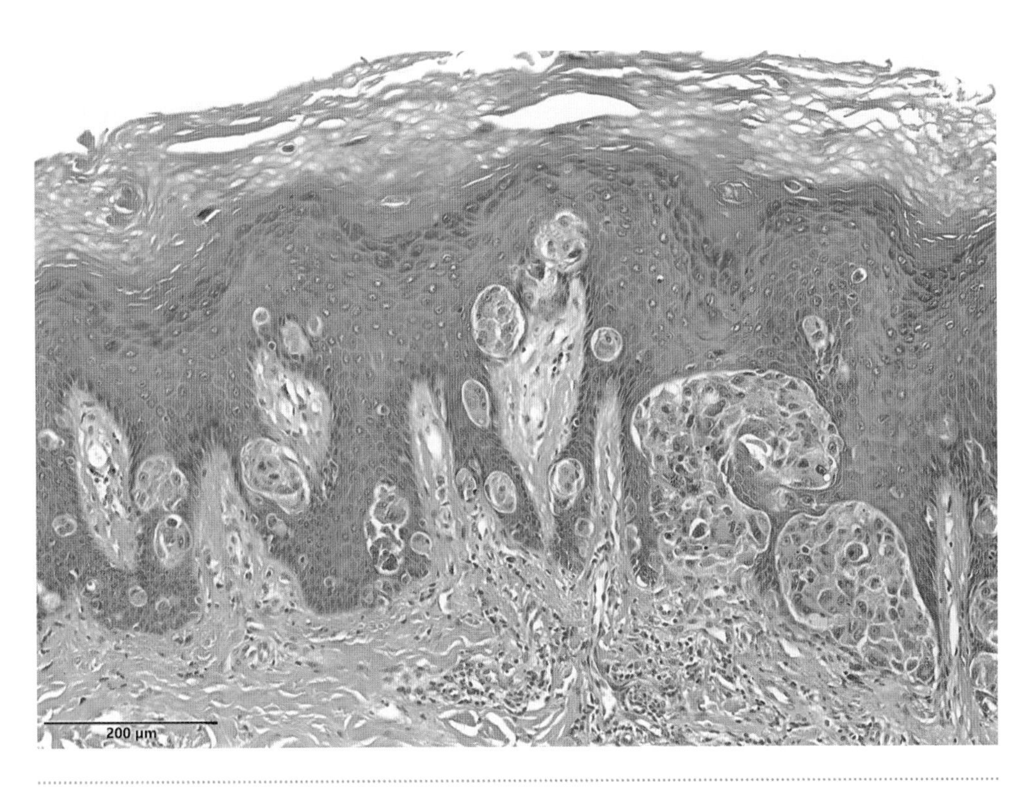

浅表扩散性原位黑色素瘤：呈巢状或呈单个细胞在表皮内扩散

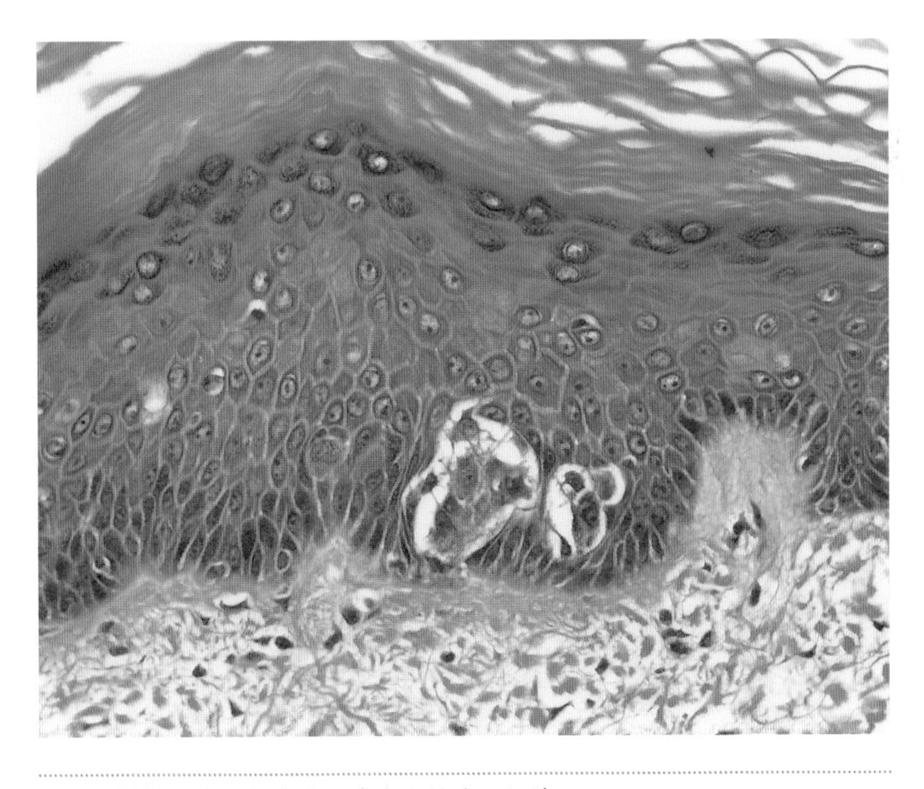

浅表扩散性原位黑色素瘤：表皮内的瘤巨细胞

36. 浅表扩散性黑色素瘤
Superficial spreading melanoma

- 肿瘤细胞单个或巢状分布于表皮
- 表皮内瘤细胞常超出真皮内瘤细胞的边缘
- 通常左右不对称
- 真皮的瘤细胞巢比交界部位瘤细胞巢大
- 表皮突之间的瘤团可相互融合
- 瘤细胞的细胞质丰富，可呈双性染色
- 可见有丝分裂及细胞异型性
- 常见于男性背部及女性小腿
- 临床表现为蓝黑色斑片或斑块

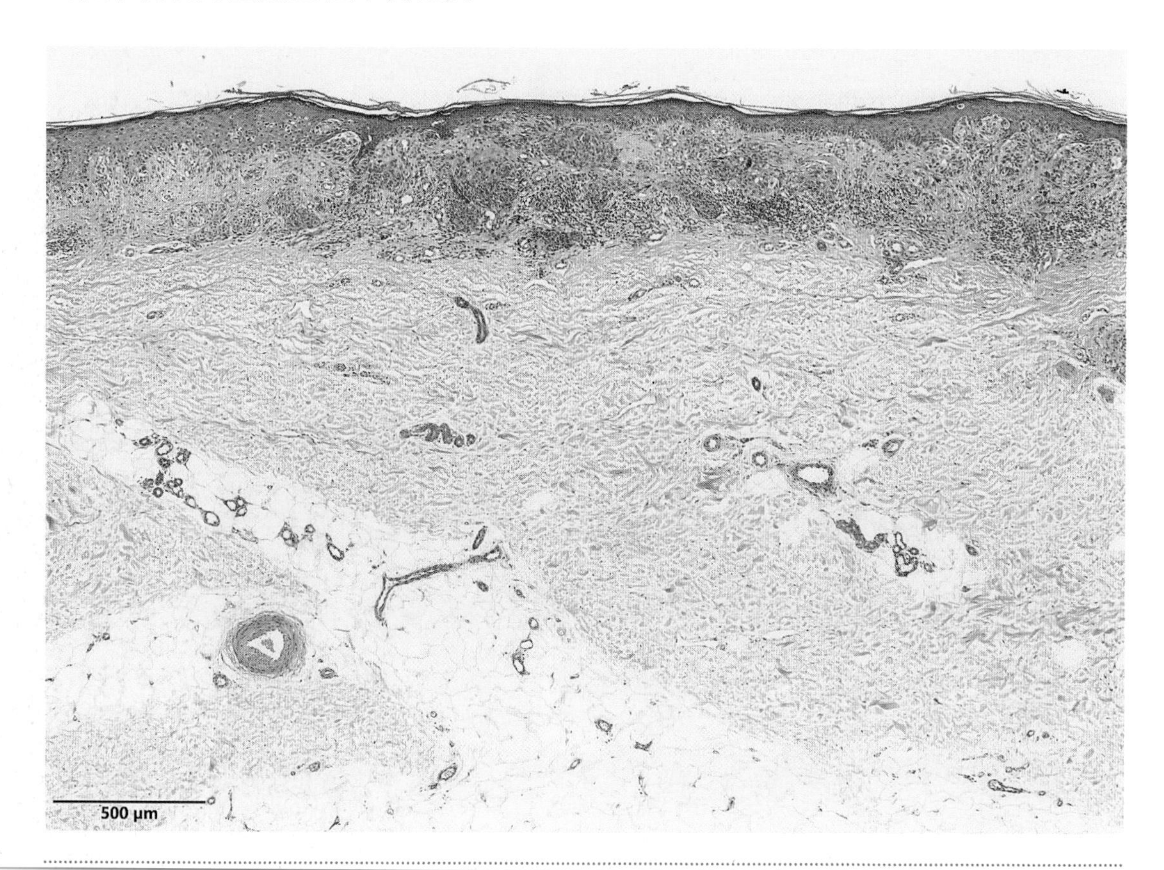

浅表扩散性黑色素瘤：肿瘤以水平生长为主，表皮内肿瘤细胞边缘超过真皮内肿瘤细胞边缘

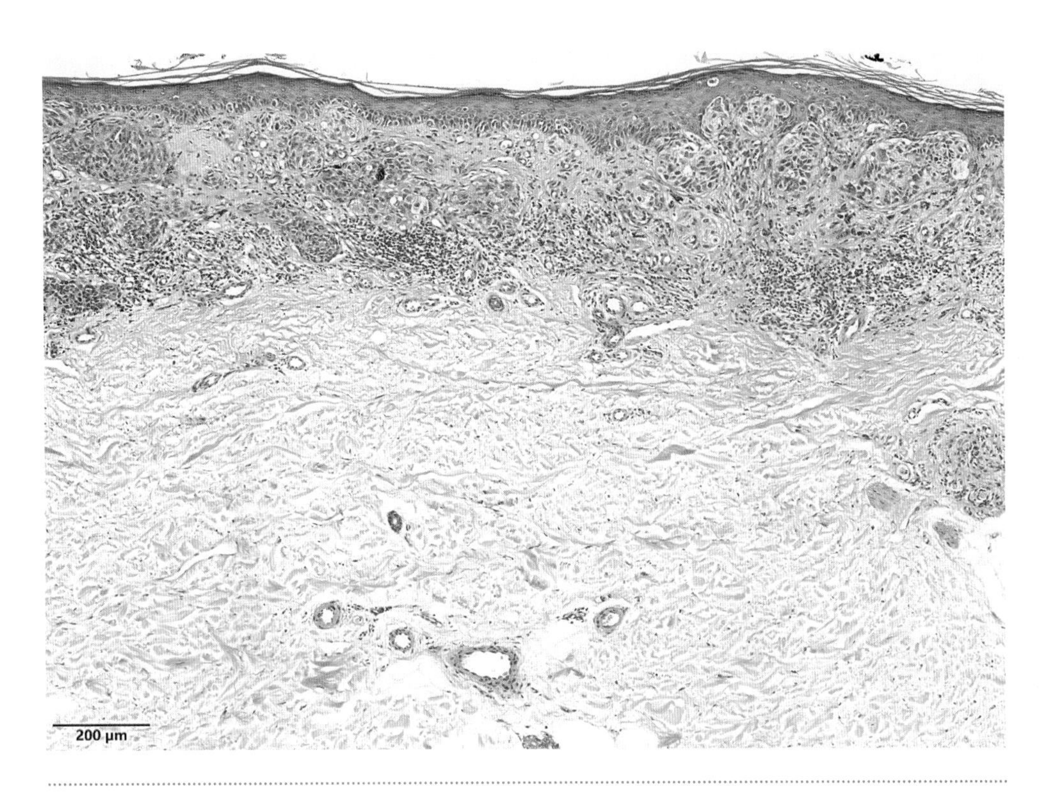

浅表扩散性黑色素瘤：表皮及真皮内均可见肿瘤细胞

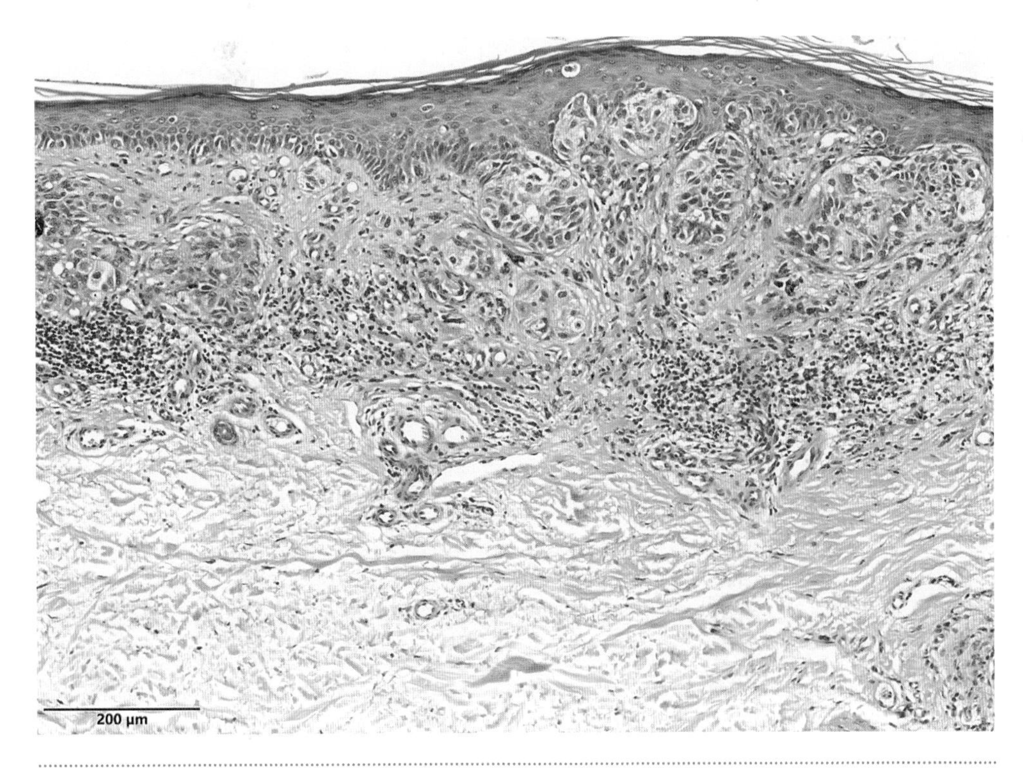

浅表扩散性黑色素瘤：真皮内肿瘤细胞巢比交界处肿瘤细胞巢大

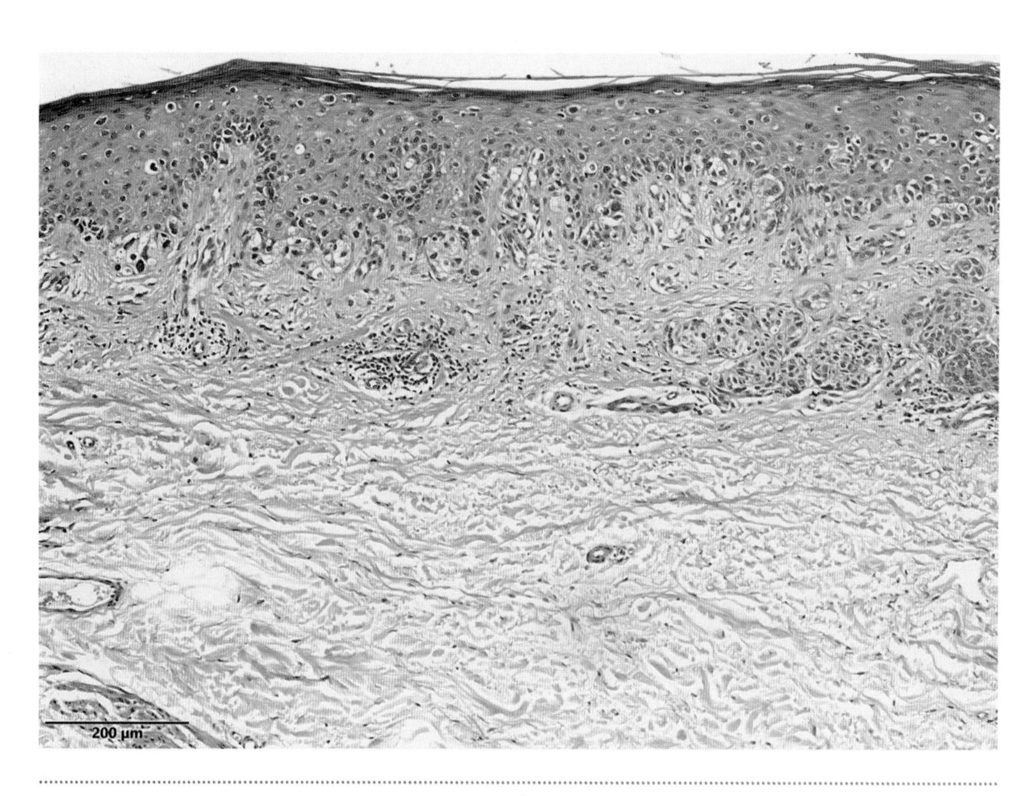

浅表扩散性黑色素瘤：表皮内肿瘤细呈 Paget 样扩散，超过真皮肿瘤边缘

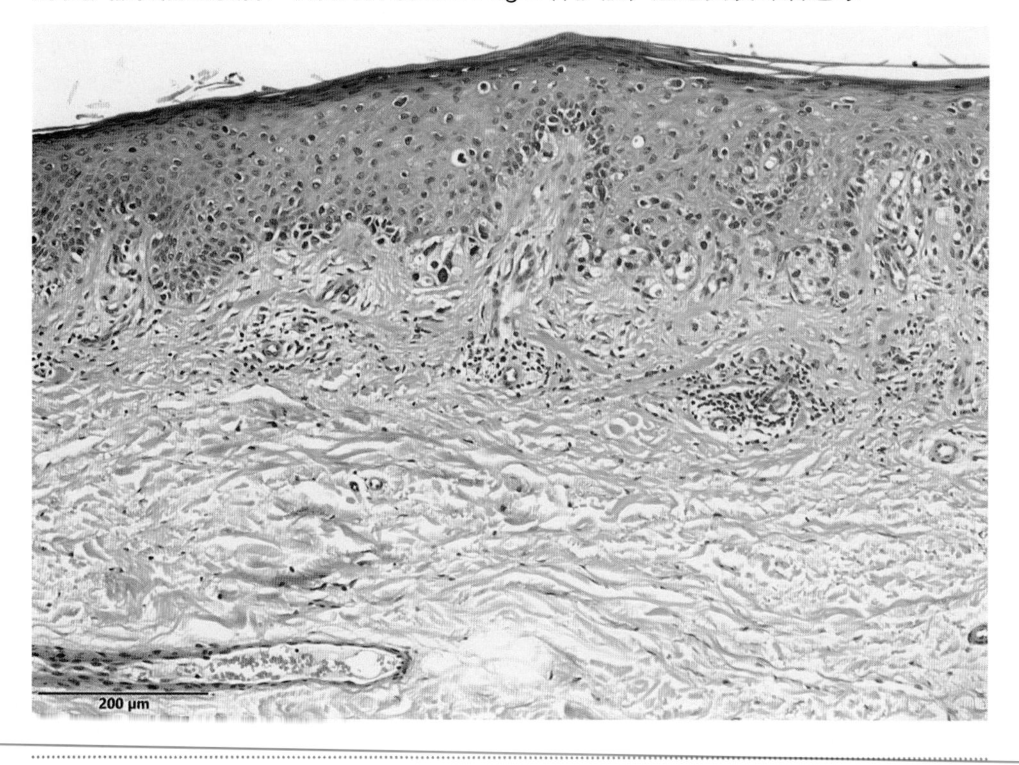

浅表扩散性黑色素瘤：皮损边缘表皮内肿瘤细胞呈单个或呈巢状分布，下方真皮内未见肿瘤细胞

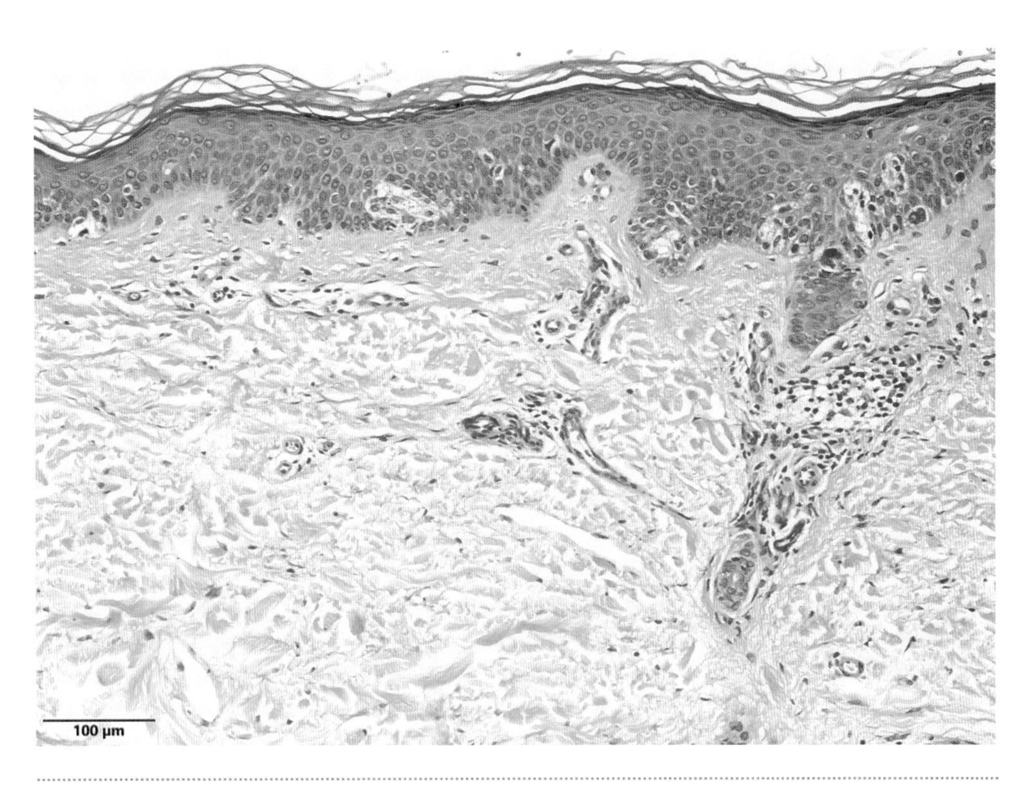

浅表扩散性黑色素瘤：皮损边缘表皮内肿瘤细胞呈单个或呈巢状分布，下方真皮内未见肿瘤细胞

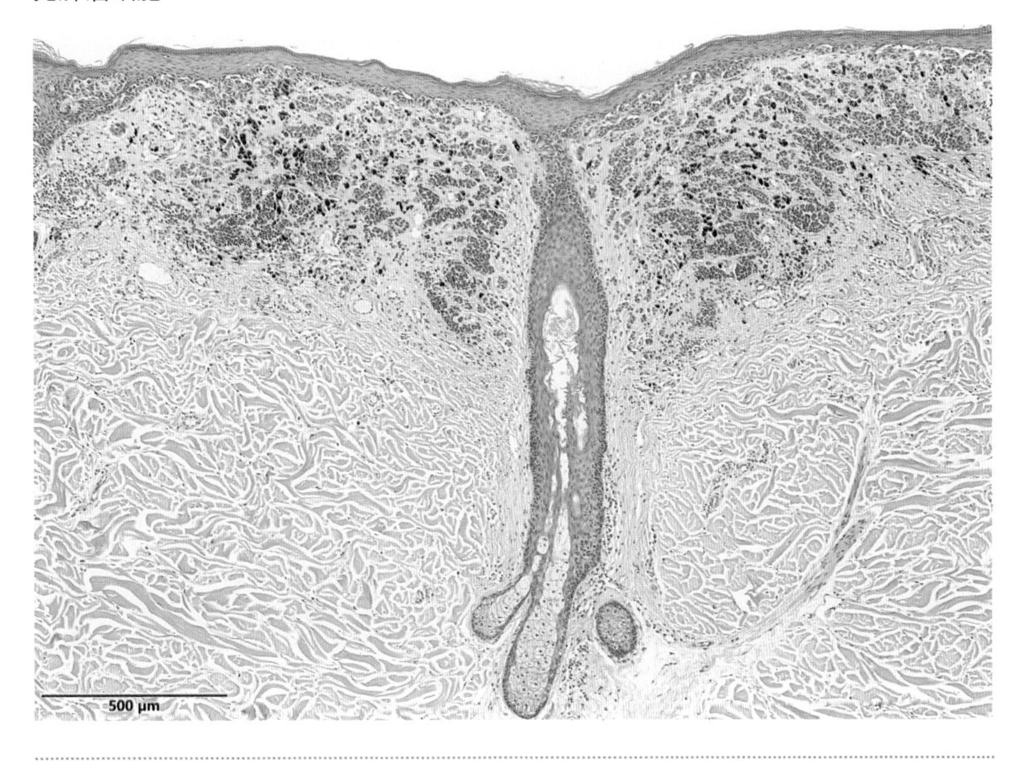

浅表扩散性黑色素瘤：肿瘤以水平扩展为主

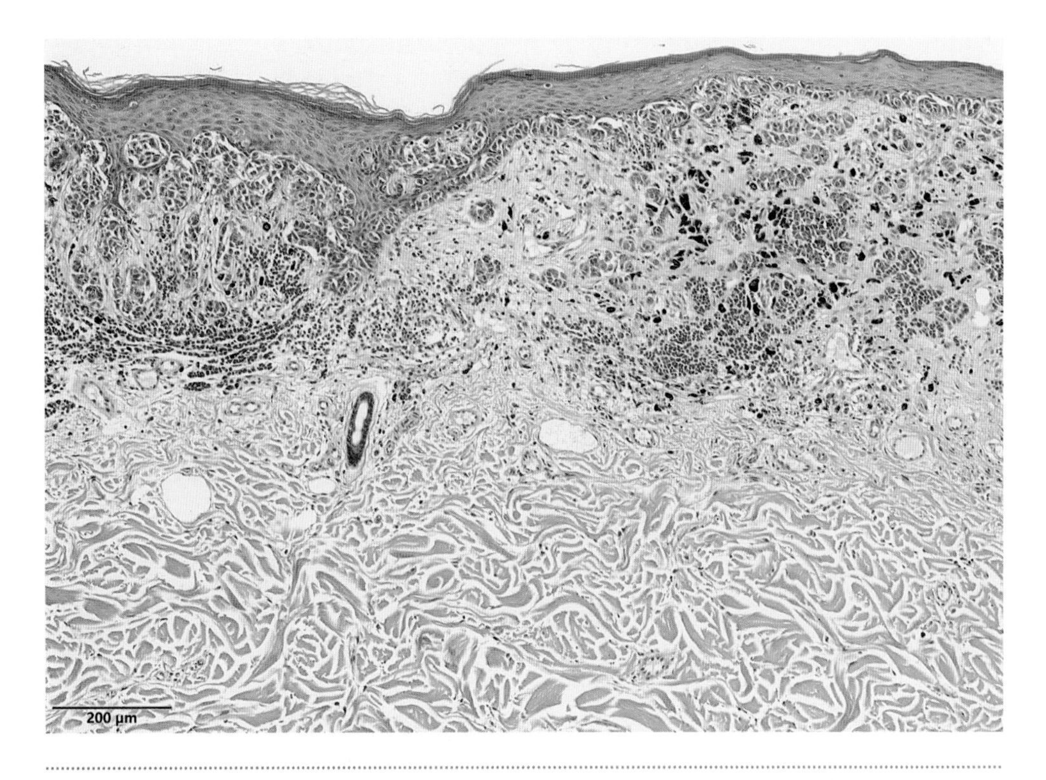

浅表扩散性黑色素瘤：肿瘤以水平扩展为主

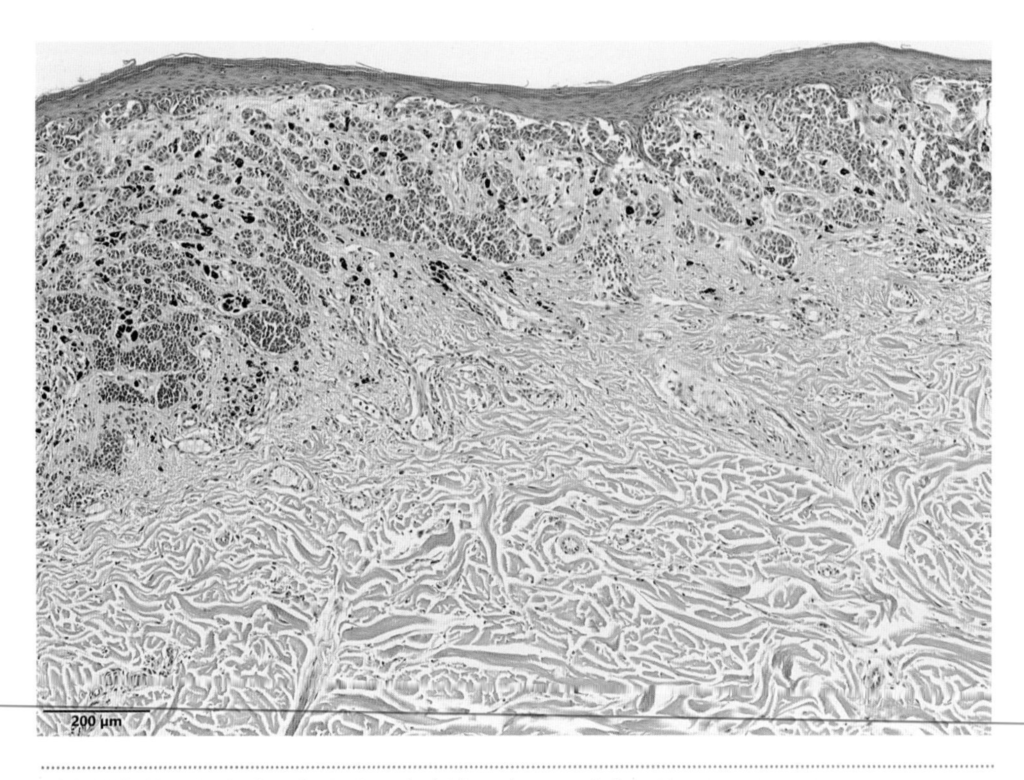

浅表扩散性黑色素瘤：交界处及真皮浅层均可见肿瘤细胞

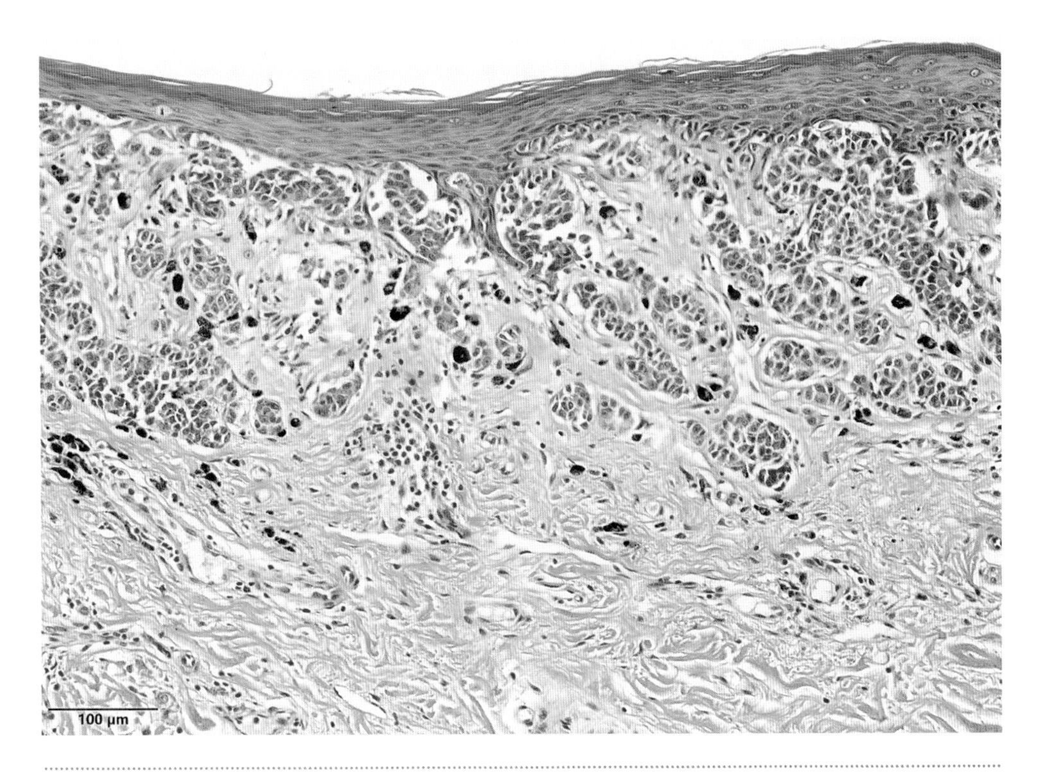

浅表扩散性黑色素瘤：交界处及真皮上部均可见肿瘤细胞巢

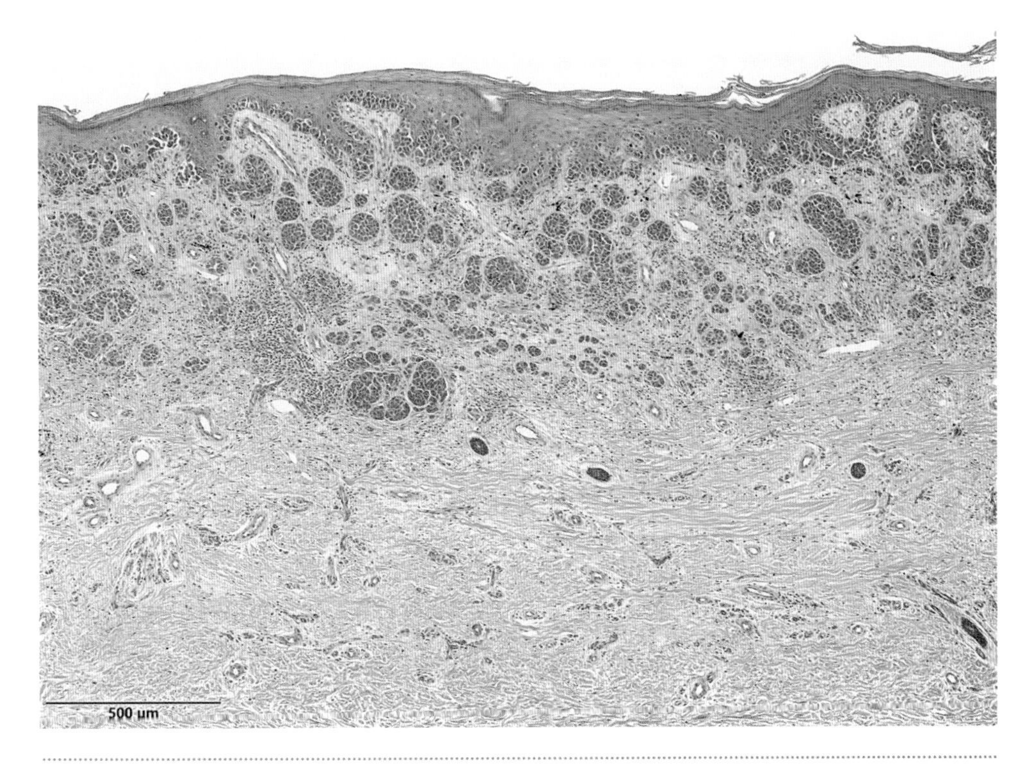

浅表扩散性黑色素瘤：肿瘤以水平扩展为主

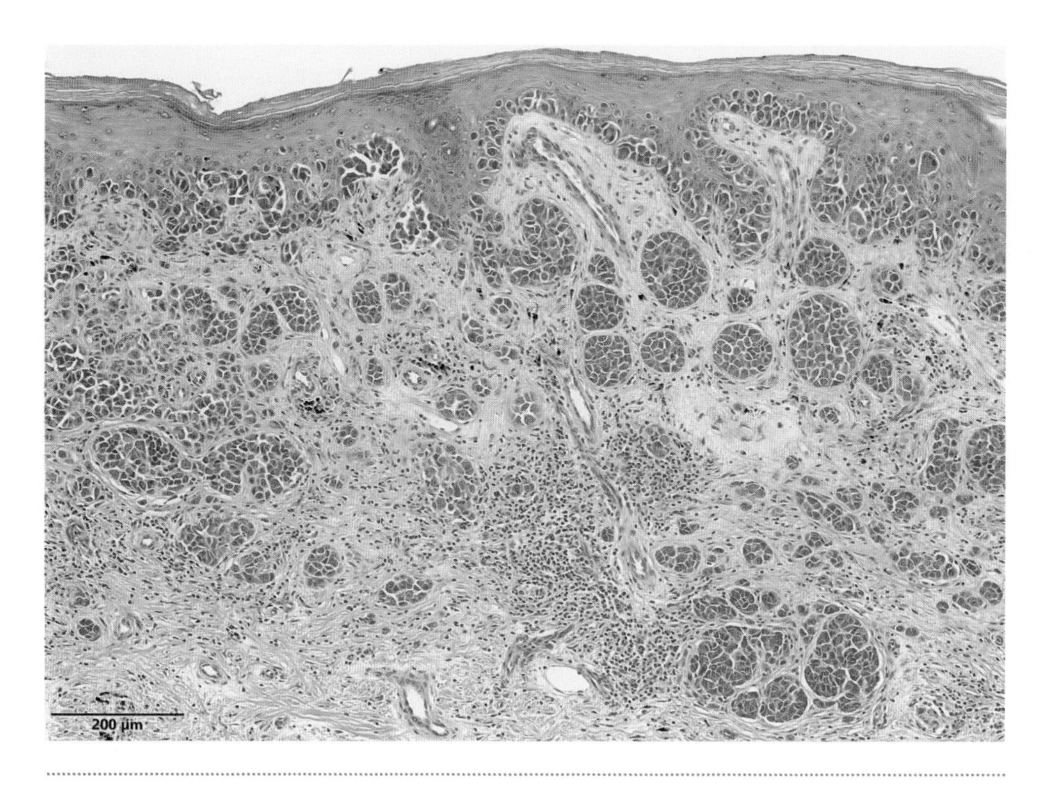

浅表扩散性黑色素瘤：真皮内肿瘤细胞巢比交界处肿瘤细胞巢大

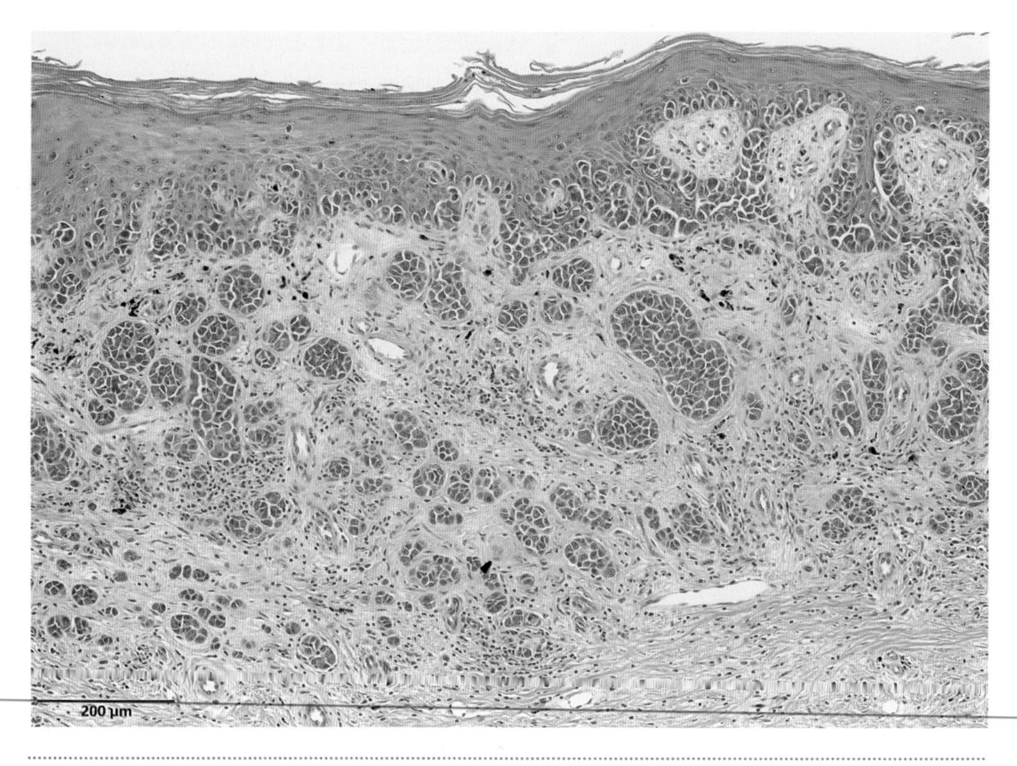

浅表扩散性黑色素瘤：真皮内肿瘤细胞巢比表皮内细胞巢大

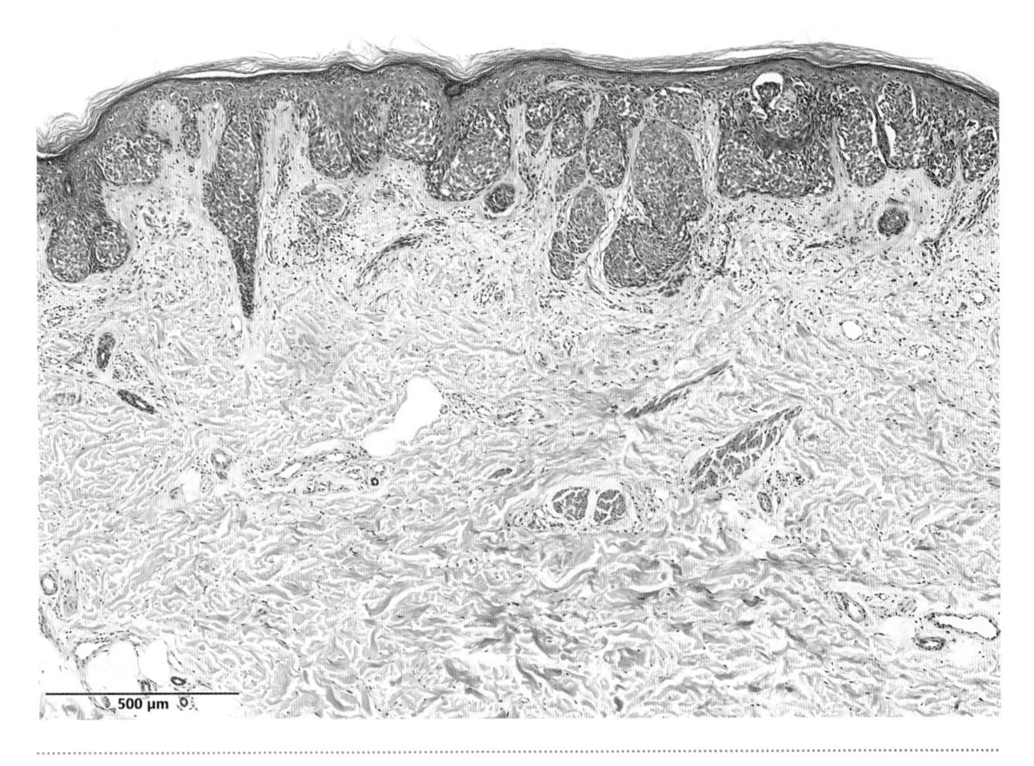

浅表扩散性黑色素瘤：肿瘤细胞大部分呈巢状分布，以水平扩展为主

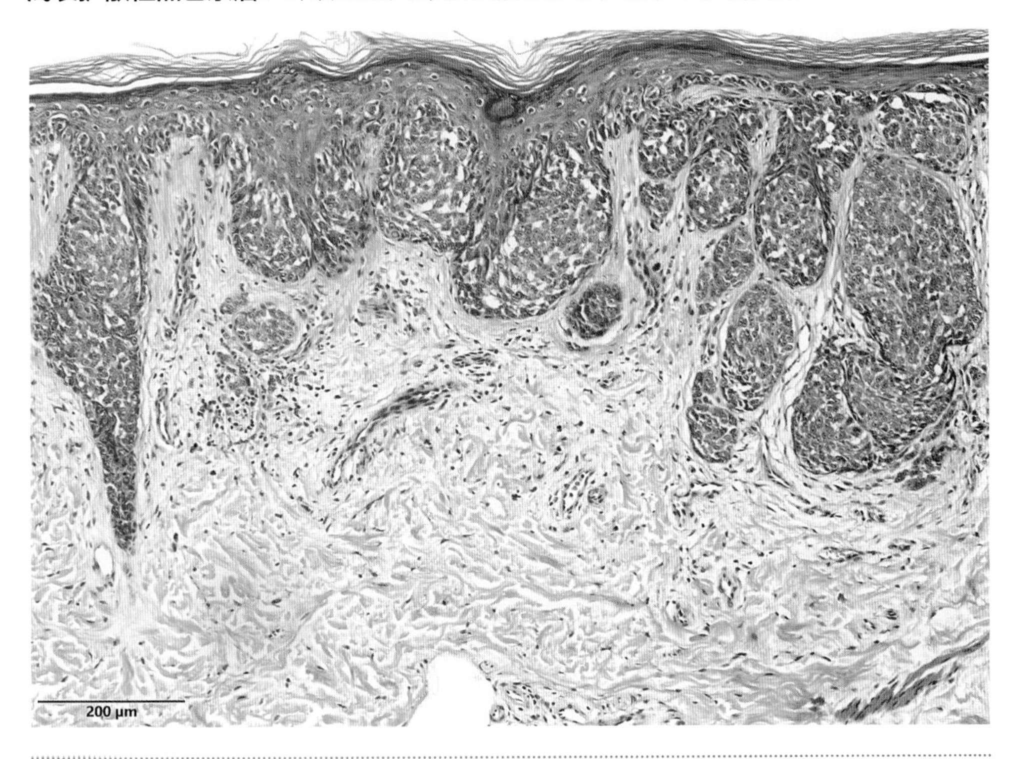

浅表扩散性黑色素瘤：表皮内可见 Paget 样细胞，交界部位及真皮内可见大的肿瘤细胞巢

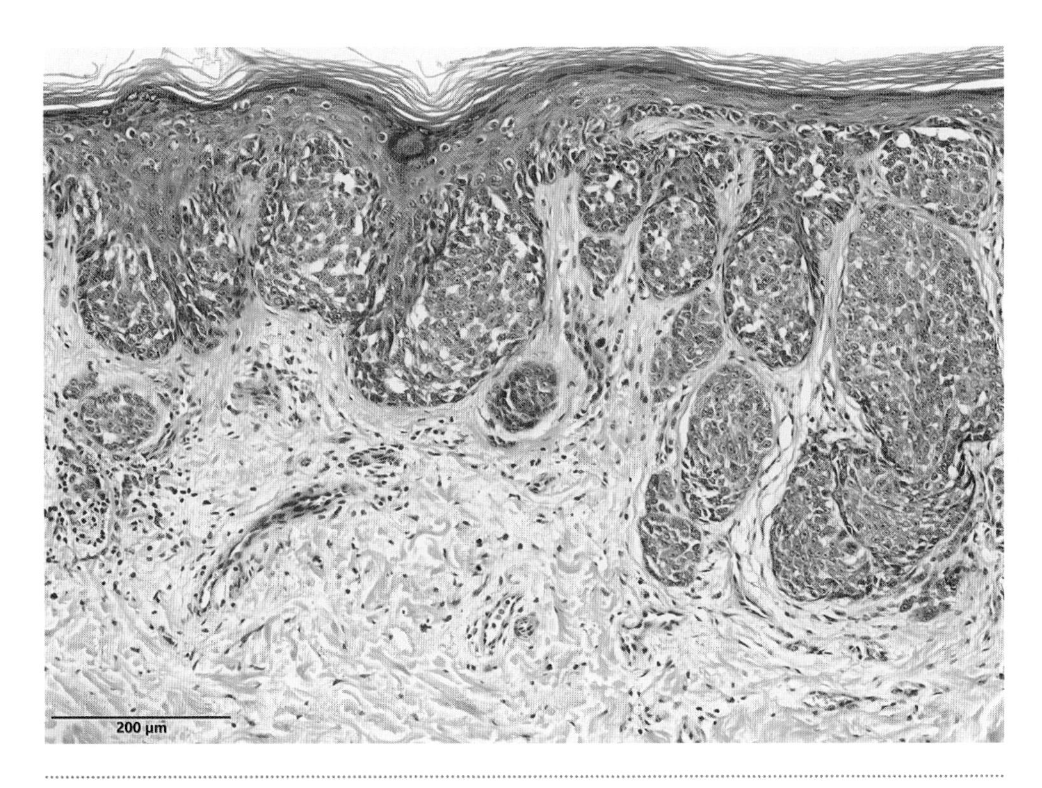

浅表扩散性黑色素瘤： 真皮内肿瘤细胞巢较大

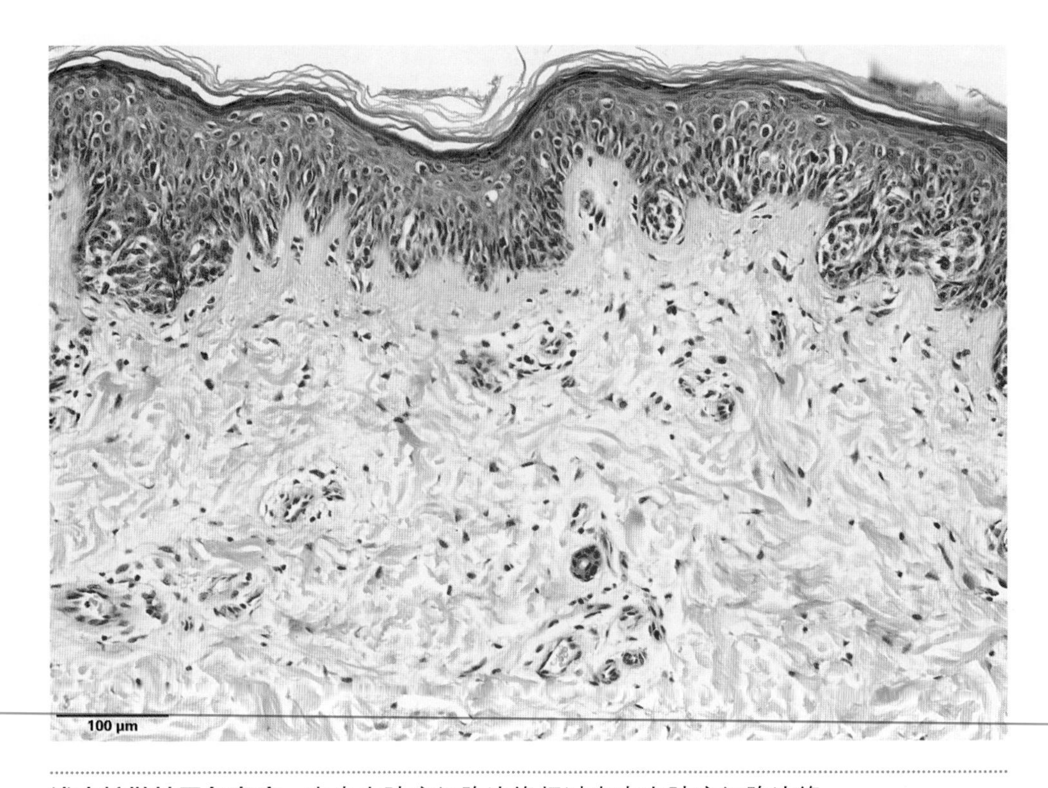

浅表扩散性黑色素瘤： 表皮内肿瘤细胞边缘超过真皮内肿瘤细胞边缘

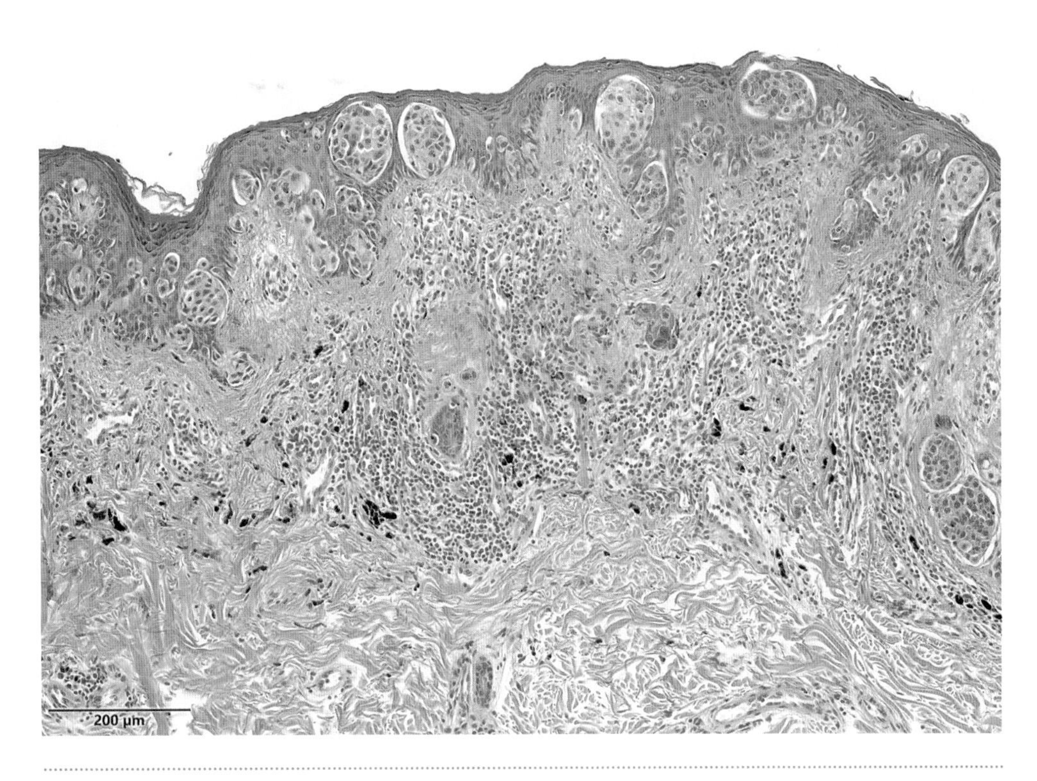

浅表扩散性黑色素瘤： 肿瘤以水平扩展为主

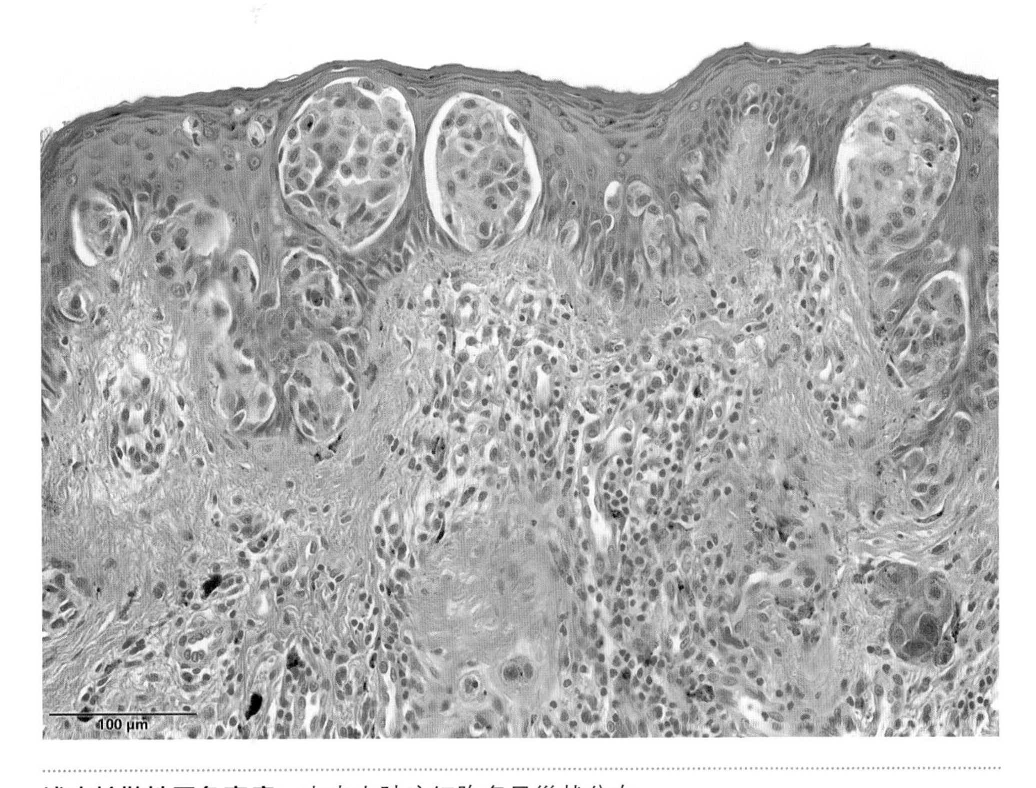

浅表扩散性黑色素瘤： 表皮内肿瘤细胞多呈巢状分布

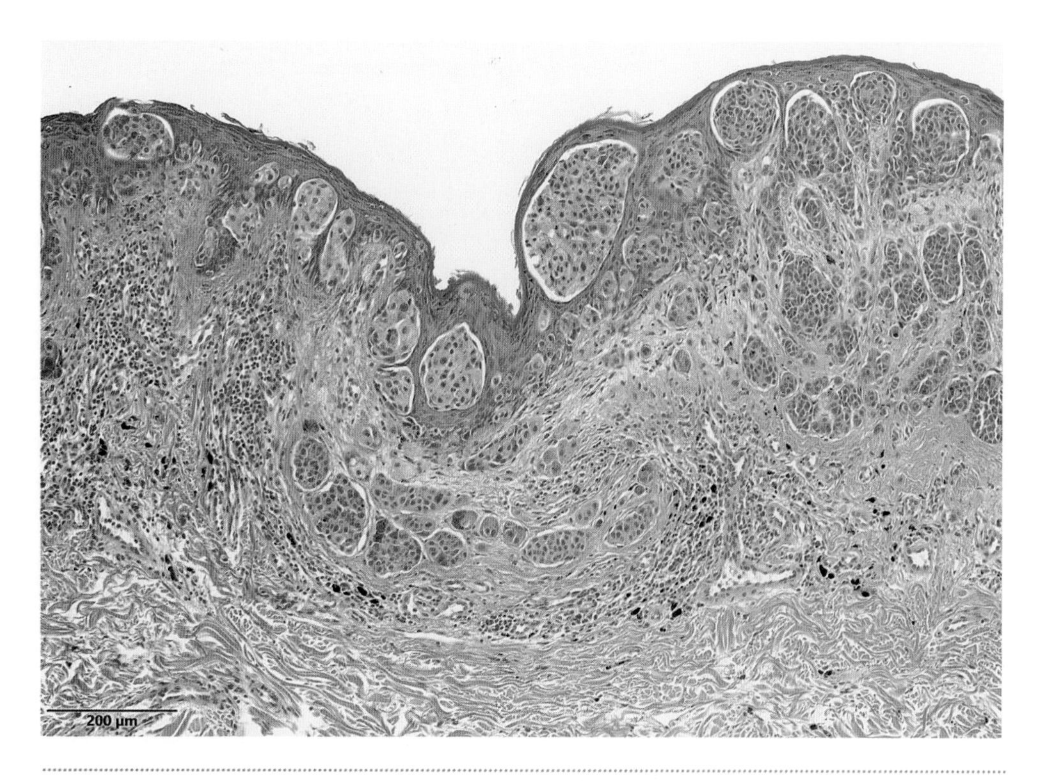

浅表扩散性黑色素瘤： 肿瘤以水平生长为主

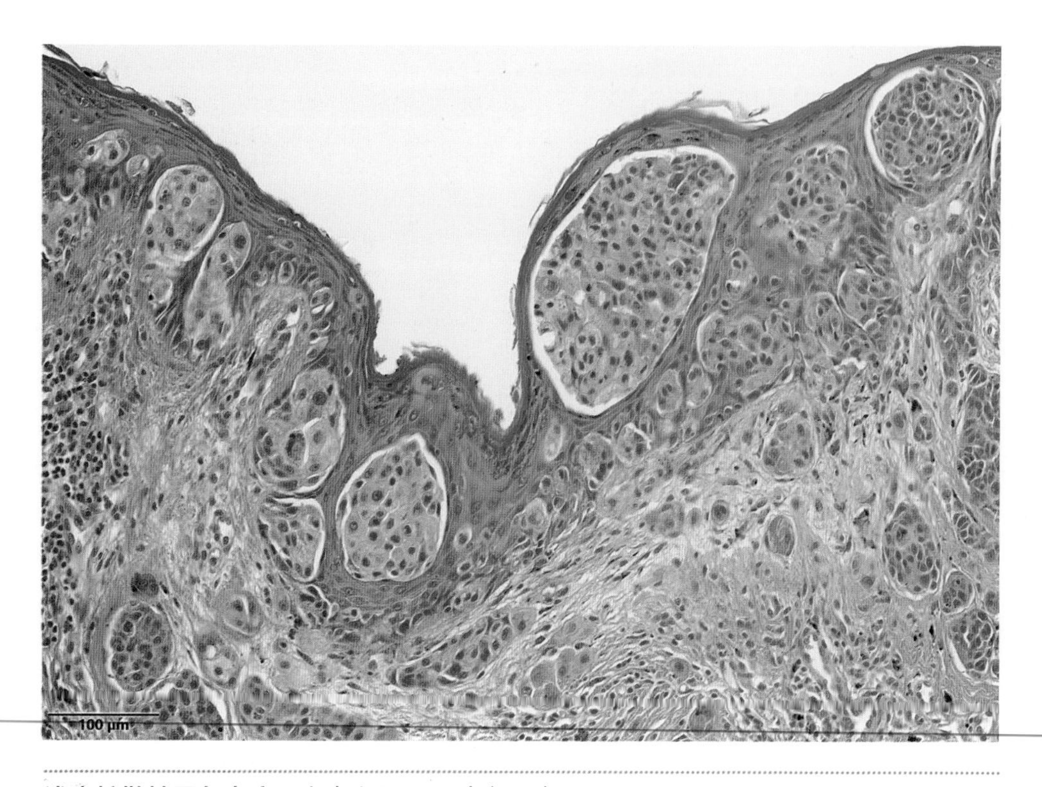

浅表扩散性黑色素瘤： 表皮全层可见肿瘤细胞

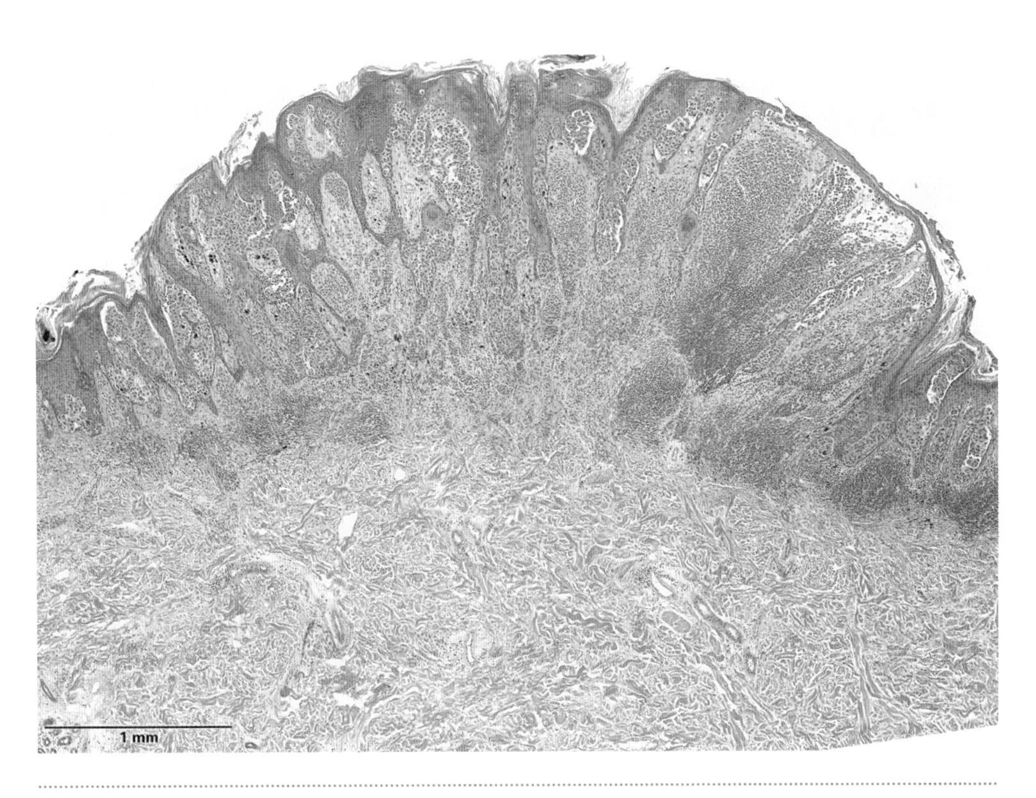

浅表扩散性黑色素瘤： 肿瘤以水平生长为主

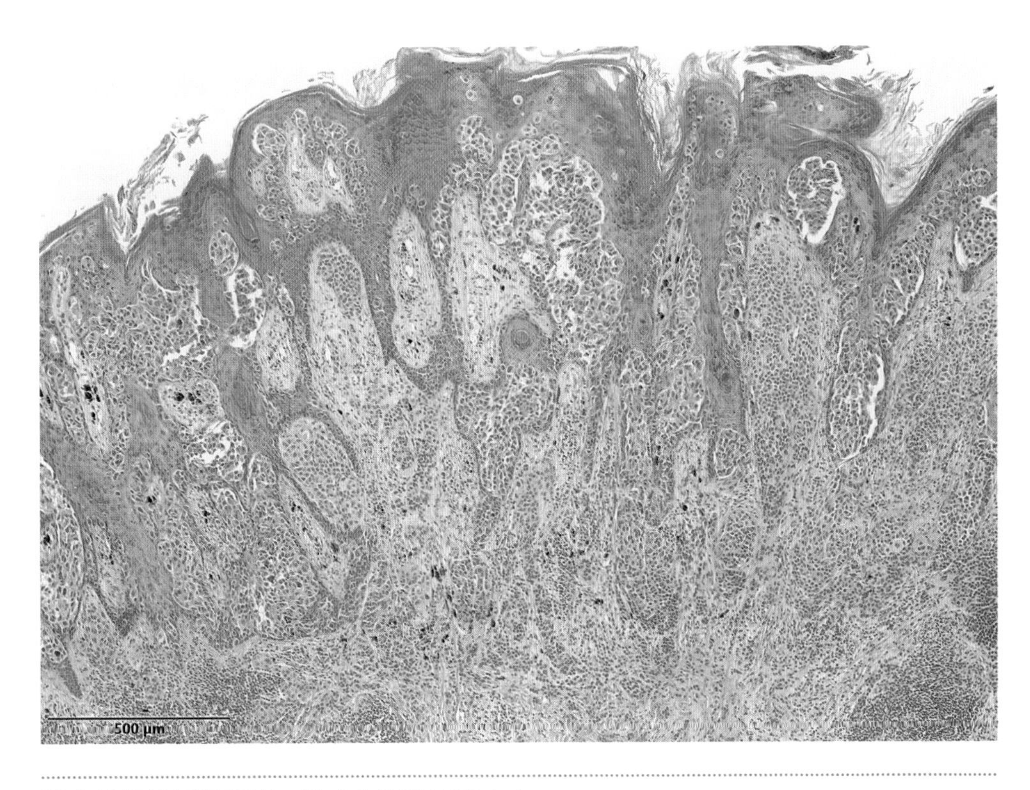

浅表扩散性黑色素瘤： 肿瘤主要位于表皮内

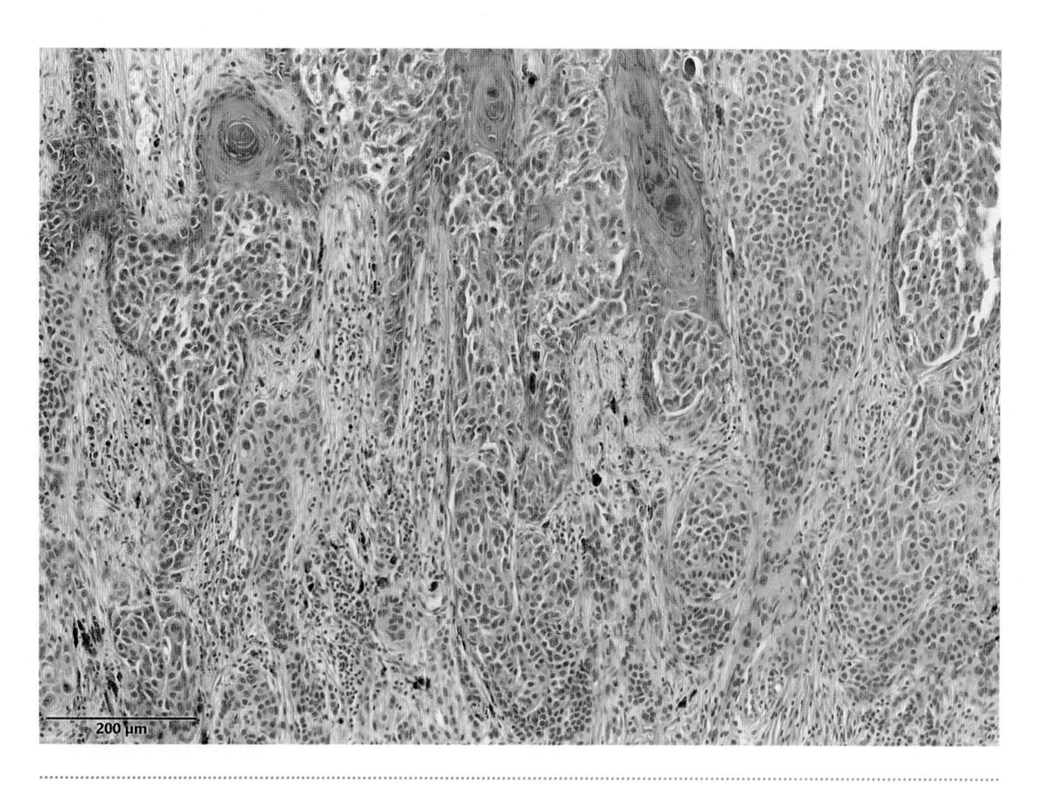

浅表扩散性黑色素瘤：真皮内可见肿瘤细胞团块

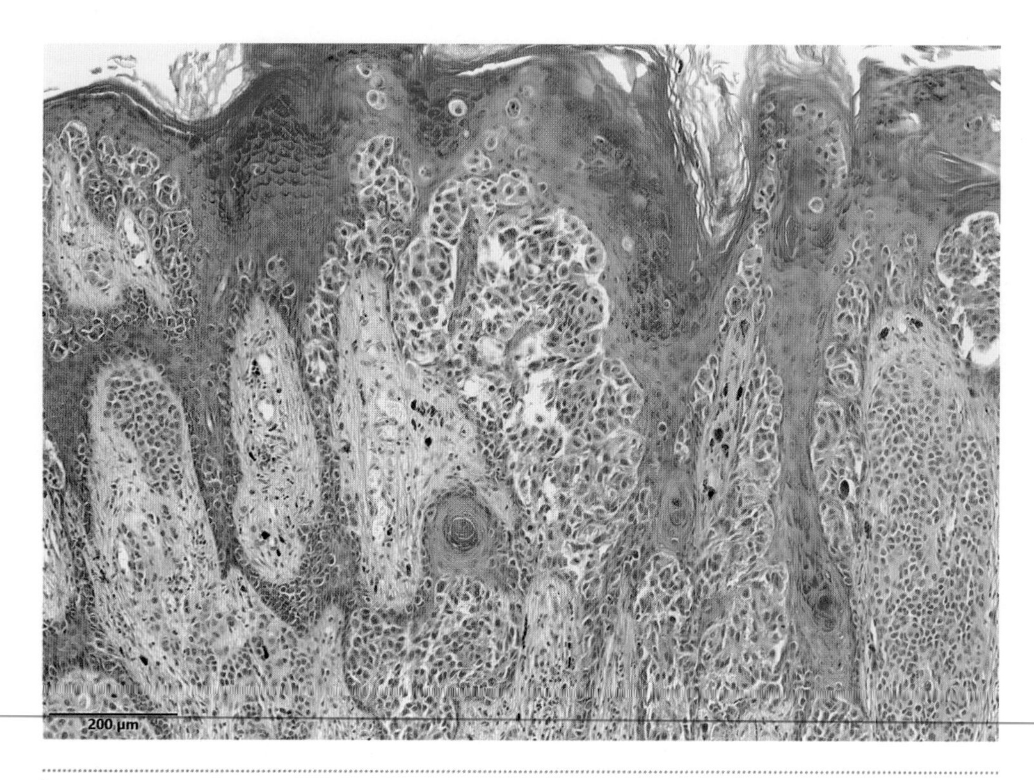

浅表扩散性黑色素瘤：表皮内可见 Paget 样肿瘤细胞扩散，交界处可见肿瘤细胞巢

37. 肢端雀斑样痣黑色素瘤
Acral lentiginous melanoma

- 表皮不规则增生，皮突延长
- 表皮基底层及皮突可见异型黑素细胞
- 呈雀斑样或巢状分布
- 表皮突顶端可见大的瘤细胞巢
- 肿瘤细胞核呈多形性，核深染，细胞质固缩
- 真皮内肿瘤细胞多呈梭形，可伴有结缔组织增生
- 好发于足跟及甲部
- 临床表现为形状不规则、颜色不均匀的色素斑或斑块

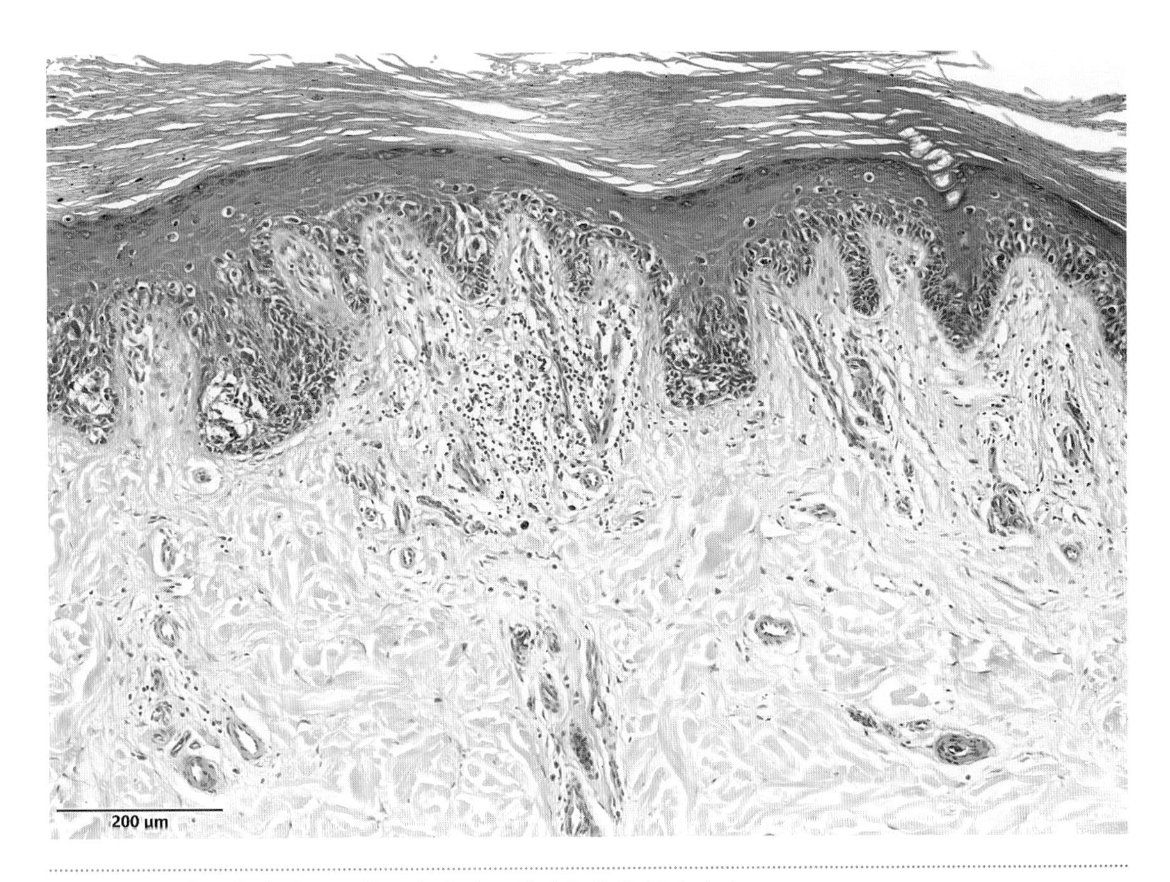

肢端雀斑样痣黑色素瘤：原位黑色素瘤，肿瘤细胞位于表皮内

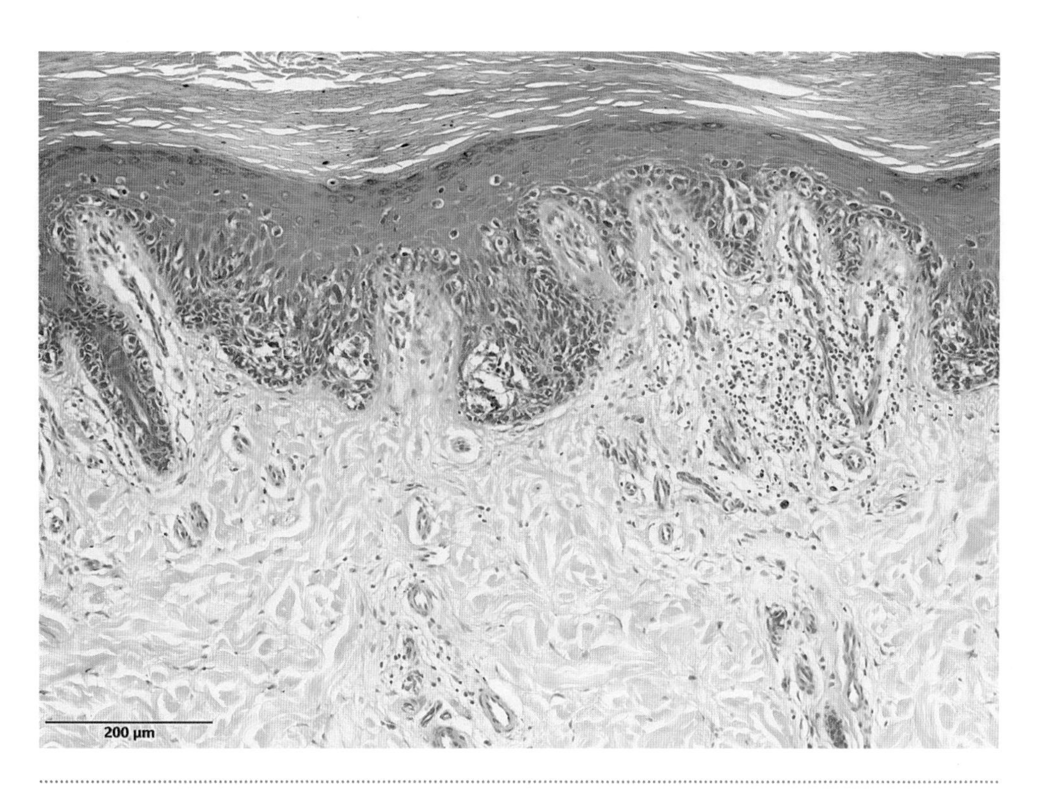

肢端雀斑样痣黑色素瘤： 原位黑色素瘤，肿瘤细胞呈雀斑样或呈巢状分布

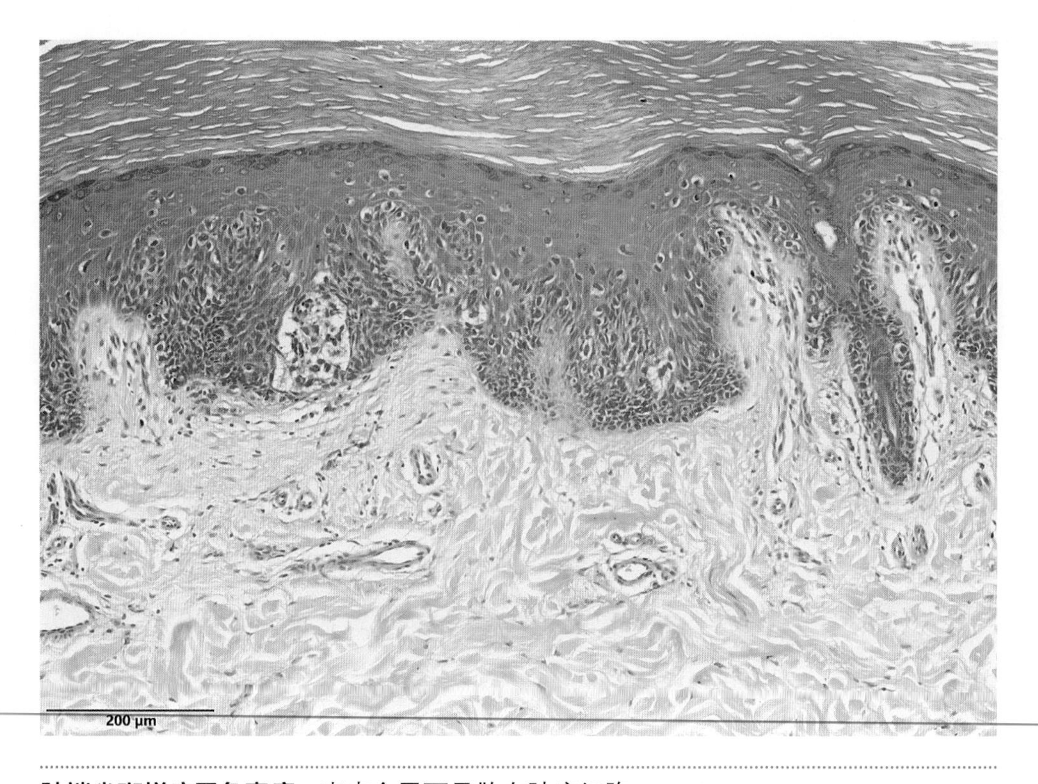

肢端雀斑样痣黑色素瘤： 表皮全层可见散在肿瘤细胞

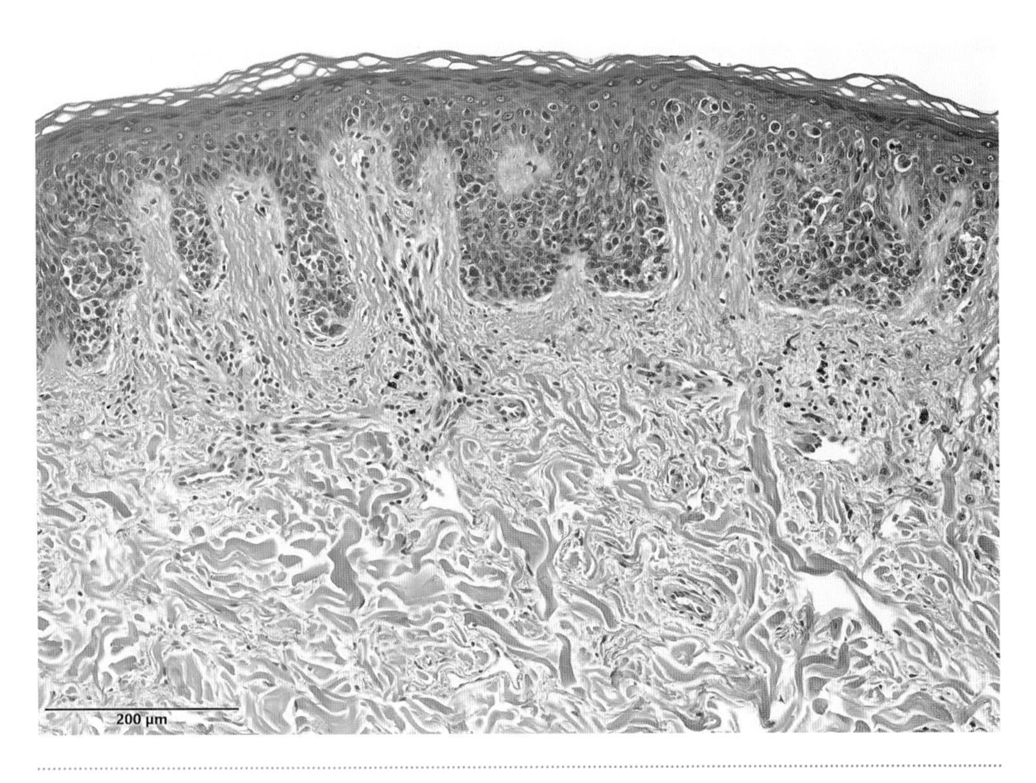

肢端雀斑样痣黑色素瘤：原位黑色素瘤

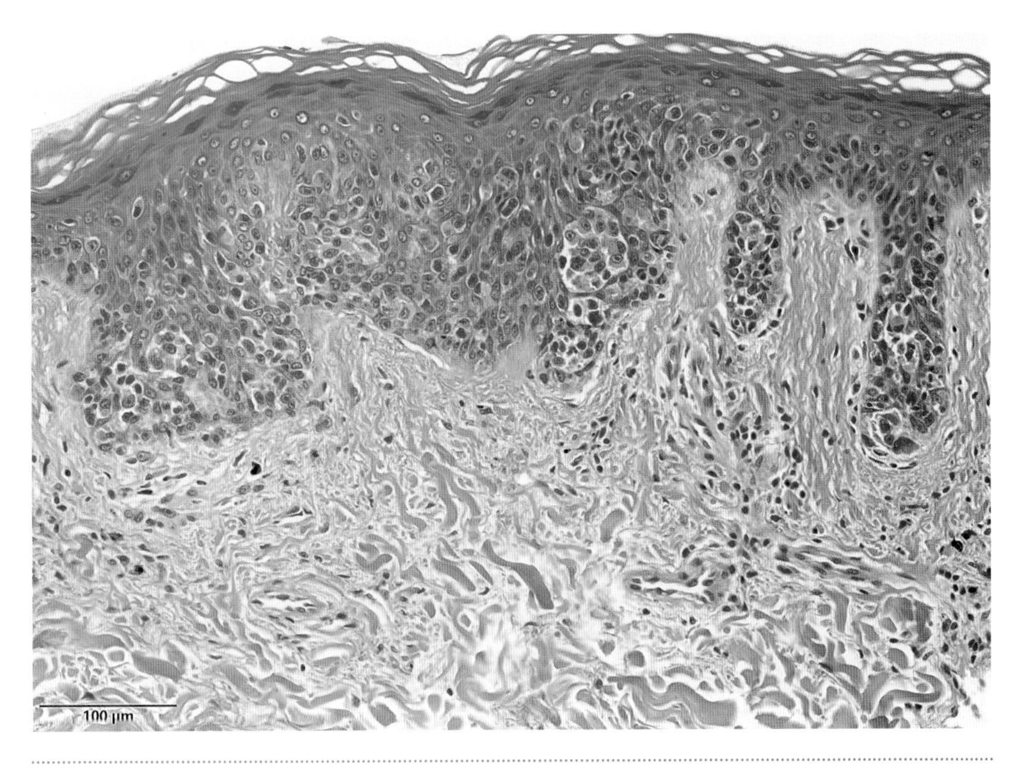

肢端雀斑样痣黑色素瘤：原位黑色素瘤，肿瘤细胞在表皮内呈巢状或雀斑样分布

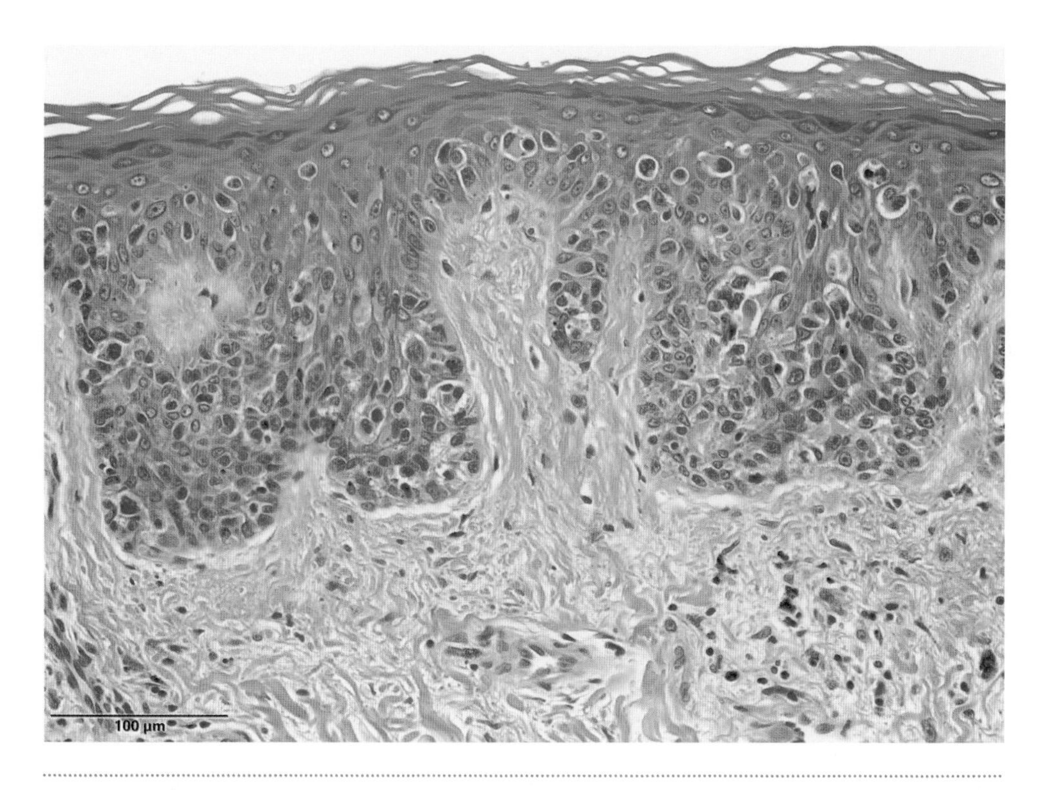

肢端雀斑样痣黑色素瘤： 肿瘤细胞在表皮内散在分布，细胞异型性明显

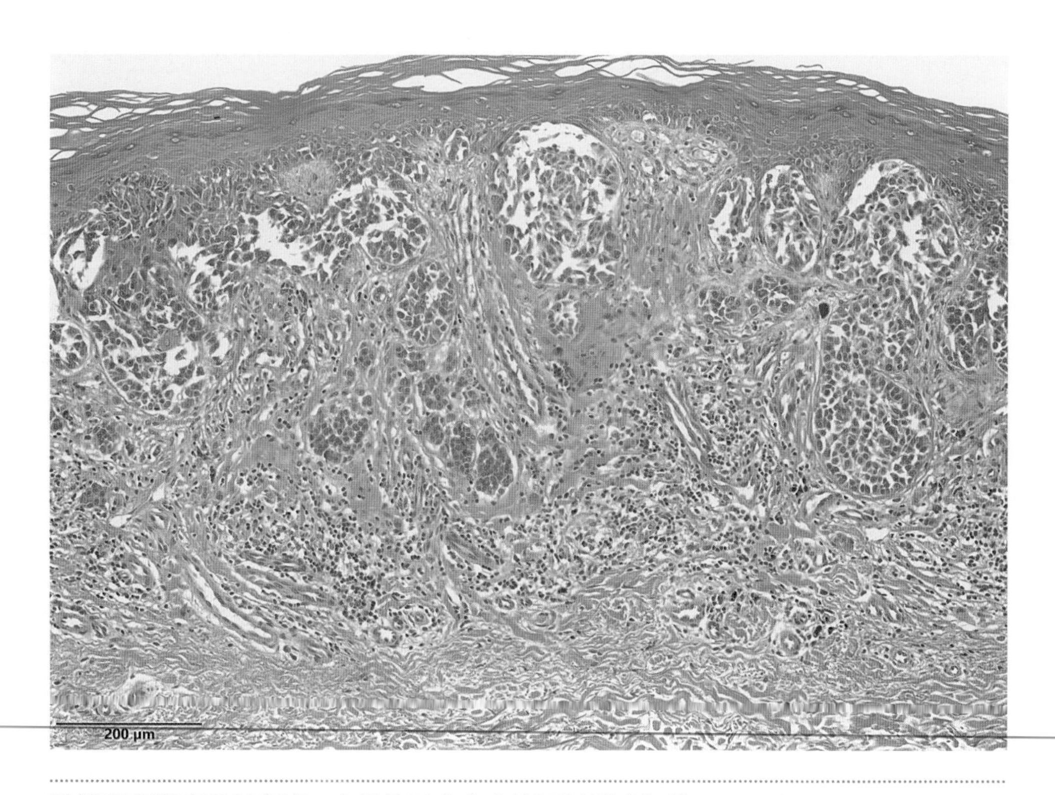

肢端雀斑样痣黑色素瘤： 交界处及真皮内均可见肿瘤细胞

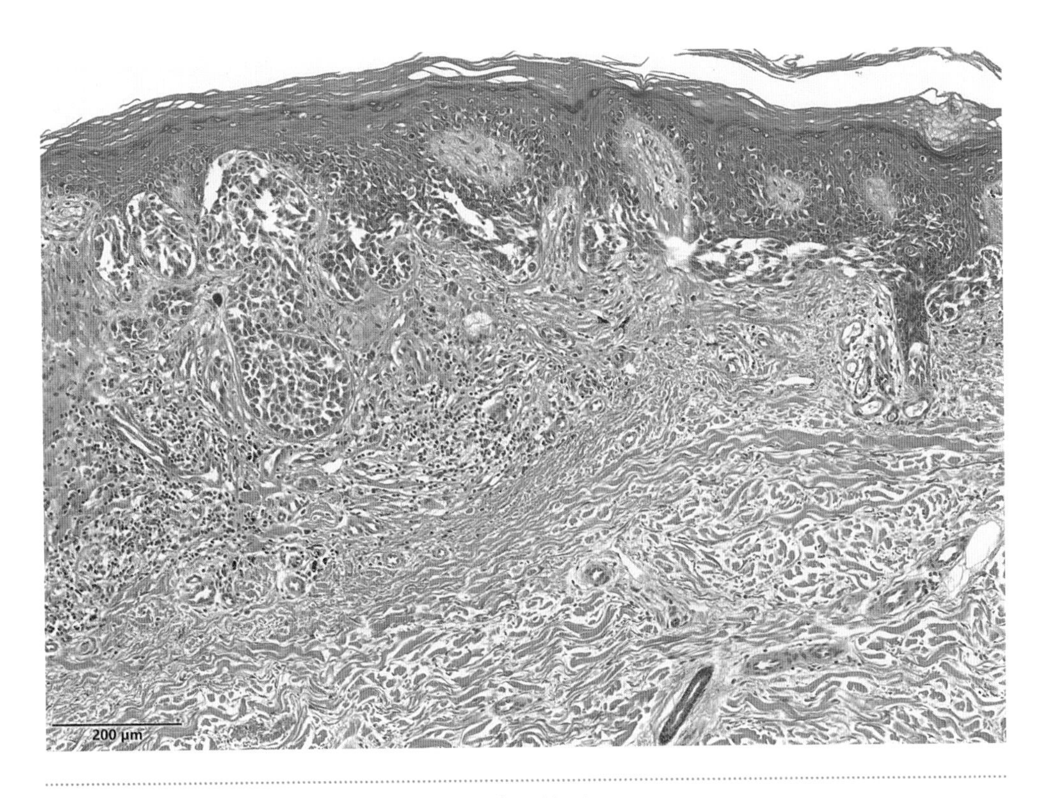

肢端雀斑样痣黑色素瘤：交界处肿瘤细胞呈梭形

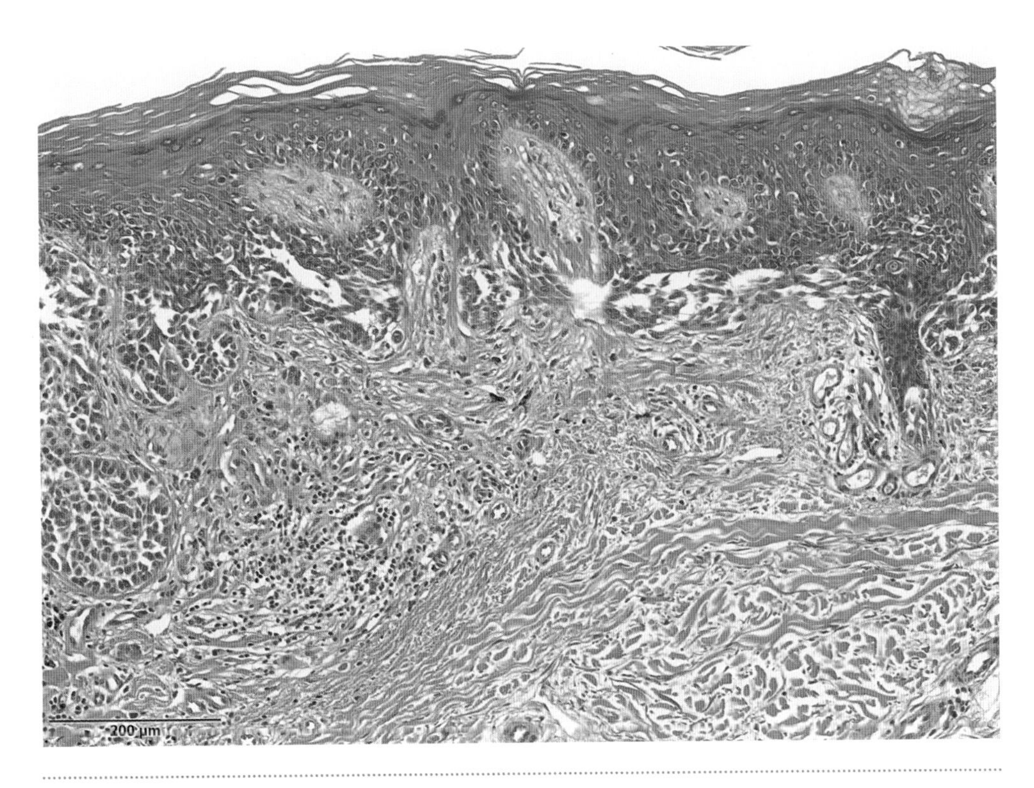

肢端雀斑样痣黑色素瘤：交界处肿瘤细胞呈梭形

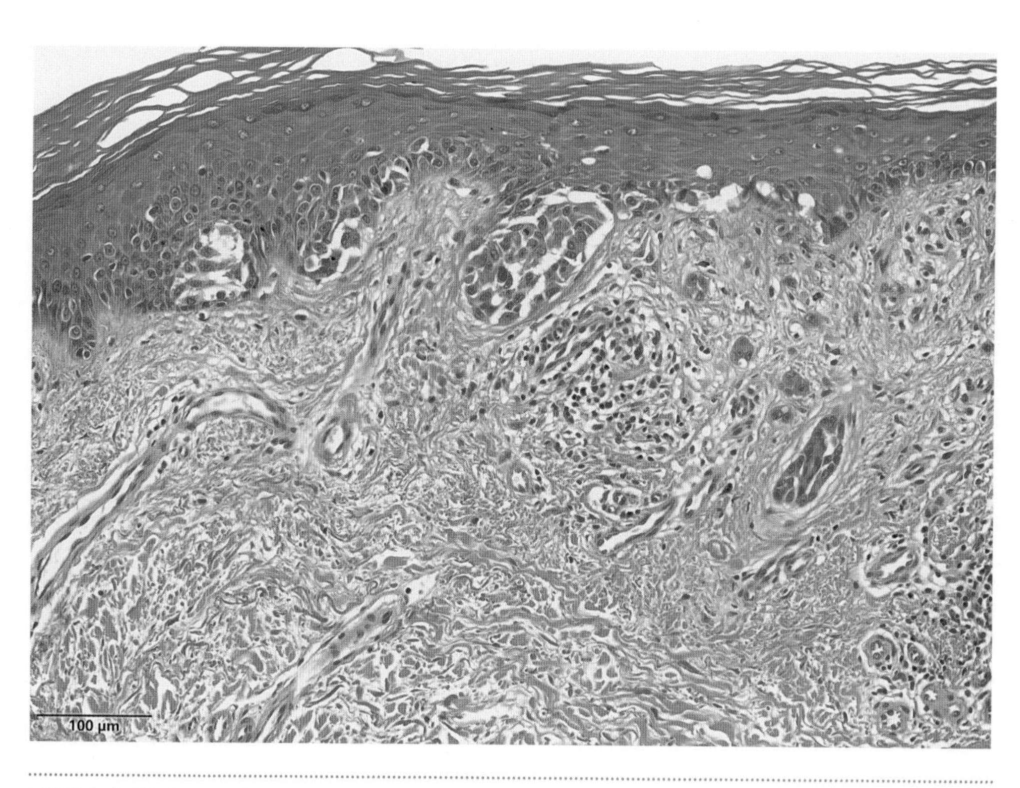

肢端雀斑样痣黑色素瘤： 交界处肿瘤细胞巢

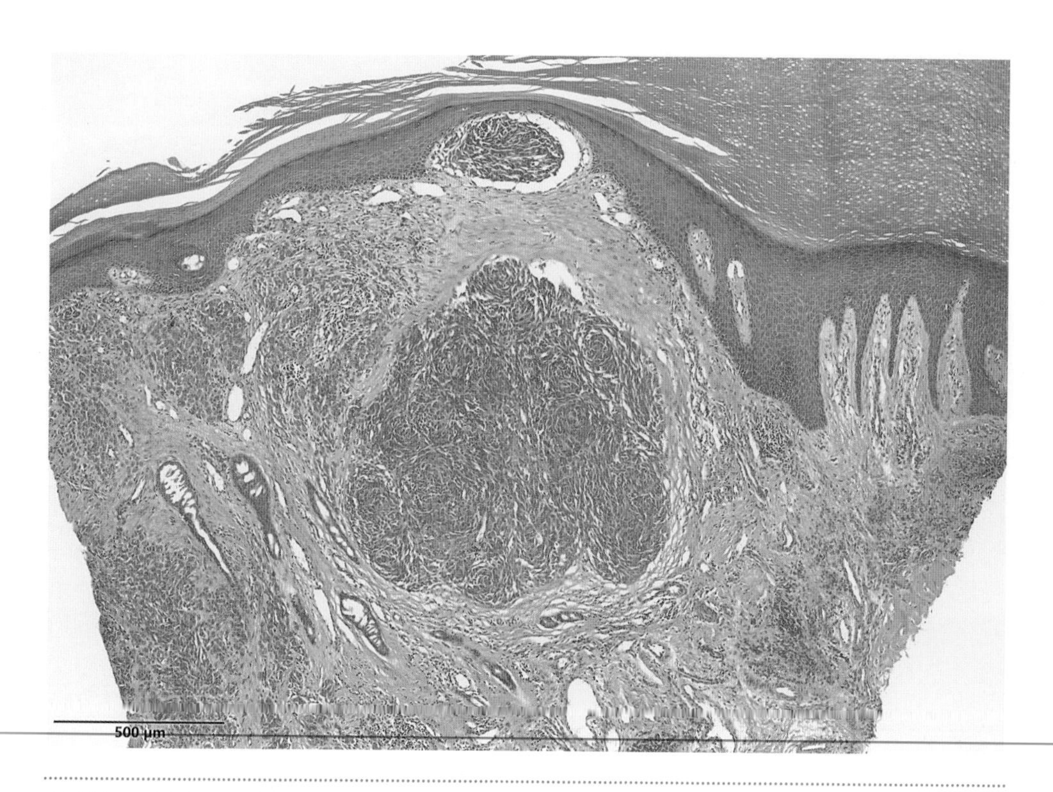

肢端雀斑样痣黑色素瘤： 肿瘤细胞呈梭形

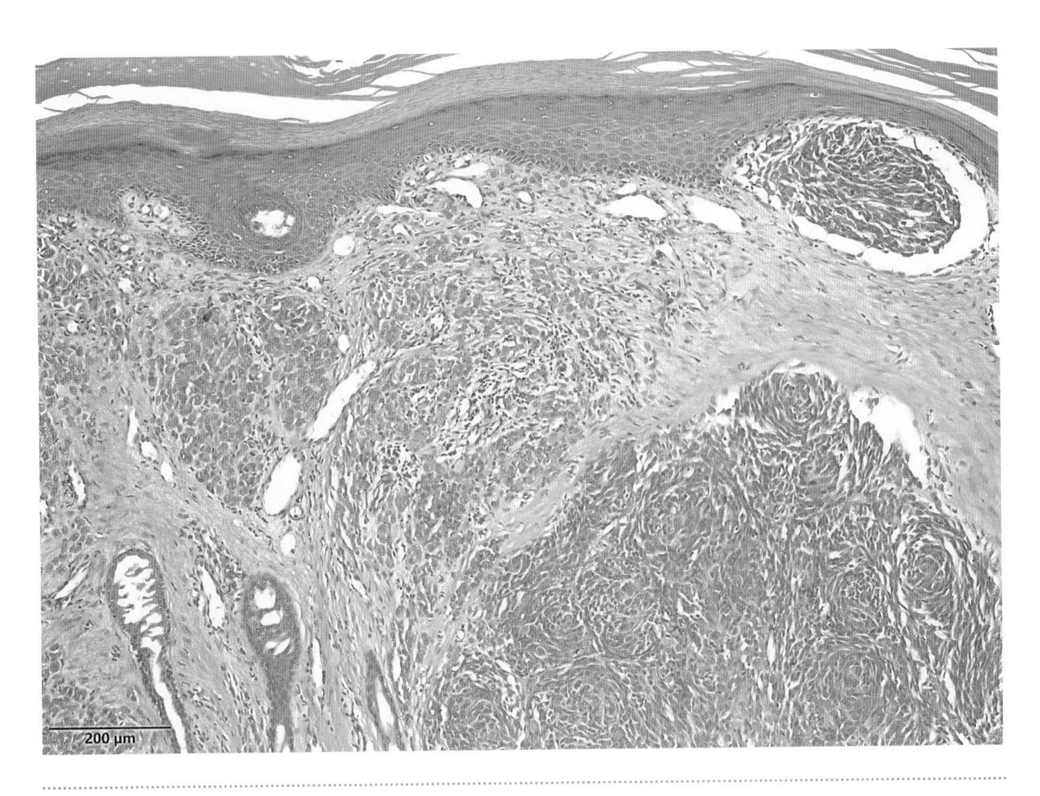

肢端雀斑样痣黑色素瘤： 交界处及真皮均可见肿瘤细胞

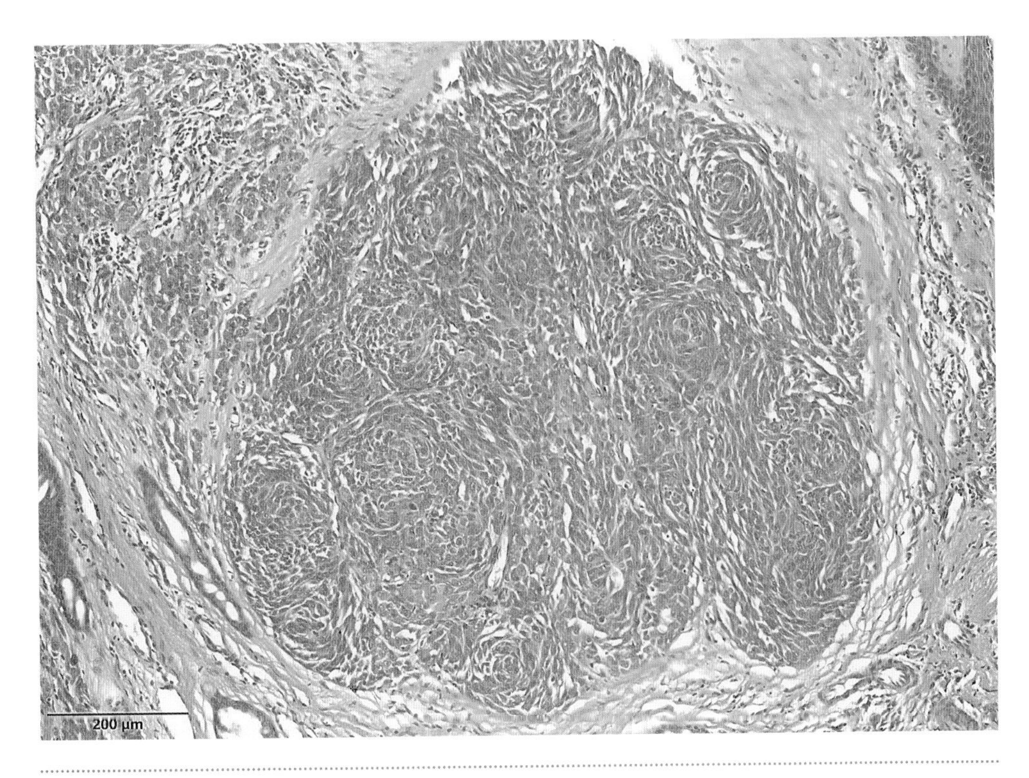

肢端雀斑样痣黑色素瘤： 真皮内大部分肿瘤细胞呈梭形

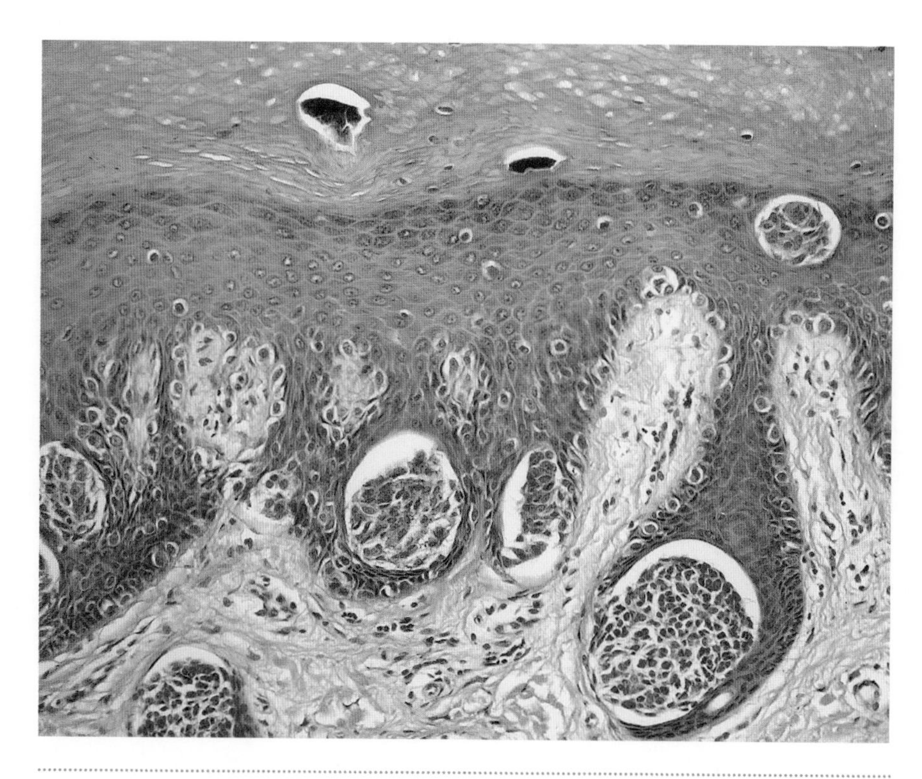

肢端雀斑样痣黑色素瘤：肿瘤细胞在表皮及真皮内生长，呈巢状或散在分布

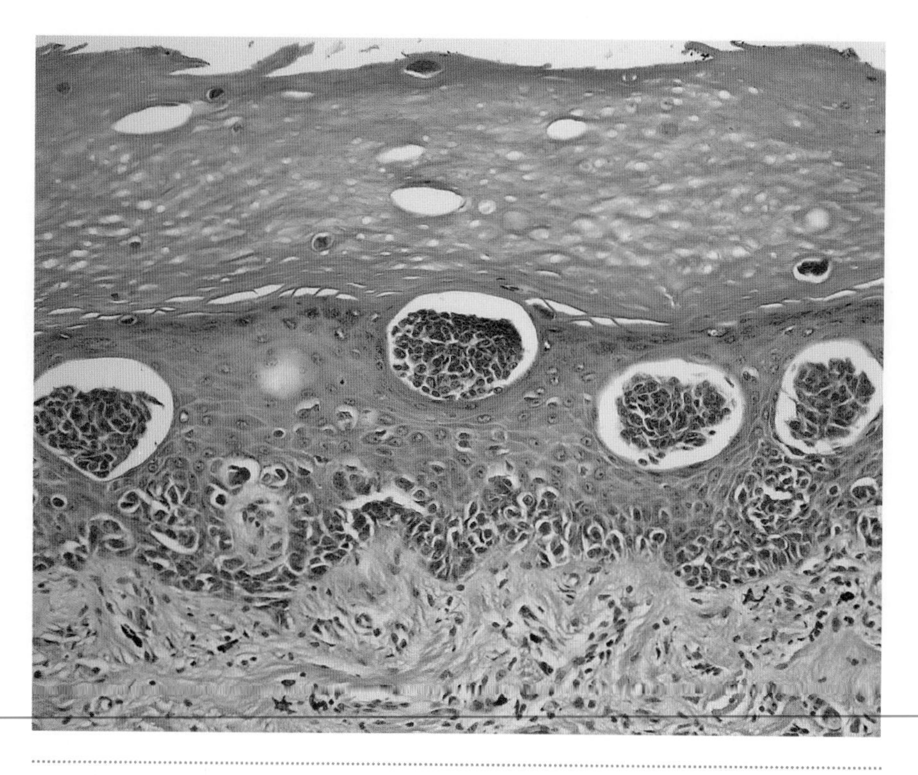

肢端雀斑样痣黑色素瘤：表皮内肿瘤细胞巢，角质层内可见肿瘤细胞

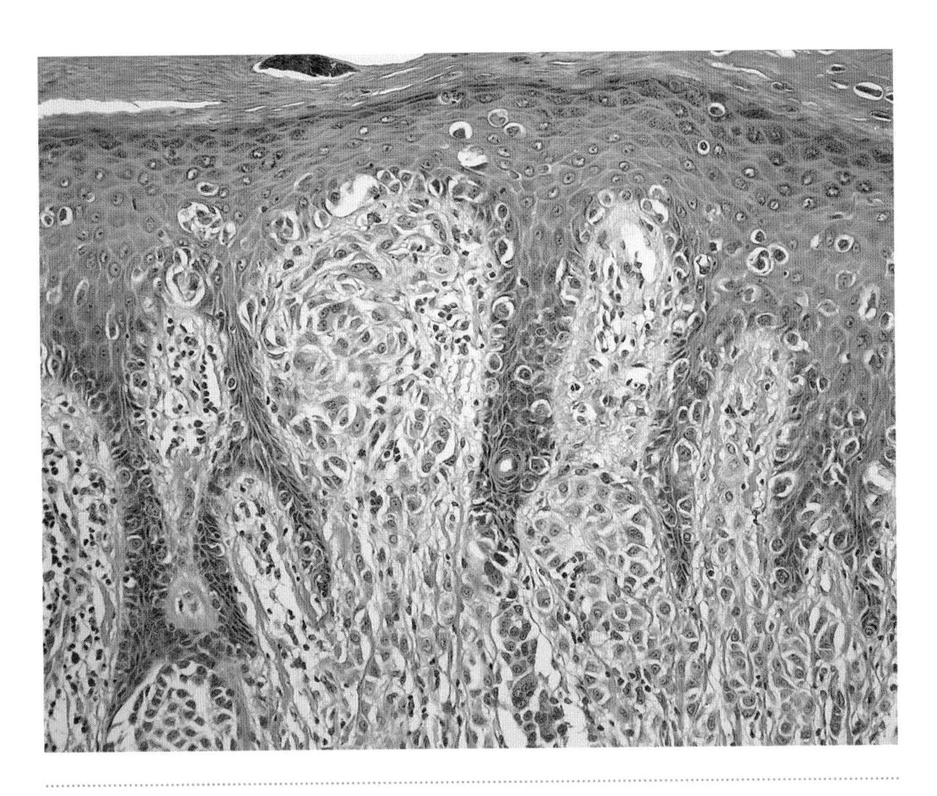

肢端雀斑样痣黑色素瘤：皮突延长，肿瘤细胞在皮突两侧增生

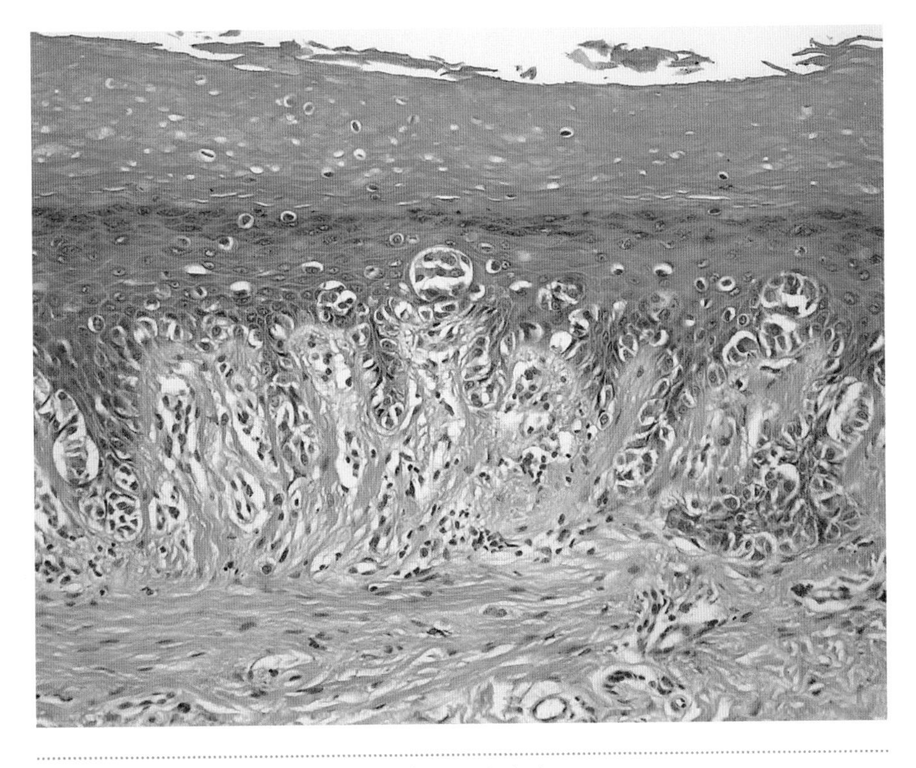

肢端雀斑样痣黑色素瘤：肿瘤细胞侵及表皮全层

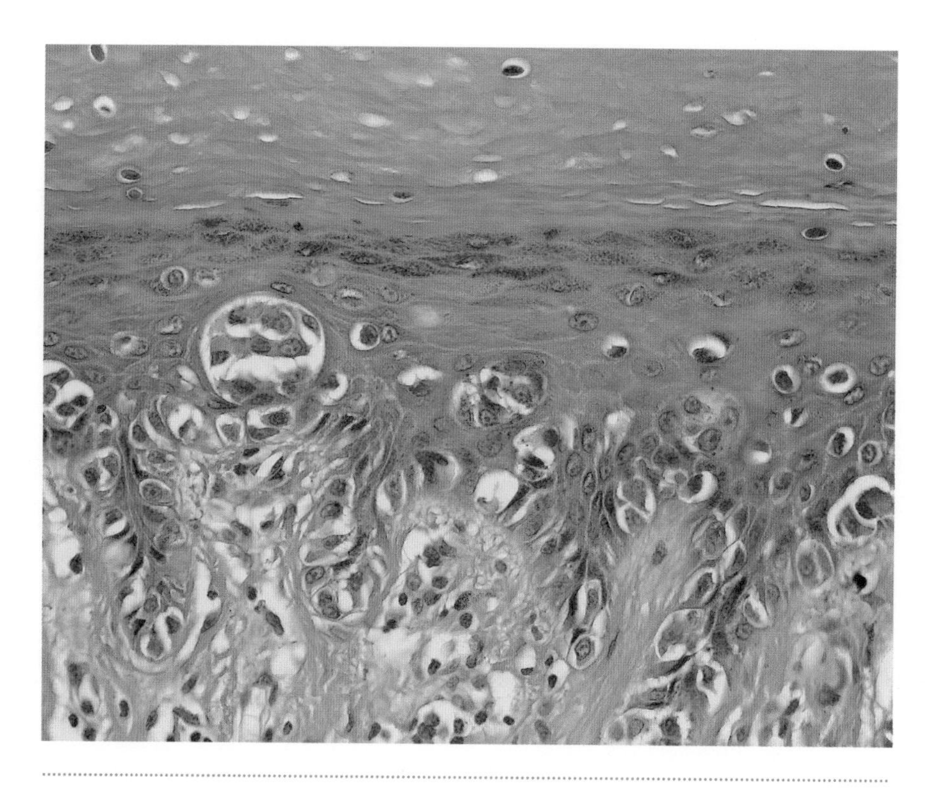

肢端雀斑样痣黑色素瘤：肿瘤细胞的细胞质透明，在表皮全层扩散

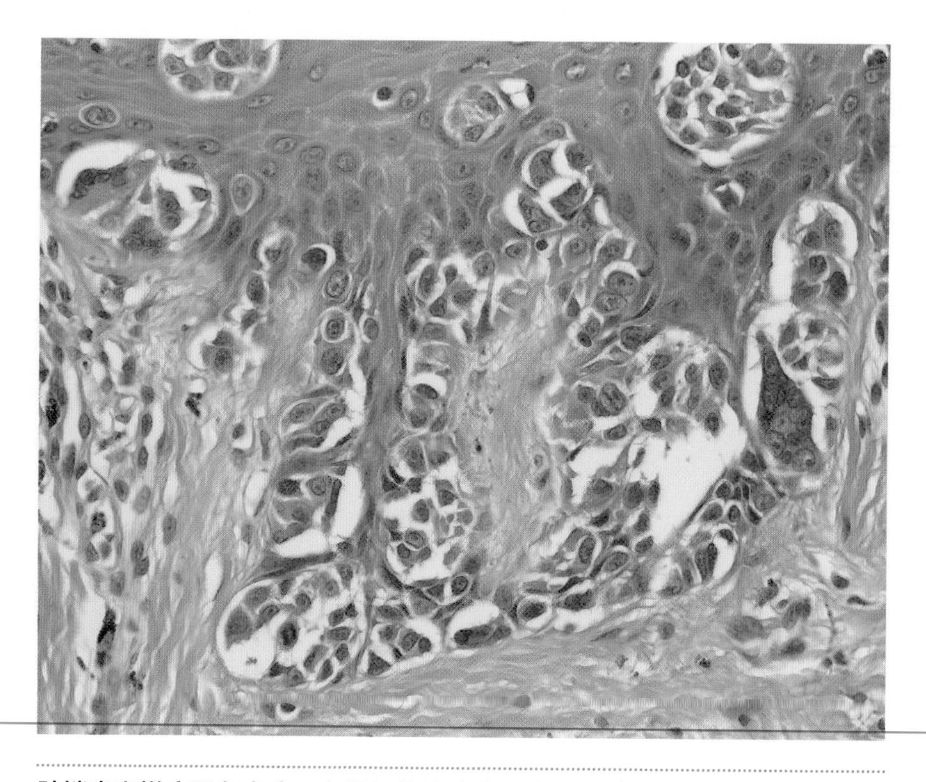

肢端雀斑样痣黑色素瘤：交界部位的肿瘤细胞，异型性明显

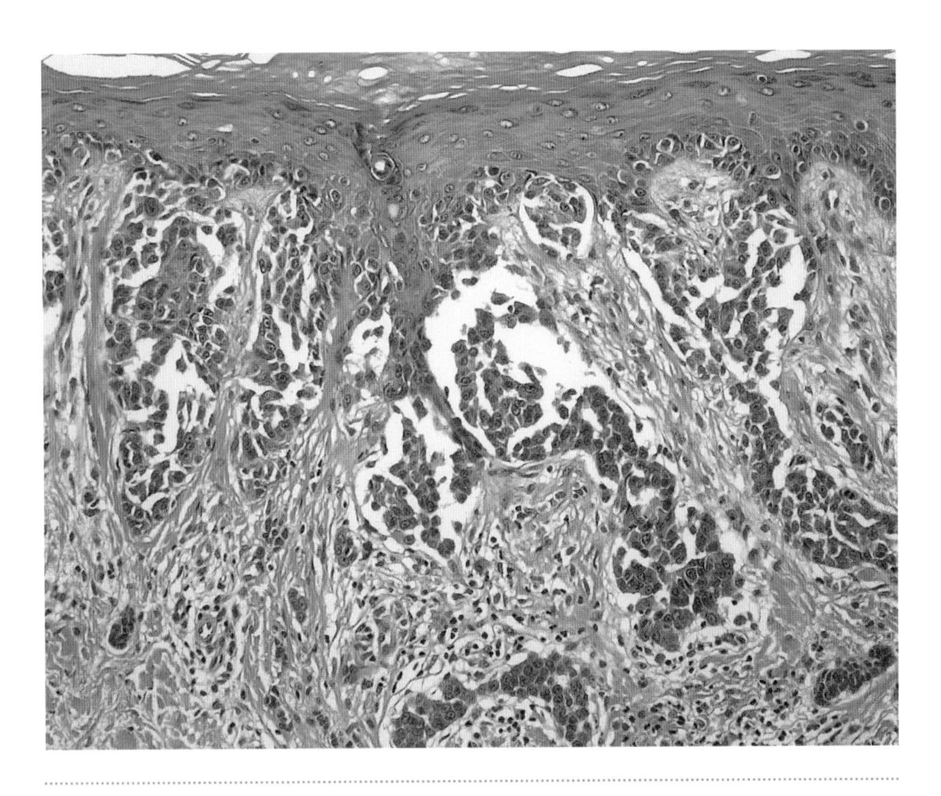

肢端雀斑样痣黑色素瘤： 肿瘤细胞自交界处向真皮内侵袭性生长

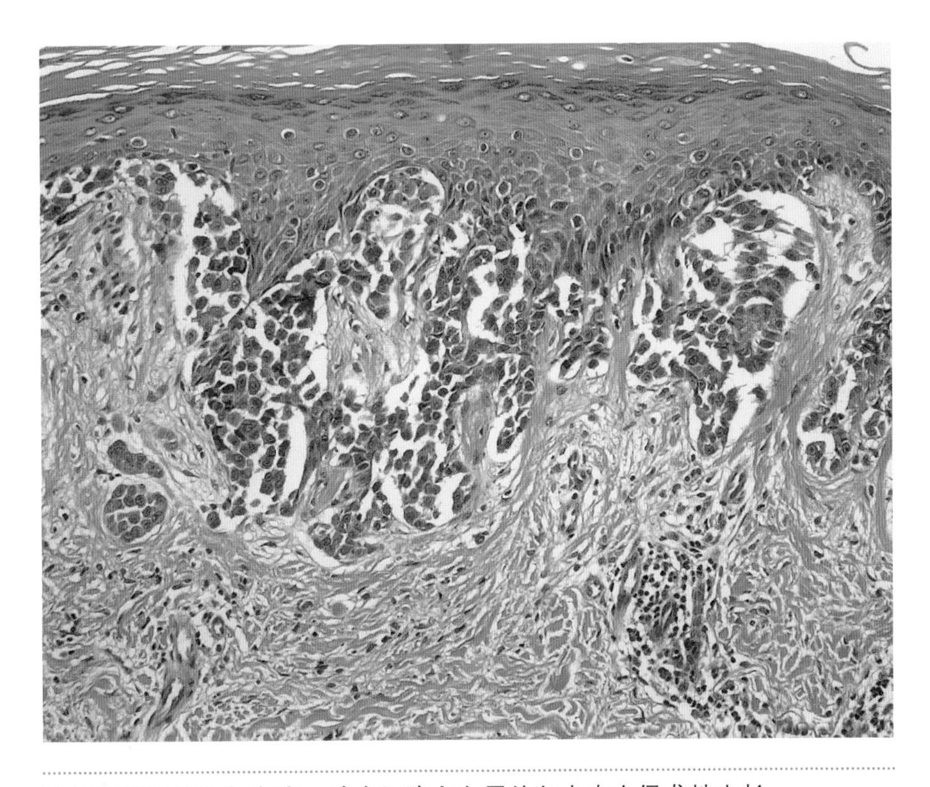

肢端雀斑样痣黑色素瘤： 肿瘤细胞自交界处向真皮内侵袭性生长

38. 结节性黑色素瘤
Nodular melanoma

- 无明显水平生长期，直接进入垂直生长
- 皮损一般对称
- 肿瘤主要位于真皮内，表皮受累范围较小
- 瘤细胞巢常有较多的色素
- 可见明显的有丝分裂及细胞异型性
- 可出现坏死
- 好发于躯干四肢
- 临床表现为肿瘤呈结节状，常发生溃疡

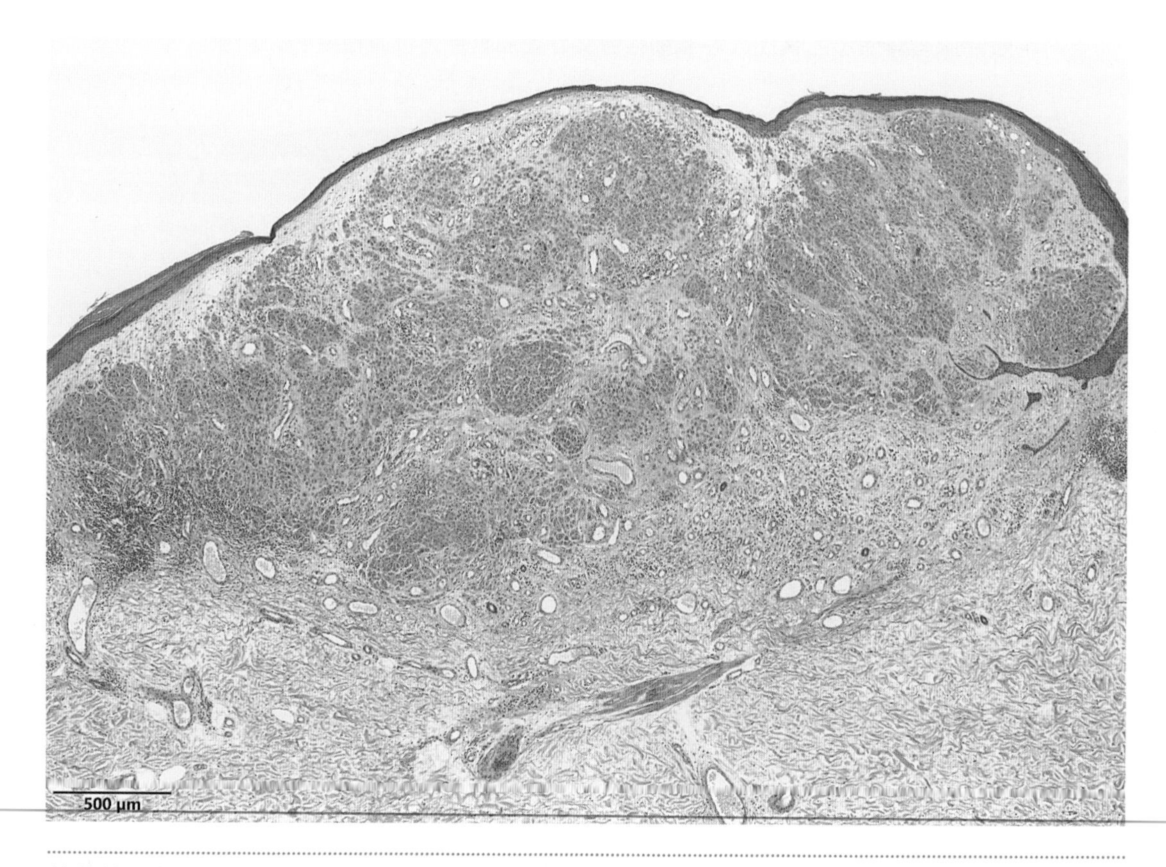

结节性黑色素瘤：肿瘤主要位于真皮内，向下侵袭性生长

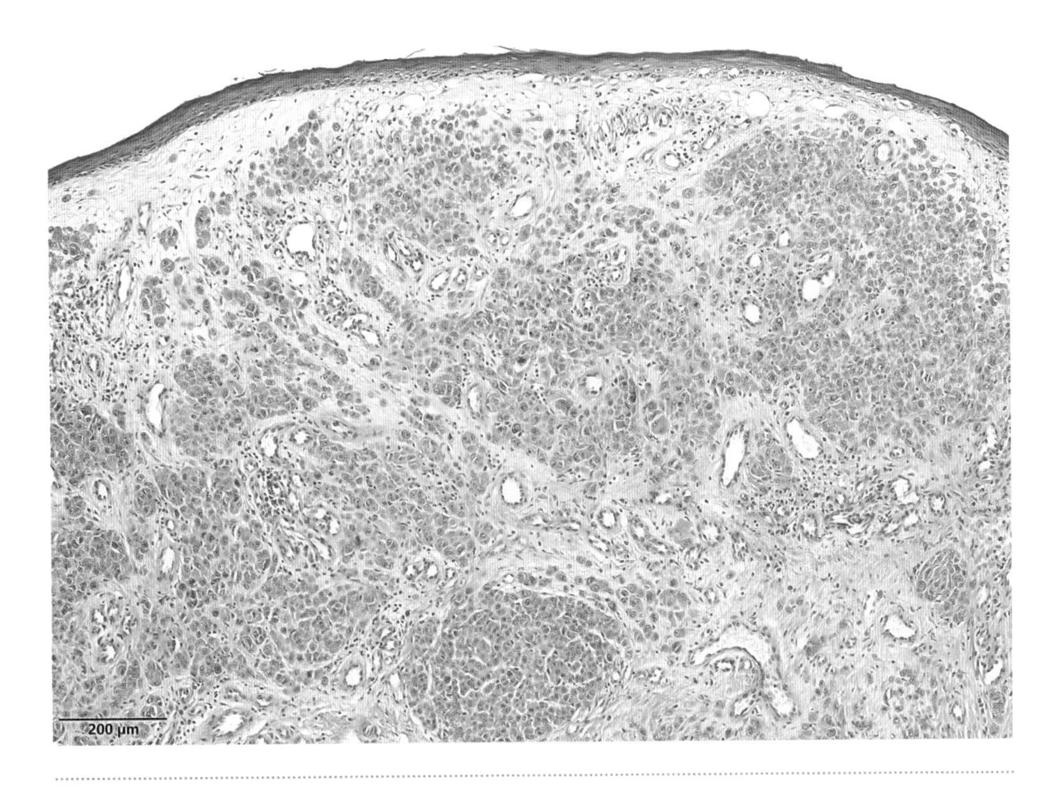

结节性黑色素瘤：表皮内肿瘤细胞较少

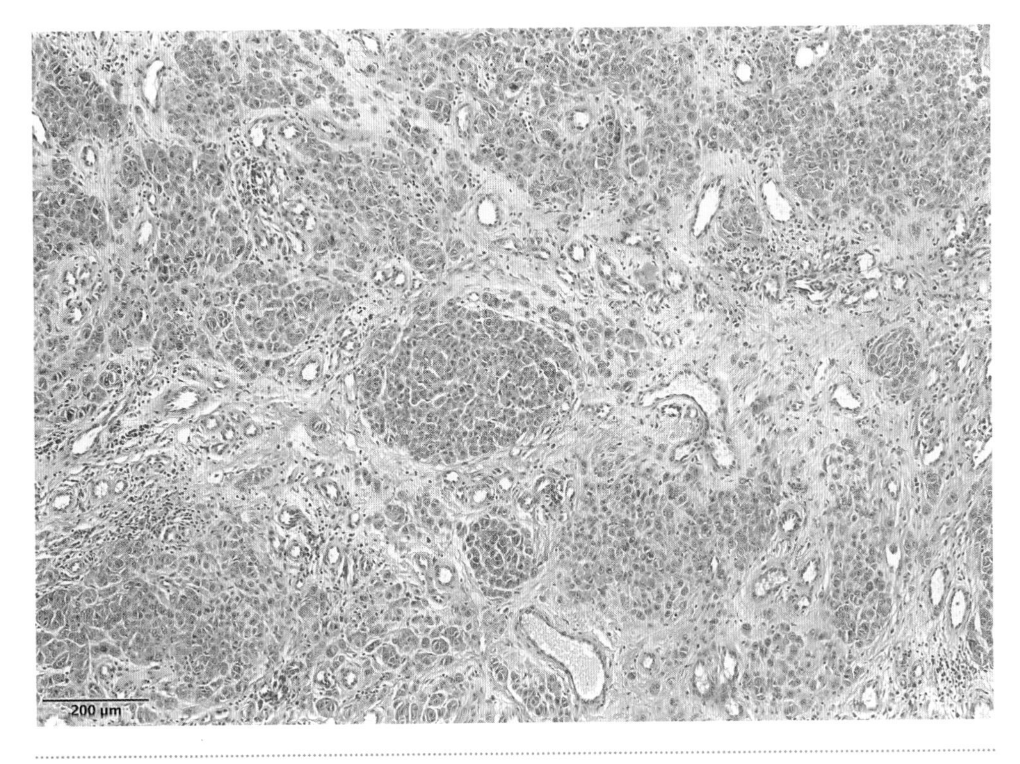

结节性黑色素瘤：真皮内肿瘤细胞以上皮样细胞为主

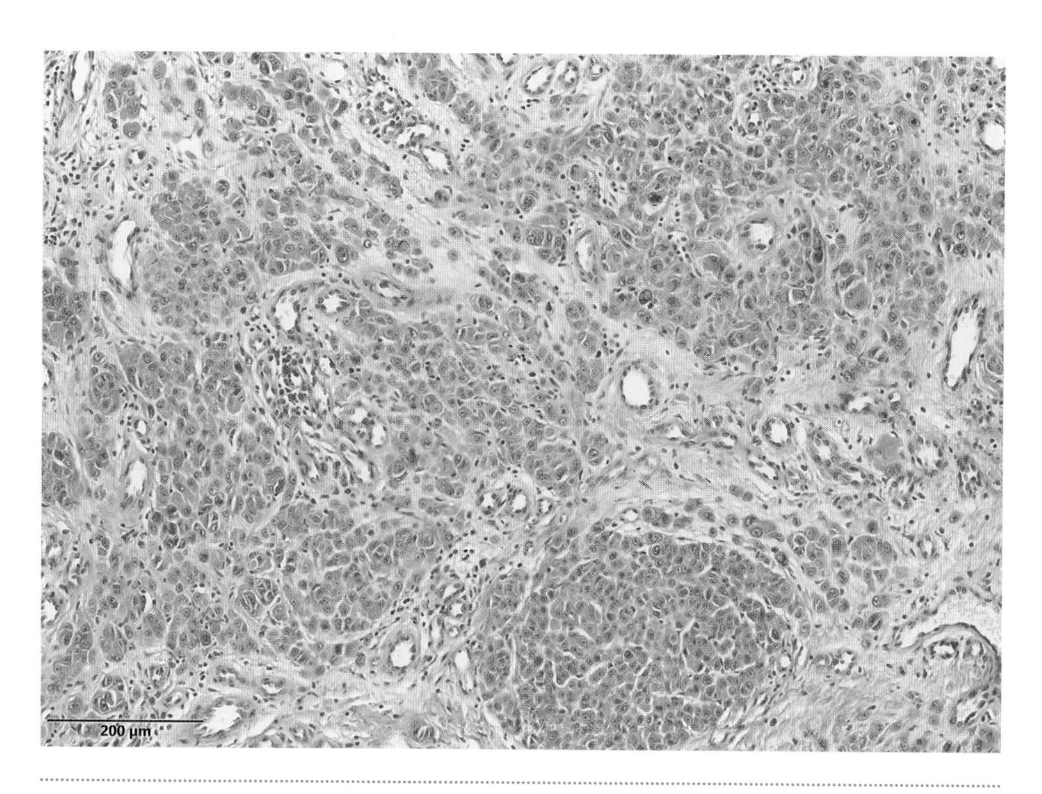

结节性黑色素瘤： 肿瘤细胞可见明显异型性

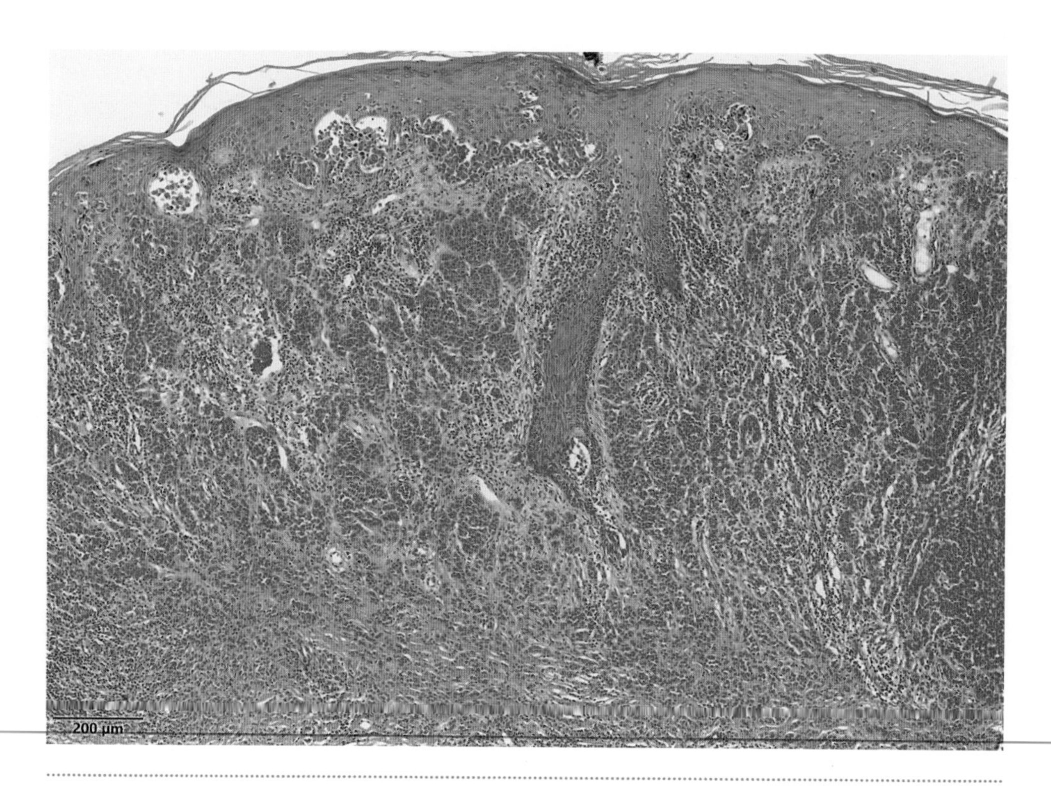

结节性黑色素瘤： 肿瘤主要位于真皮内，呈侵袭性向下生长

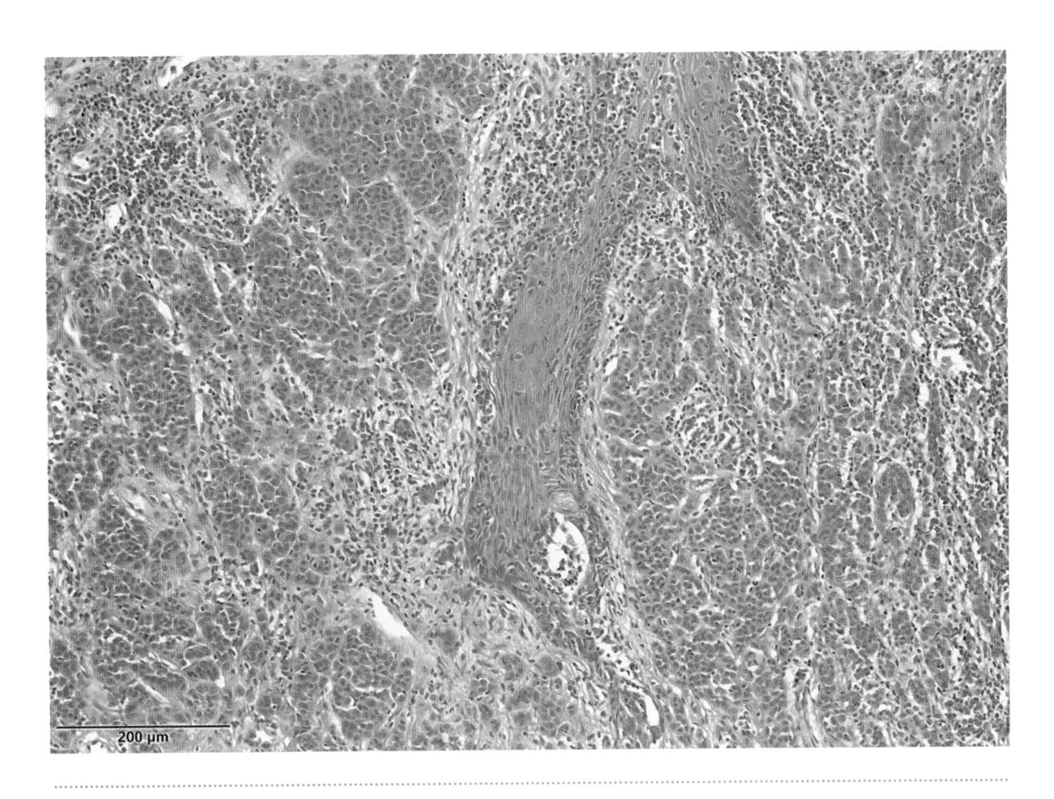

结节性黑色素瘤： 主要为上皮样细胞

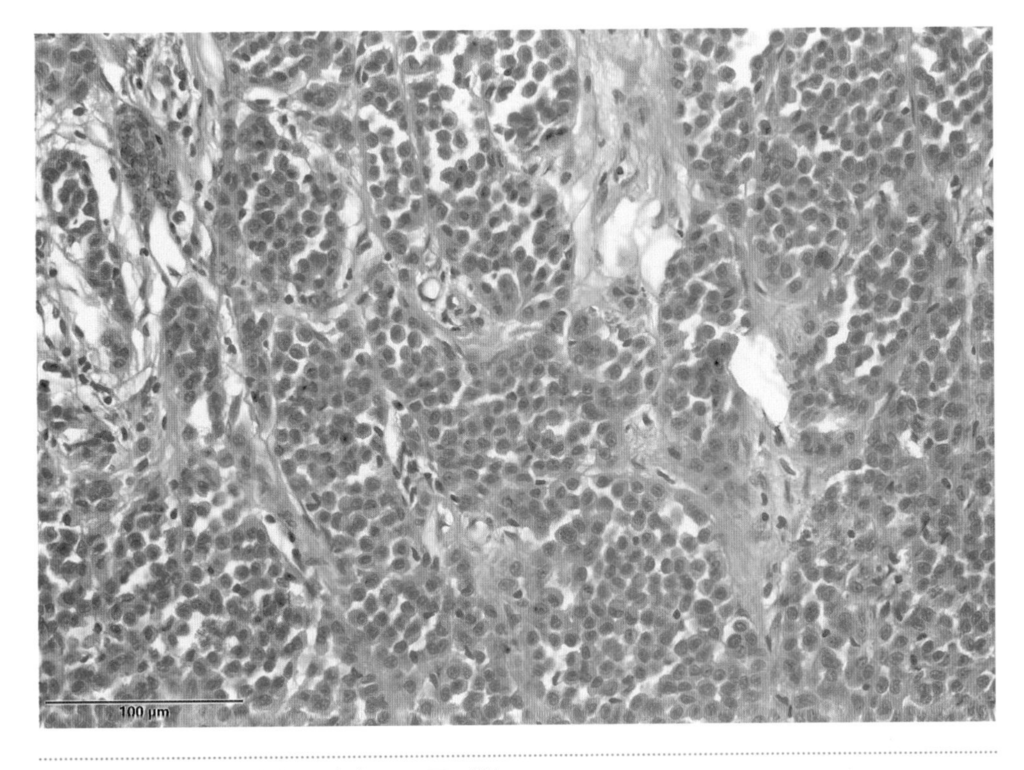

结节性黑色素瘤： 肿瘤细胞有明显异型性

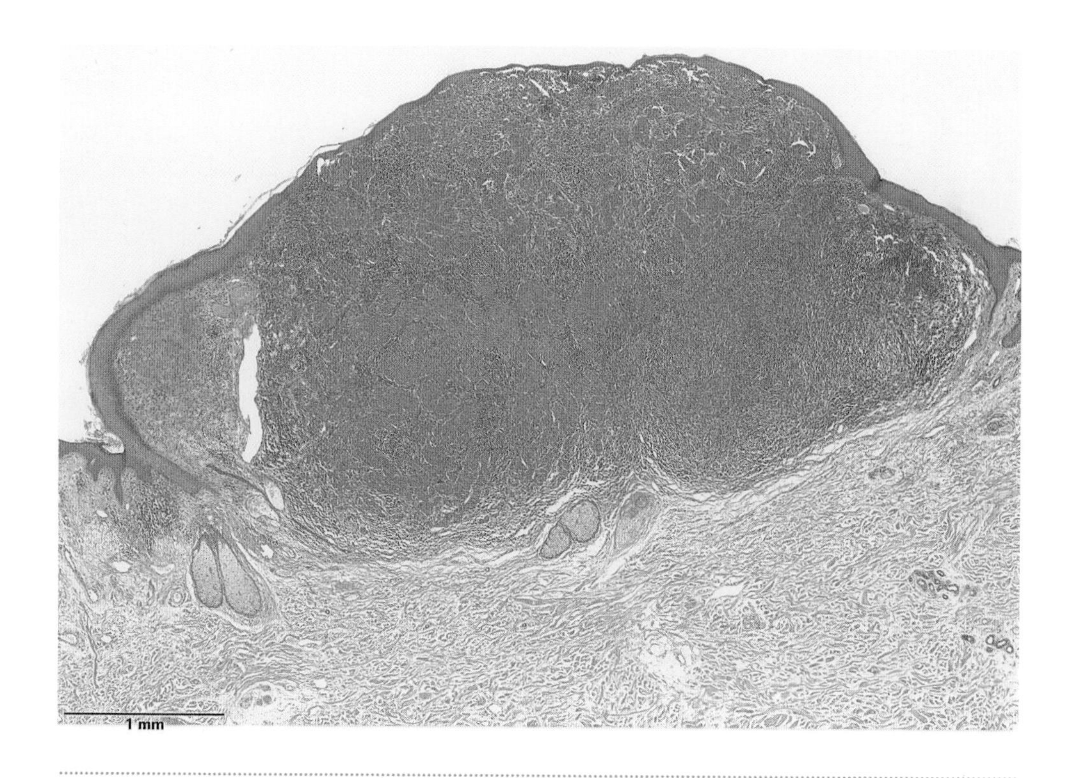

结节性黑色素瘤：肿瘤在真皮内呈结节状

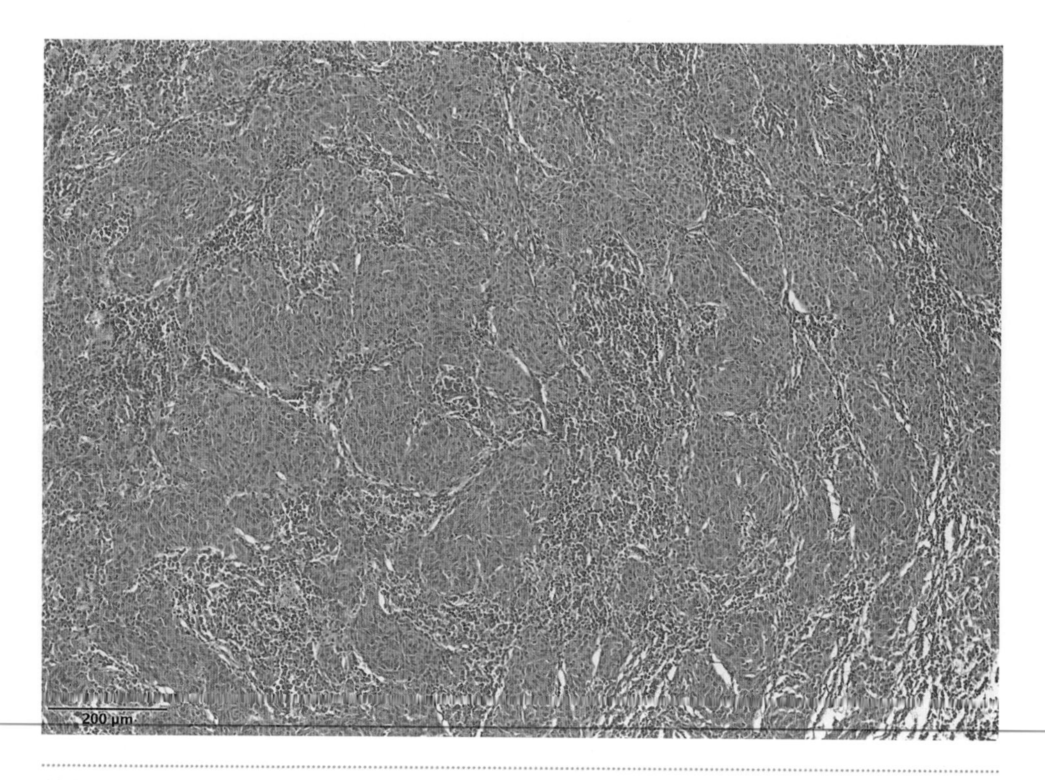

结节性黑色素瘤：肿瘤呈结节状

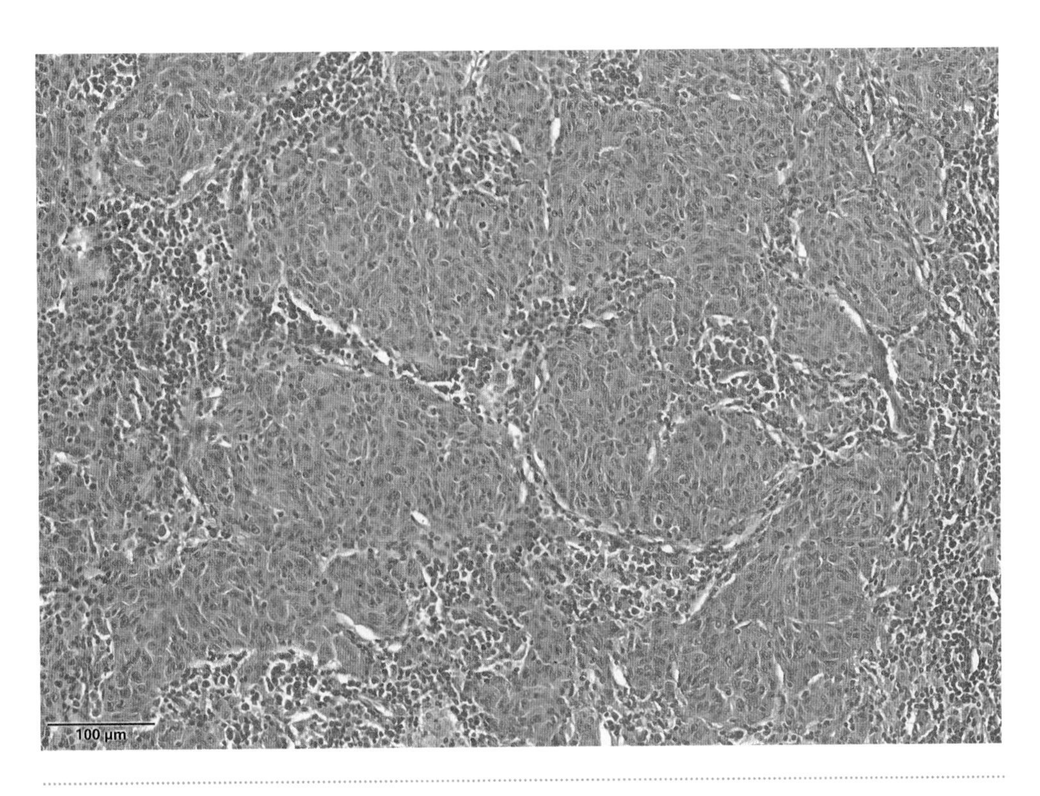

结节性黑色素瘤： 可见有丝分裂

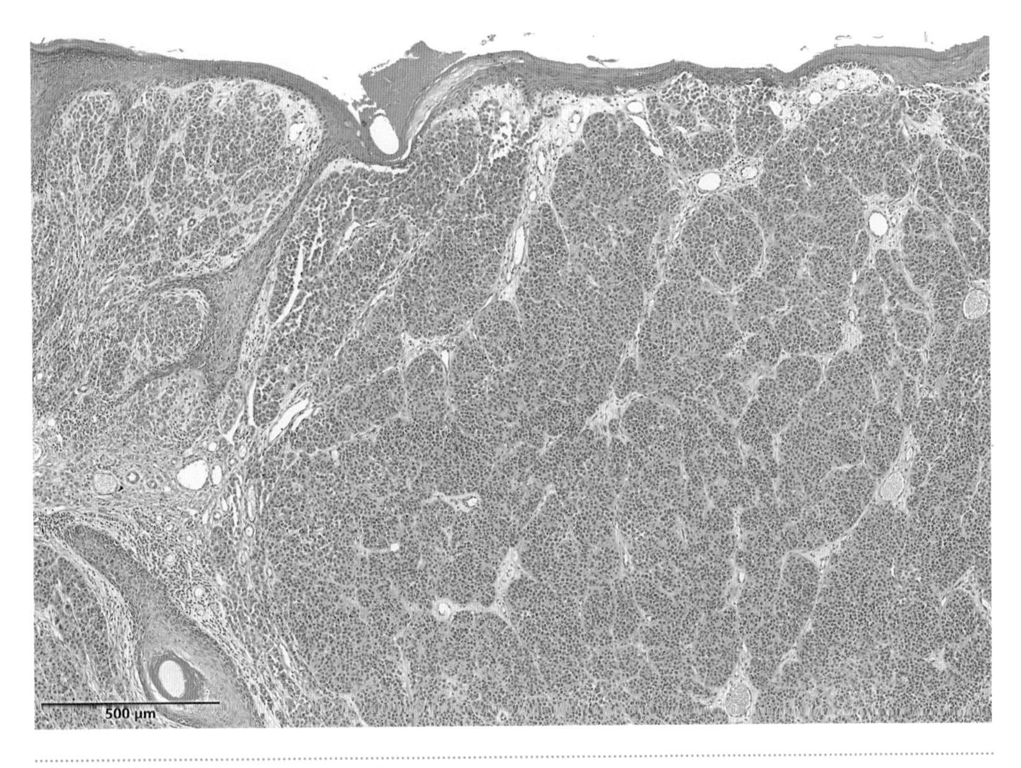

结节性黑色素瘤： 肿瘤在真皮内呈结节状生长

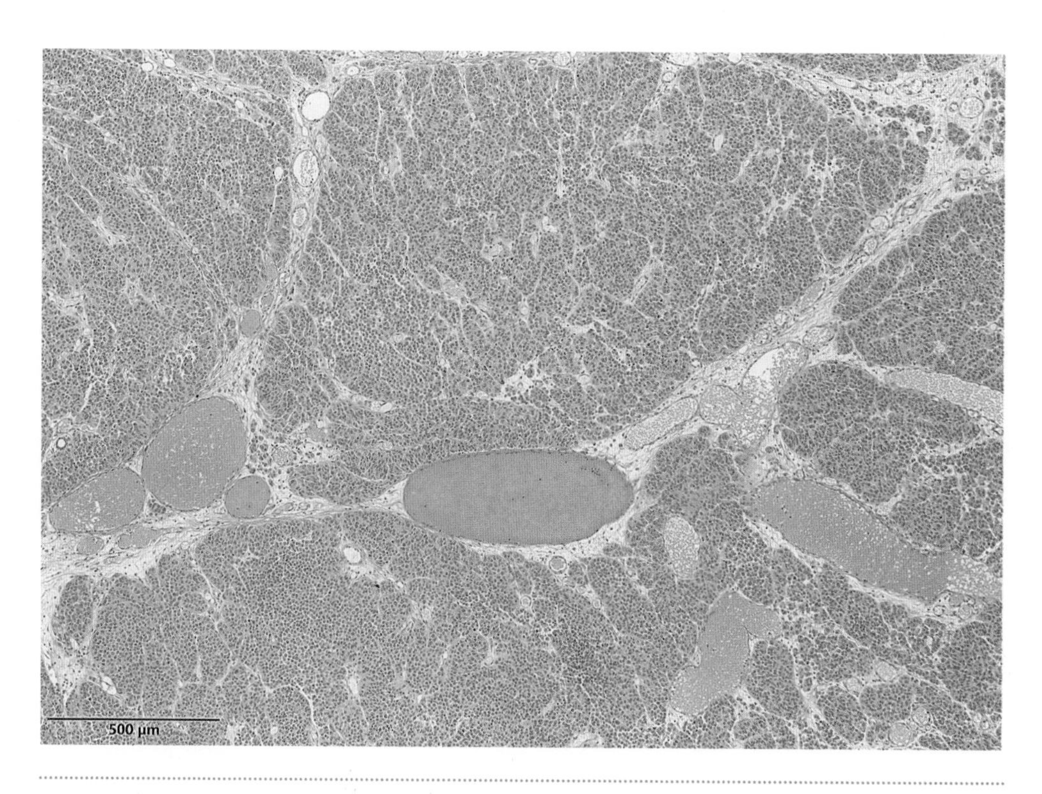

结节性黑色素瘤： 肿瘤呈结节状生长，可见血管扩张

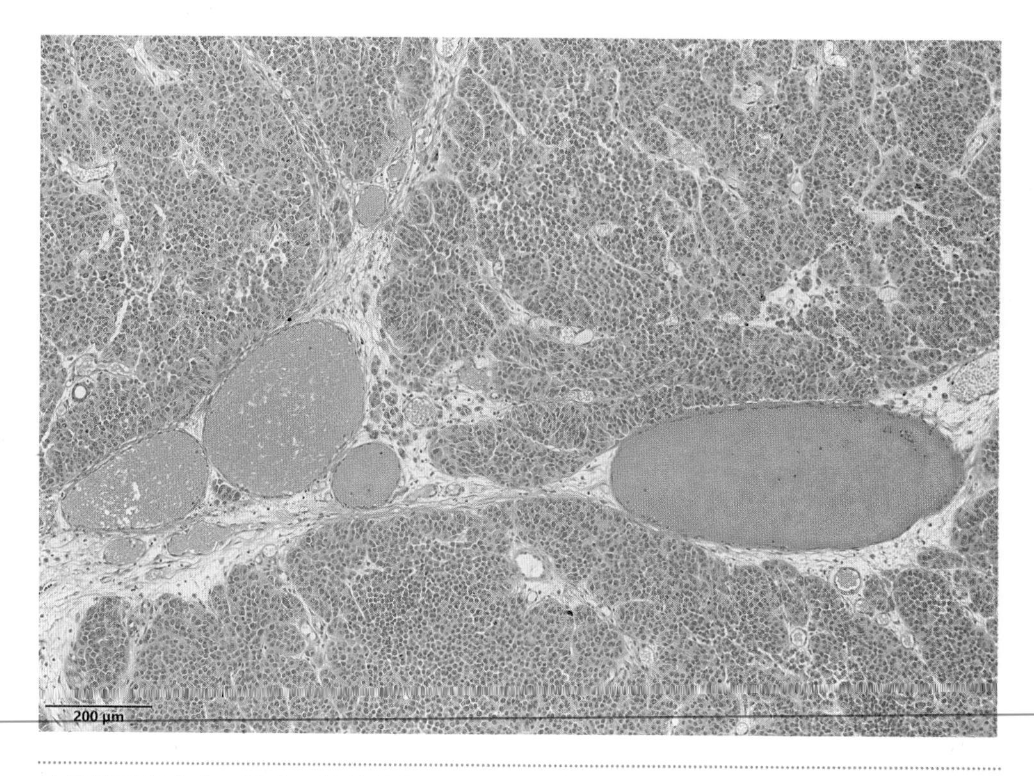

结节性黑色素瘤： 肿瘤呈结节状生长，可见血管扩张

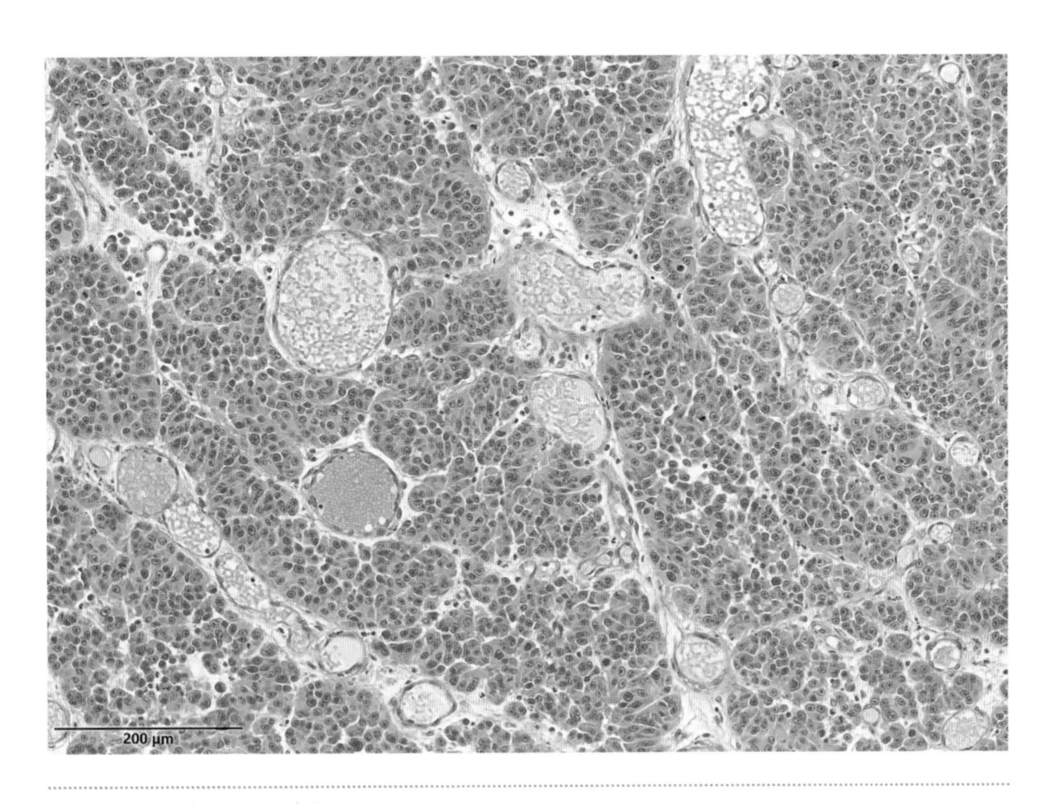

结节性黑色素瘤： 血管扩张明显

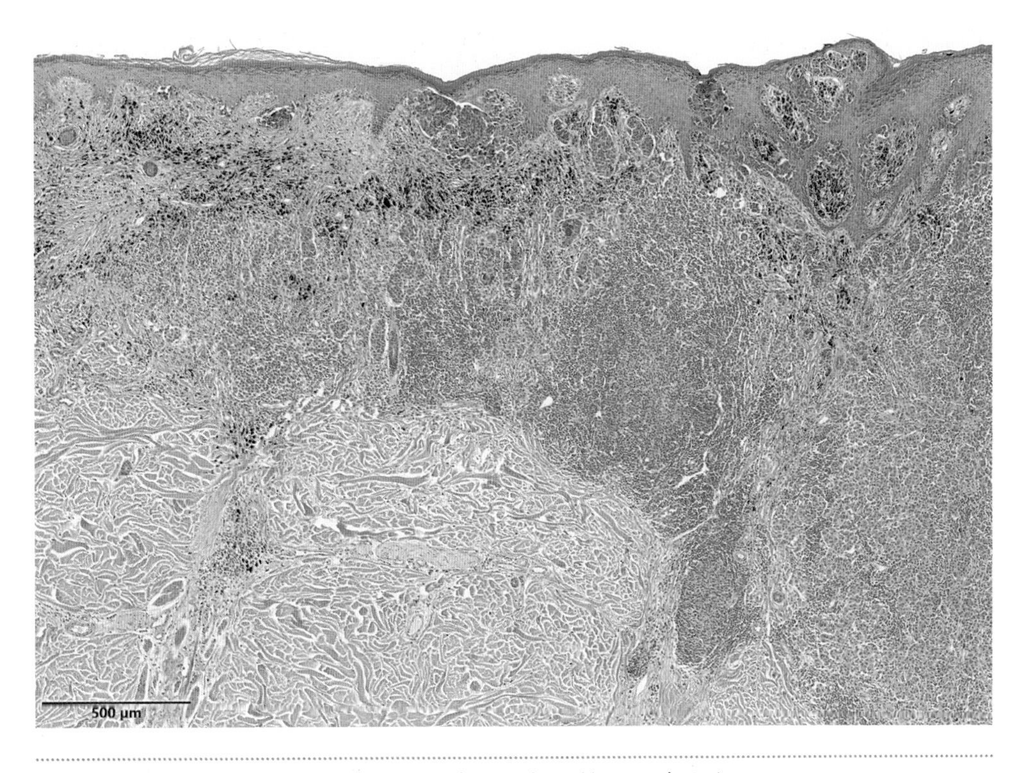

结节性黑色素瘤： 肿瘤呈结节状向真皮内生长，梭形细胞为主

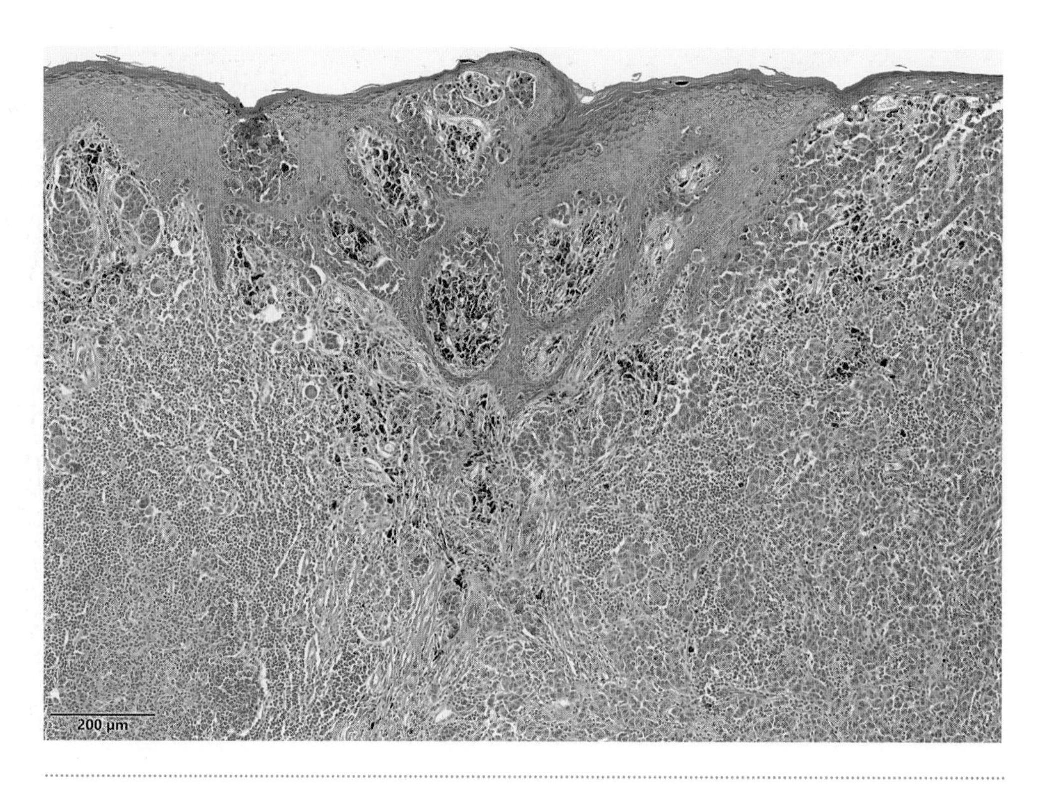

结节性黑色素瘤：表皮内可见肿瘤细胞巢

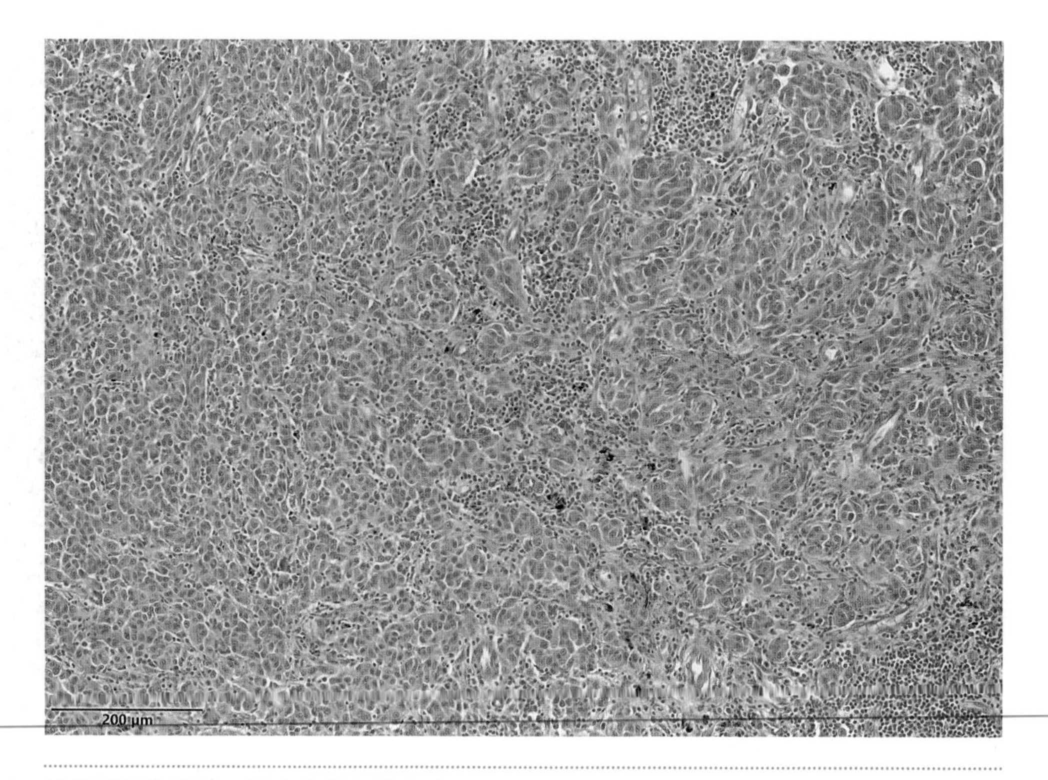

结节性黑色素瘤：以上皮样细胞为主

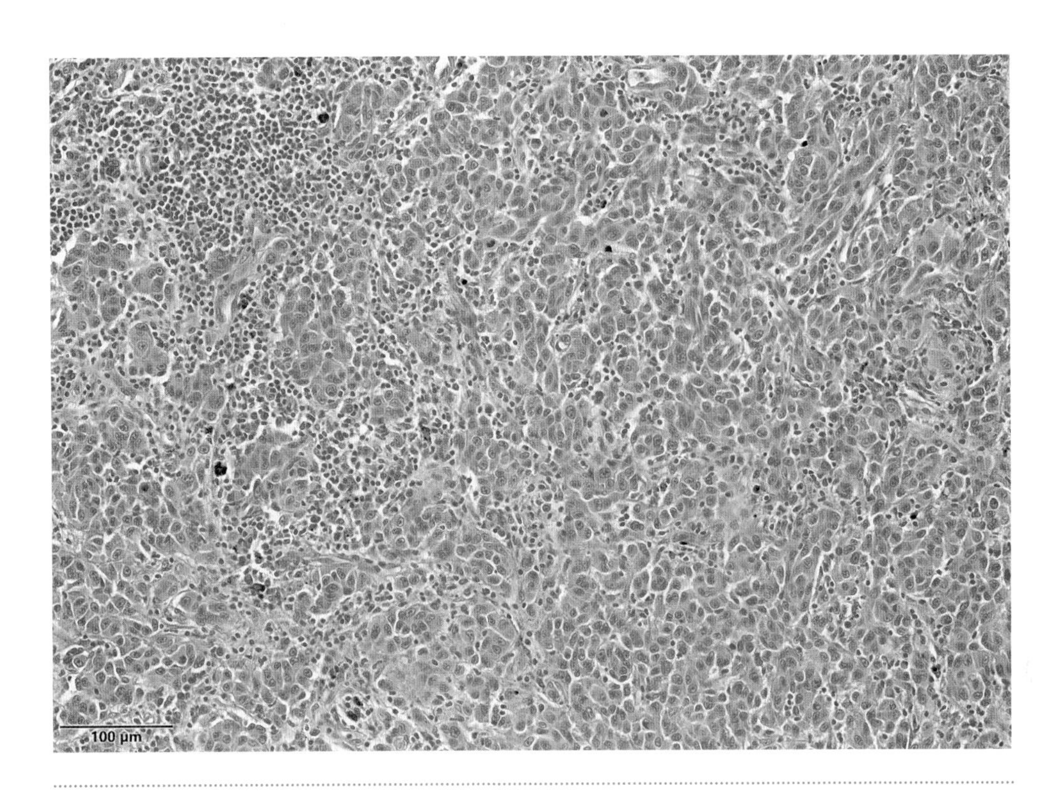

结节性黑色素瘤：上皮样肿瘤细胞

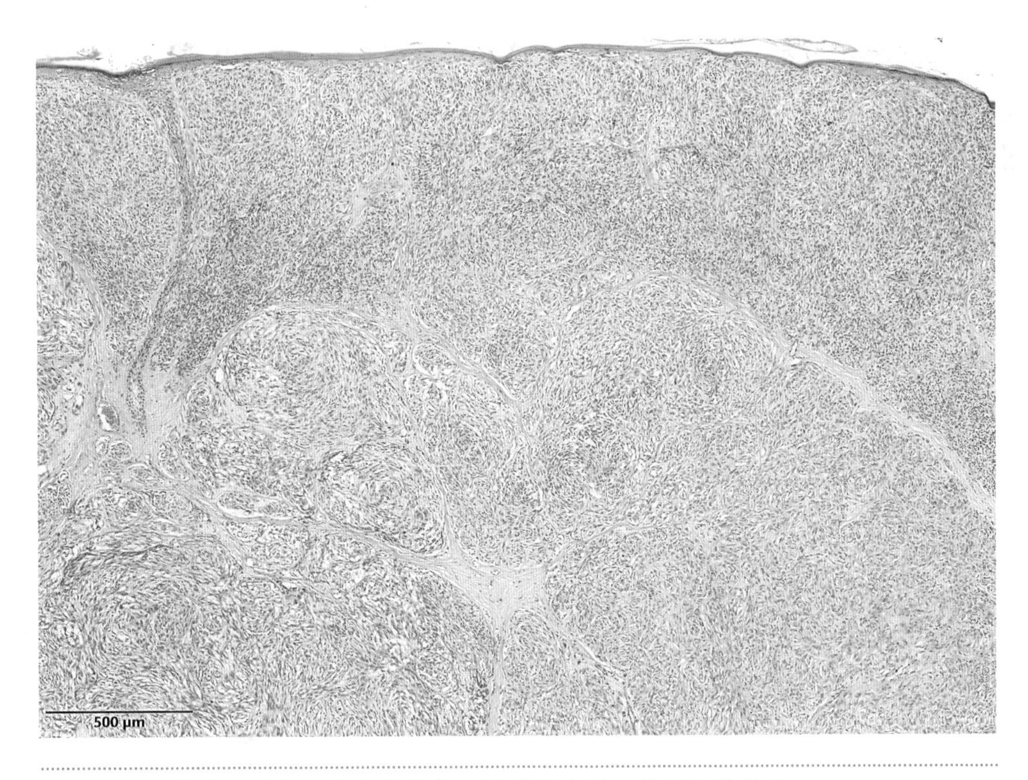

结节性黑色素瘤：肿瘤细胞在真皮内呈结节性生长，梭形细胞为主

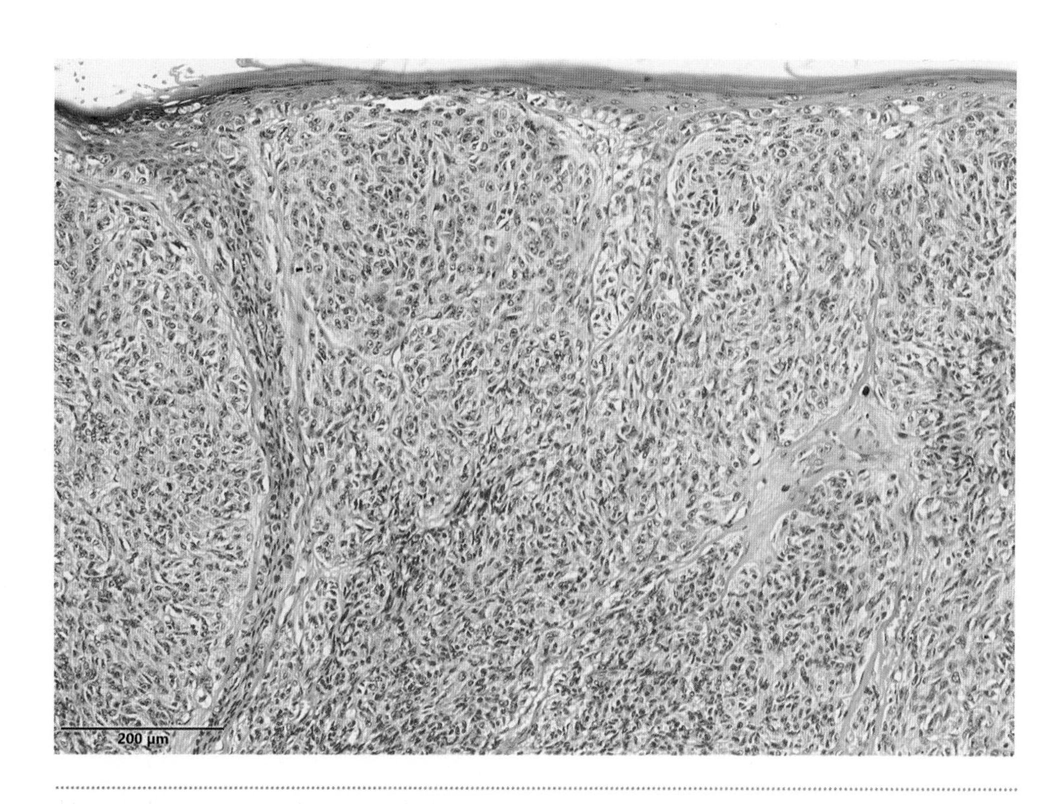

结节性黑色素瘤： 表皮内可见肿瘤细胞

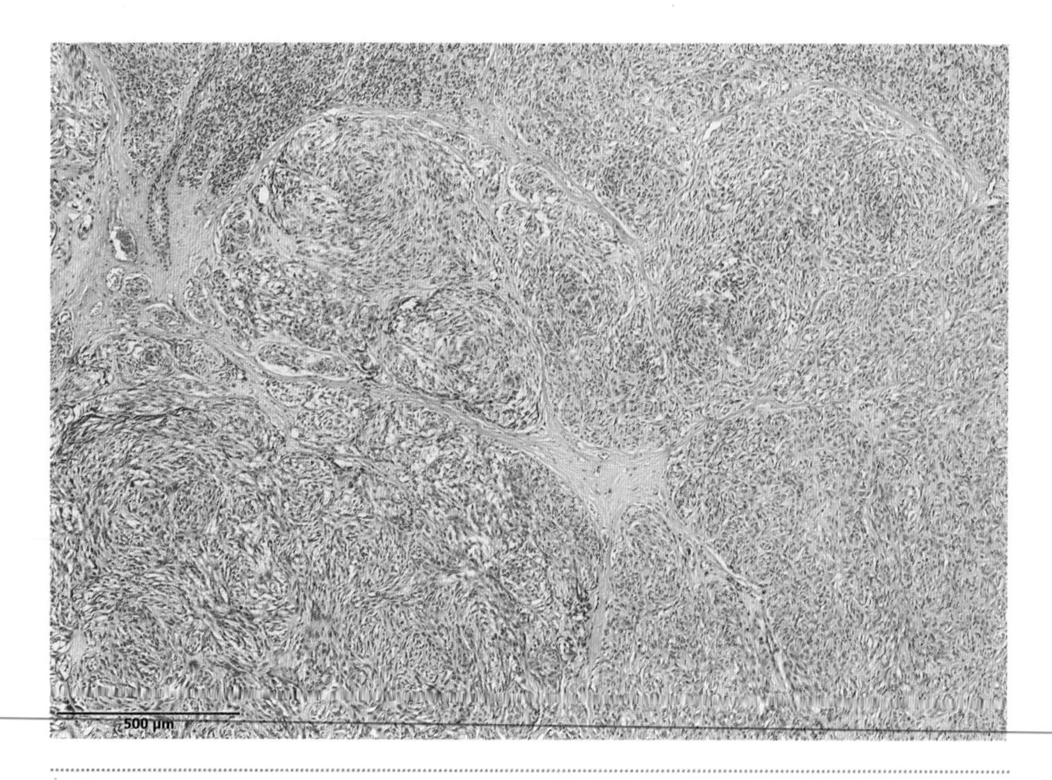

结节性黑色素瘤： 以梭形细胞为主

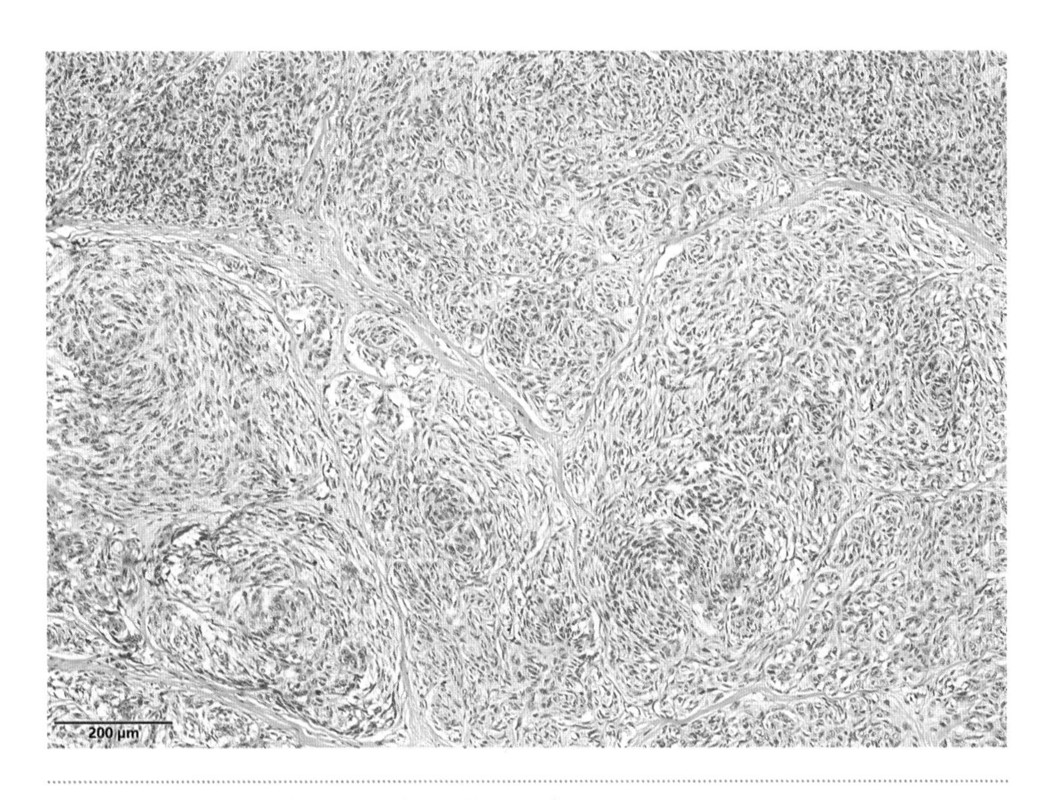

结节性黑色素瘤：肿瘤呈结节状，以梭形细胞为主

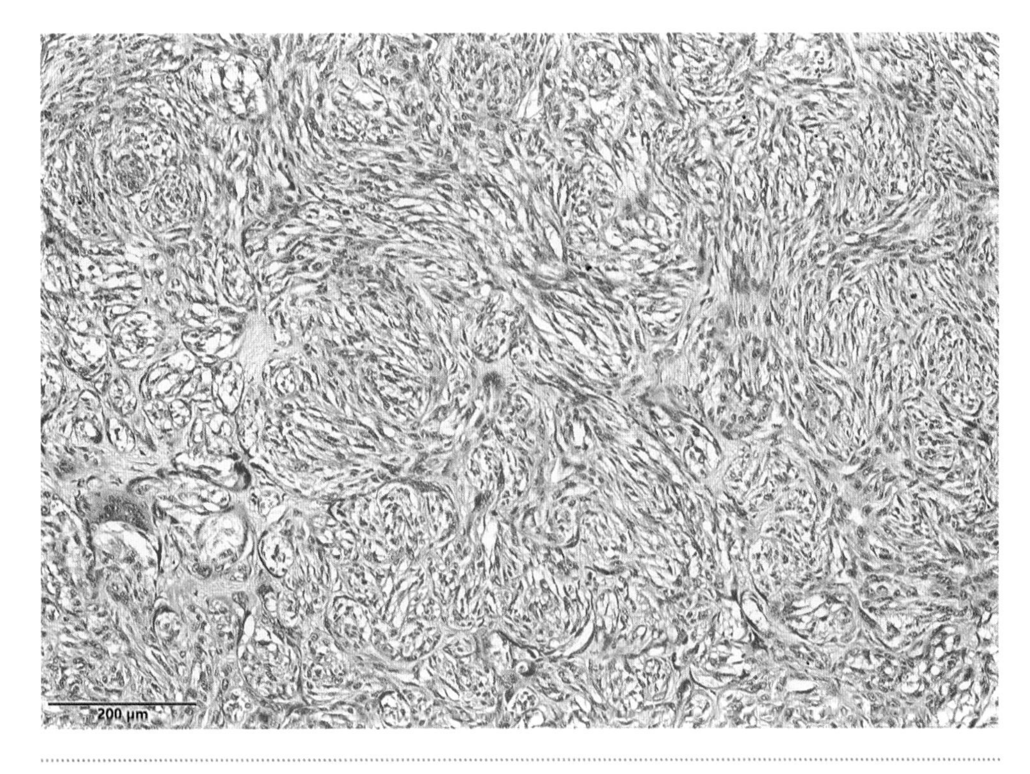

结节性黑色素瘤：梭形细胞肿瘤团块，可见明显异型性

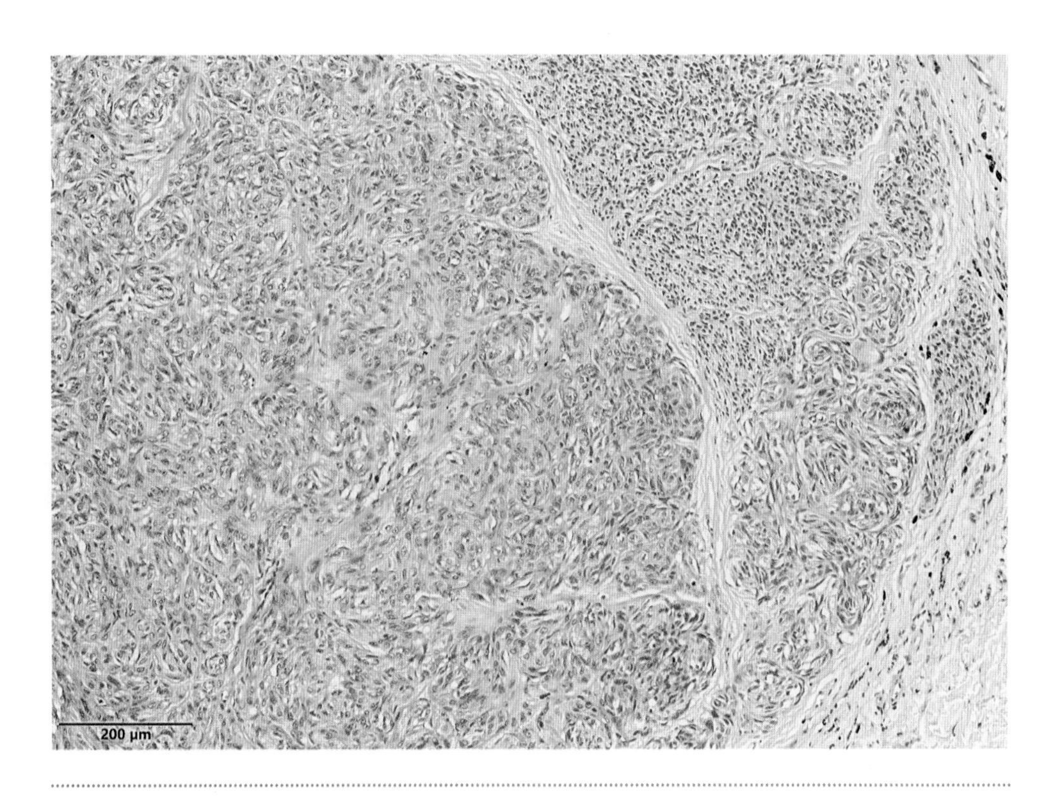

结节性黑色素瘤： 肿瘤细胞有多形性

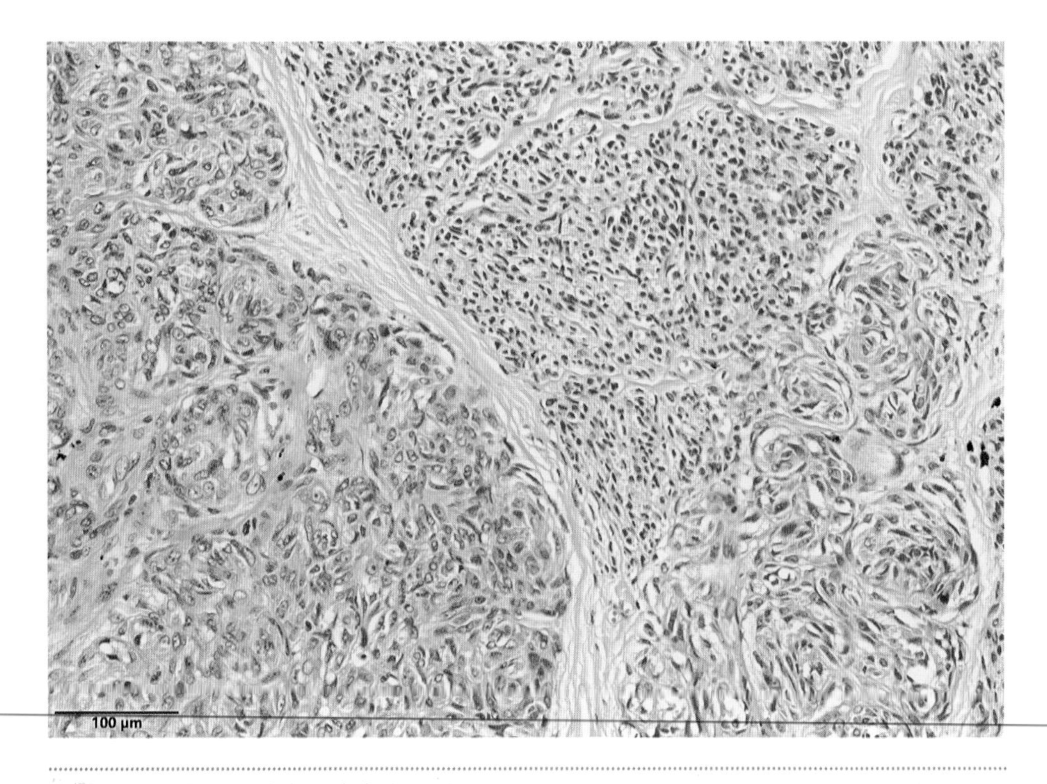

结节性黑色素瘤： 肿瘤细胞有多形性

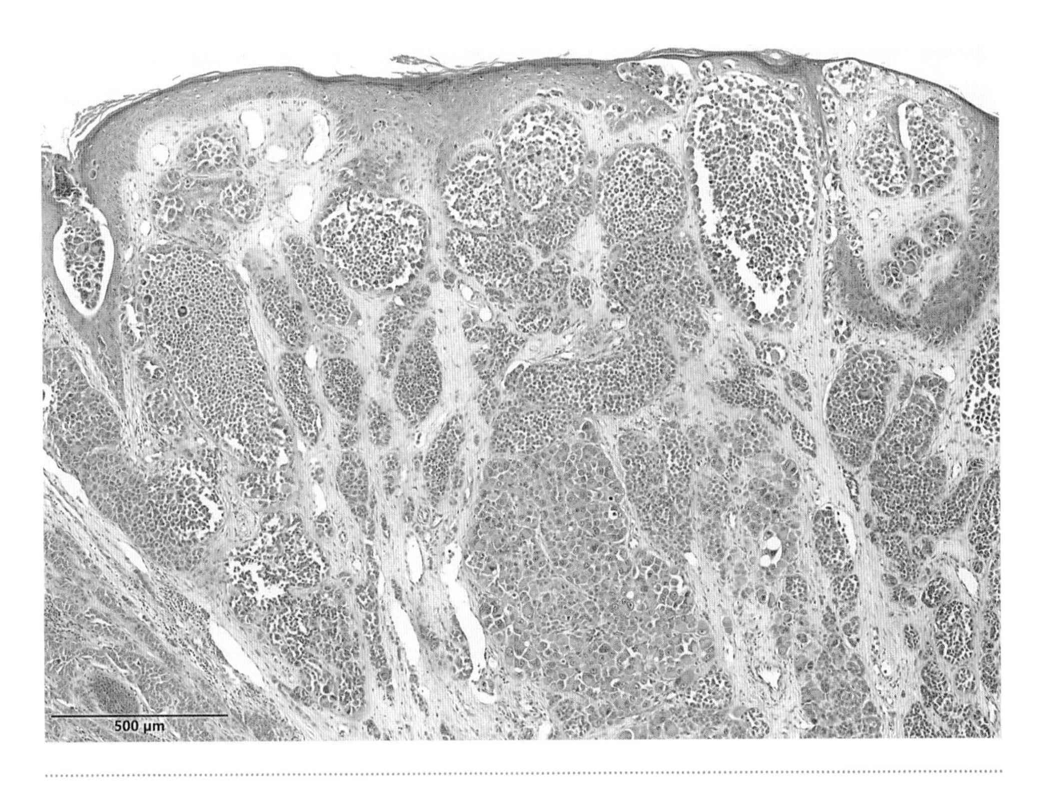

结节性黑色素瘤：肿瘤呈结节状自表皮向真皮侵袭性生长

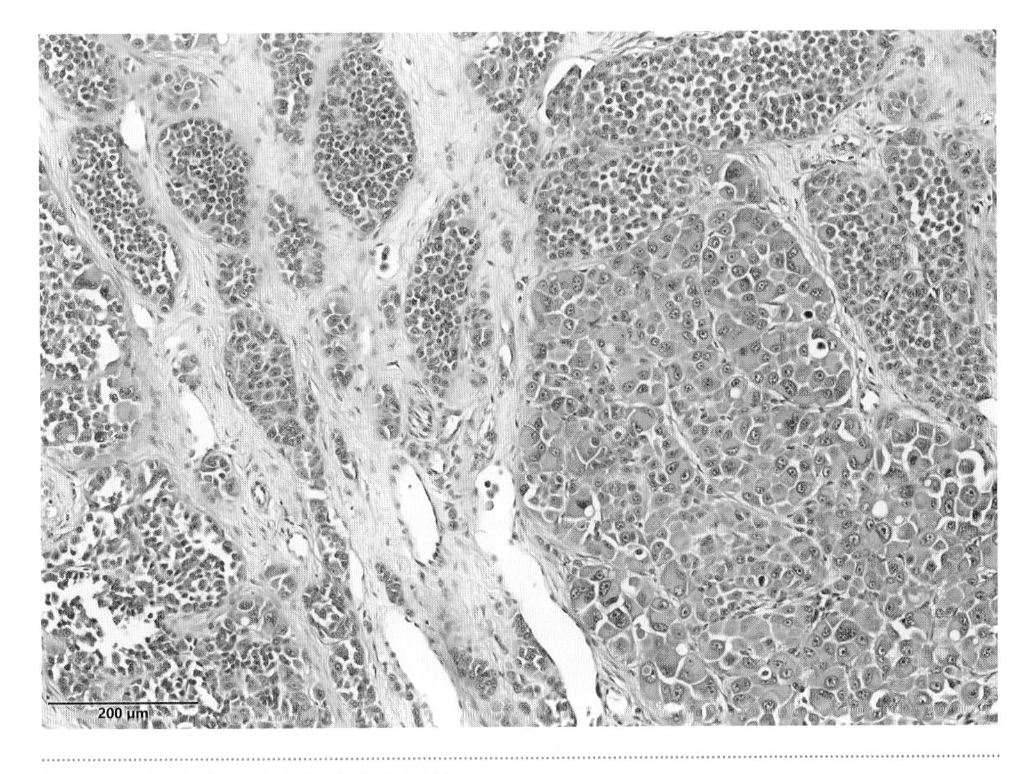

结节性黑色素瘤：肿瘤细胞有多形性

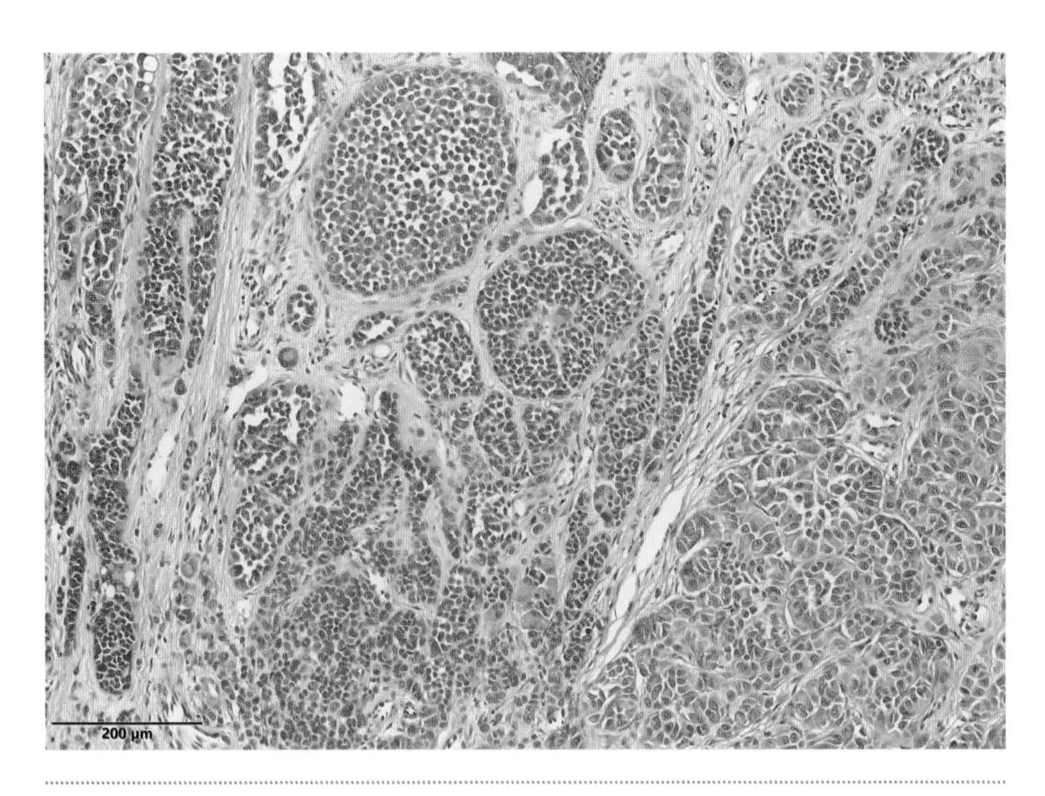

结节性黑色素瘤： 肿瘤细胞有多形性

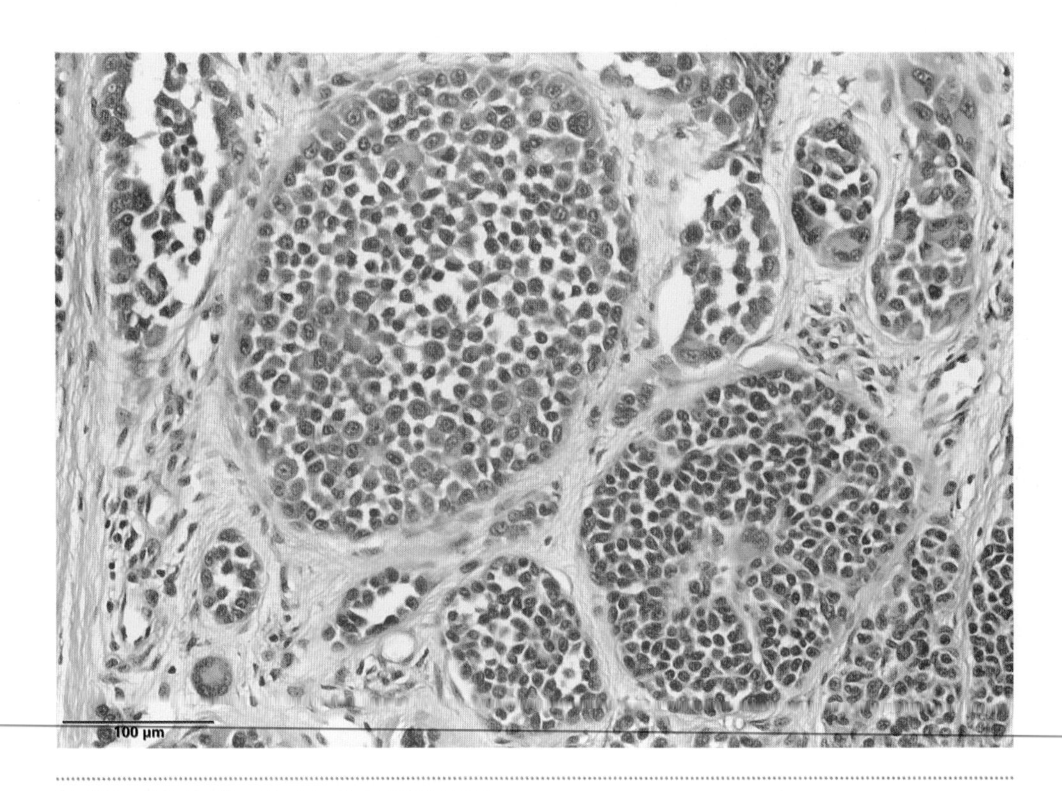

结节性黑色素瘤： 肿瘤细胞异型性明显

39. 梭形细胞黑色素瘤
Spindle cell melanoma

- 瘤细胞可呈巢状或束状分布，也可散在分布
- 梭形细胞可与表皮平行亦可与表皮垂直
- 在梭形瘤细胞周围可见上皮样瘤细胞
- 在一些病例中，瘤细胞以上皮样细胞为主，其中混杂一些梭形细胞
- 有时在肿瘤的某一区域是上皮样细胞，而在另一区域是梭形细胞
- 梭形细胞黑色素瘤伴有结缔组织增生时，应该考虑结缔组织增生性黑色素瘤的可能

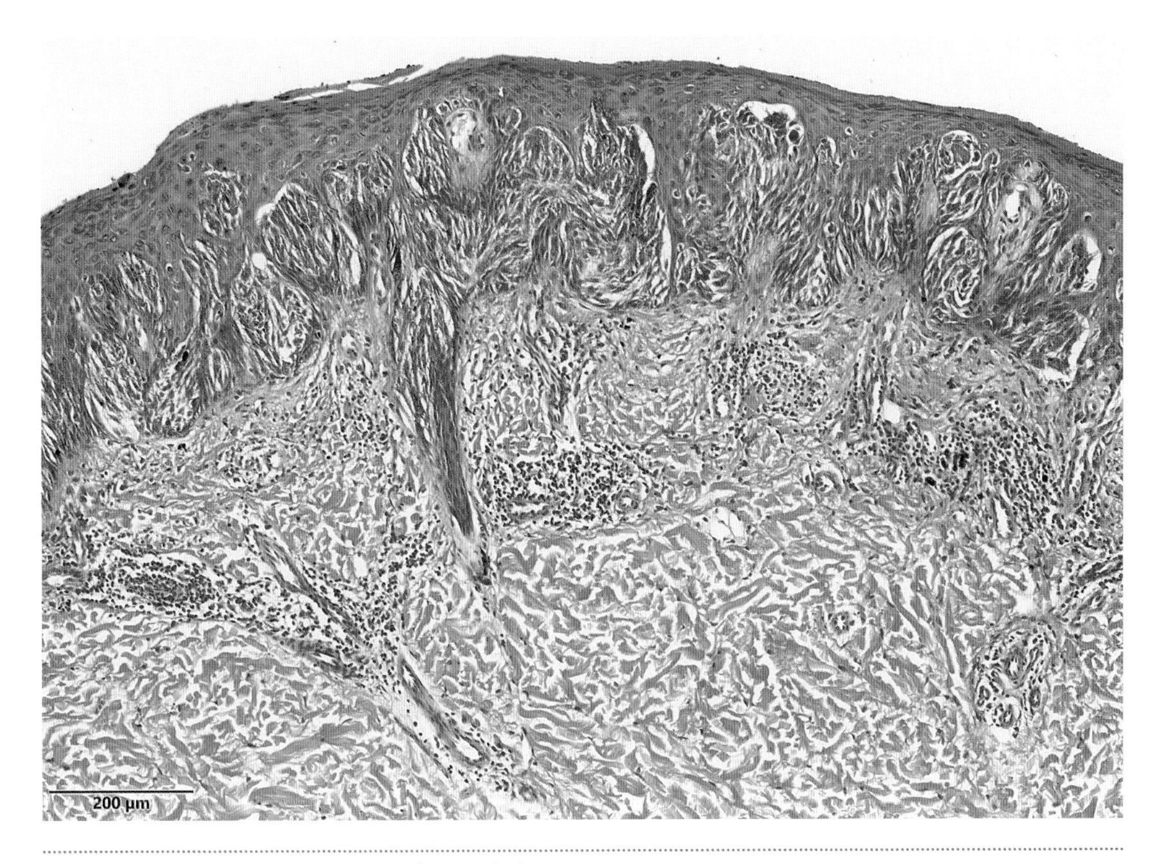

梭形细胞黑色素瘤：原位梭形细胞黑色素瘤

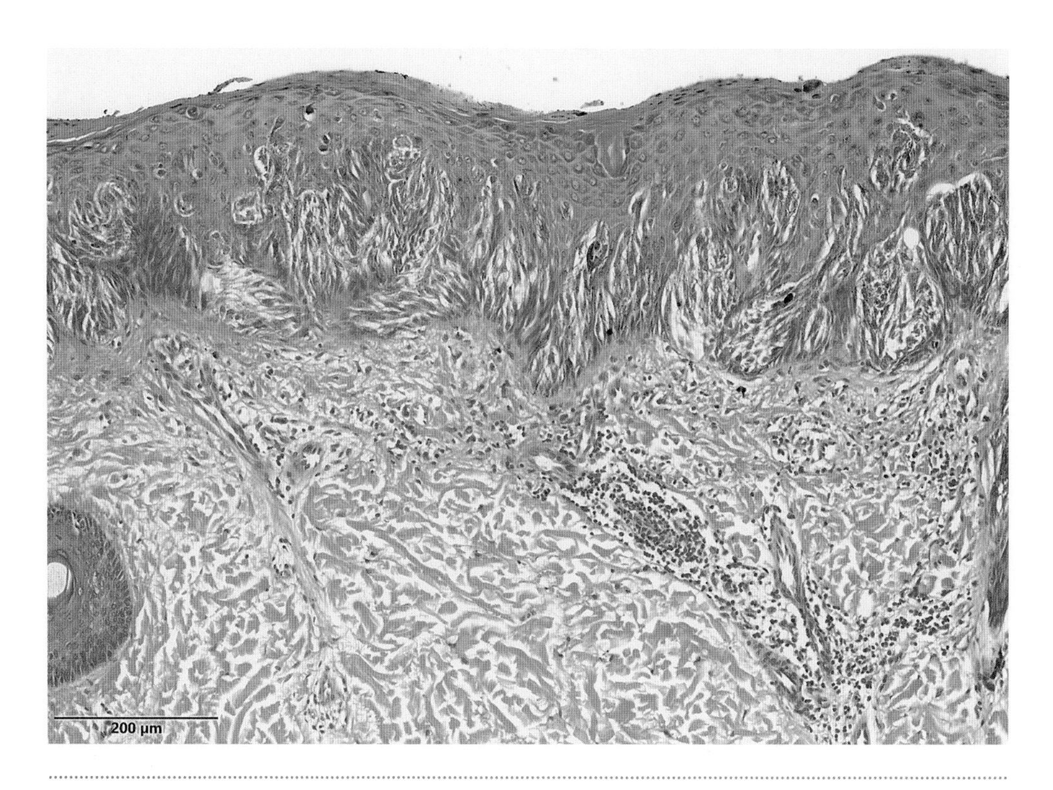

梭形细胞黑色素瘤： 原位梭形细胞黑色素瘤

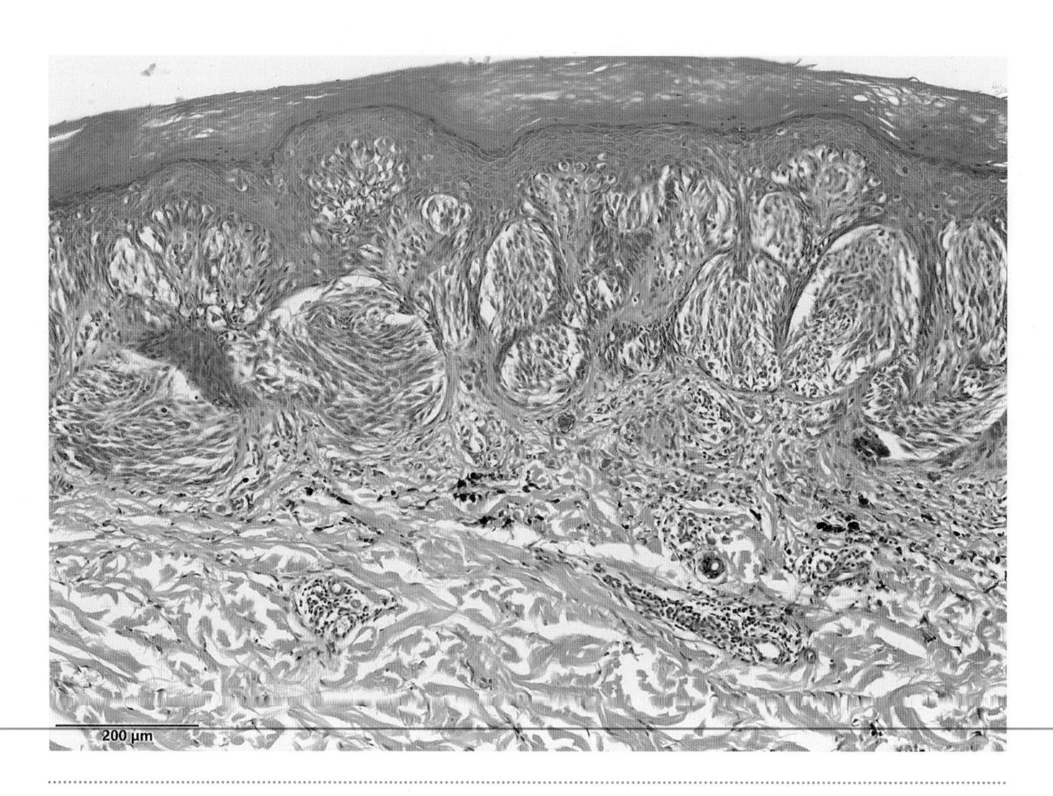

梭形细胞黑色素瘤： 原位梭形细胞黑色素瘤

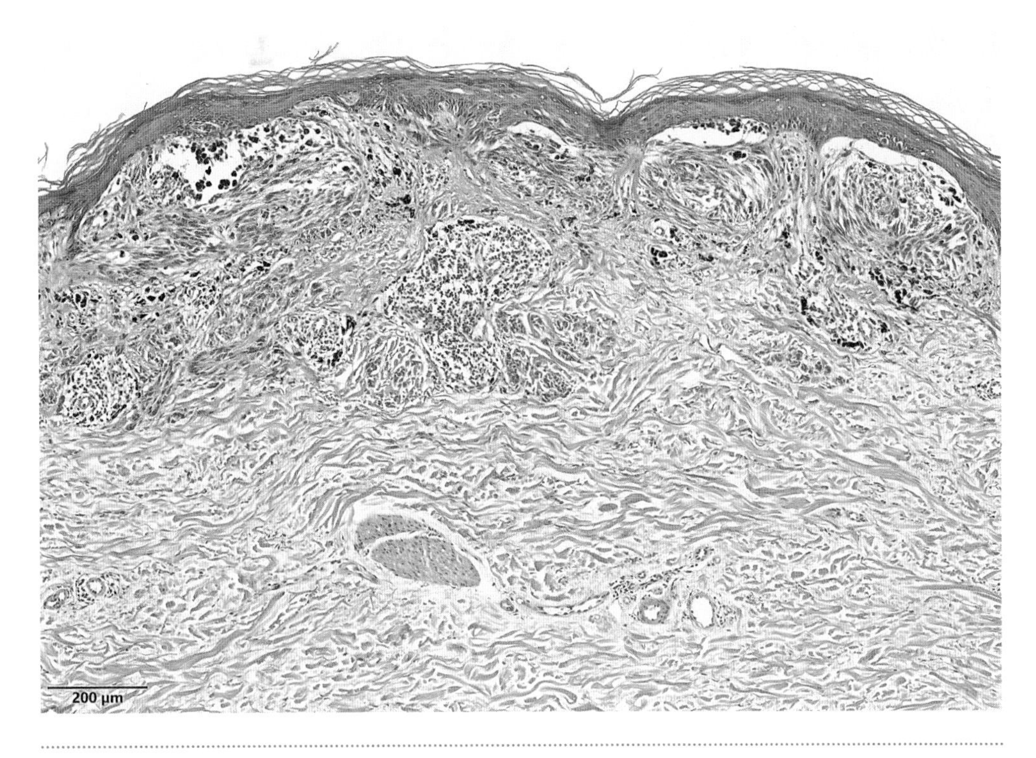

梭形细胞黑色素瘤：侵袭性梭形细胞黑色素瘤

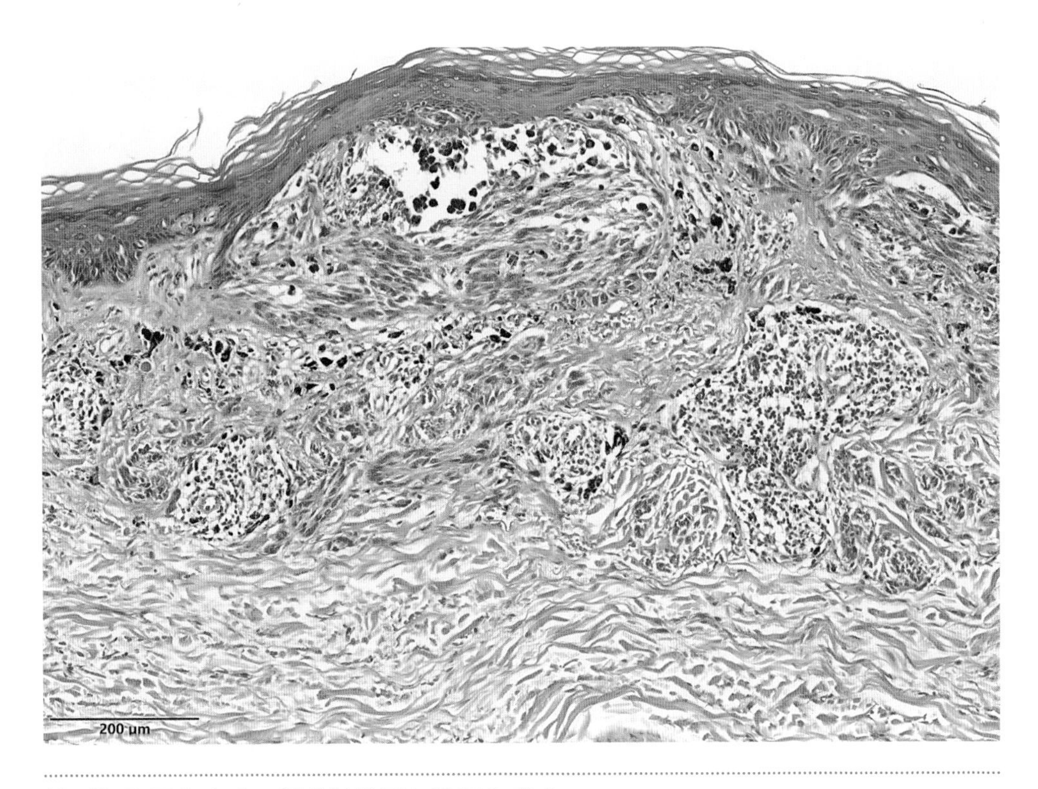

梭形细胞黑色素瘤：侵袭性梭形细胞黑色素瘤

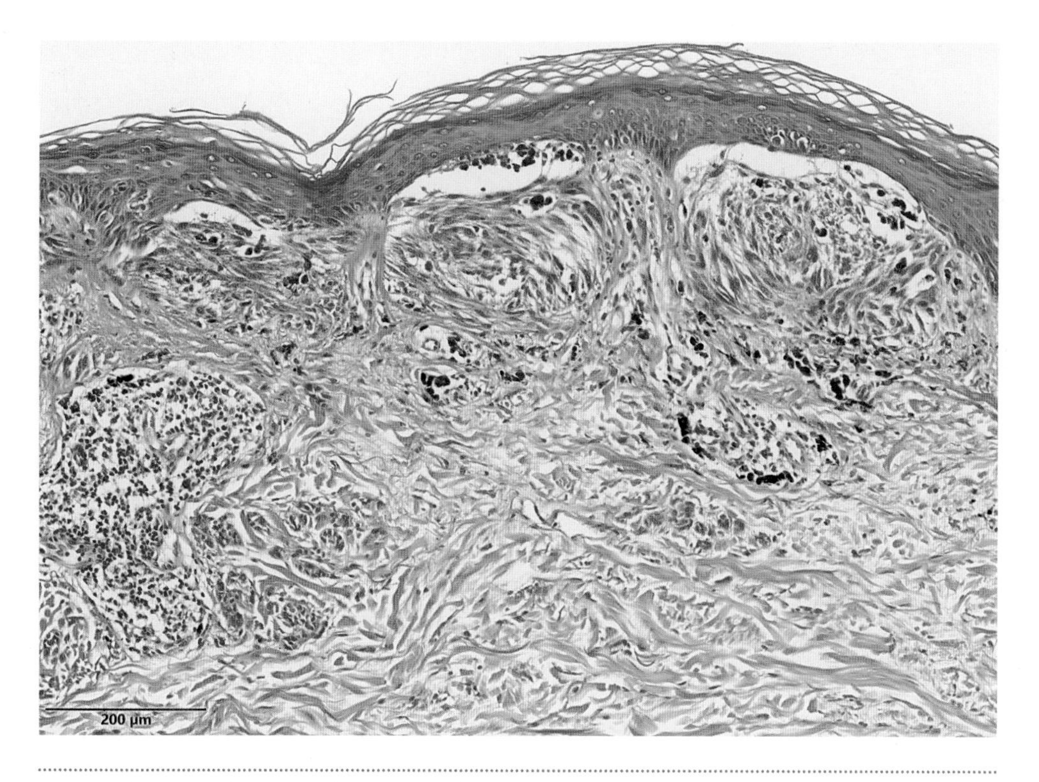

梭形细胞黑色素瘤： 侵袭性梭形细胞黑色素瘤

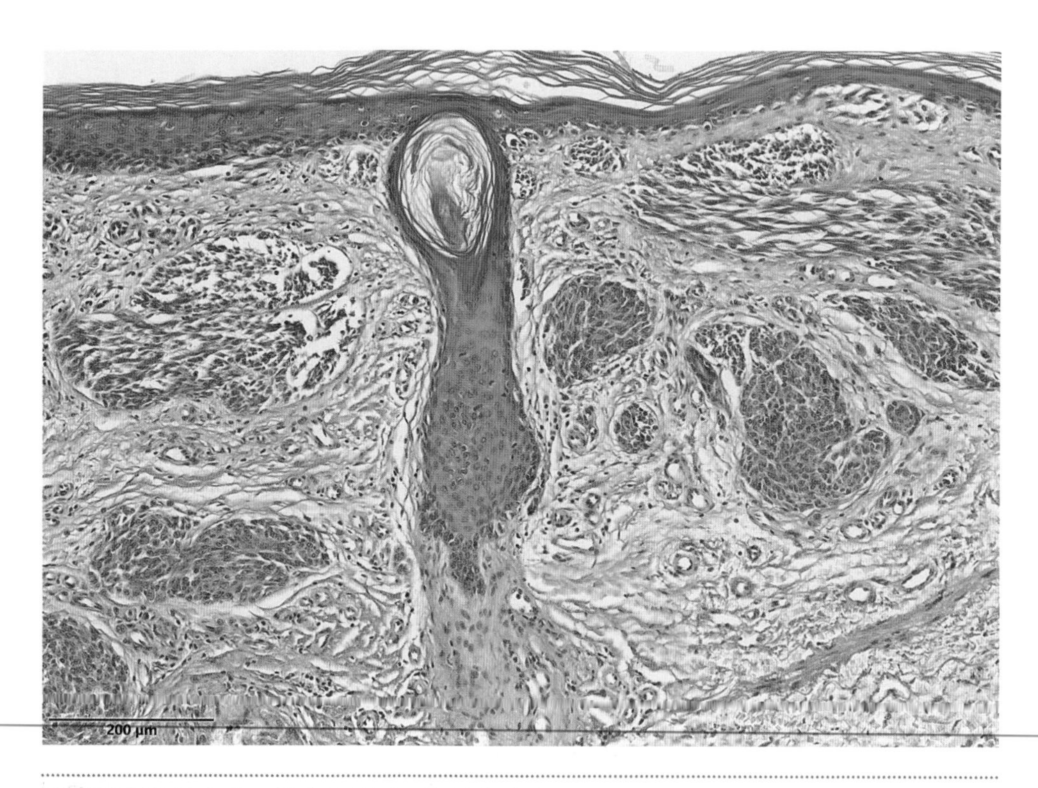

梭形细胞黑色素瘤： 侵袭性梭形细胞黑色素瘤

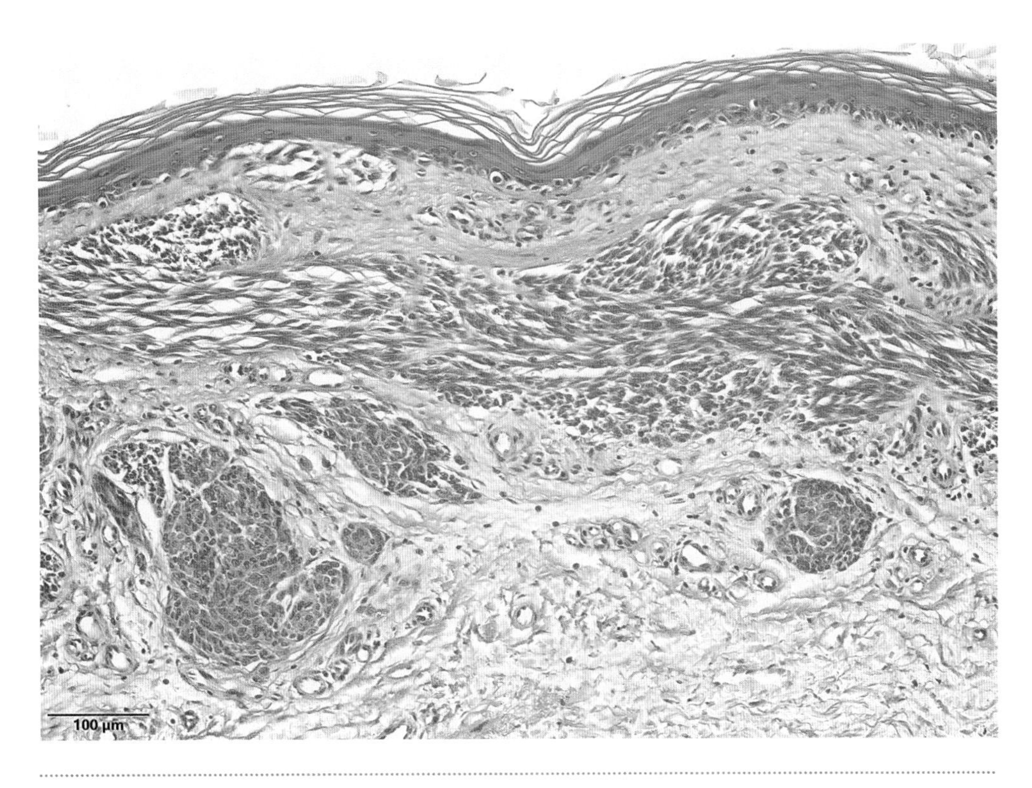

梭形细胞黑色素瘤： 肿瘤细胞呈束状排列

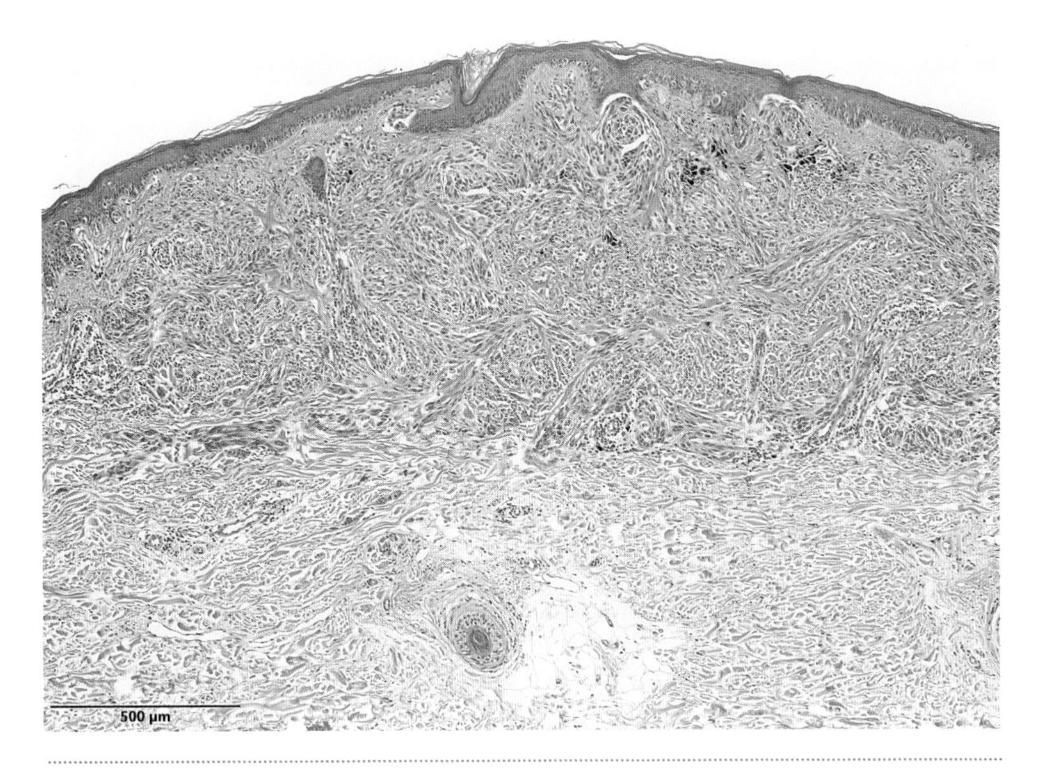

梭形细胞黑色素瘤： 侵袭性梭形细胞黑色素瘤

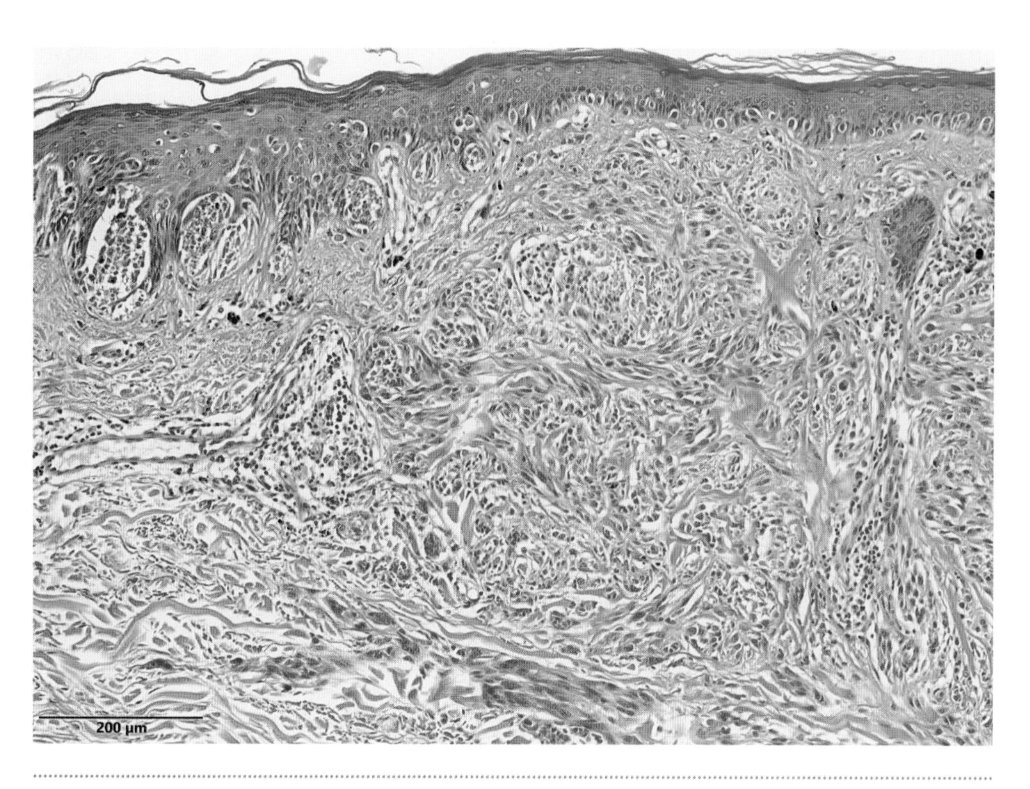

梭形细胞黑色素瘤：侵袭性梭形细胞黑色素瘤

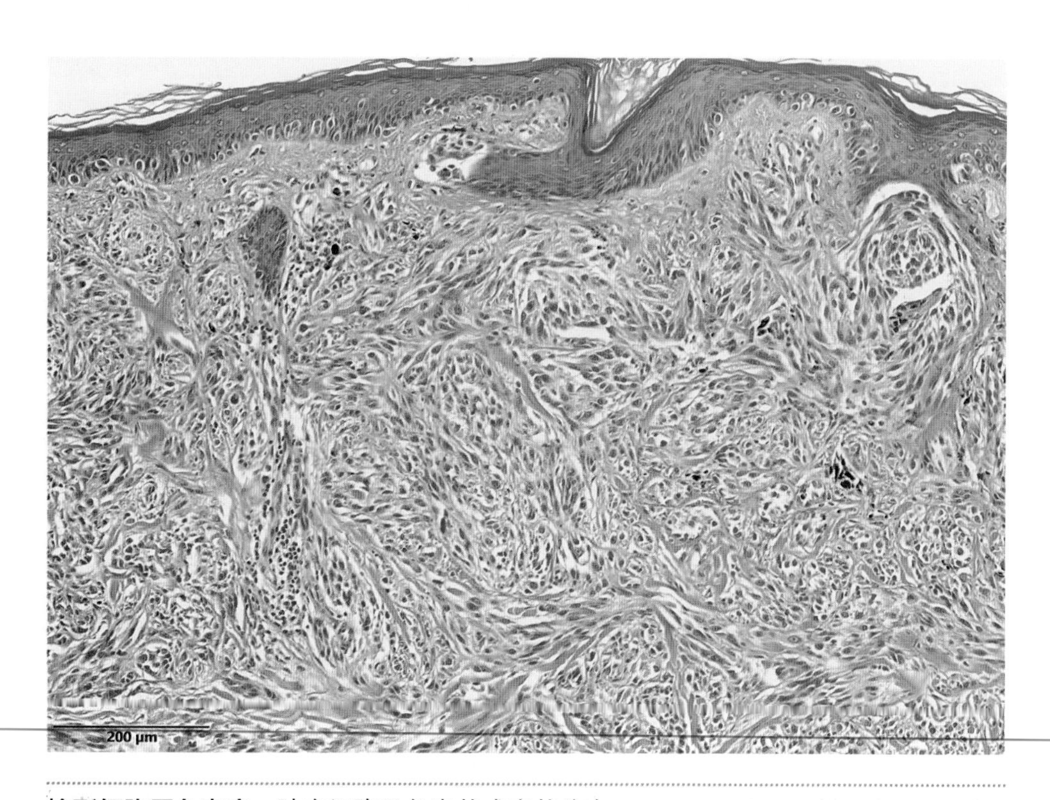

梭形细胞黑色素瘤：肿瘤细胞呈条索状或束状分布

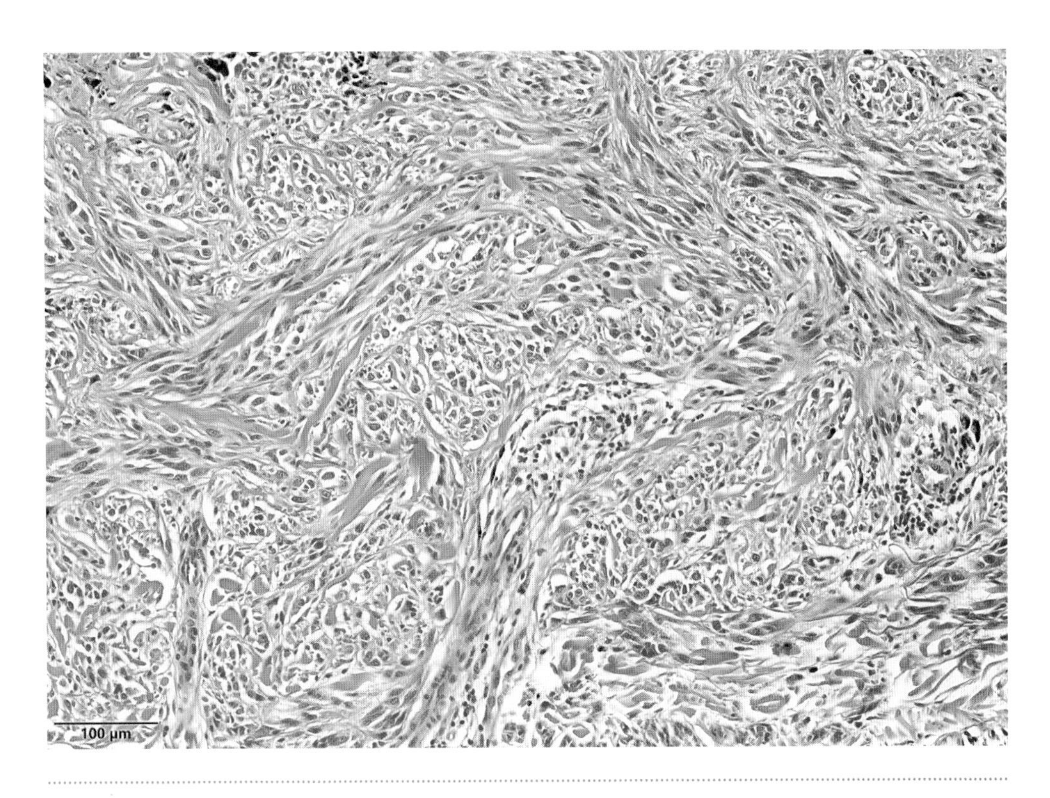

梭形细胞黑色素瘤：肿瘤细胞呈条索状或束状分布

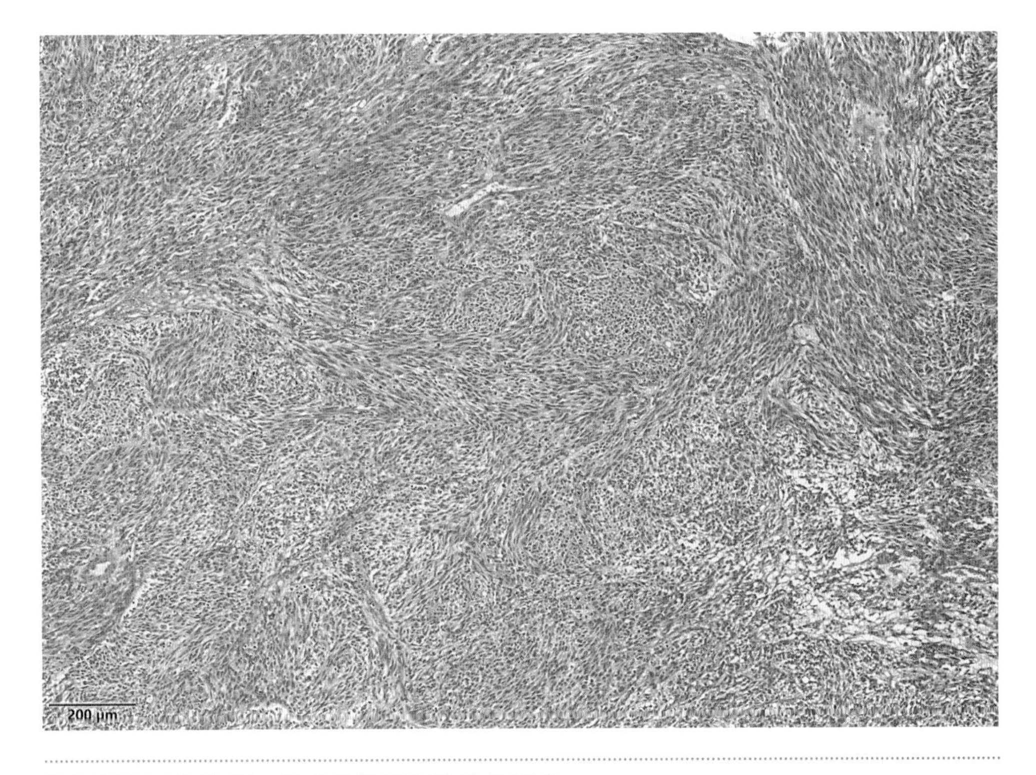

梭形细胞黑色素瘤：侵袭性梭形细胞黑色素瘤

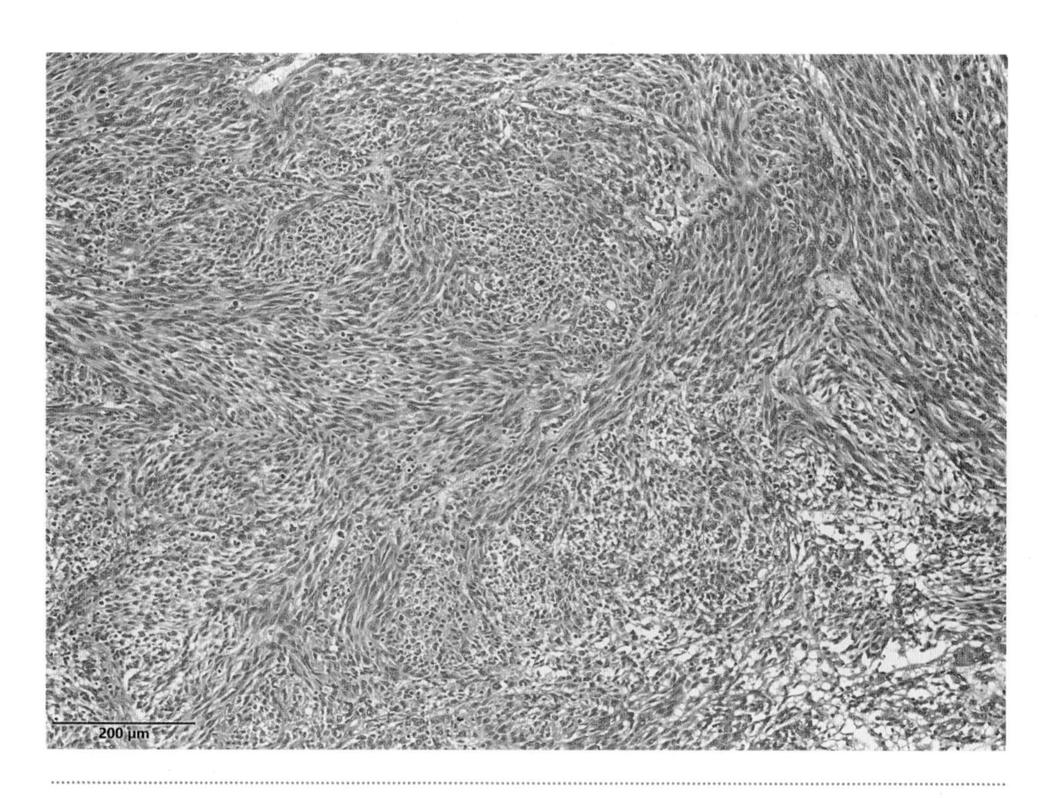

梭形细胞黑色素瘤： 肿瘤细胞呈束状分布

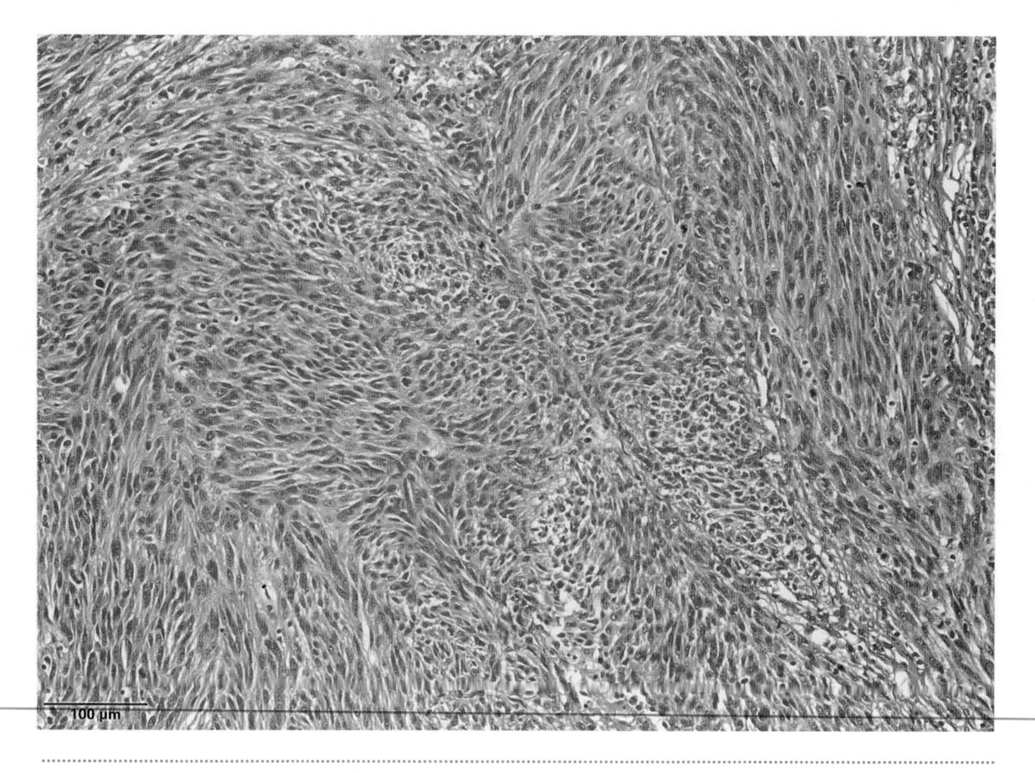

梭形细胞黑色素瘤： 肿瘤细胞异型性明显

40. 气球状细胞黑色素瘤
Balloon cell melanoma

- 肿瘤常累及表皮
- 肿瘤常成小叶状生长，中间结缔组织分隔
- 瘤细胞大，圆形或多角形，细胞质透明
- 细胞呈轻中度异型性，核丝分裂较少
- 应该与皮脂腺癌、气球状色素痣、黄色瘤等透明细胞肿瘤鉴别

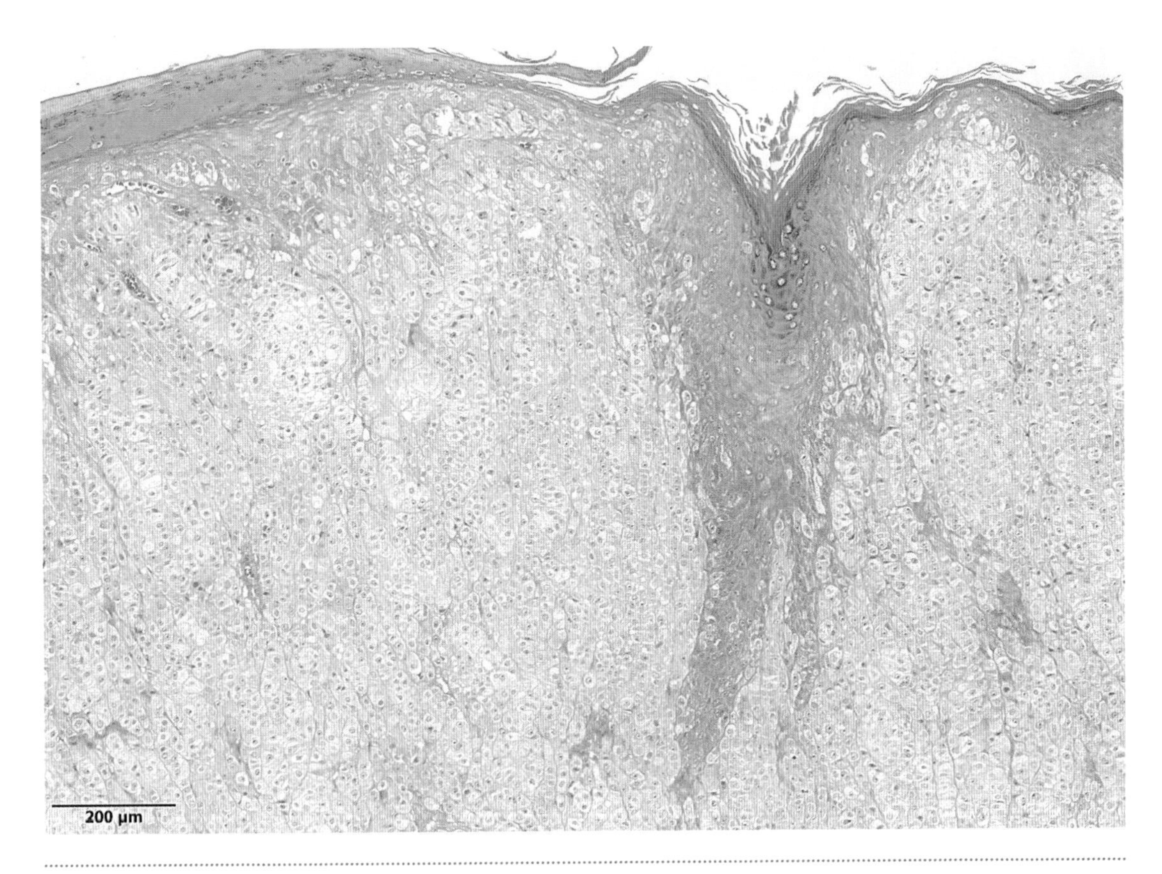

气球状细胞黑色素瘤：肿瘤细胞自表皮向真皮呈侵袭性生长

气球状细胞黑色素瘤： 肿瘤团块间可见结缔组织分隔

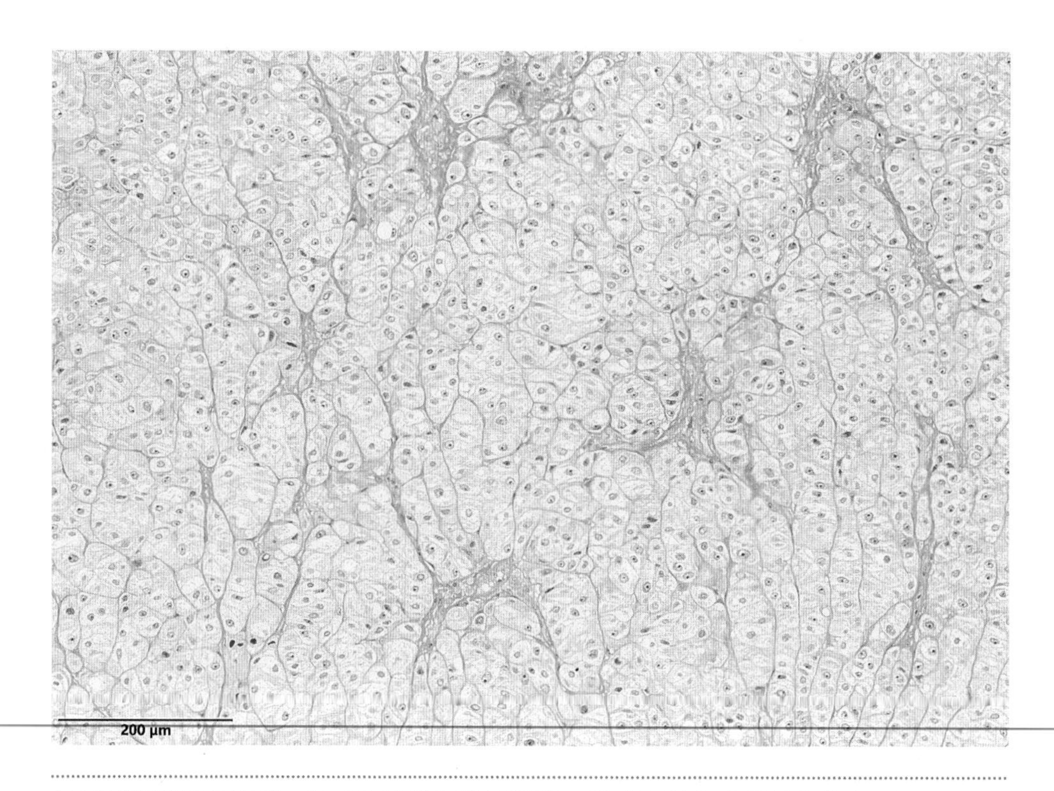

气球状细胞黑色素瘤： 肿瘤细胞的细胞质透明，肿瘤团块间有结缔组织分隔

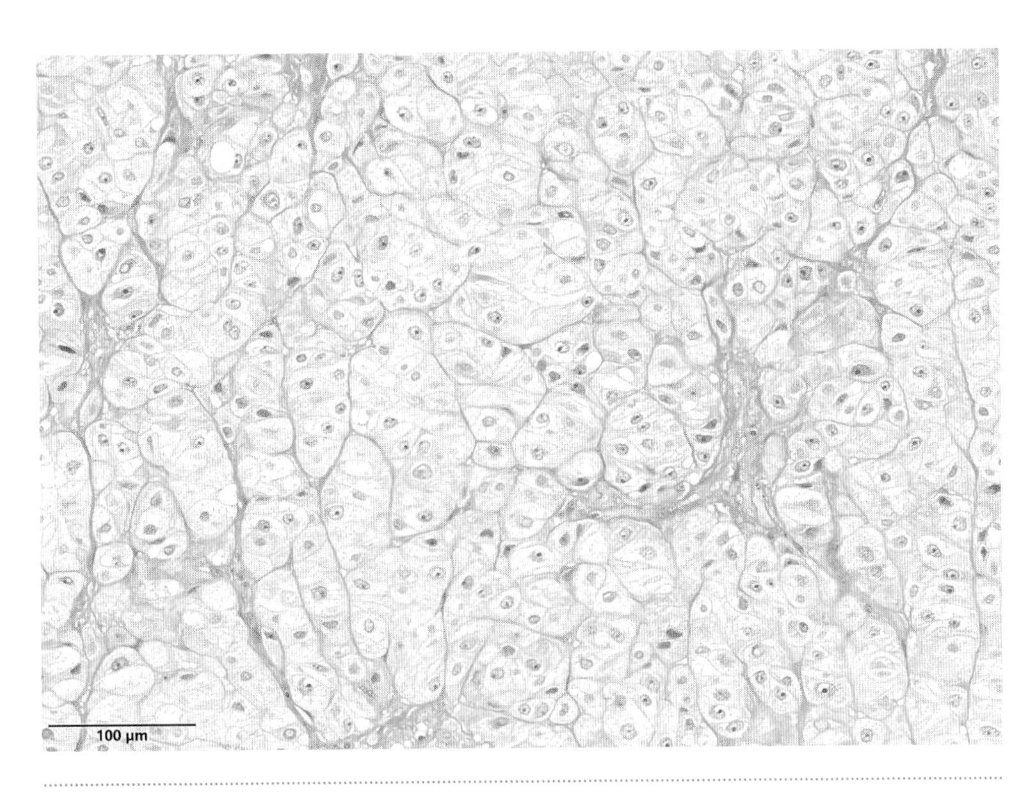

气球状细胞黑色素瘤：瘤细胞体积大，细胞质透明，呈气球状

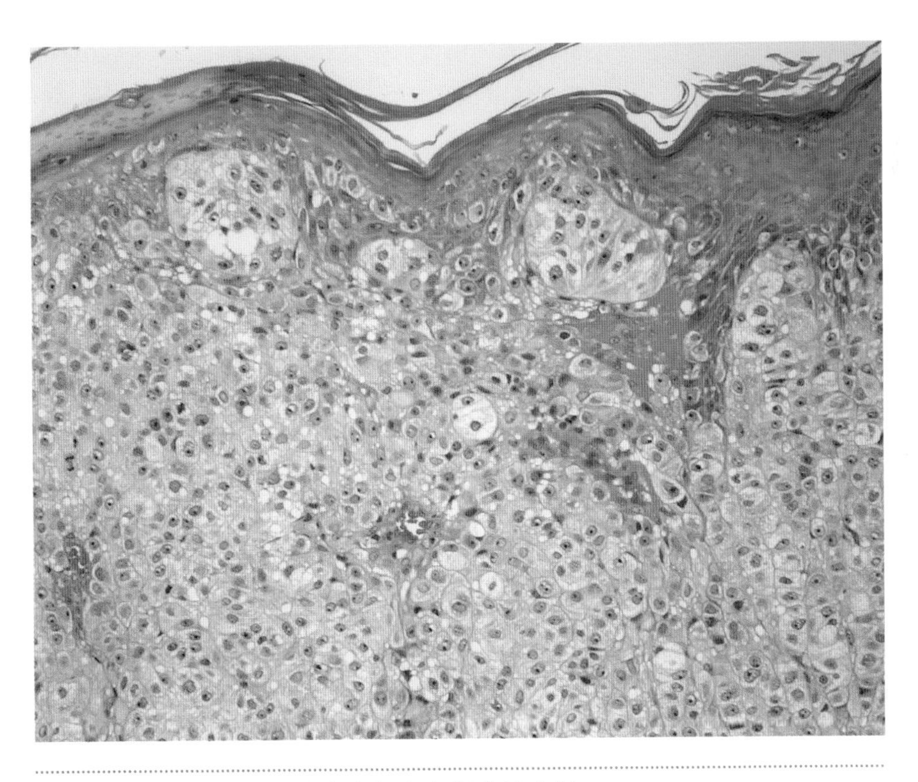

气球状细胞黑色素瘤：自表皮向真皮侵袭性生长

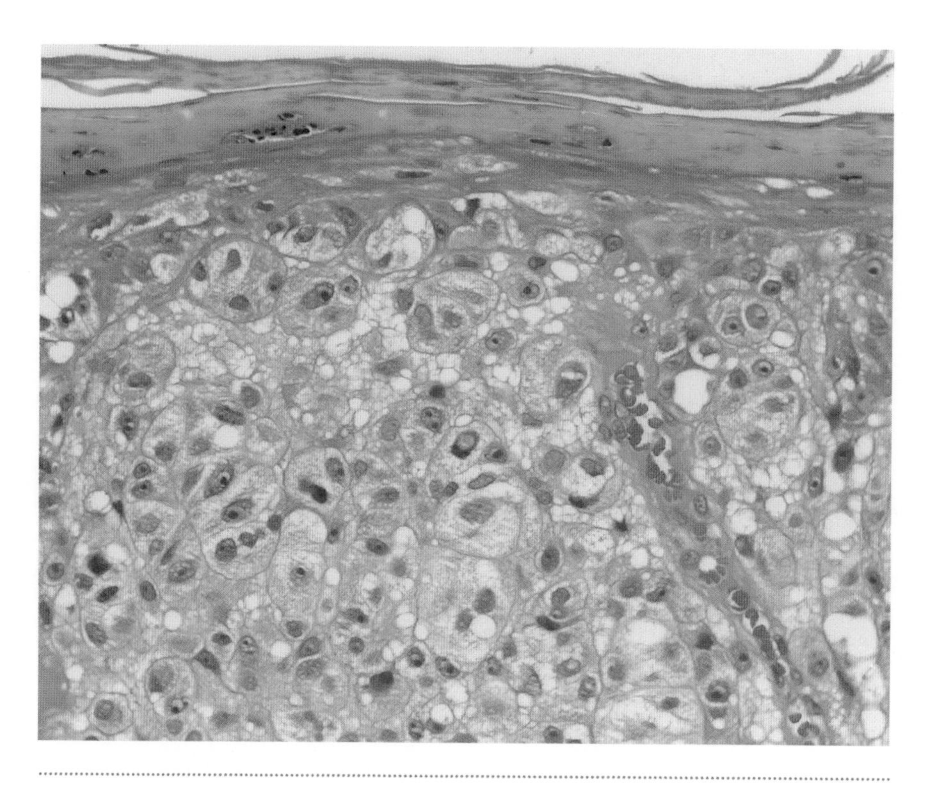

气球状细胞黑色素瘤：瘤细胞的细胞质透明，呈气球状

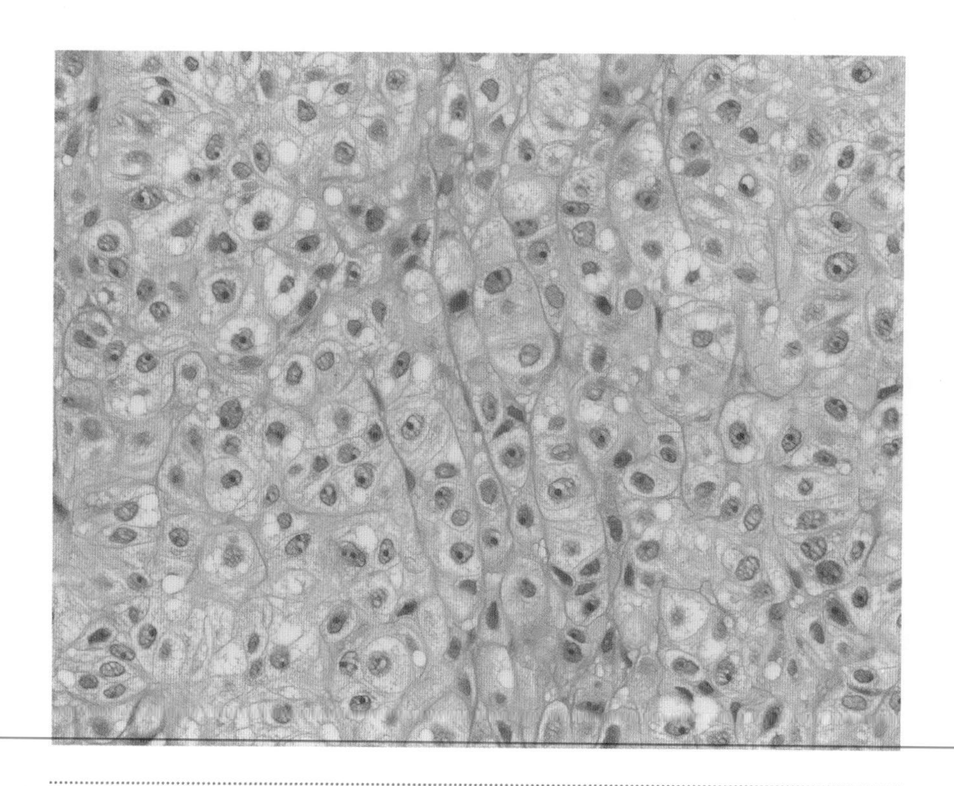

气球状细胞黑色素瘤：细胞质透明，细胞间界限不清

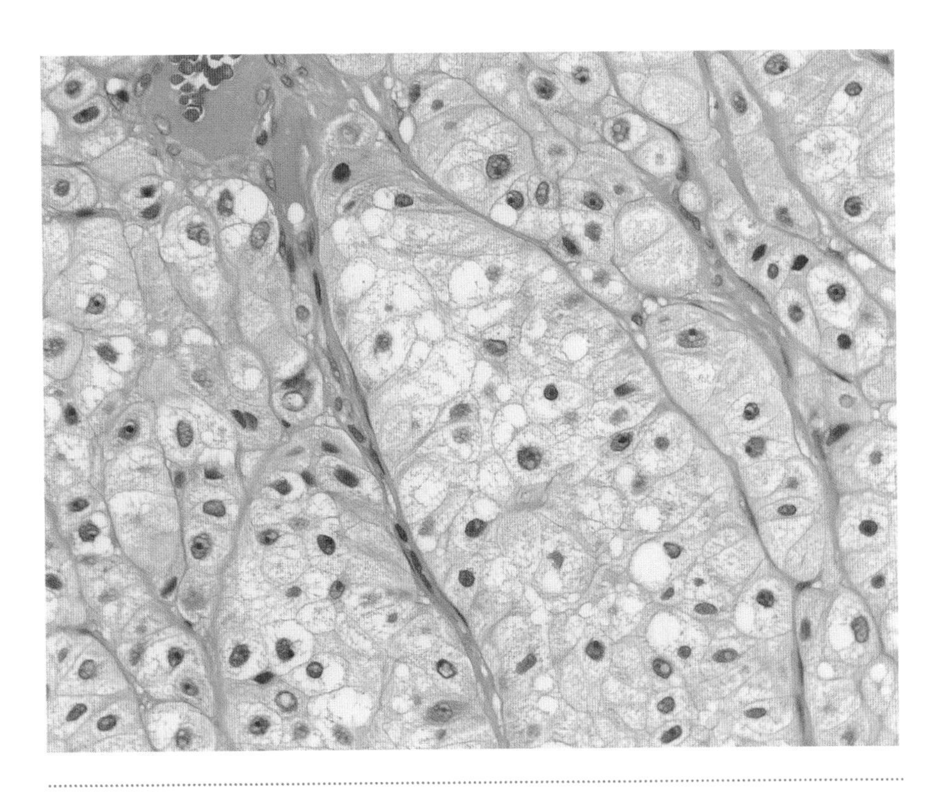

气球状细胞黑色素瘤： 肿瘤团块间可见结缔组织分隔

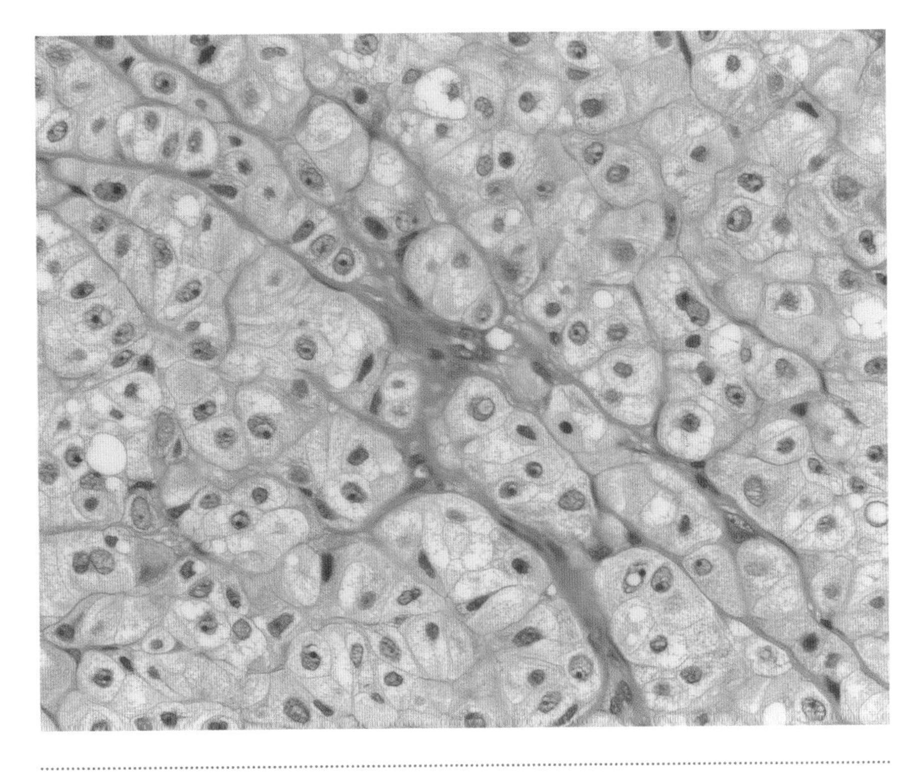

气球状细胞黑色素瘤： 瘤细胞体积大，细胞质透明，呈气球状，异型性较轻

41. 痣样黑色素瘤
Nevoid melanoma

- 在低倍镜下，肿瘤与色素痣相似
- 肿瘤大体对称，表皮内很少有 Paget 样瘤细胞
- 在真皮内为形态基本一致的痣细胞样的肿瘤细胞
- 细胞较小，瘤细胞常达真皮深部
- 通常无炎症反应和表皮溃疡
- 好发于老年人，瘤体一般较大，常不对称，颜色多样

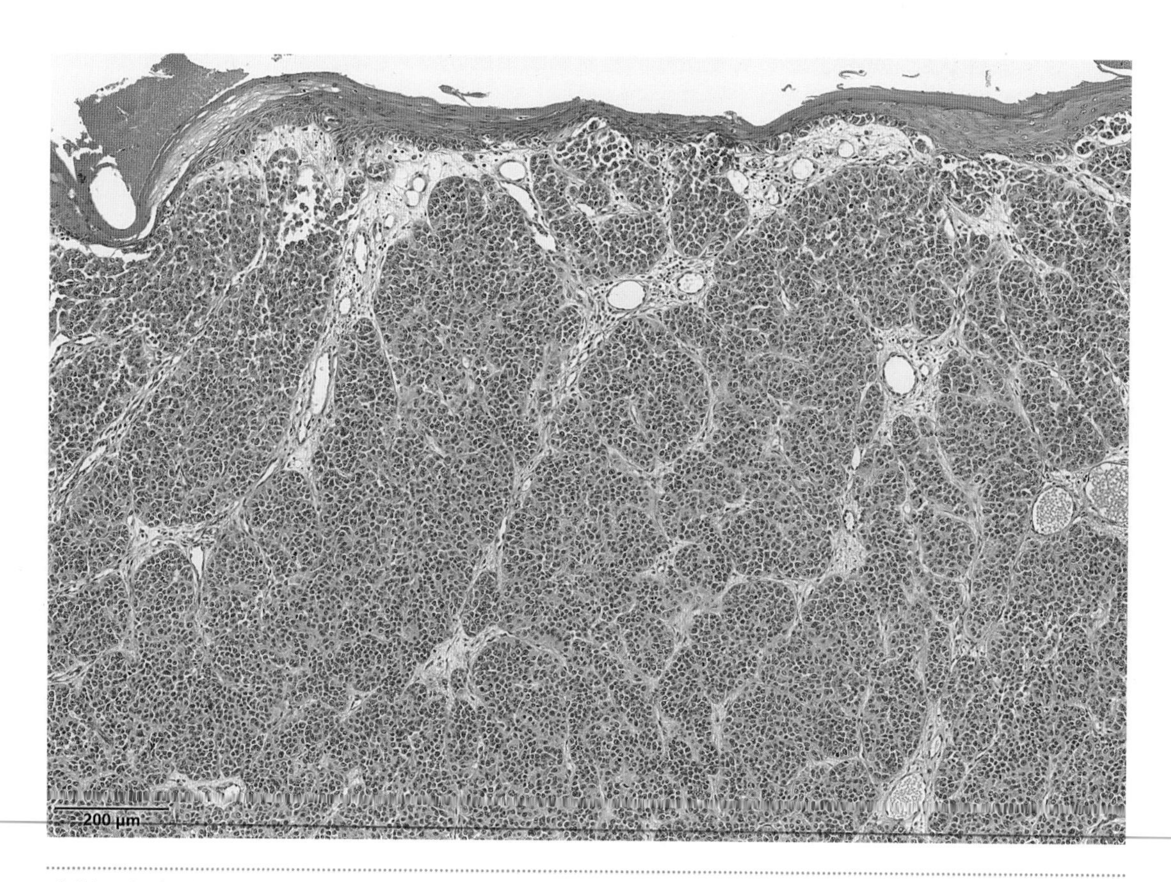

痣样黑色素瘤：真皮内可见形态大小基本一致的肿瘤细胞

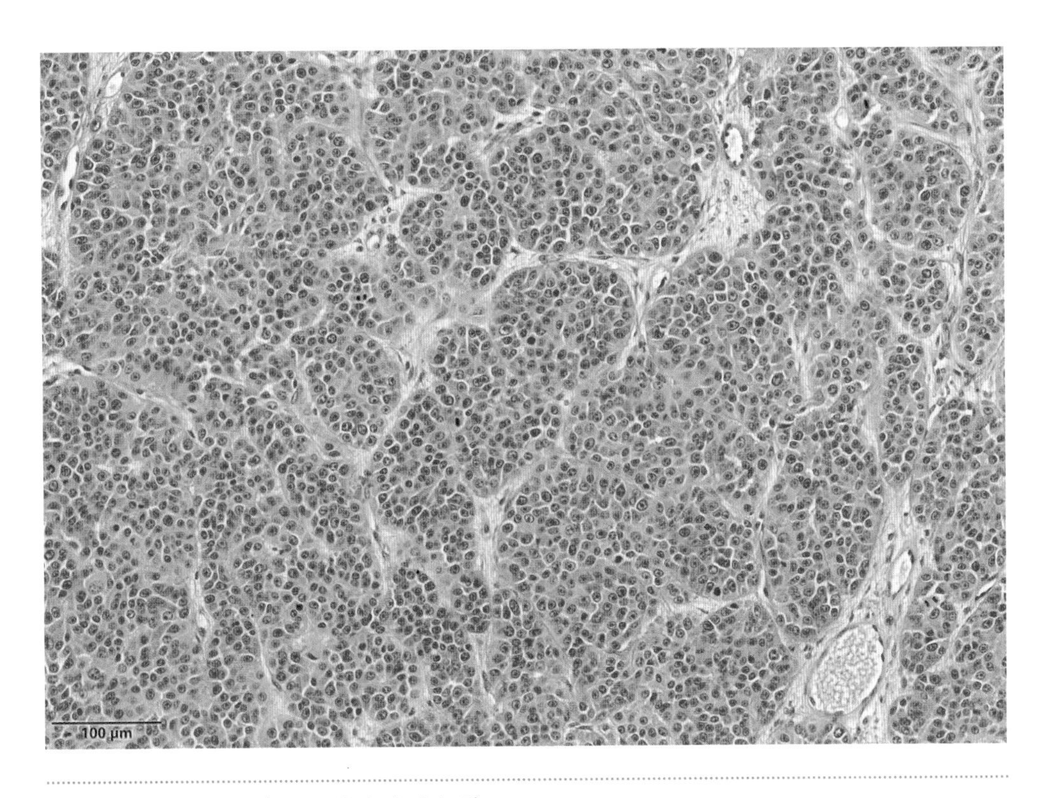

痣样黑色素瘤： 细胞小，似色素痣细胞

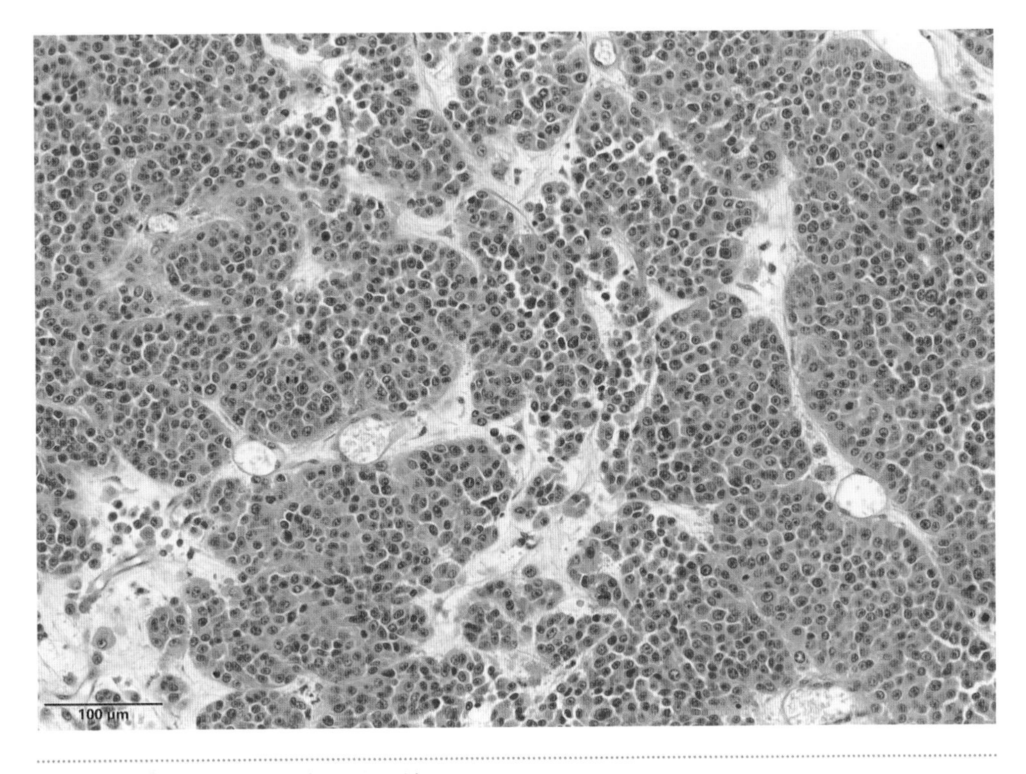

痣样黑色素瘤： 肿瘤细胞有异型性

42. 印戒细胞黑色素瘤
Signet-ring cell melanoma

- 印戒细胞多出现在转移性黑色素瘤或复发性黑色素瘤中
- 原发性黑色素瘤也可出现印戒细胞
- 印戒细胞可出现在肿瘤的局部，也可广泛存在
- 细胞多呈圆形，细胞常较大，细胞核偏于一侧，似戒指状或半月形，核染色较深

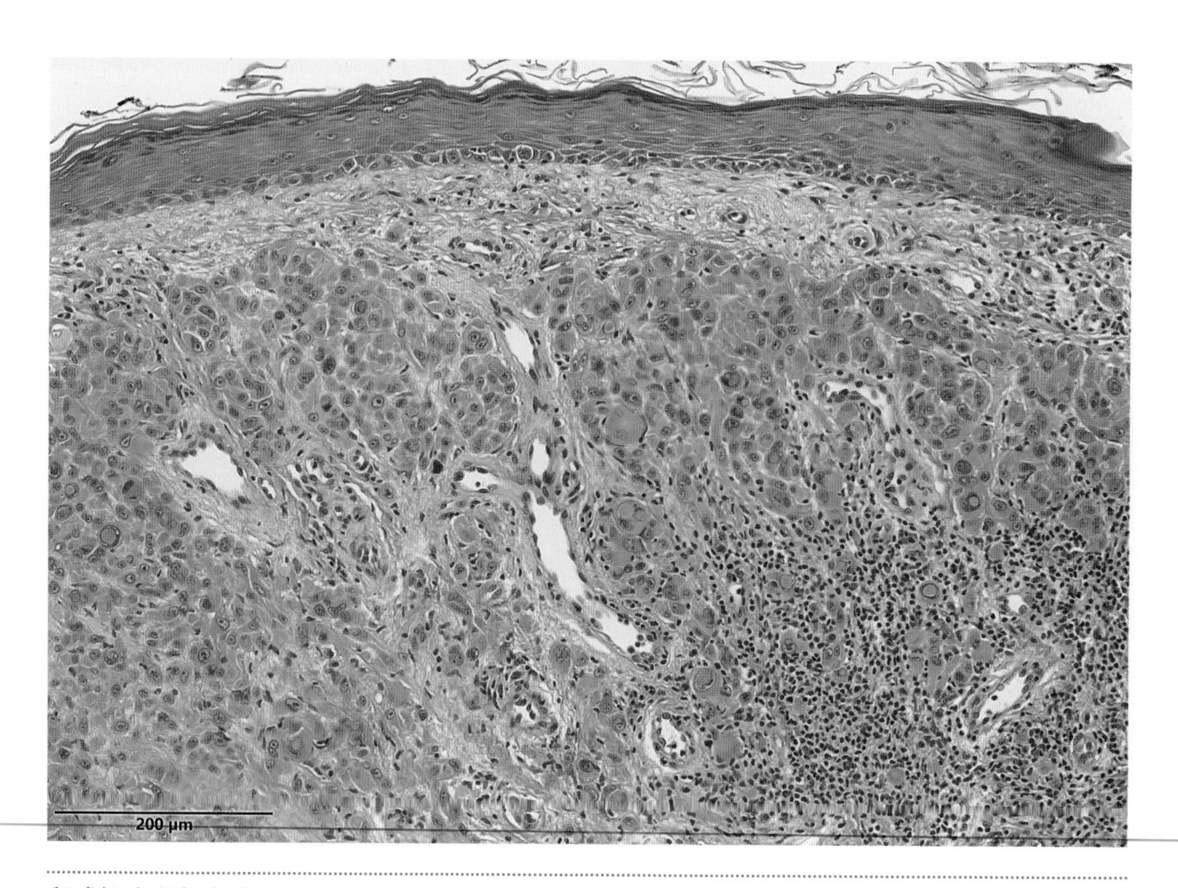

印戒细胞黑色素瘤： 转移性黑色素瘤，出现印戒细胞

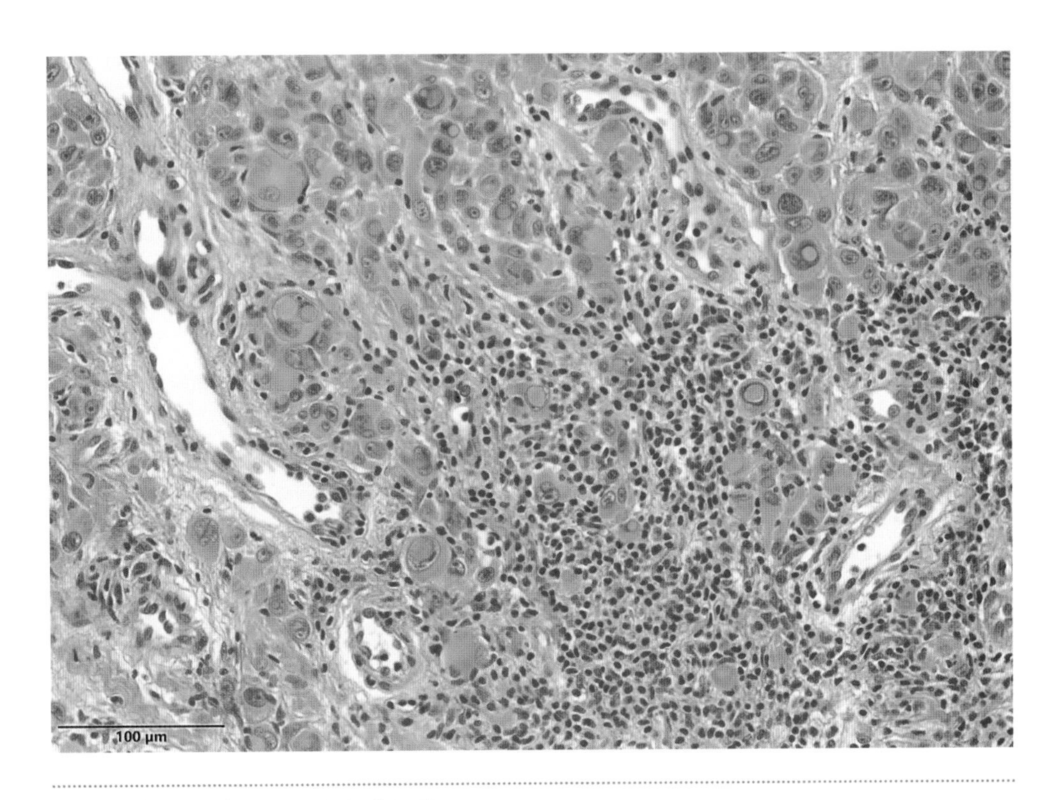

印戒细胞黑色素瘤：可见印戒细胞

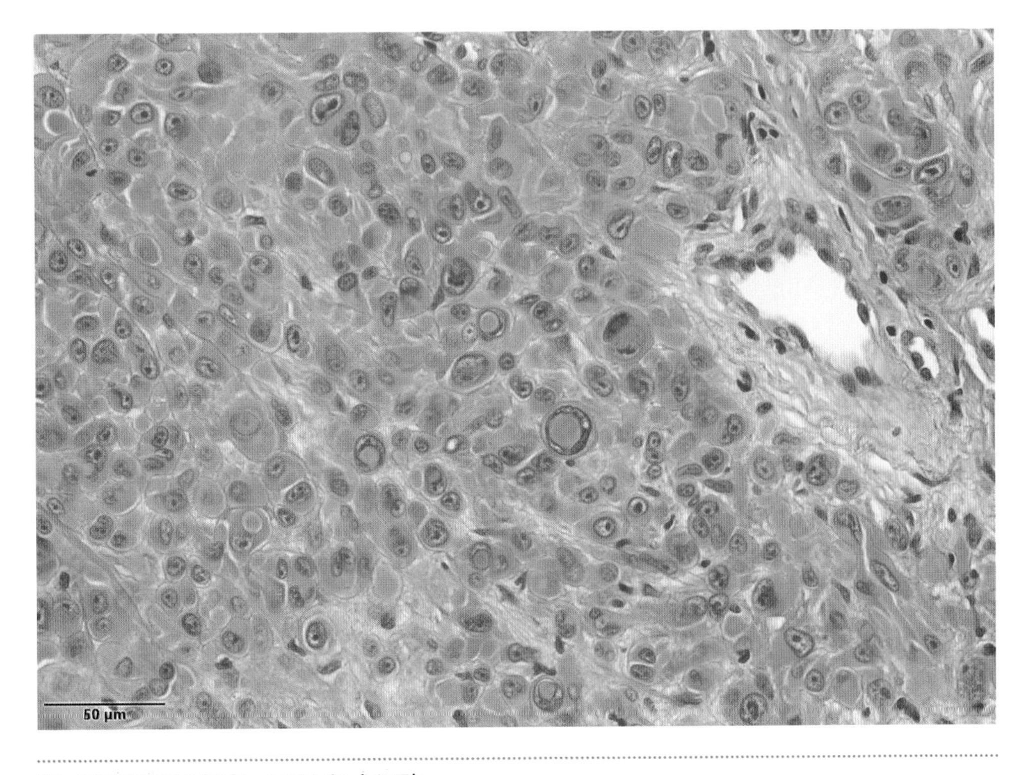

印戒细胞黑色素瘤：可见印戒细胞

43. Spitz 痣样黑色素瘤
Spitzoid melanoma

- 结构及细胞的形态类似于 Spitz 痣
- 瘤细胞为大的上皮样或梭形细胞
- 瘤体一般较大，常不对称，浸润深
- 常有不典型的 Paget 样黑素细胞在表皮内扩散
- 可见异型性细胞

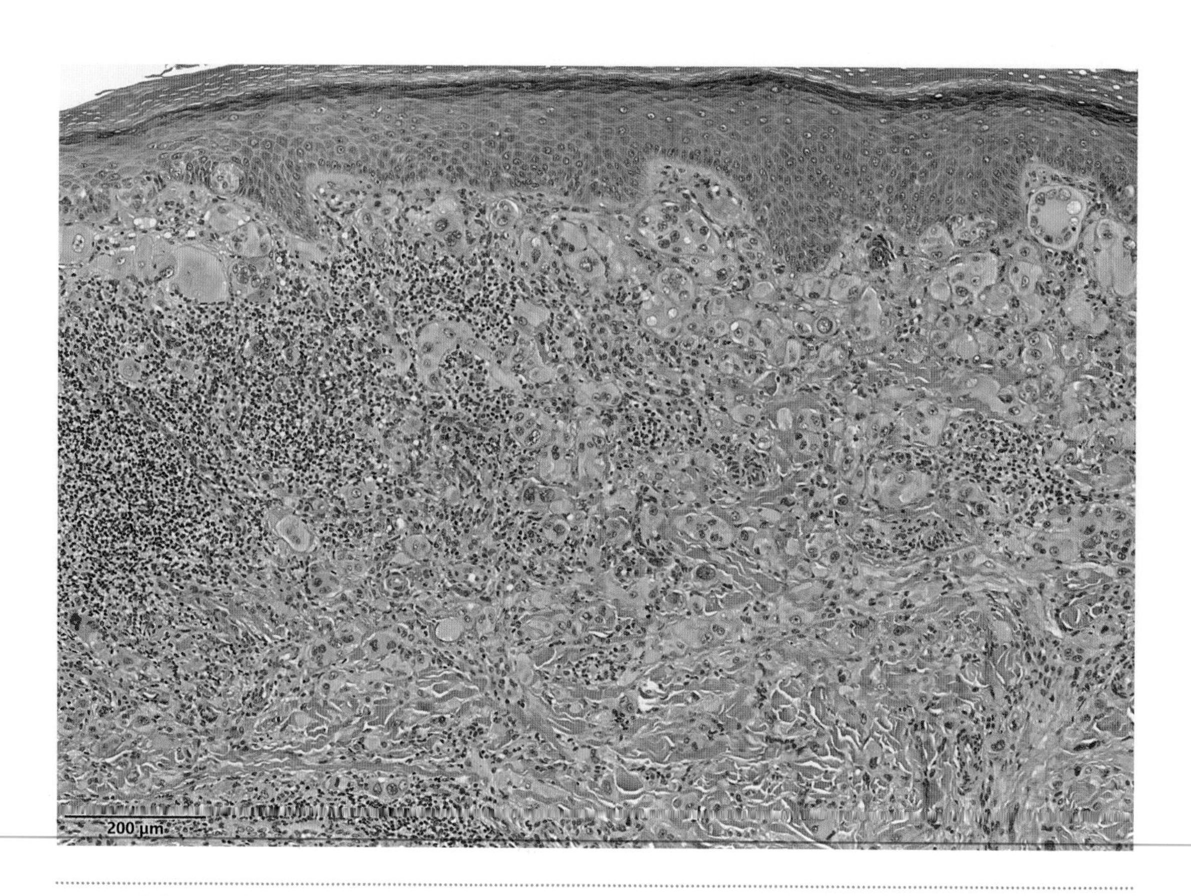

Spitz 痣样黑色素瘤：表皮及真皮内可见 Spitz 痣样肿瘤细胞

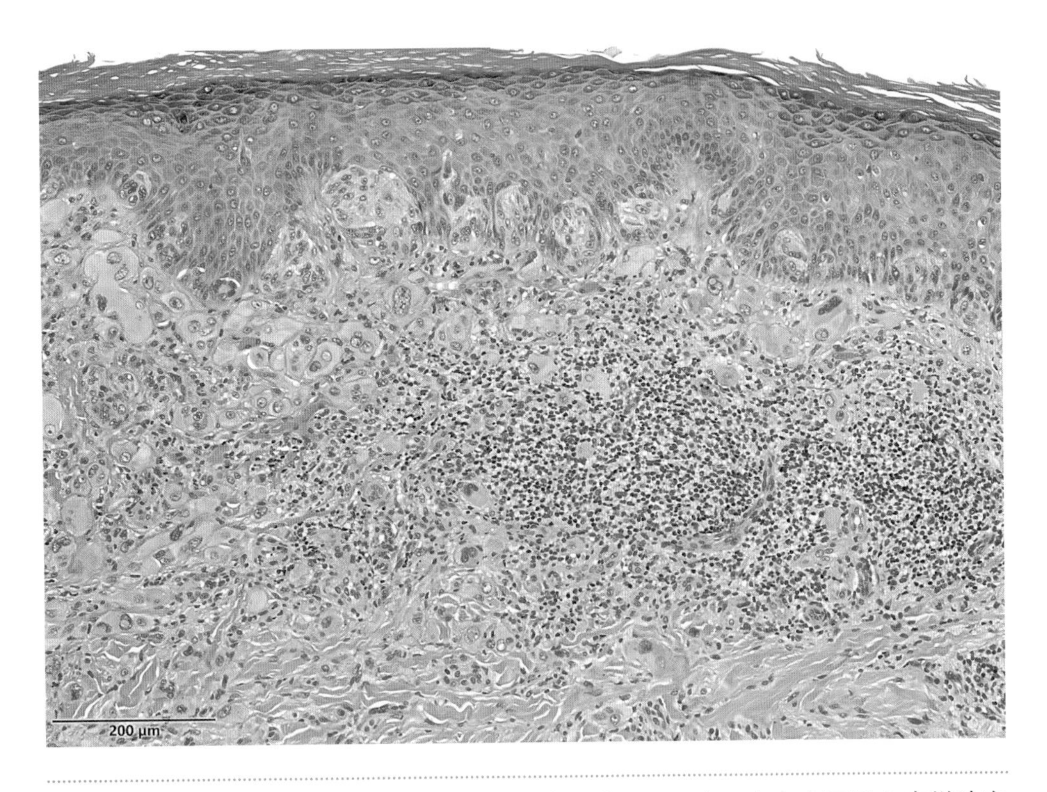

Spitz 痣样黑色素瘤：交界处肿瘤细胞呈巢状，似 Spitz 痣，真皮内可见上皮样肿瘤细胞

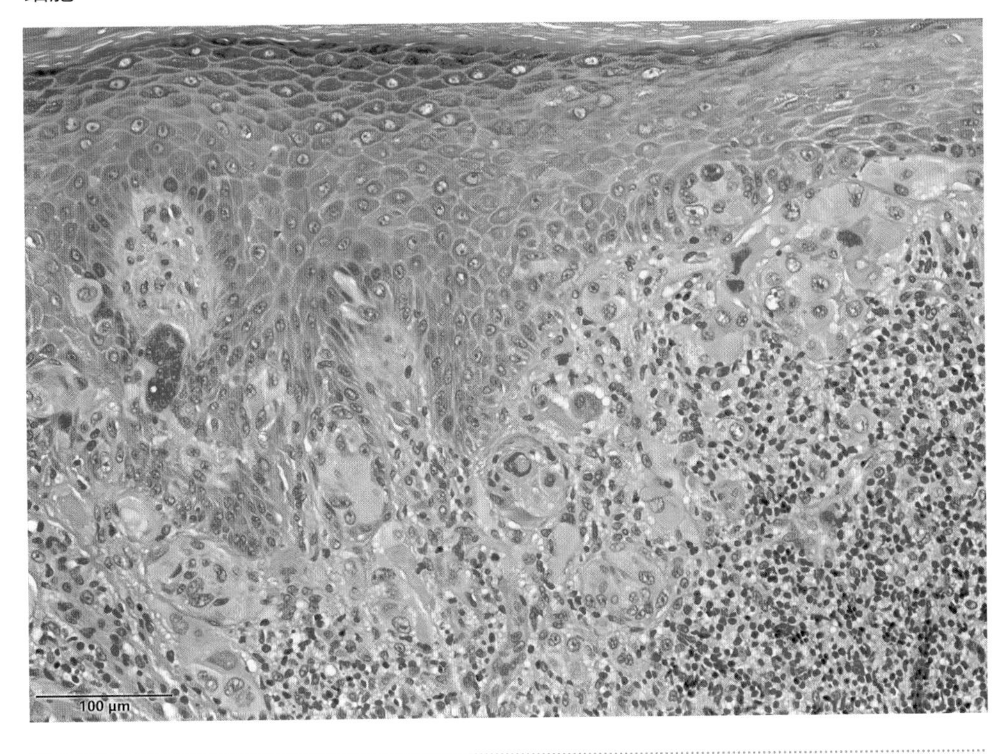

Spitz 痣样黑色素瘤：肿瘤细胞异型性明显

44. 巨大细胞黑色素瘤
Giant cell melanoma

- 此型黑色素瘤较为少见
- 瘤细胞较大，细胞呈圆形或多角形，大小不一
- 可为多核，可见明显的核仁，有明显的异型性
- 细胞质丰富，常有较多的色素颗粒
- 瘤细胞多位于真皮的中上部，表皮常可受累，表皮内也可见较大的肿瘤细胞

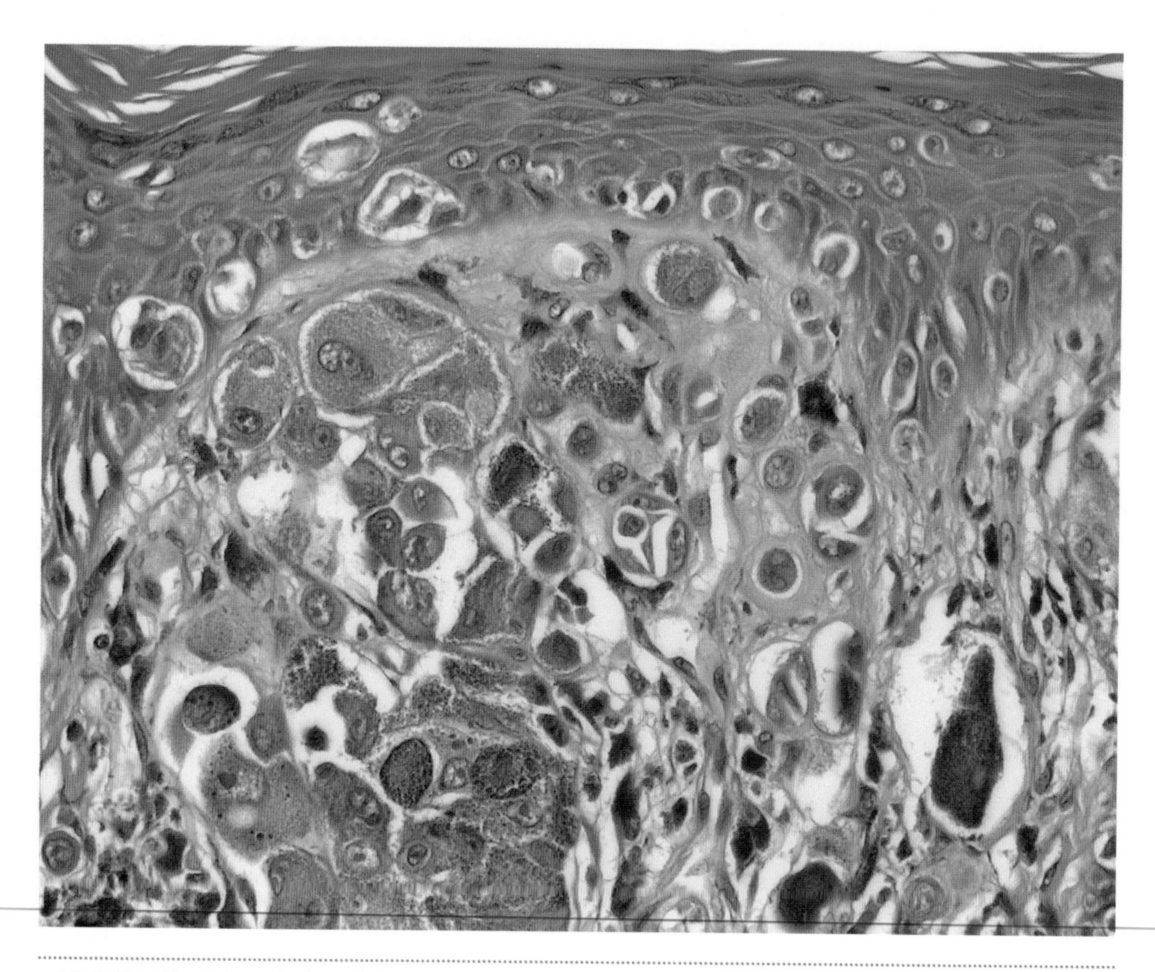

巨大细胞黑色素瘤：表皮及真皮内可见大的肿瘤细胞，含有大量色素

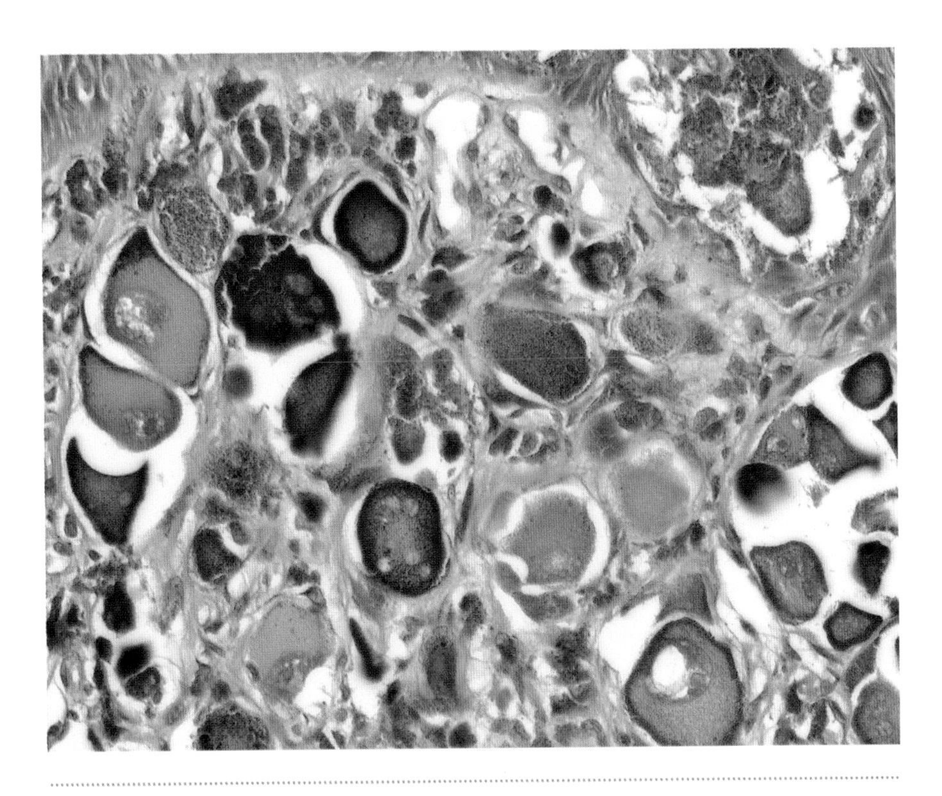

巨大细胞黑色素瘤：肿瘤细胞呈圆形或多角形

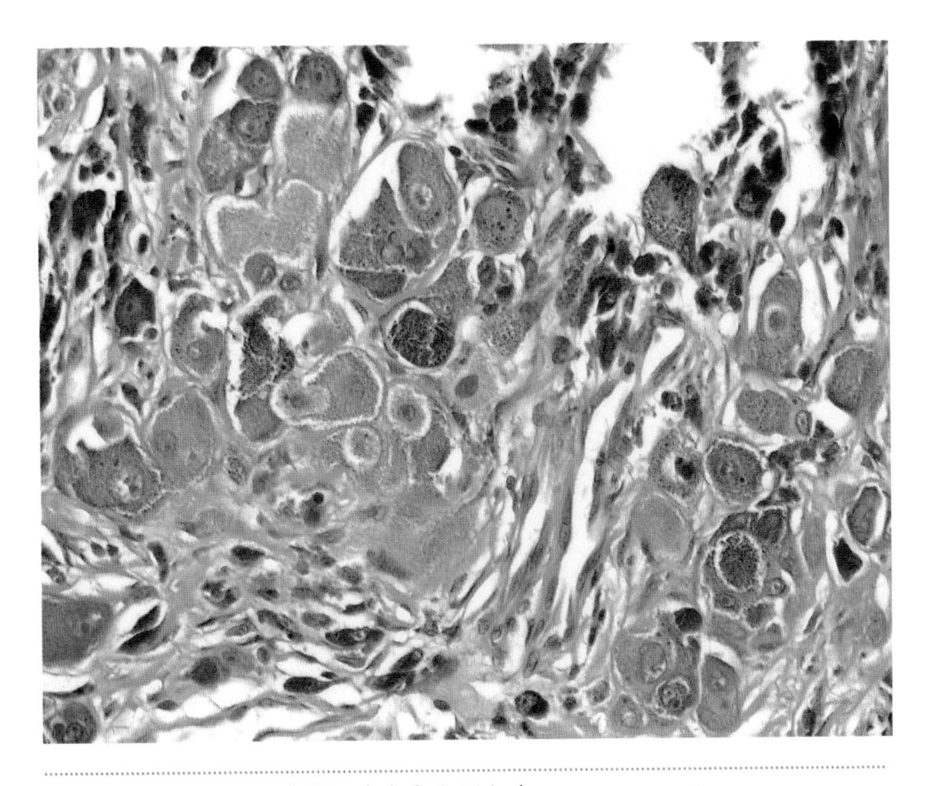

巨大细胞黑色素瘤：肿瘤细胞含有大量色素

45. 透明细胞肉瘤
Clear cell sarcoma

- 又称软组织恶性黑色素瘤（malignant melanoma of soft parts）
- 是黑色素瘤的少见类型
- 肿瘤位于真皮深部或皮下组织
- 瘤细胞呈巢状或束状，常被纤维组织分隔
- 瘤细胞呈卵圆形或梭形，细胞质透明或嗜酸性
- S-100、HMB-45、vimentin 以及 NSE 染色阳性
- 好发于年轻人
- 临床以四肢远端尤其足部多见，常位于肌腱或滑膜附近，为逐渐增大的肿块

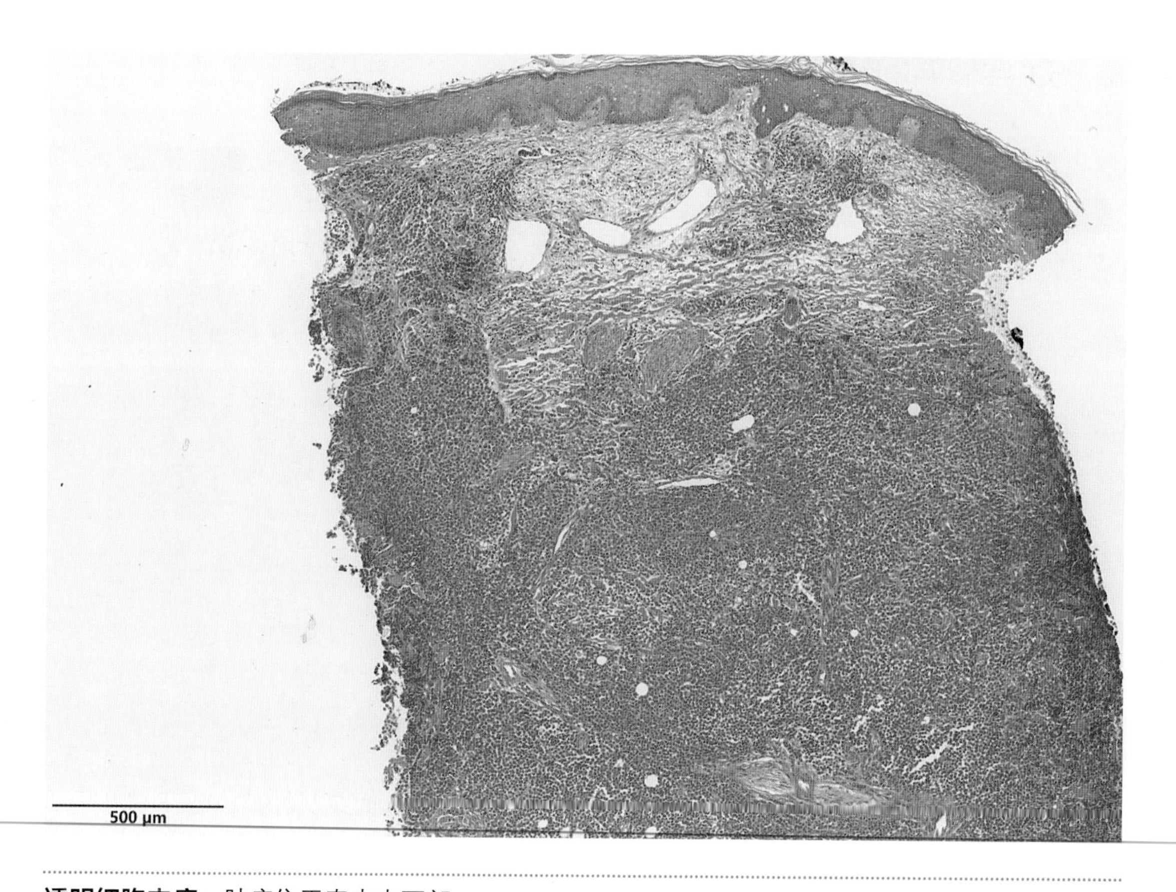

透明细胞肉瘤：肿瘤位于真皮中下部

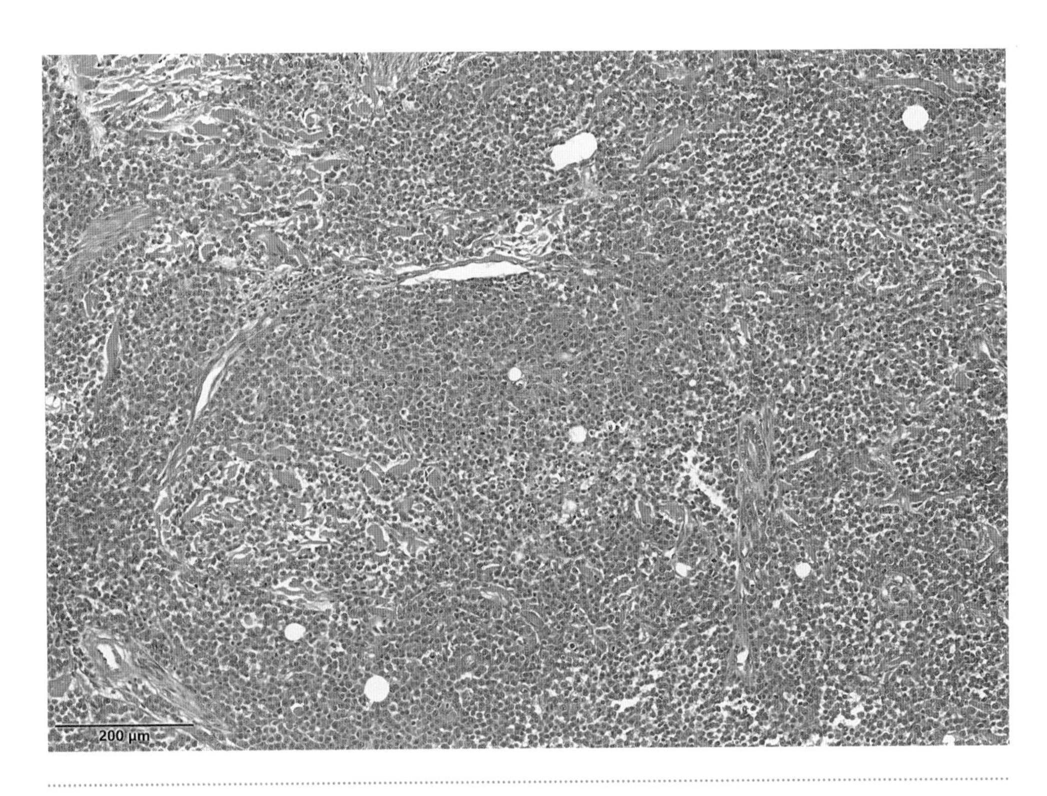

透明细胞肉瘤： 肿瘤细胞的细胞质呈嗜酸性，部分细胞的细胞质透明

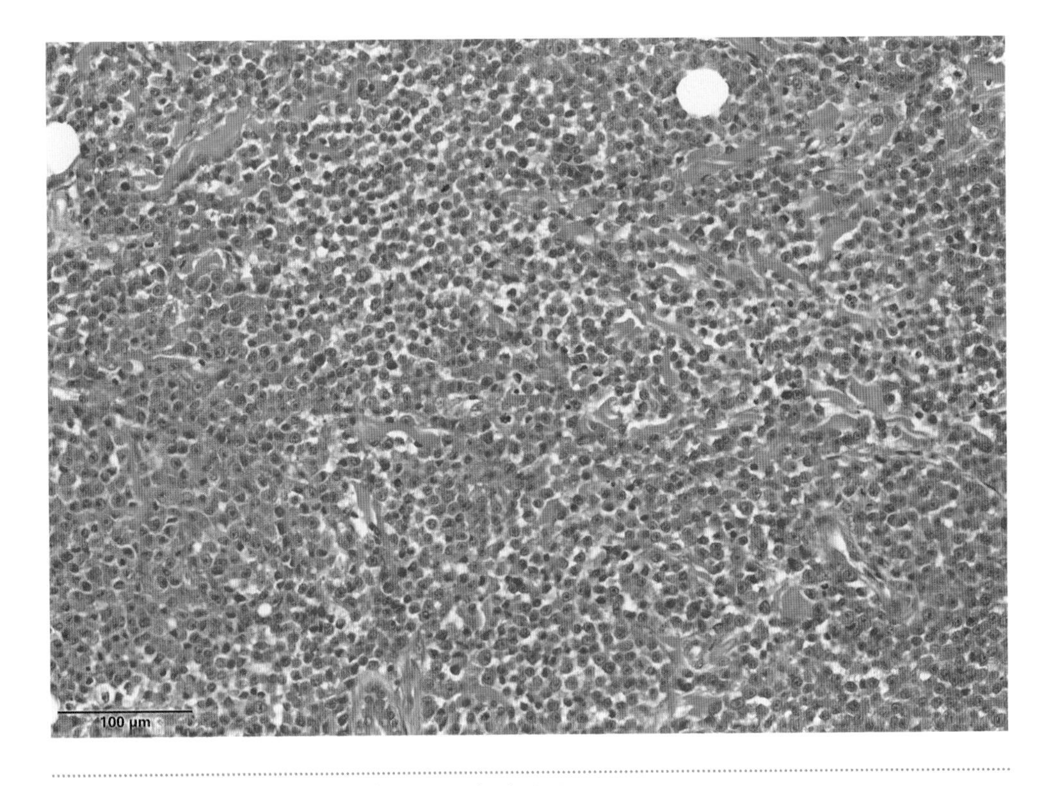

透明细胞肉瘤： 肿瘤细胞呈圆形，细胞质透明

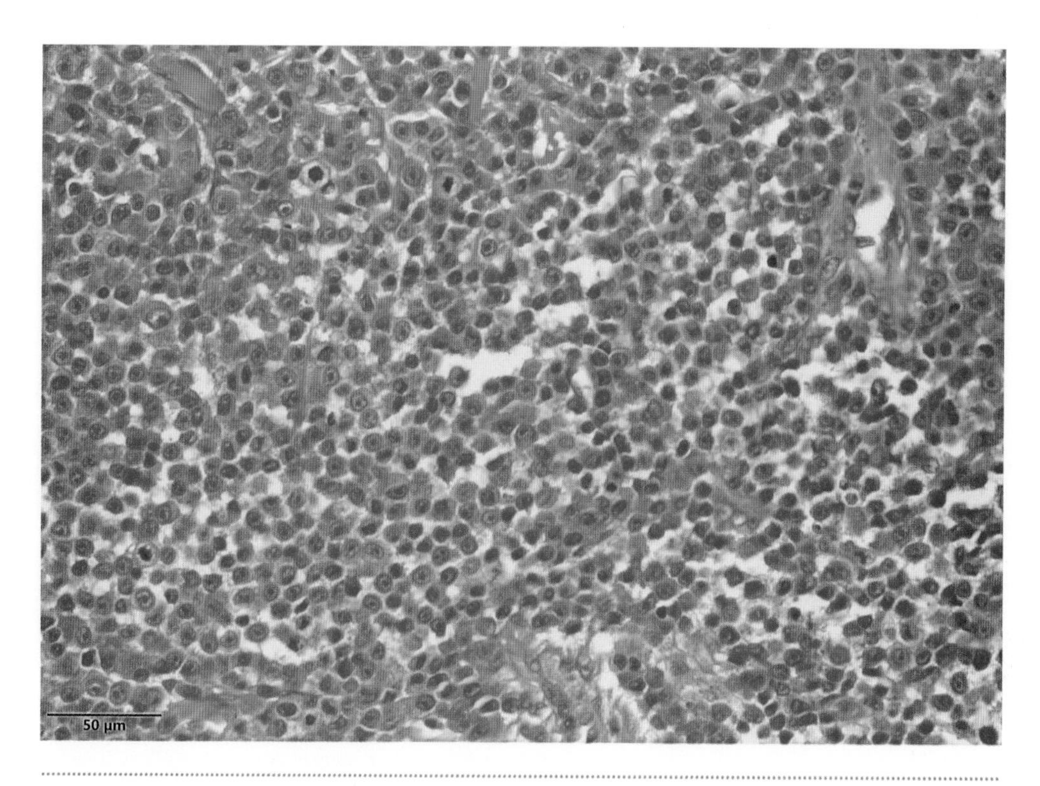

透明细胞肉瘤：肿瘤细胞呈圆形，细胞质呈嗜酸性，部分细胞胞质透明，细胞有异型性

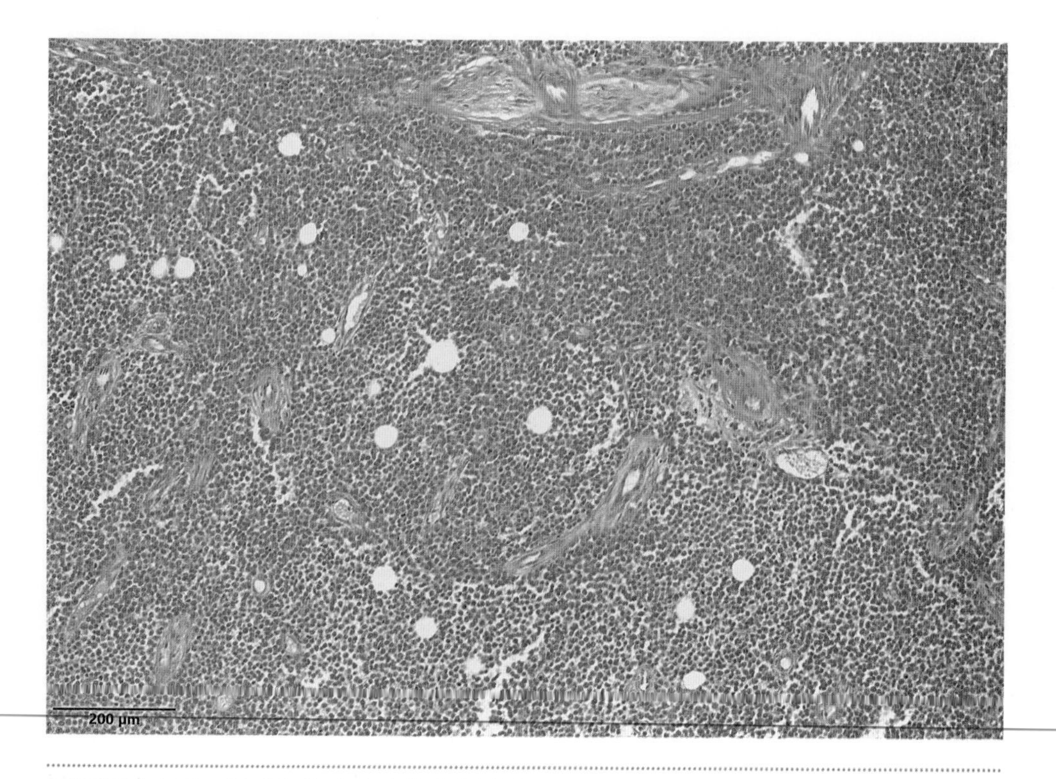

透明细胞肉瘤：肿瘤细胞在真皮内弥漫分布

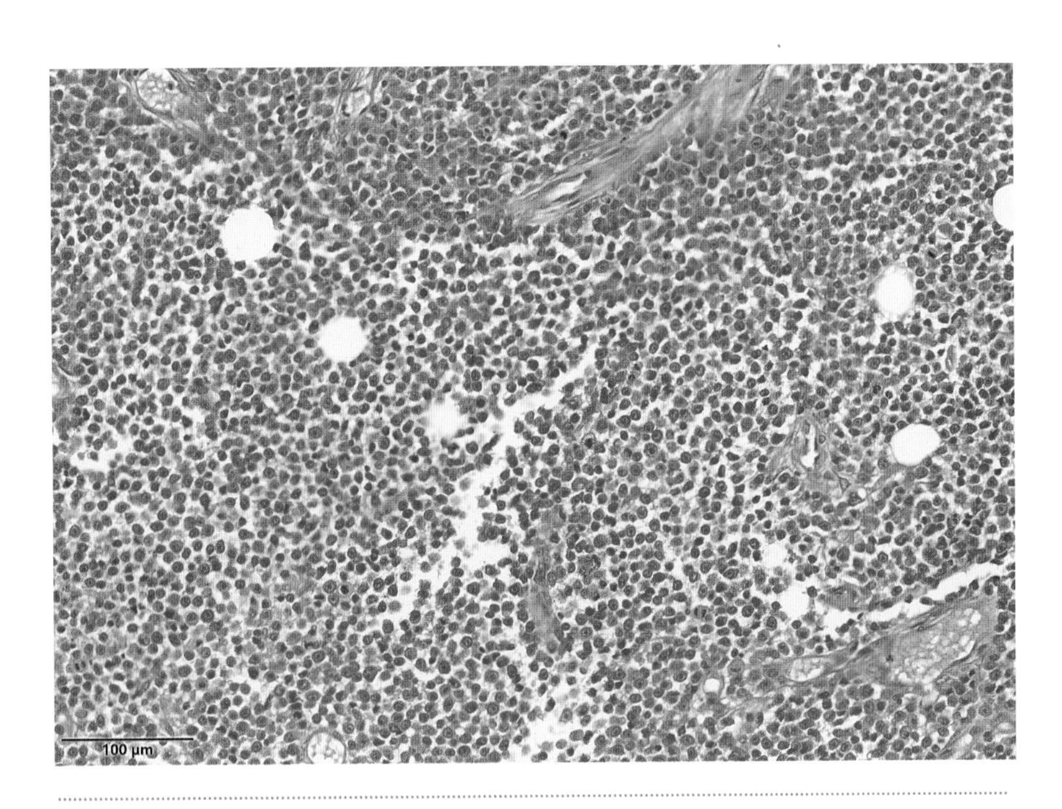

透明细胞肉瘤：细胞质嗜酸性，部分细胞质透明，细胞有异型性

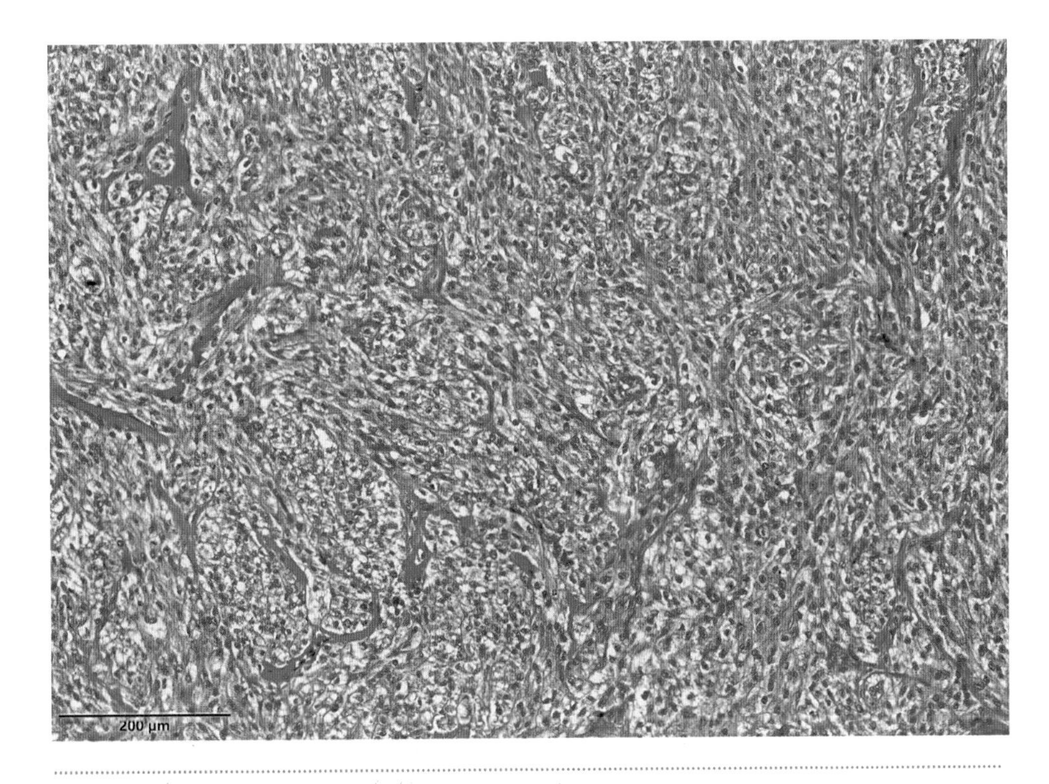

透明细胞肉瘤：大部分肿瘤细胞呈梭形，细胞质透明

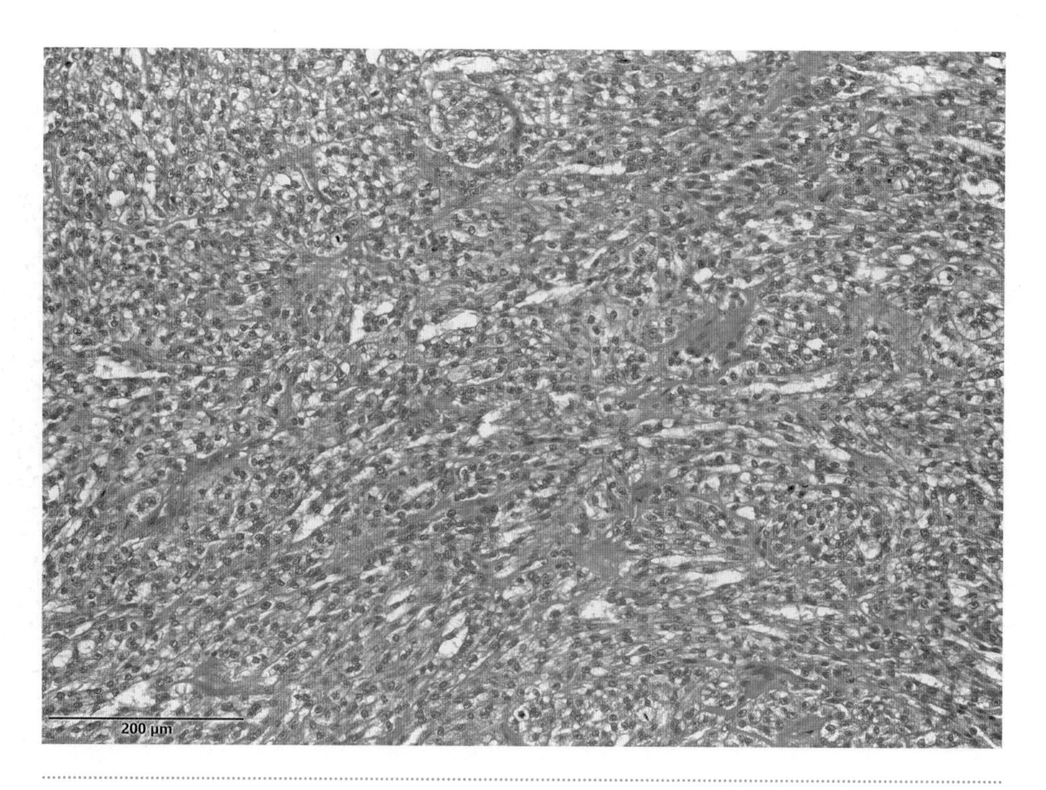

透明细胞肉瘤：大部分肿瘤细胞呈梭形，细胞质透明

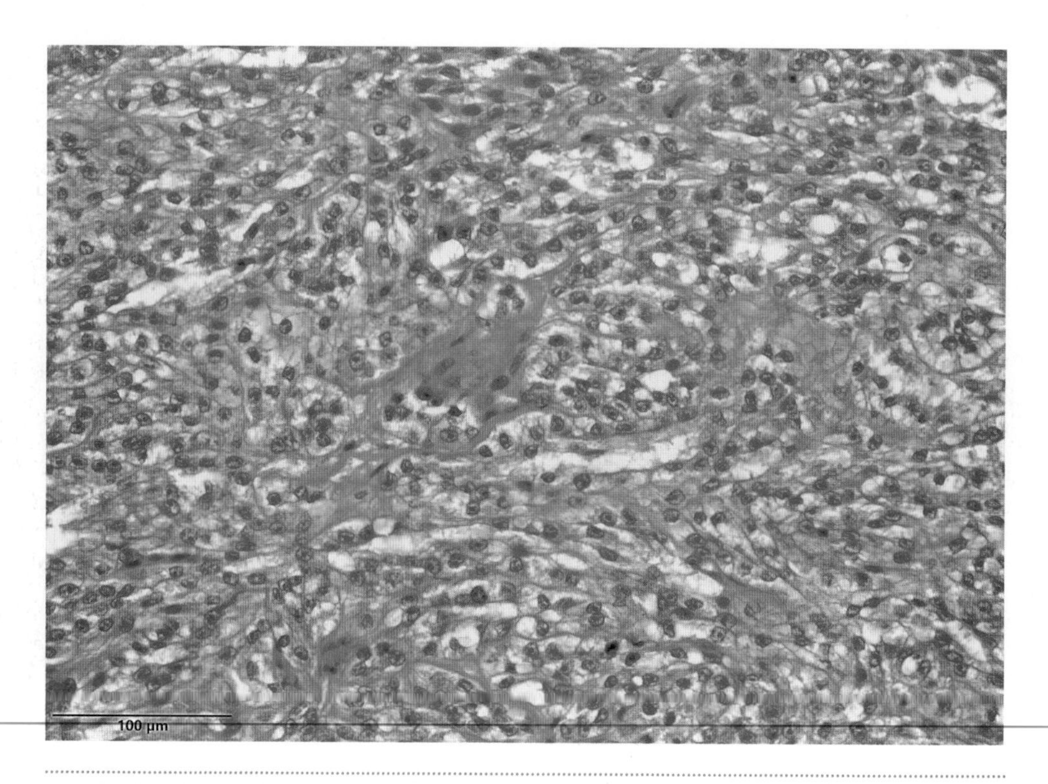

透明细胞肉瘤：肿瘤细胞细胞质透明，细胞有异型性

46. 结缔组织增生性黑色素瘤 Desmoplastic melanoma

- 肿瘤浸润一般较深
- 表现为真皮或皮下结节
- 结节内可见异型的梭形细胞，分布于胶原纤维束之间，多成束状
- 可分布于神经周围
- 瘤细胞形似纤维母细胞
- 细胞核有程度不等的多形性，可呈波浪状、弯曲形，可见核丝分裂
- 可见多核巨细胞
- 瘤细胞多无色素，偶尔在瘤细胞内可有少许色素颗粒
- 瘤细胞间质有较多的胶原纤维，可有黏液变性
- 瘤细胞及血管周围常有淋巴细胞、浆细胞浸润
- 可见结节状淋巴细胞浸润
- 表皮、真皮交界处可有恶性雀斑样痣表现
- S100，SOX10 及 Vimentin 染色多为阳性，HMB45 染色多为阴性
- 多位于头颈部，为无色素的浸润斑块或结节

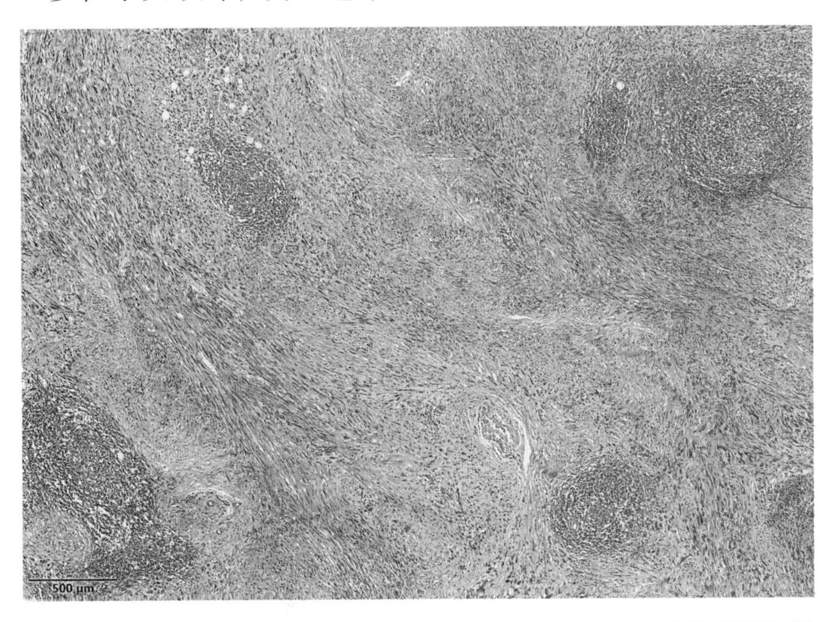

结缔组织增生性黑色素瘤：真皮内梭形细胞肿瘤，可见结节状炎症细胞浸润

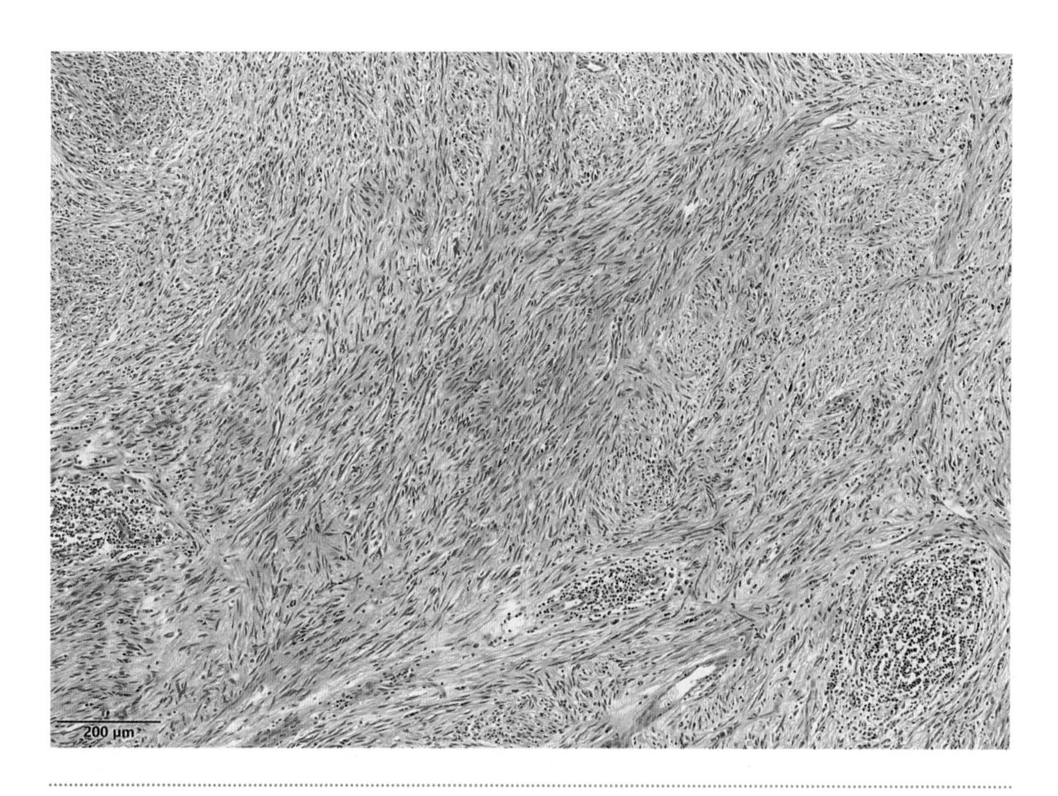

结缔组织增生性黑色素瘤： 真皮内梭形细胞肿瘤

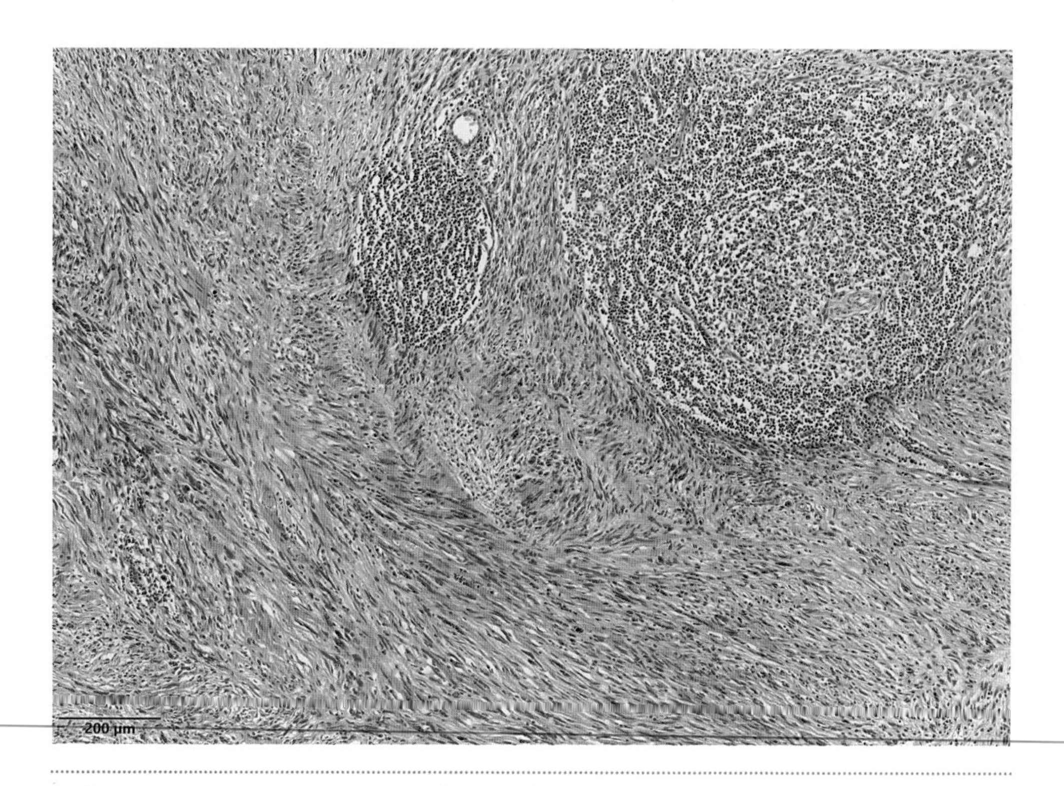

结缔组织增生性黑色素瘤： 梭形细胞肿瘤周围可见结节状炎症细胞浸润

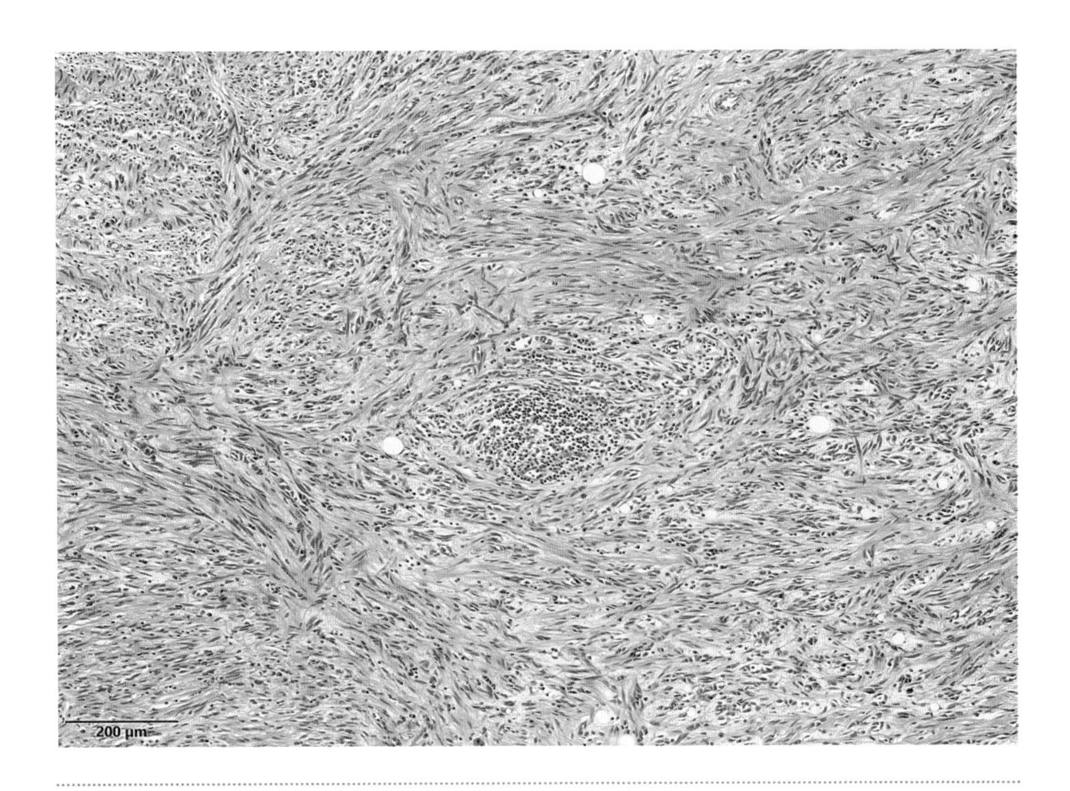

结缔组织增生性黑色素瘤：梭形细胞间可见较多炎症细胞

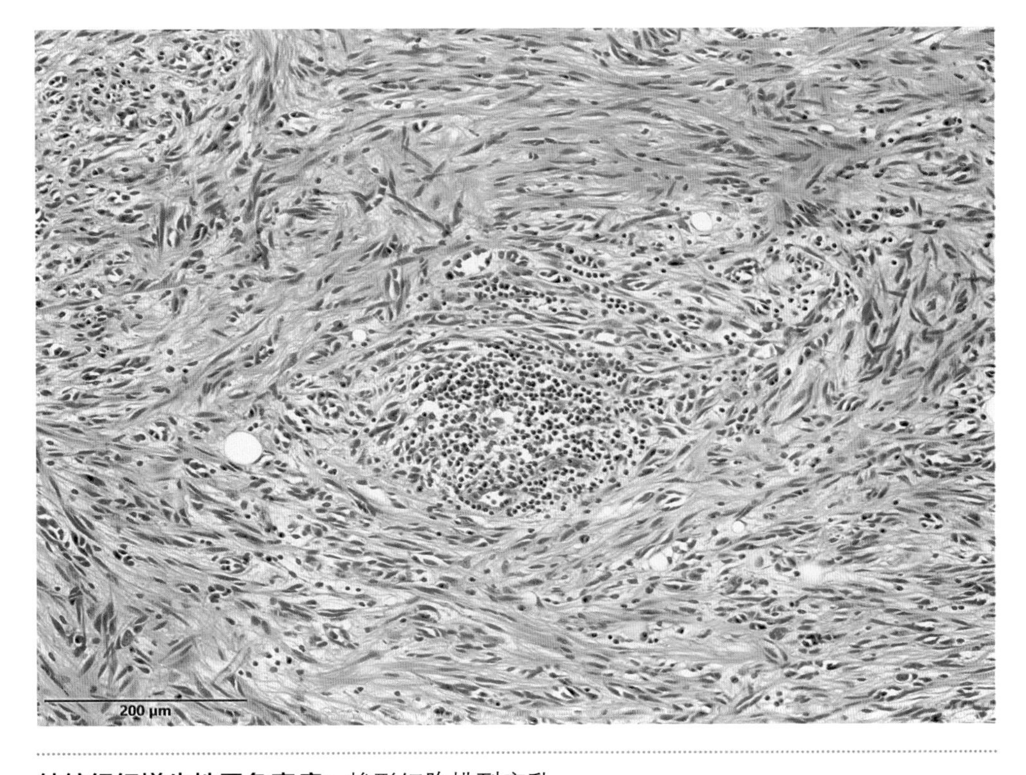

结缔组织增生性黑色素瘤：梭形细胞排列紊乱

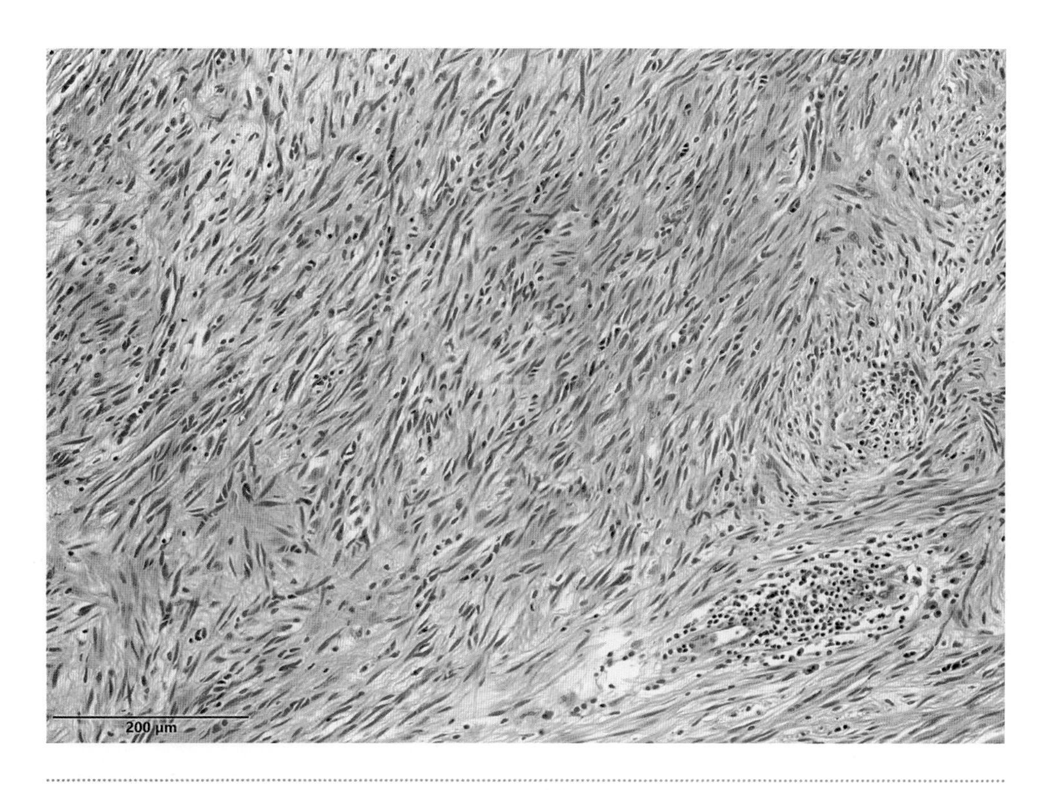

结缔组织增生性黑色素瘤： 梭形细胞呈束状排列

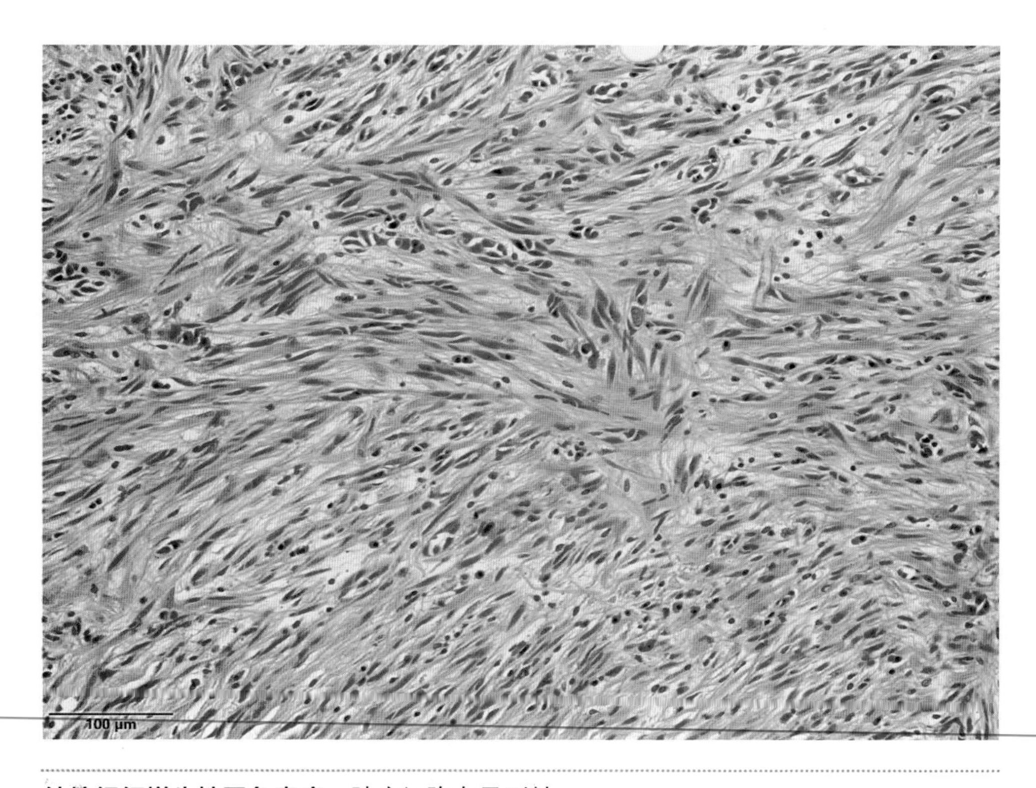

结缔组织增生性黑色素瘤： 肿瘤细胞有异型性

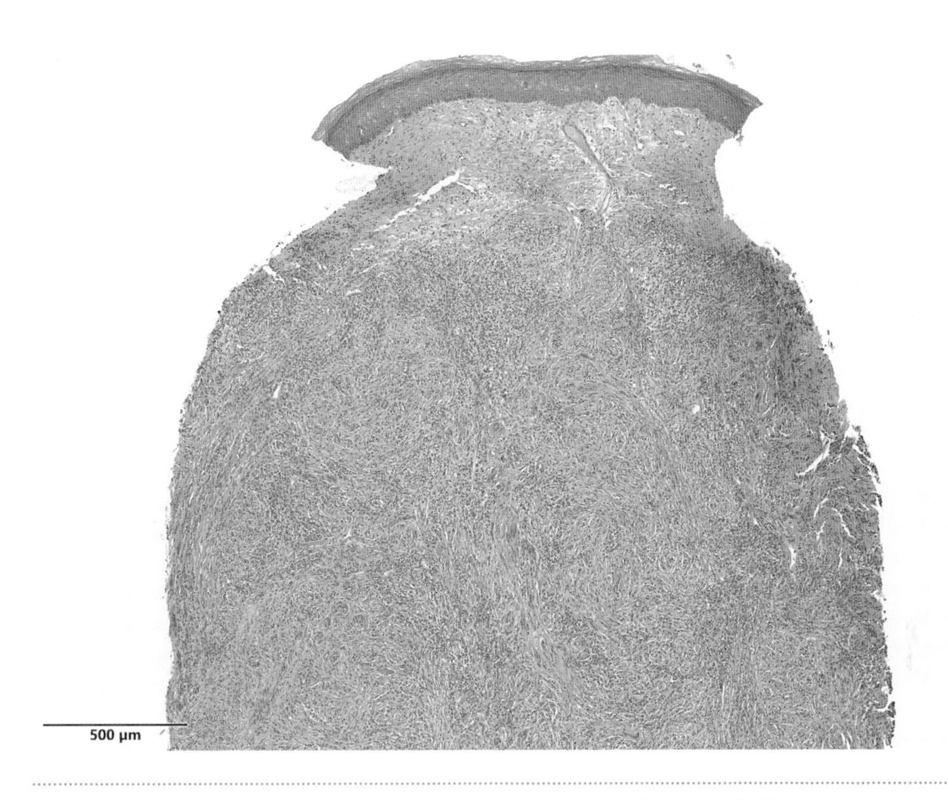

结缔组织增生性黑色素瘤：真皮内梭形细胞肿瘤伴有炎症细胞浸润

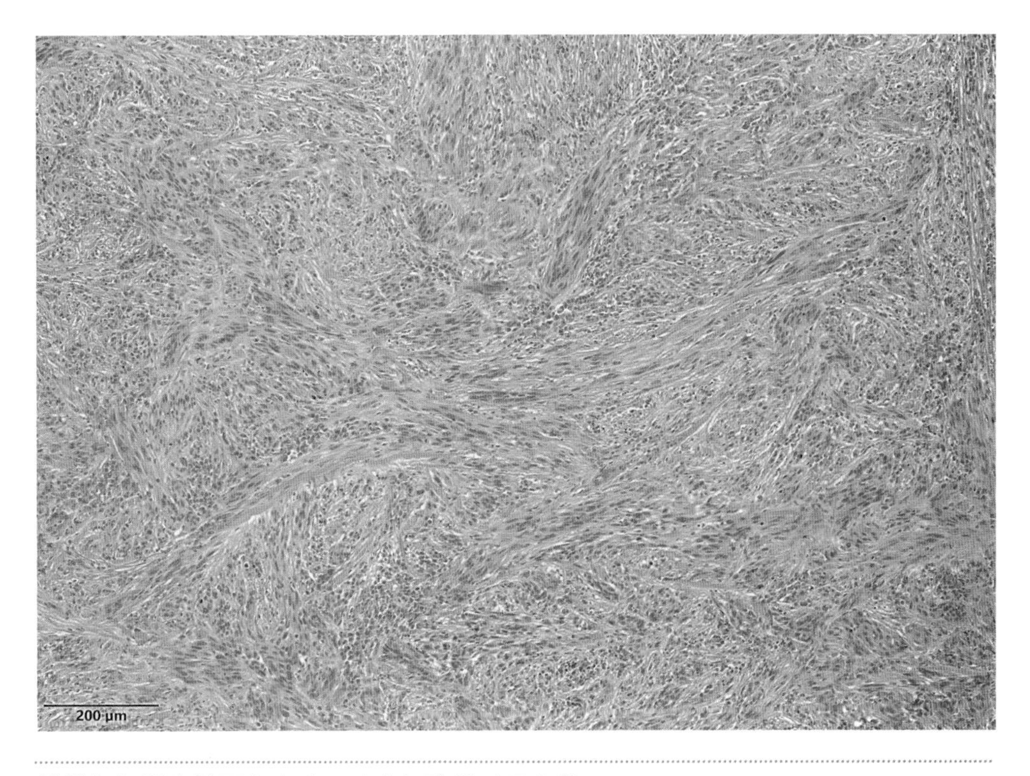

结缔组织增生性黑色素瘤：肿瘤细胞排列呈束状

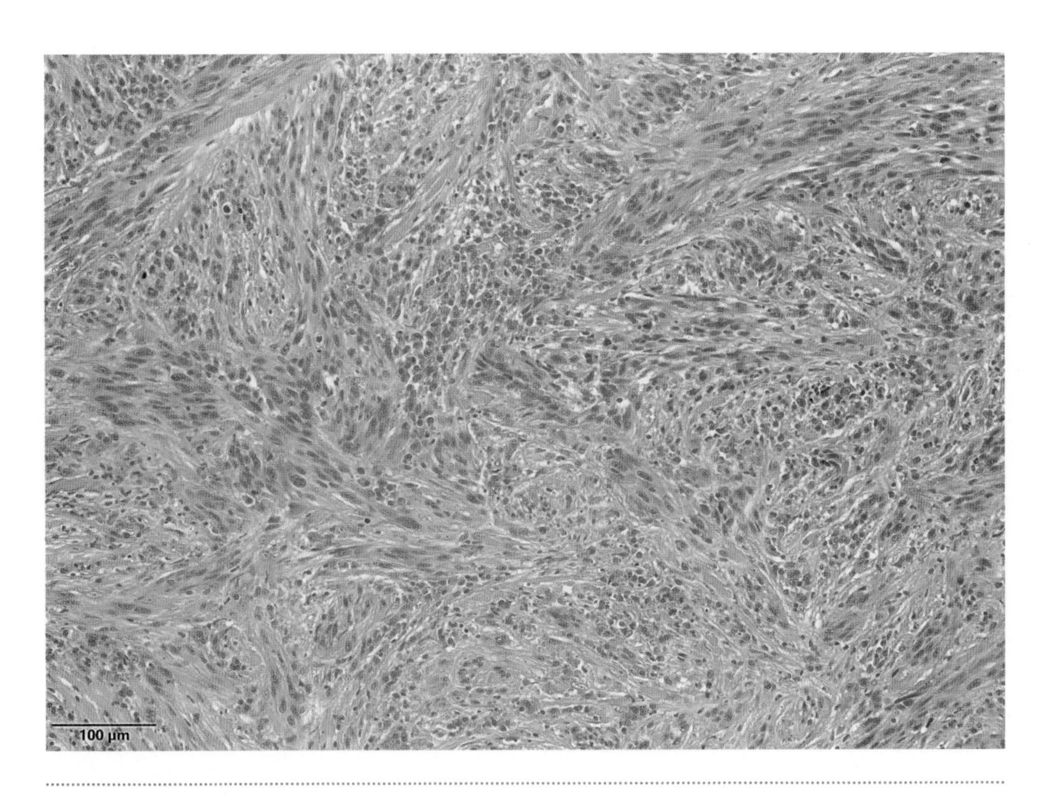

结缔组织增生性黑色素瘤：肿瘤细胞有异型性，可见核丝分裂

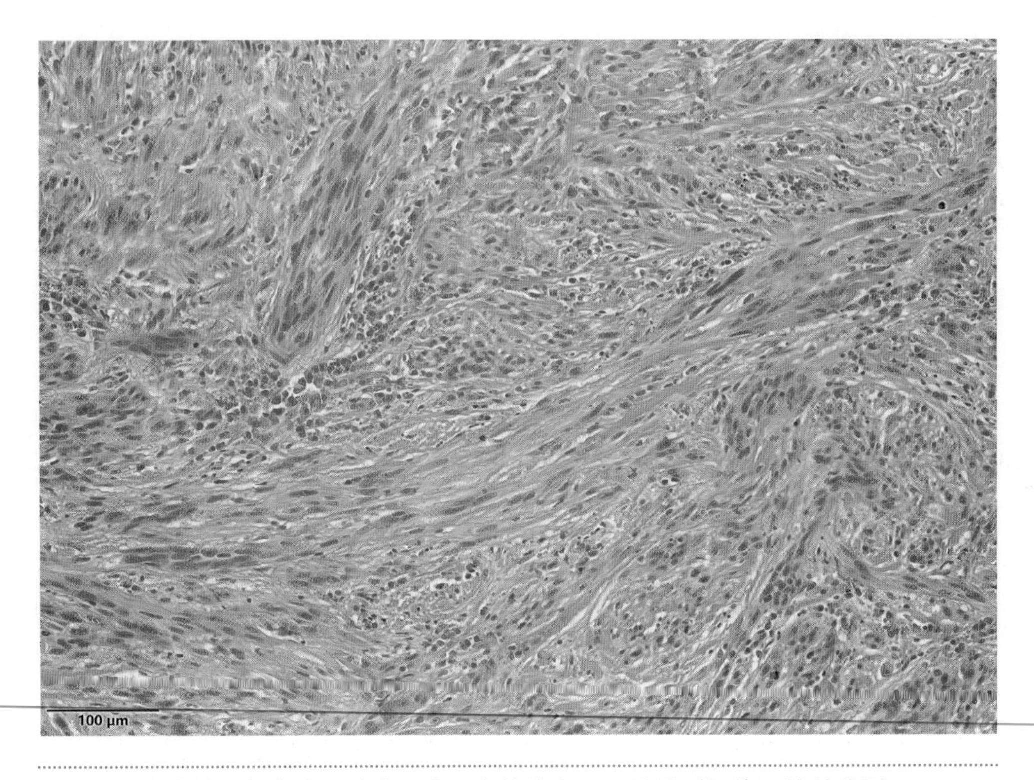

结缔组织增生性黑色素瘤：肿瘤细胞呈束状分布，可见异型细胞及核丝分裂

47. 退化性黑色素瘤
Regression melanoma

- 苔藓样消退多见于恶性雀斑样痣
- 可出现纤维化和噬色素细胞
- 肿瘤细胞消退后局部出现纤维化提示预后不良

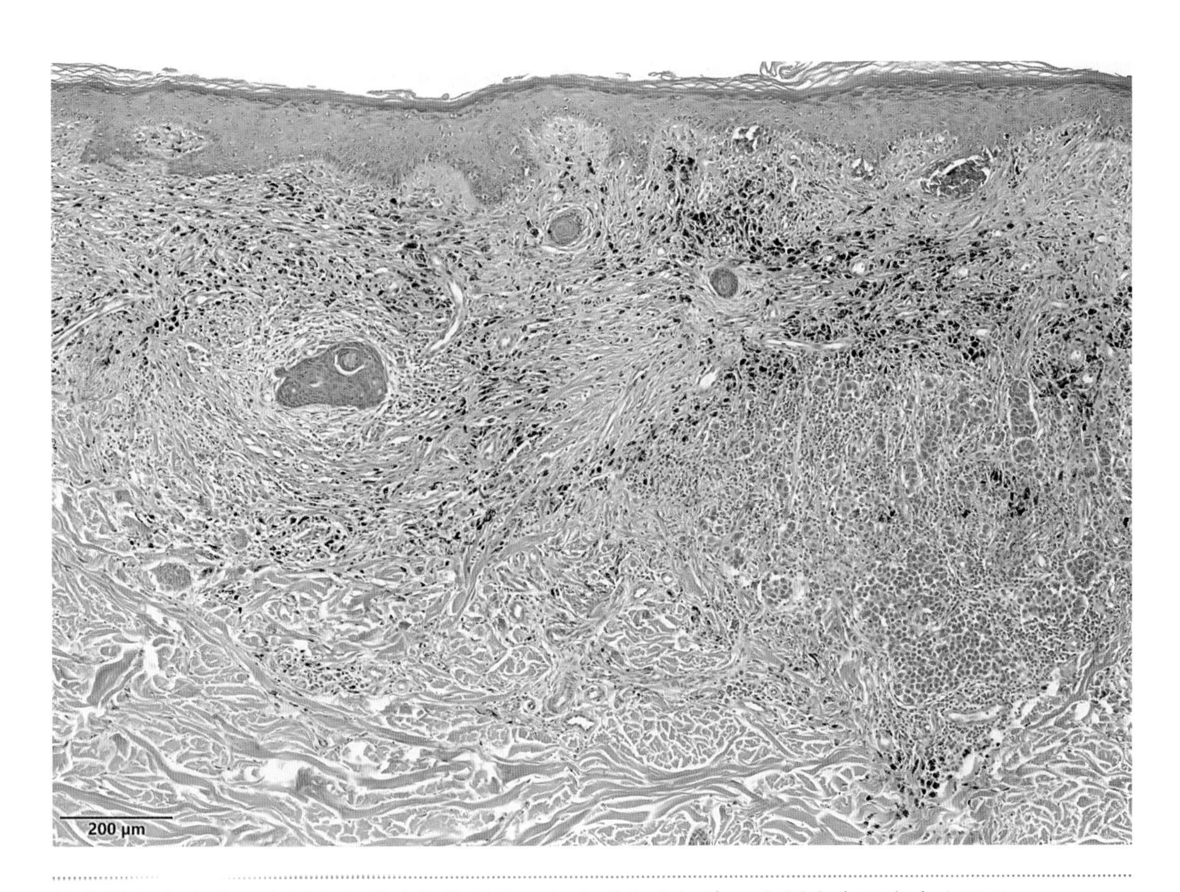

退化性黑色素瘤： 左侧上方肿瘤细胞消失，仅存噬色素细胞，右侧表皮及真皮内可见肿瘤细胞

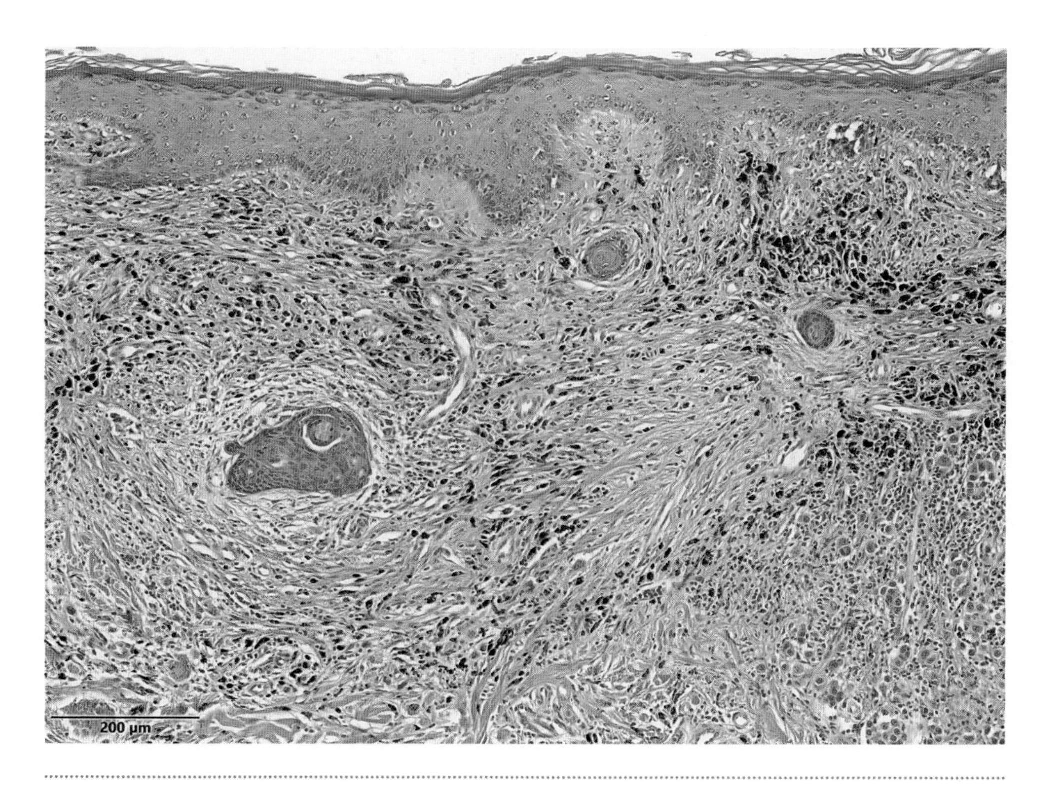

退化性黑色素瘤： 肿瘤消退后局部出现纤维化及噬色素细胞

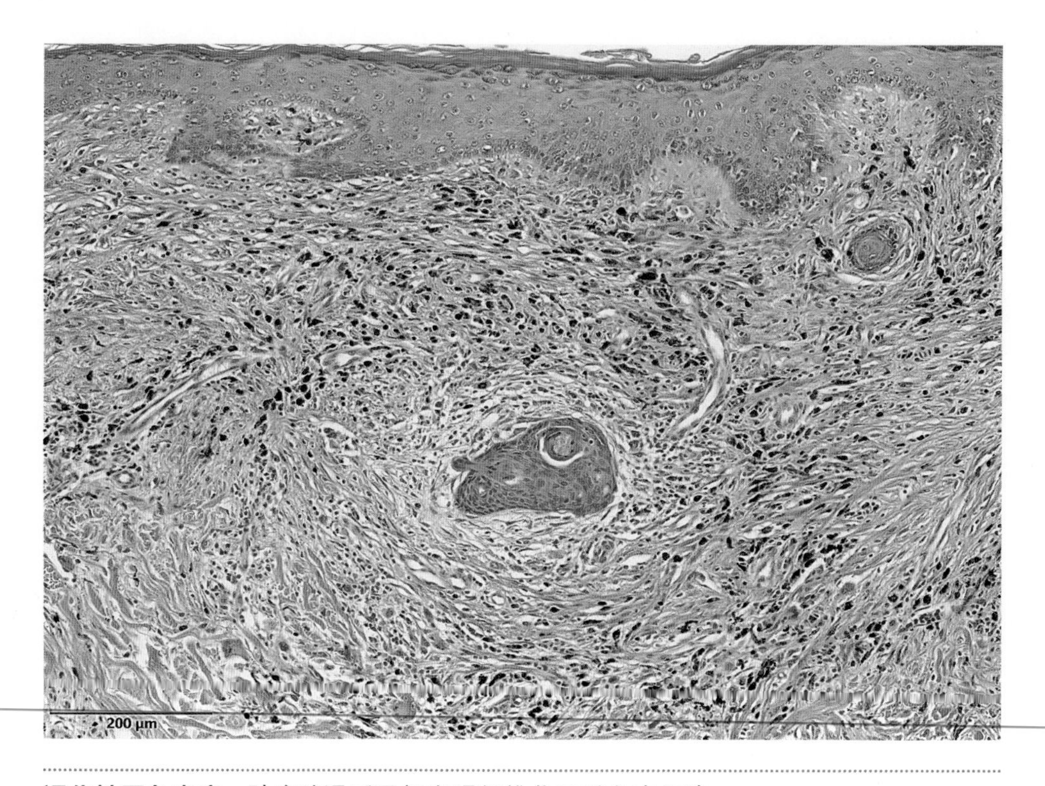

退化性黑色素瘤： 肿瘤消退后局部出现纤维化及噬色素细胞

48. 毛囊性黑色素瘤
Follicular melanoma

- 临床非常少见
- 肿瘤细胞沿毛囊向真皮下部生长
- 可以侵及部分或全部毛囊
- 周围真皮可有肿瘤细胞
- 好发于老年鼻部
- 临床上似粉刺或者囊肿

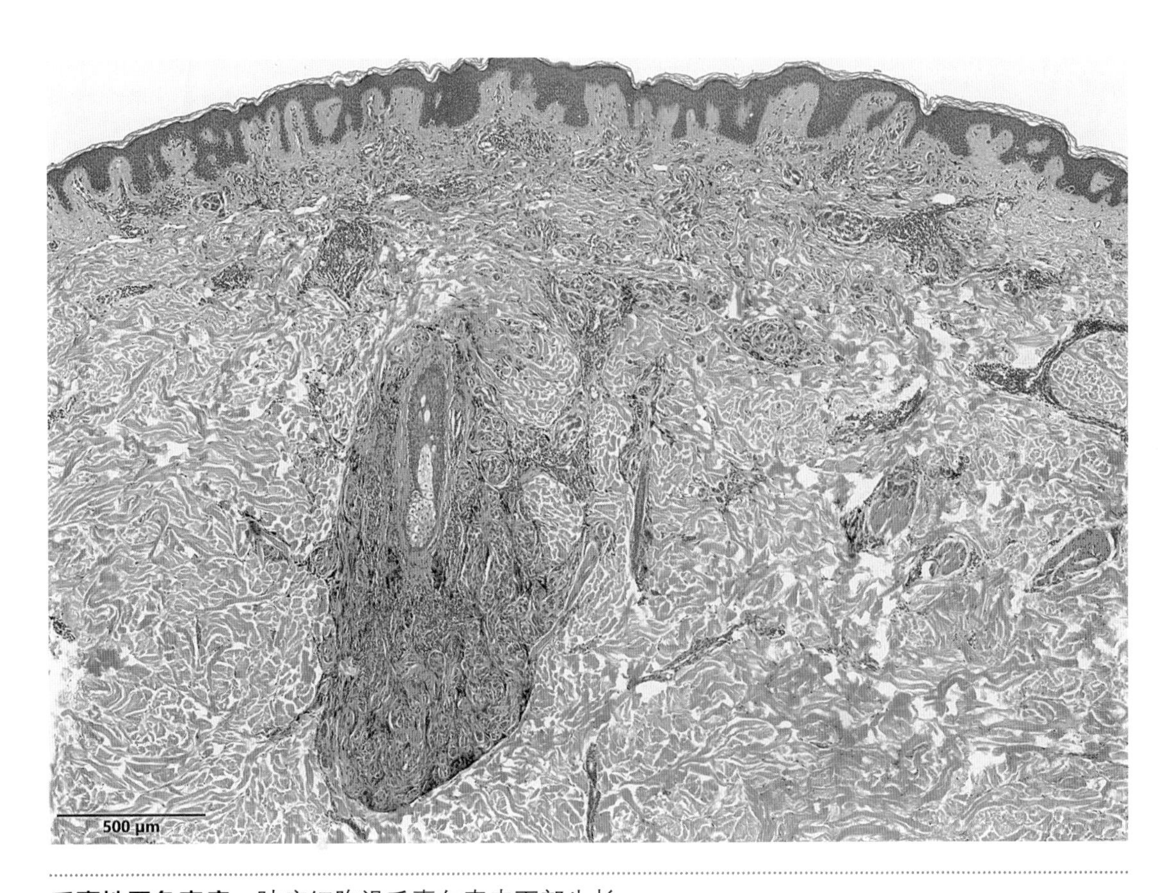

毛囊性黑色素瘤： 肿瘤细胞沿毛囊向真皮下部生长

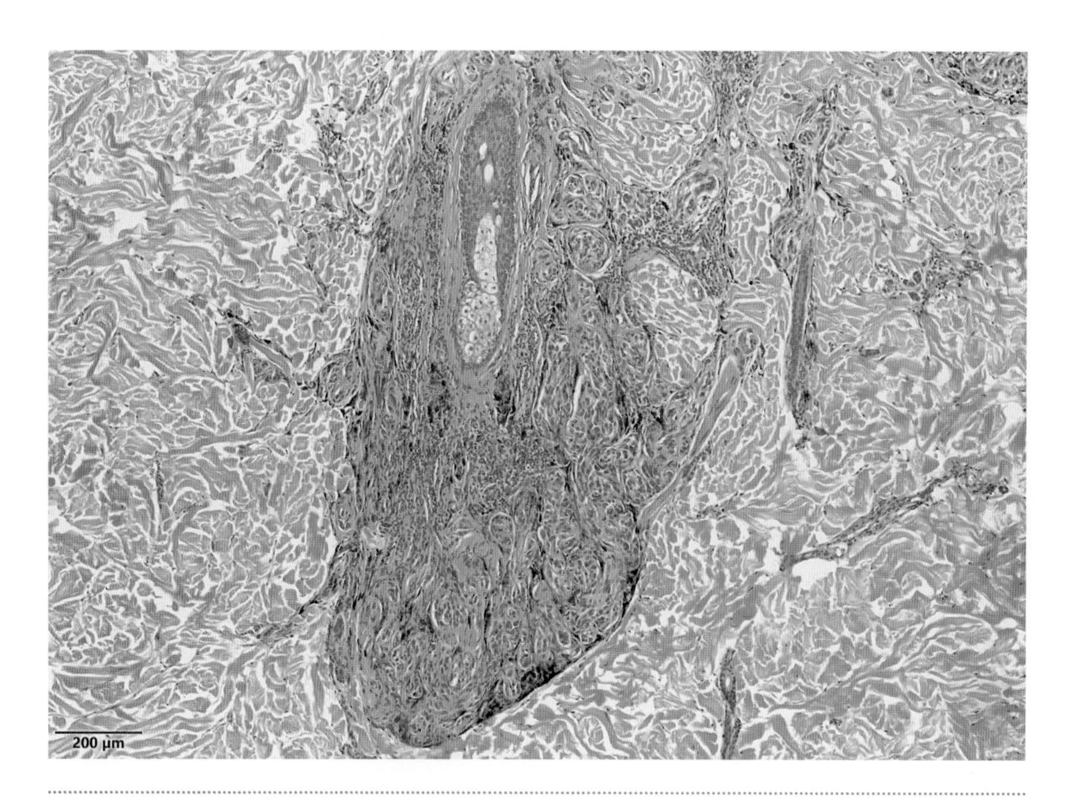

毛囊性黑色素瘤： 肿瘤细胞呈梭形或上皮样

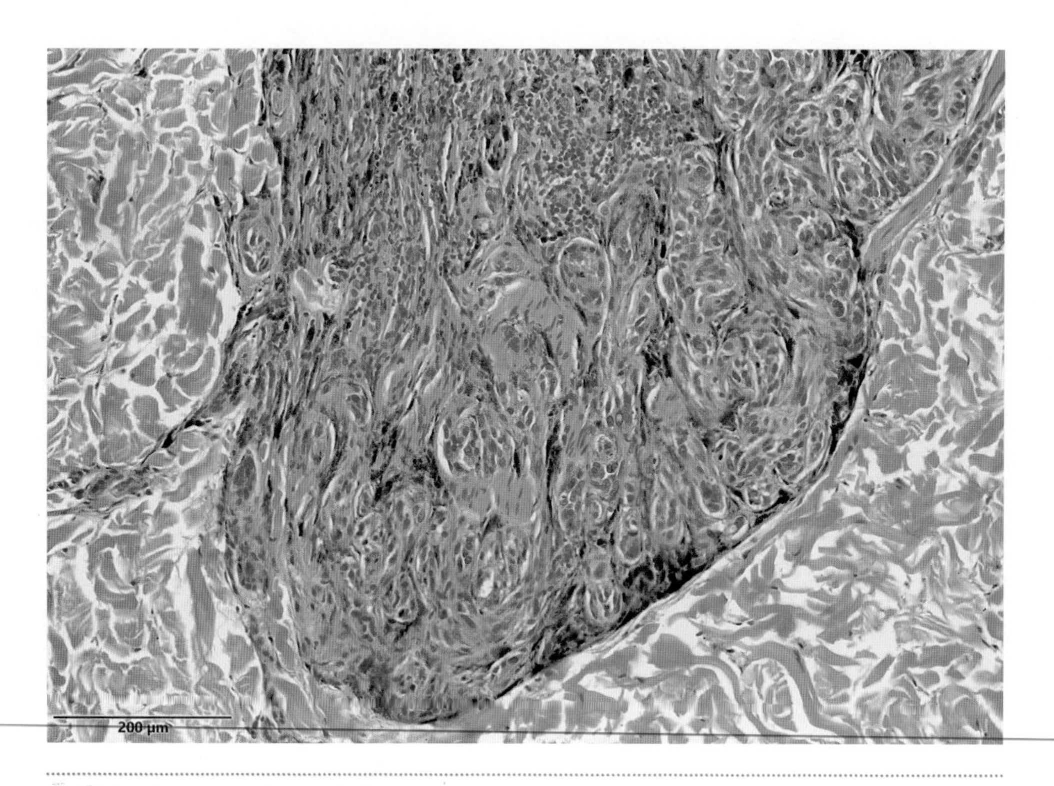

毛囊性黑色素瘤： 肿瘤细胞有异型性

49. 甲下黑色素瘤
Subungual melanoma

- 发生于甲母质，可累及近端甲皱襞及甲床
- 肿瘤细胞可呈巢状或散在分布
- 表皮内的肿瘤细胞多呈 Paget 样扩散
- 充分发展的甲下黑色素瘤表现为肢端雀斑样痣黑色素瘤的特点
- 早期可为原位恶性黑色素瘤，晚期表现为侵袭性黑色素瘤

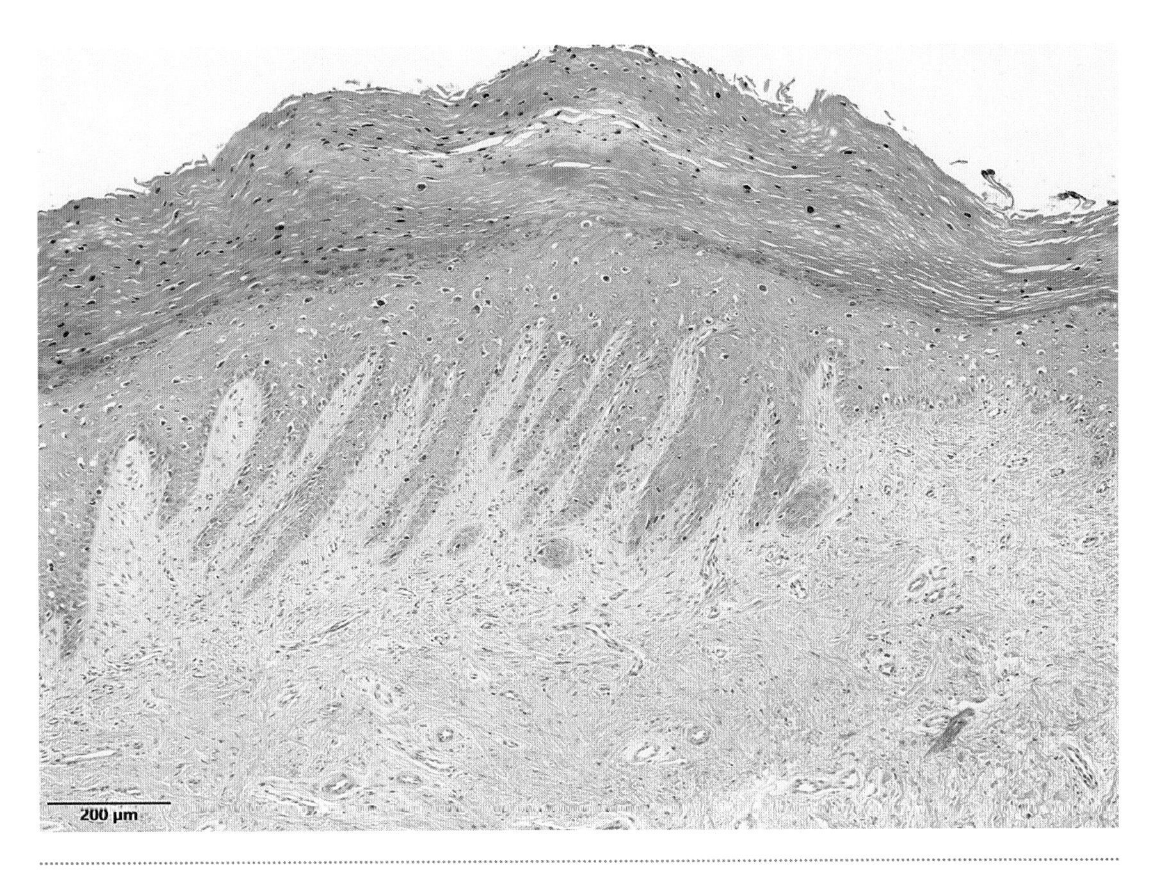

甲下黑色素瘤：原位黑色素瘤，肿瘤细胞在表皮内呈 Paget 样扩散

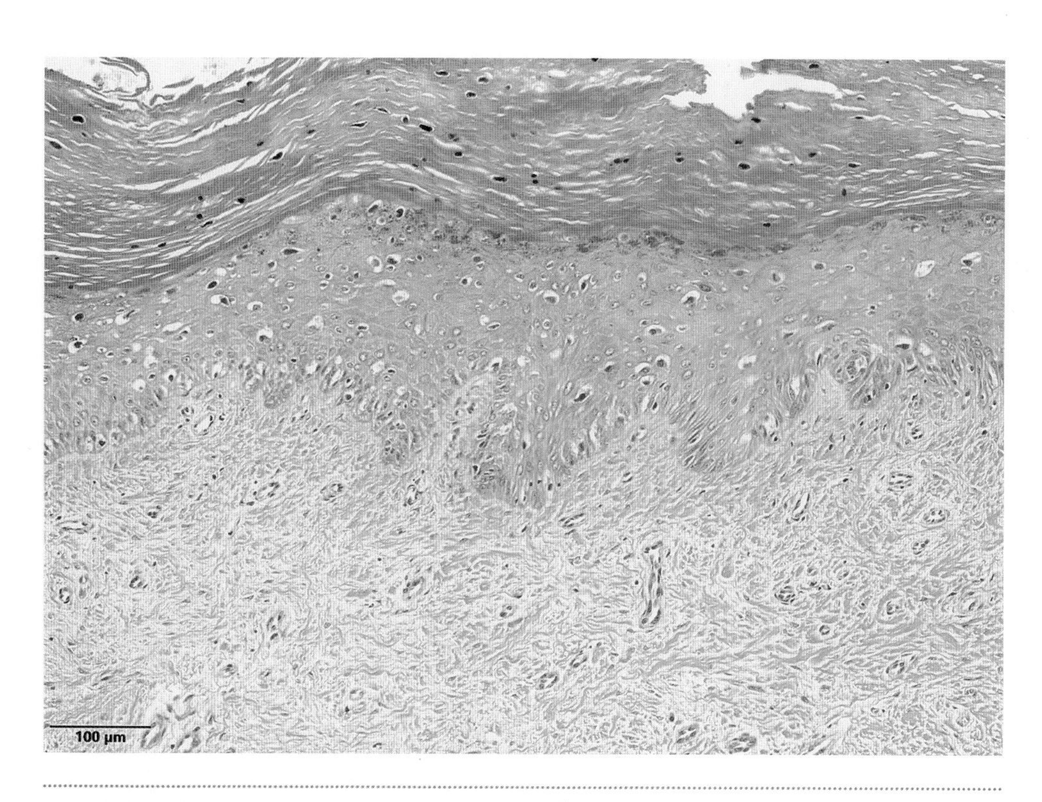

甲下黑色素瘤：厚位黑色素瘤，肿瘤细胞在表皮内呈 Paget 样扩散

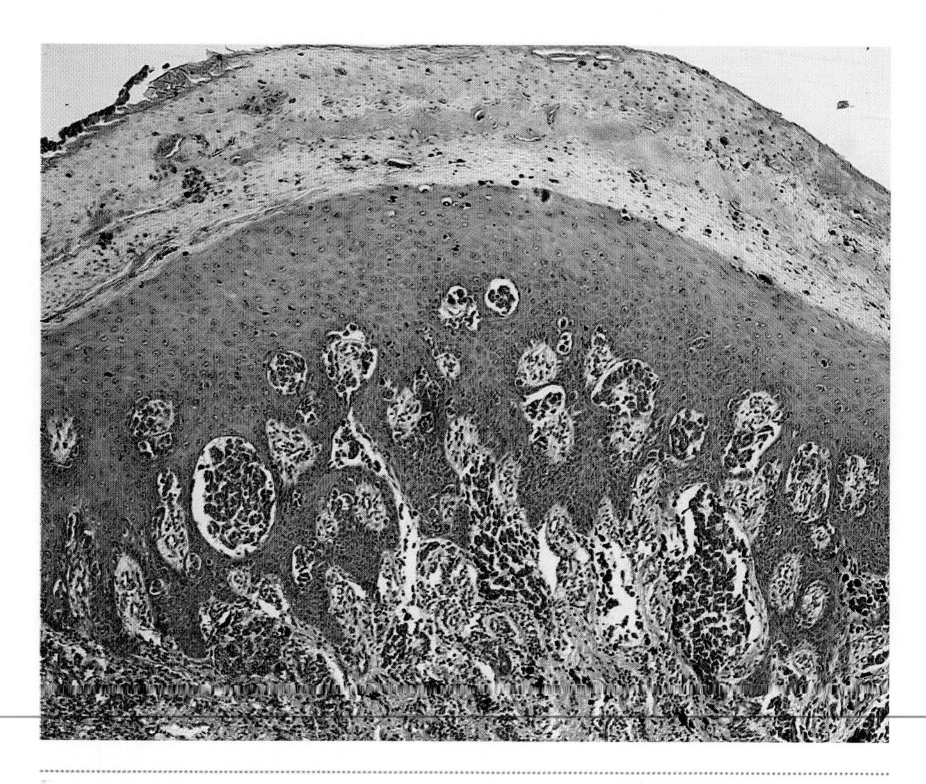

甲下黑色素瘤：侵袭性黑色素瘤，肿瘤细胞在表皮及真皮内扩散

50. 息肉状黑色素瘤
Polypoid melanoma

- 临床上呈息肉状外观
- 呈外生性生长
- 具有结节性黑色素瘤的病理学特征

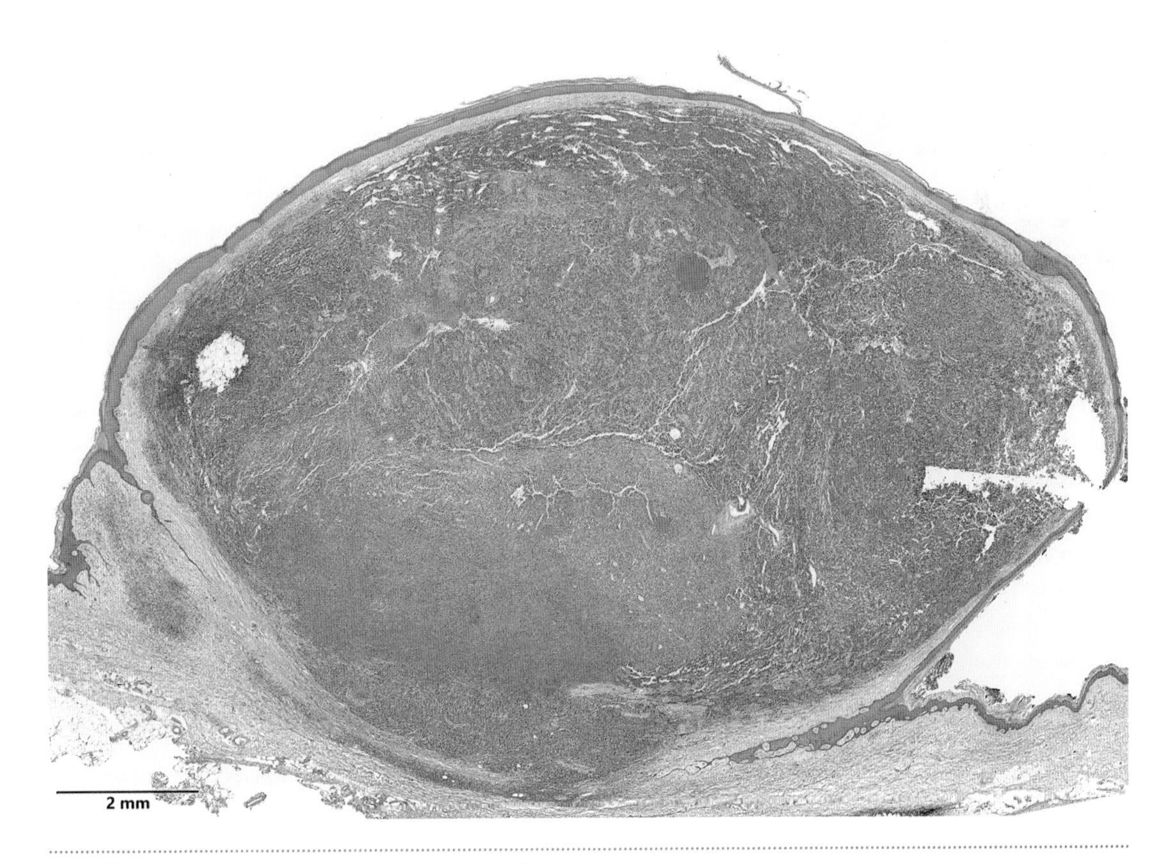

息肉状黑色素瘤： 肿瘤呈息肉样外生性生长

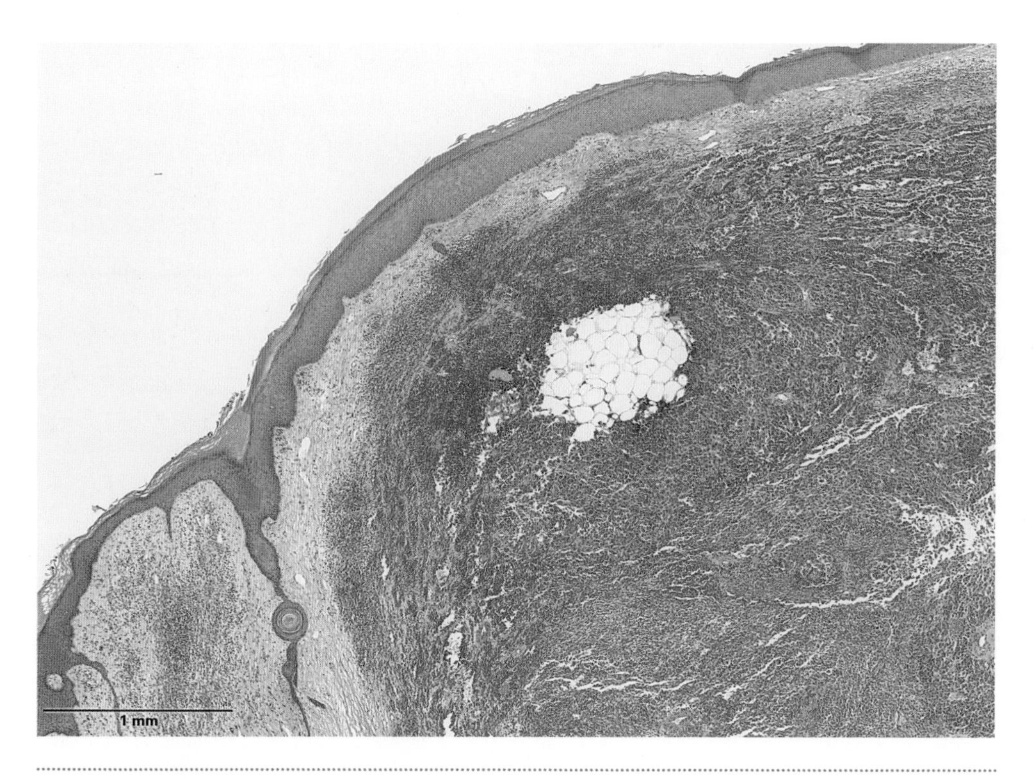

息肉状黑色素瘤： 侧缘可呈衣领状

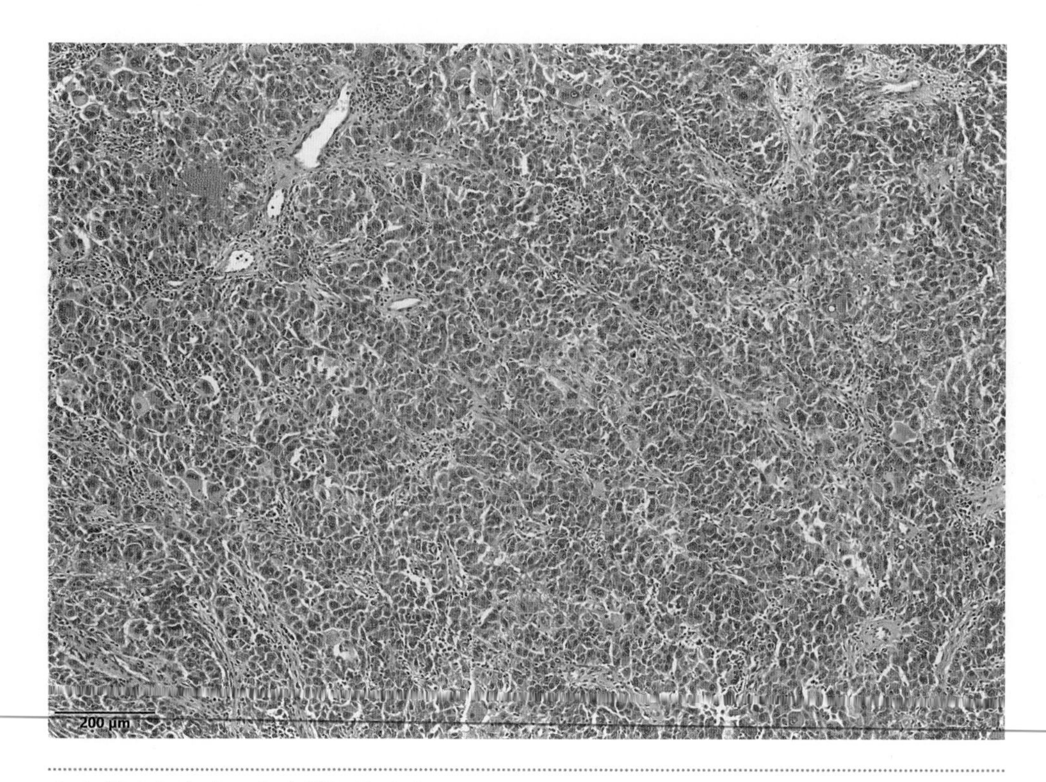

息肉状黑色素瘤： 上皮样细胞为主

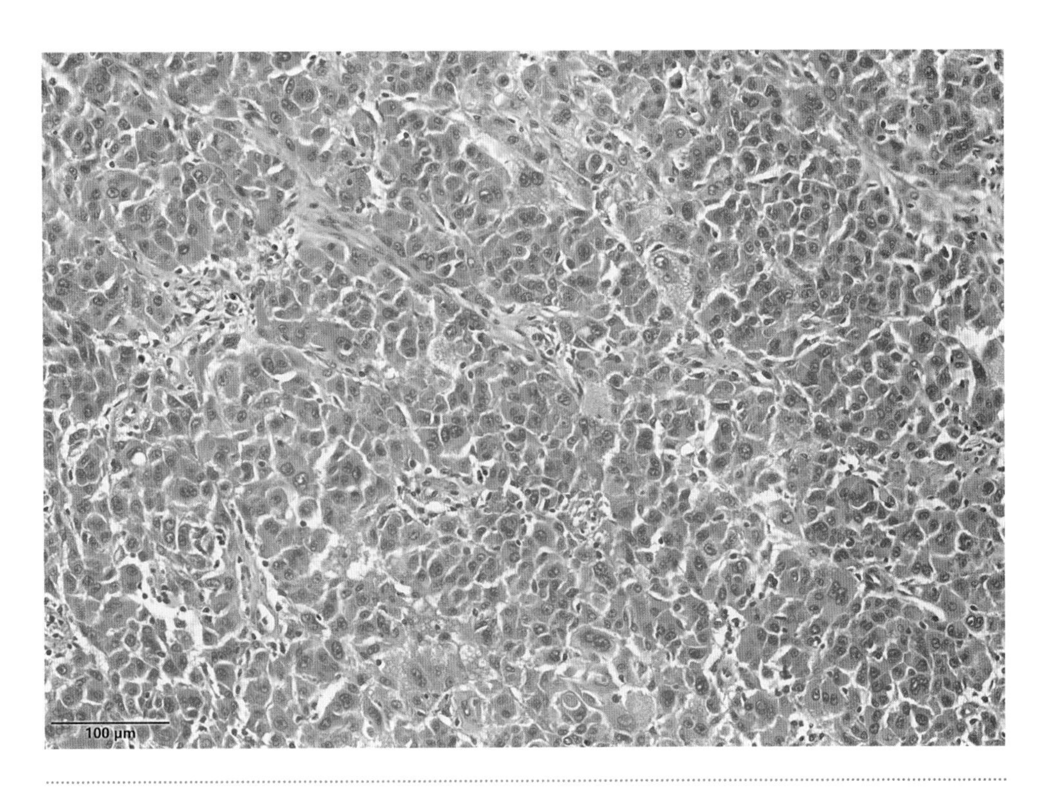

息肉状黑色素瘤：肿瘤细胞异型性明显

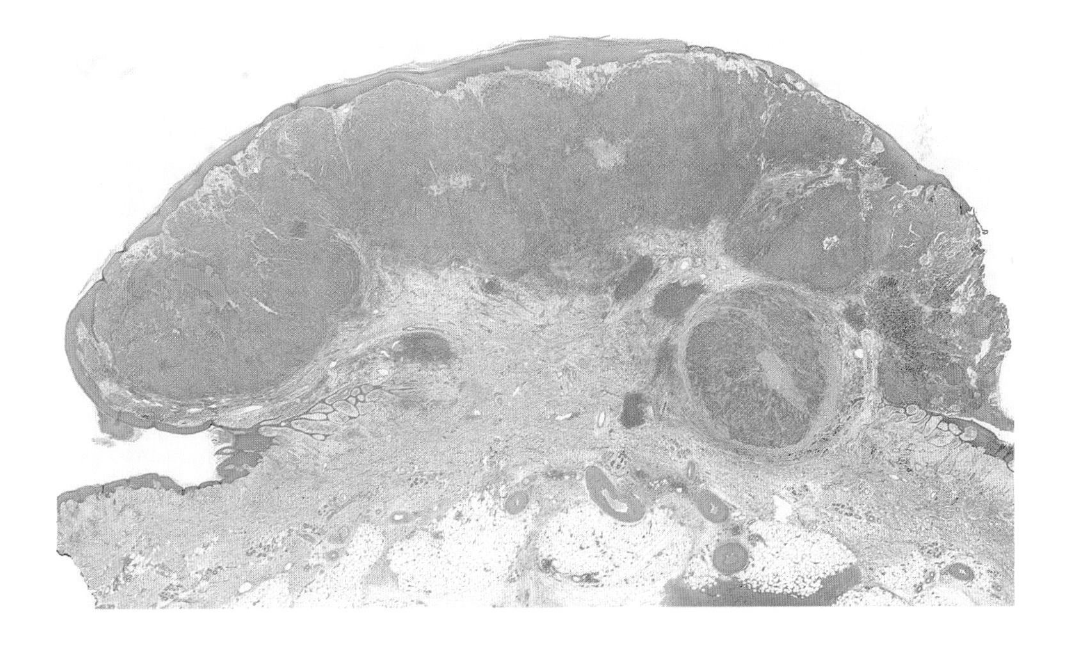

息肉状黑色素瘤：肿瘤呈息肉样外生性生长

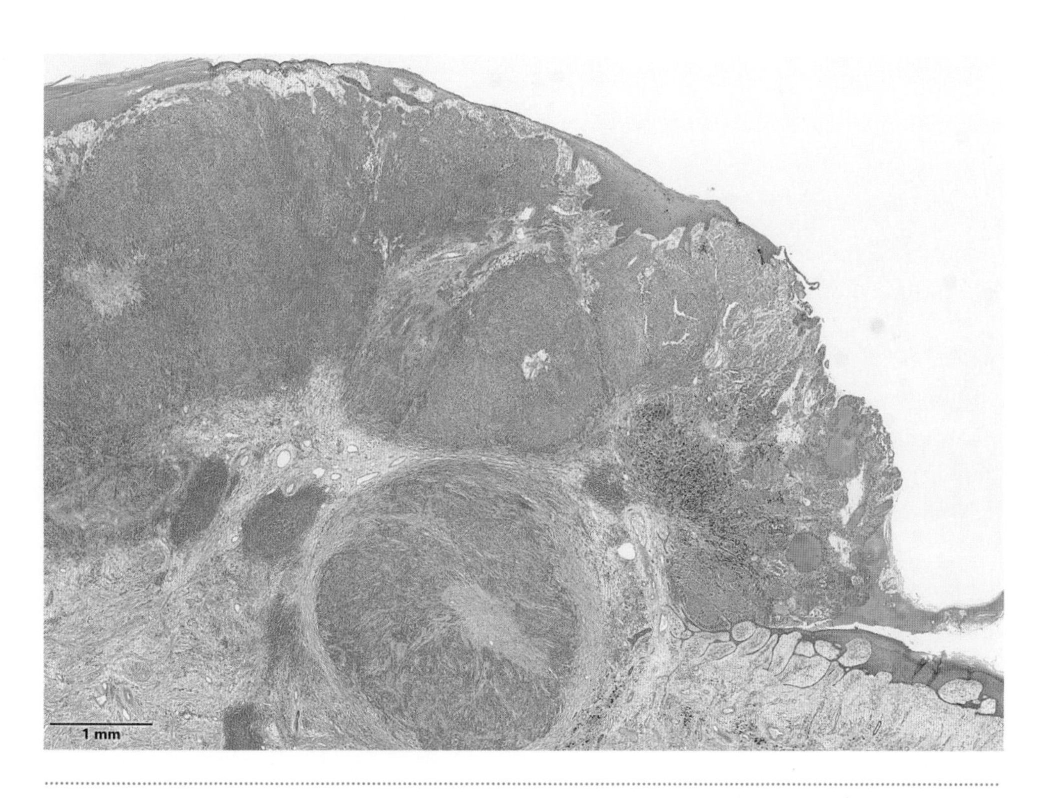

息肉状黑色素瘤： 侧缘可呈衣领样

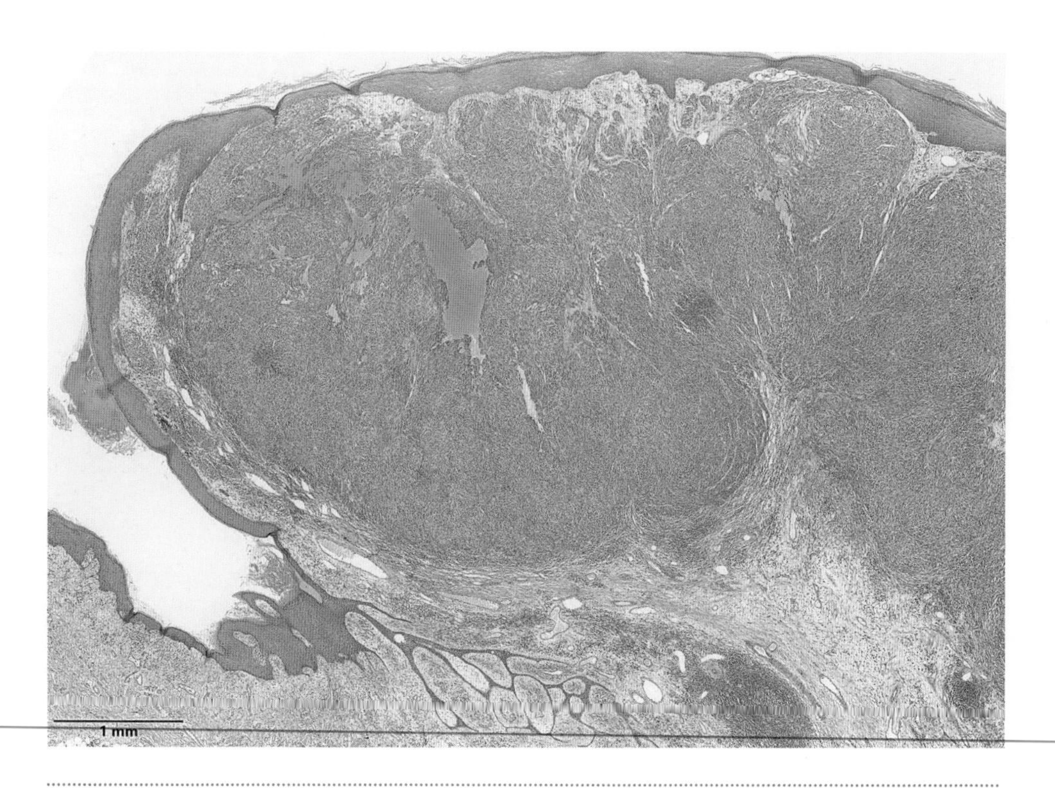

息肉状黑色素瘤： 侧缘可呈衣领样

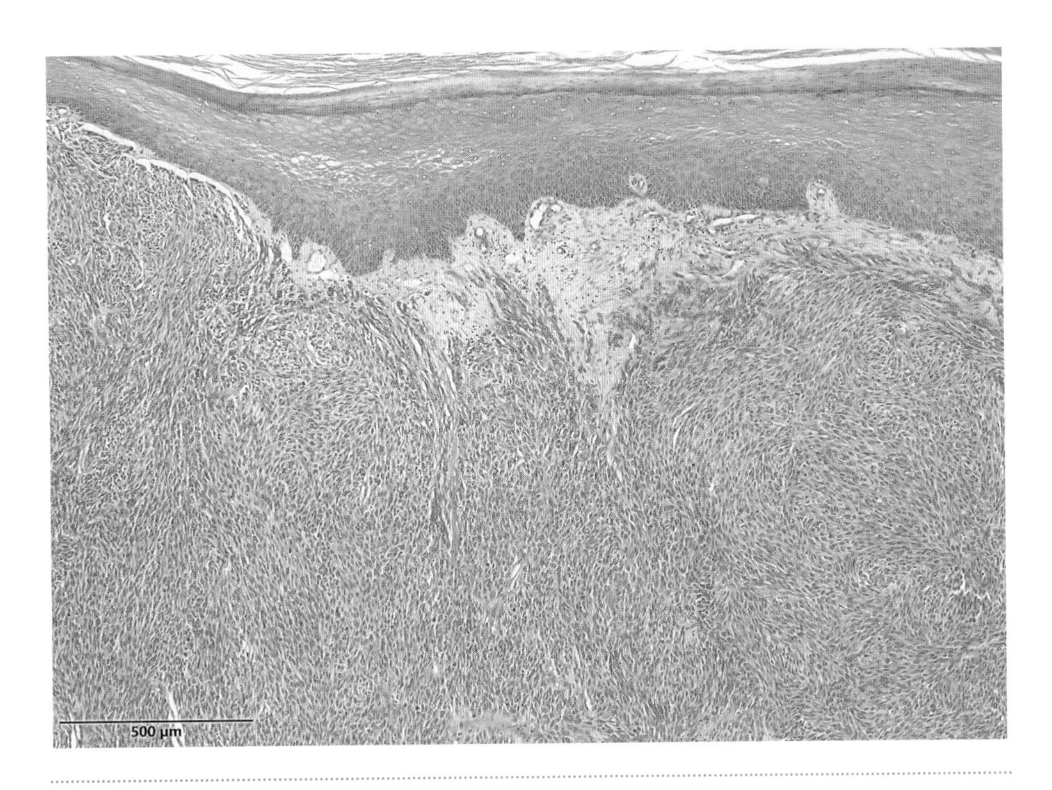

息肉状黑色素瘤： 主要为梭形细胞

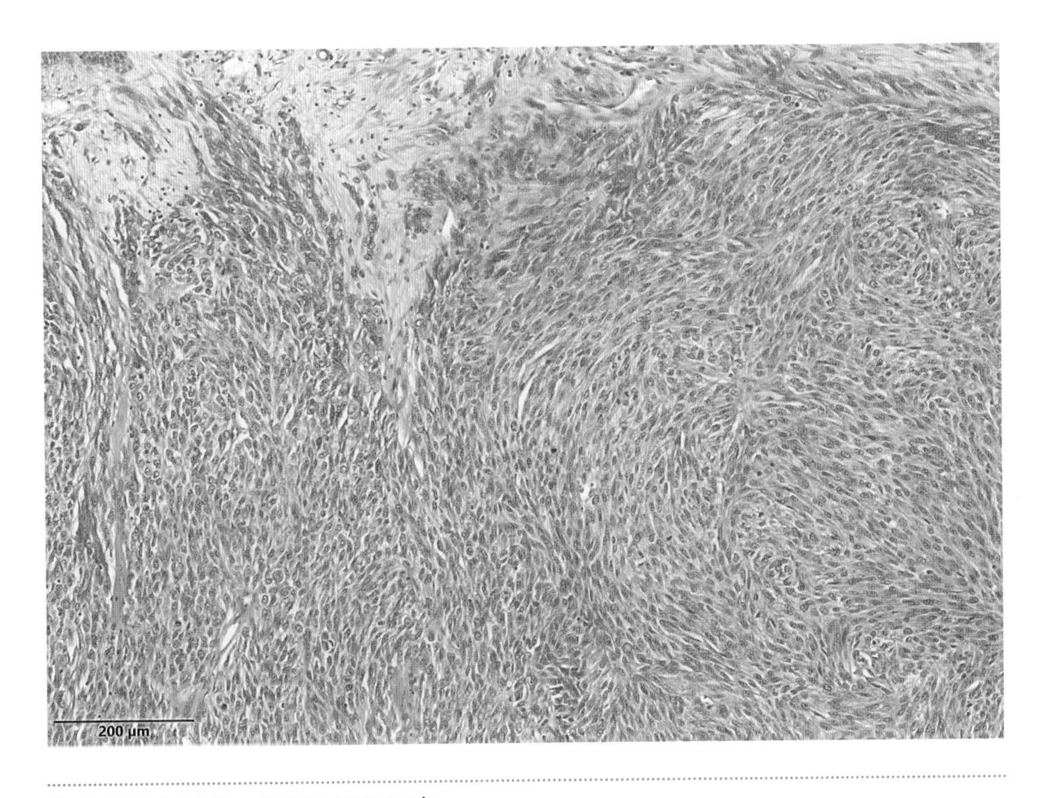

息肉状黑色素瘤： 主要为梭形细胞

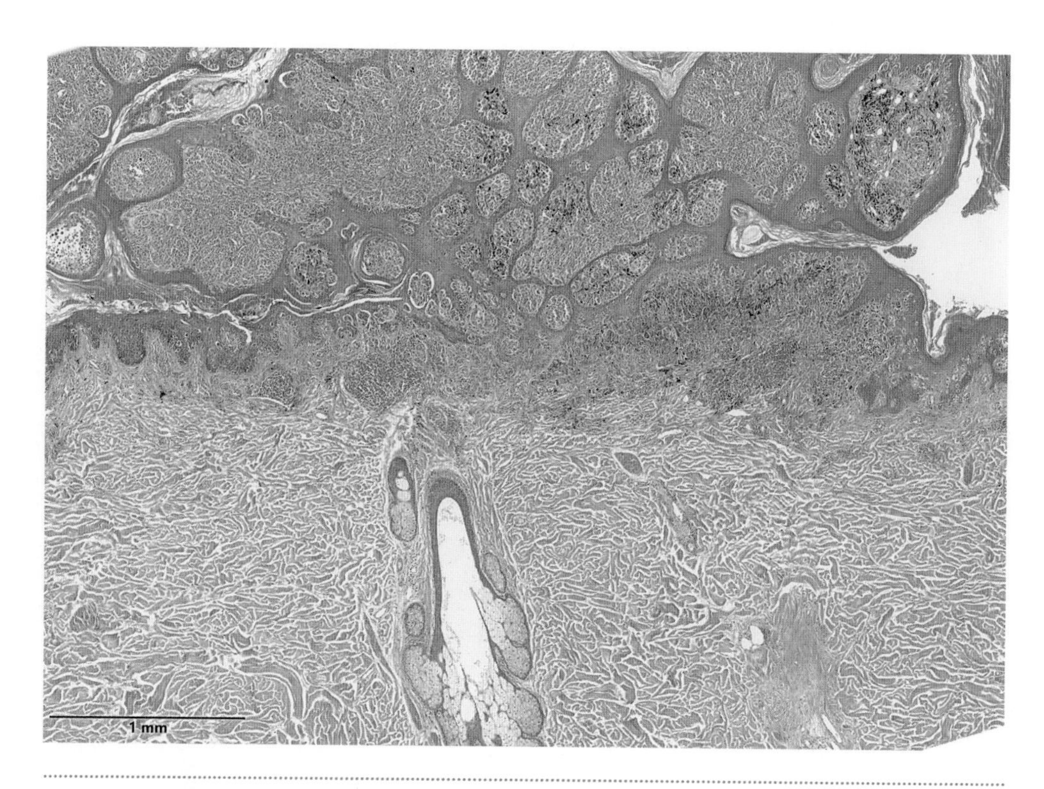

息肉状黑色素瘤：肿瘤呈息肉样外生性生长

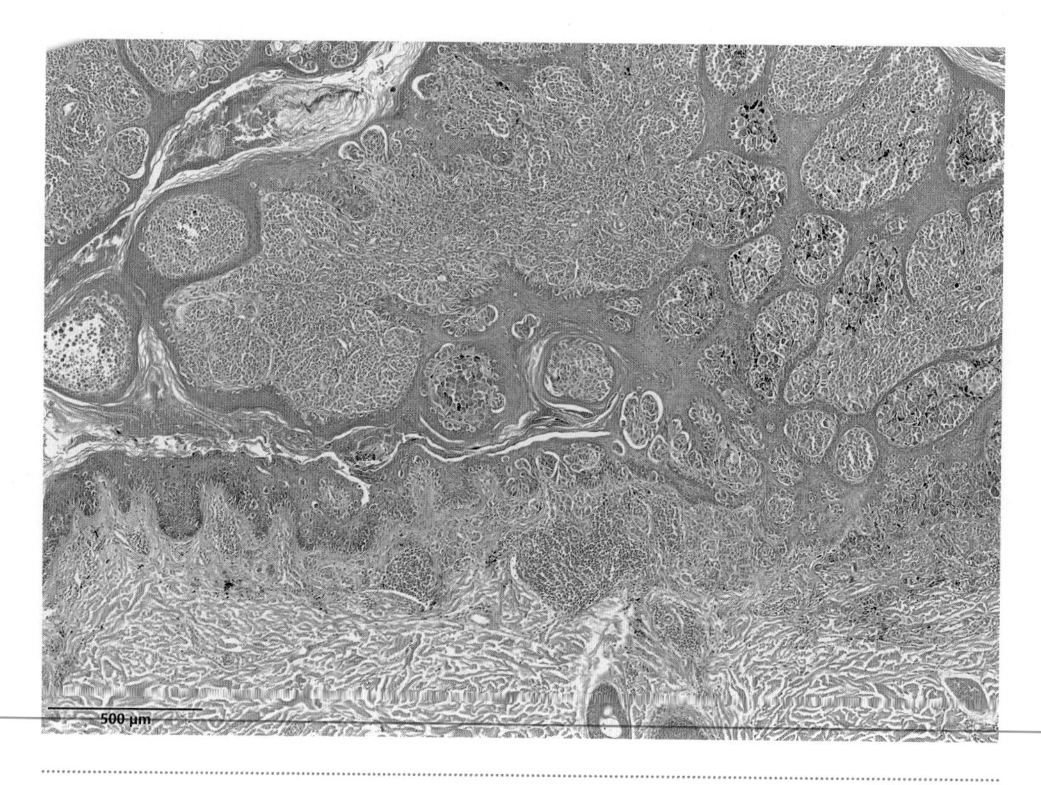

息肉状黑色素瘤：肿瘤细胞呈结节状不规则增生

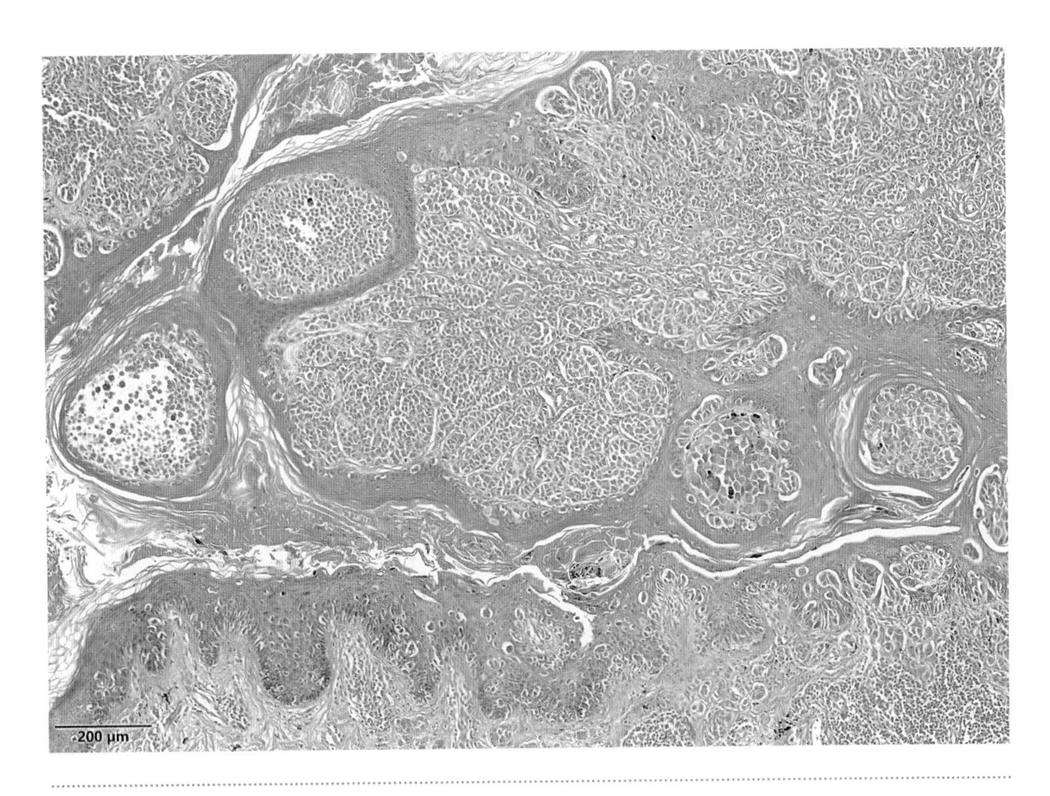

息肉状黑色素瘤： 肿瘤细胞呈结节状生长

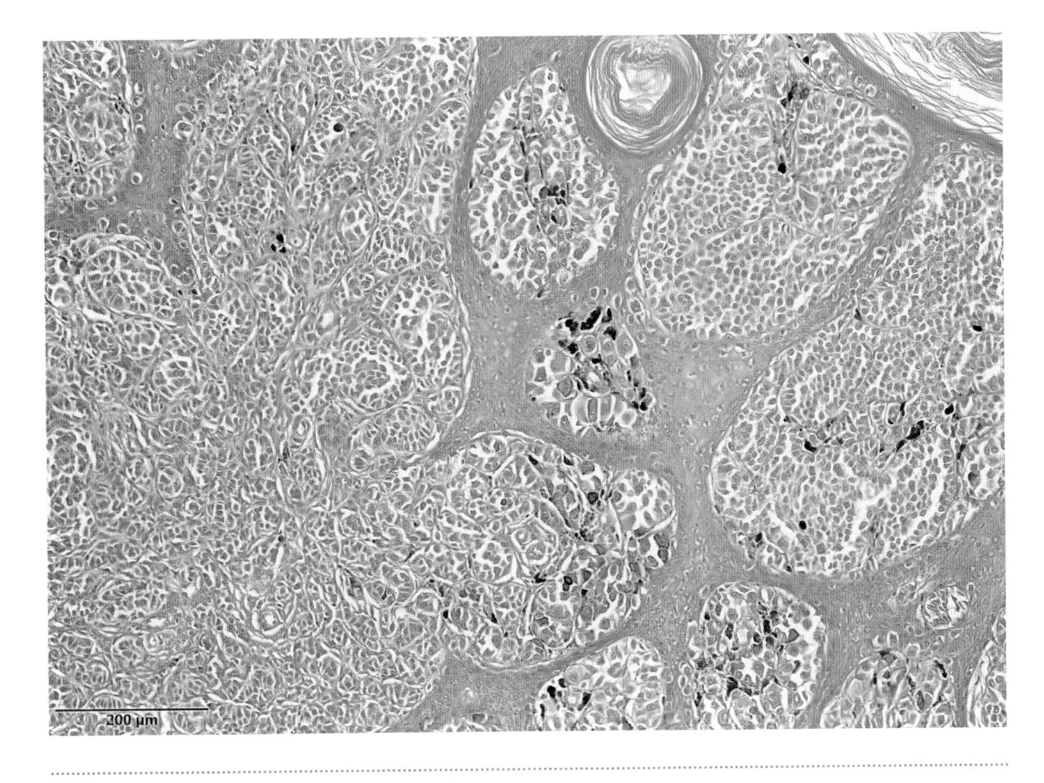

息肉状黑色素瘤： 主要为上皮样细胞

51. 转移性黑色素瘤
Metastatic melanoma

- 位于真皮或皮下的结节
- 多与表皮有一无浸润带
- 可出现亲表皮表现
- 细胞可见明显异型性
- 常见有丝分裂
- 肿瘤细胞容易出现细胞间松解
- 肿瘤细胞可形成假血管腔
- 淋巴管或血管内可见异型肿瘤细胞
- 肿瘤团块内常有血管扩张

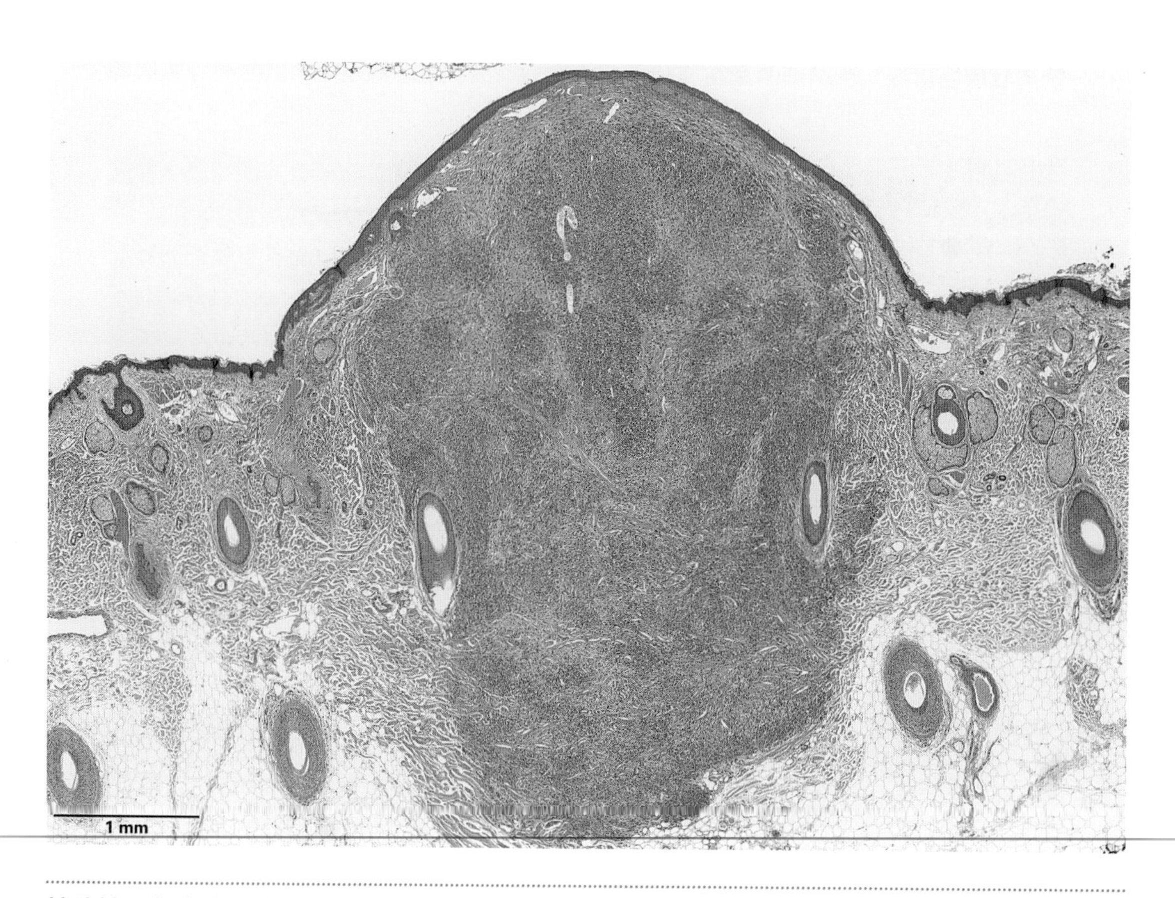

转移性黑色素瘤：肿瘤位于真皮内

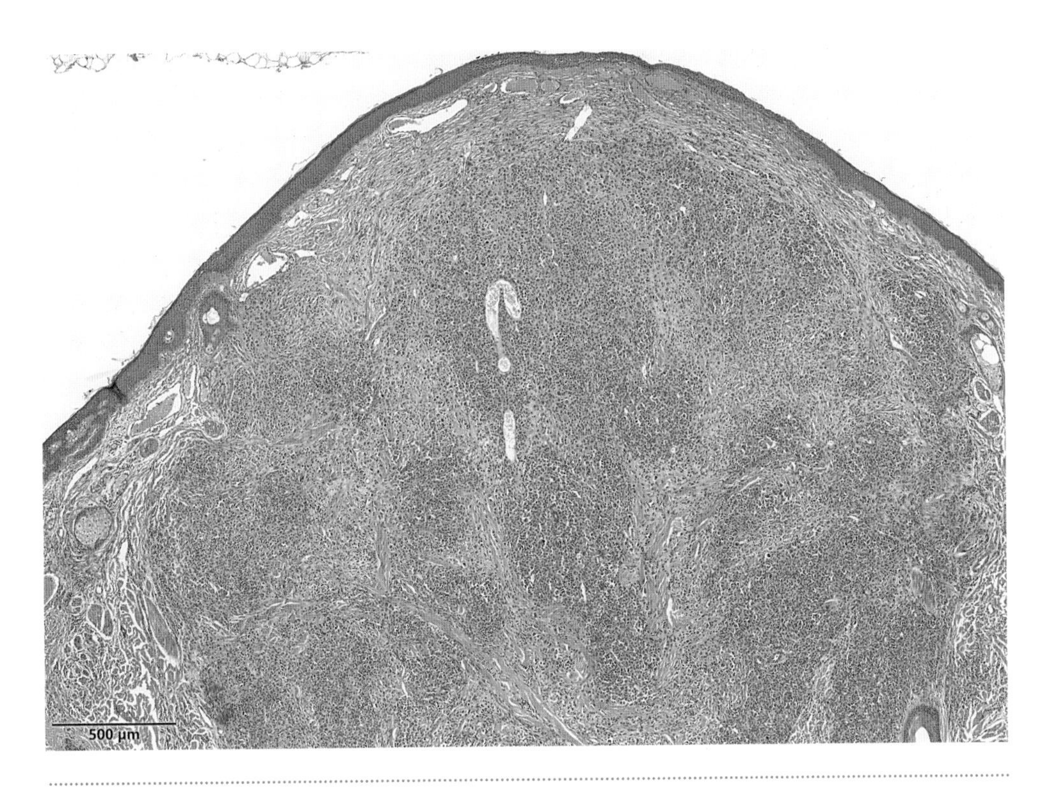

转移性黑色素瘤：表皮未受累

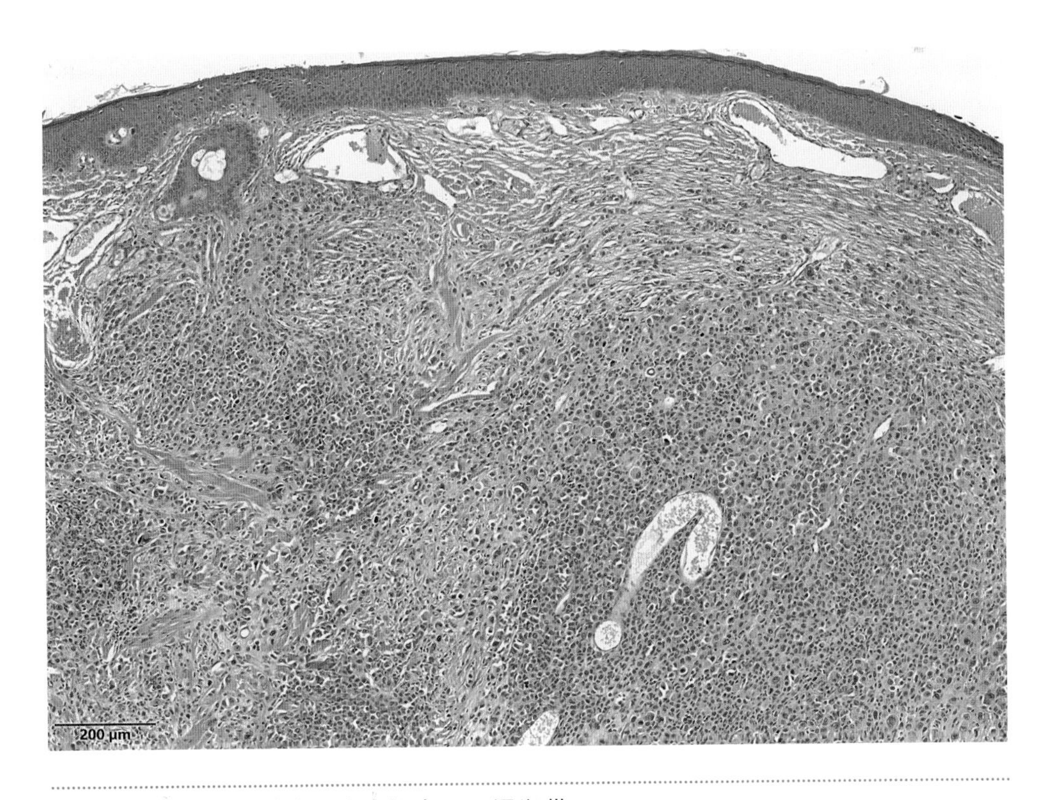

转移性黑色素瘤：肿瘤与表皮间有一无浸润带

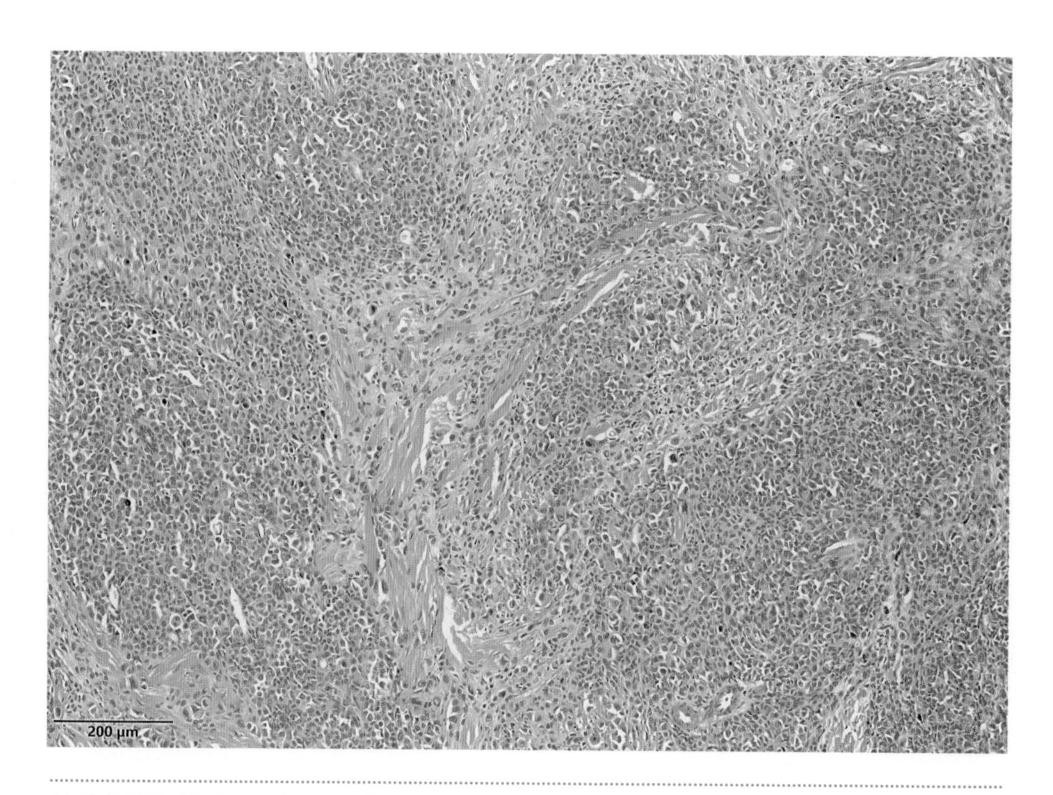

转移性黑色素瘤： 主要为上皮样细胞

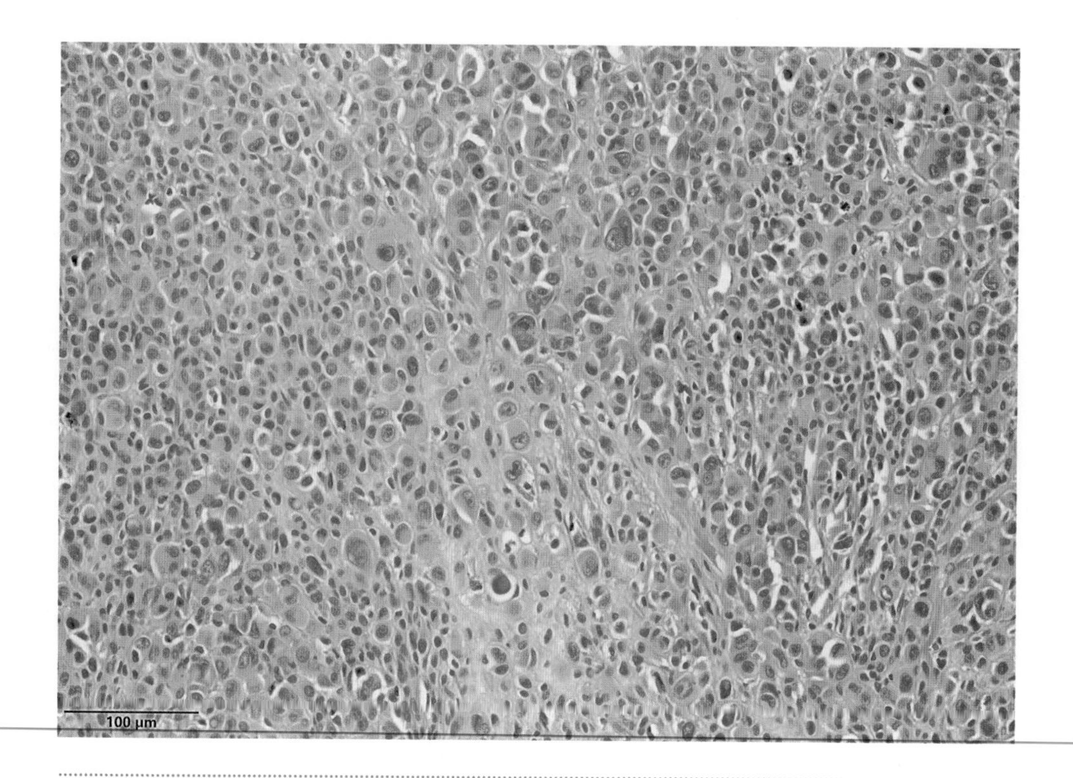

转移性黑色素瘤： 细胞异型性明显

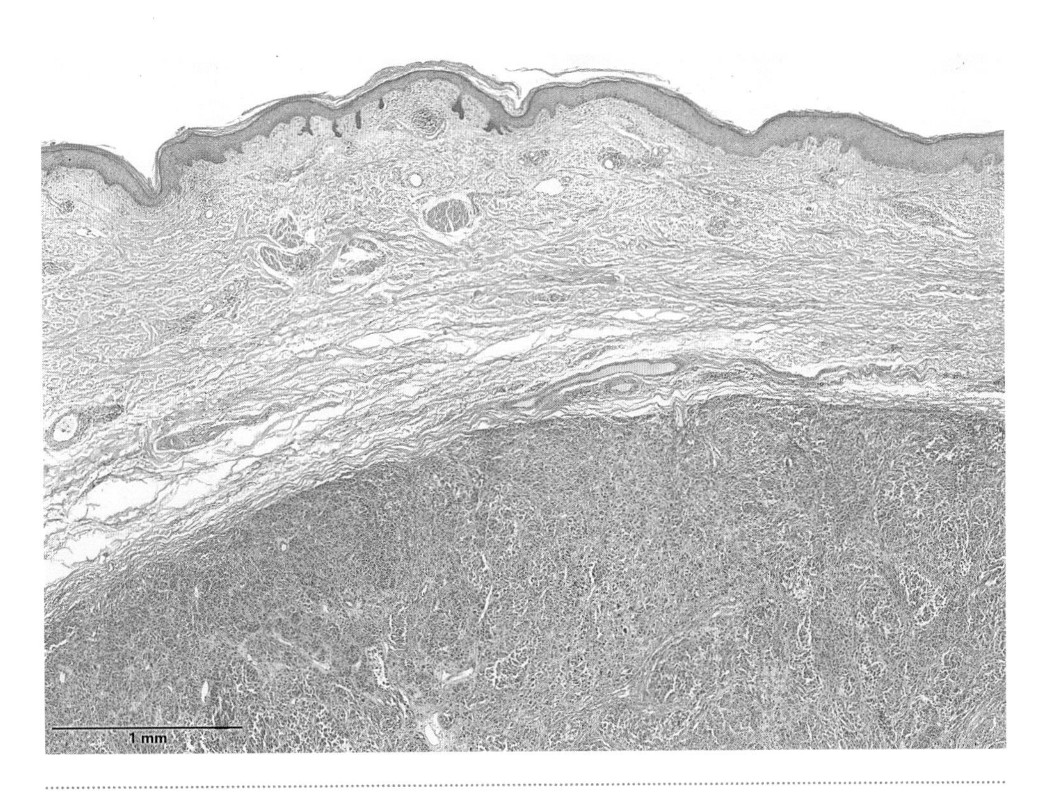

转移性黑色素瘤：肿瘤位于真皮内

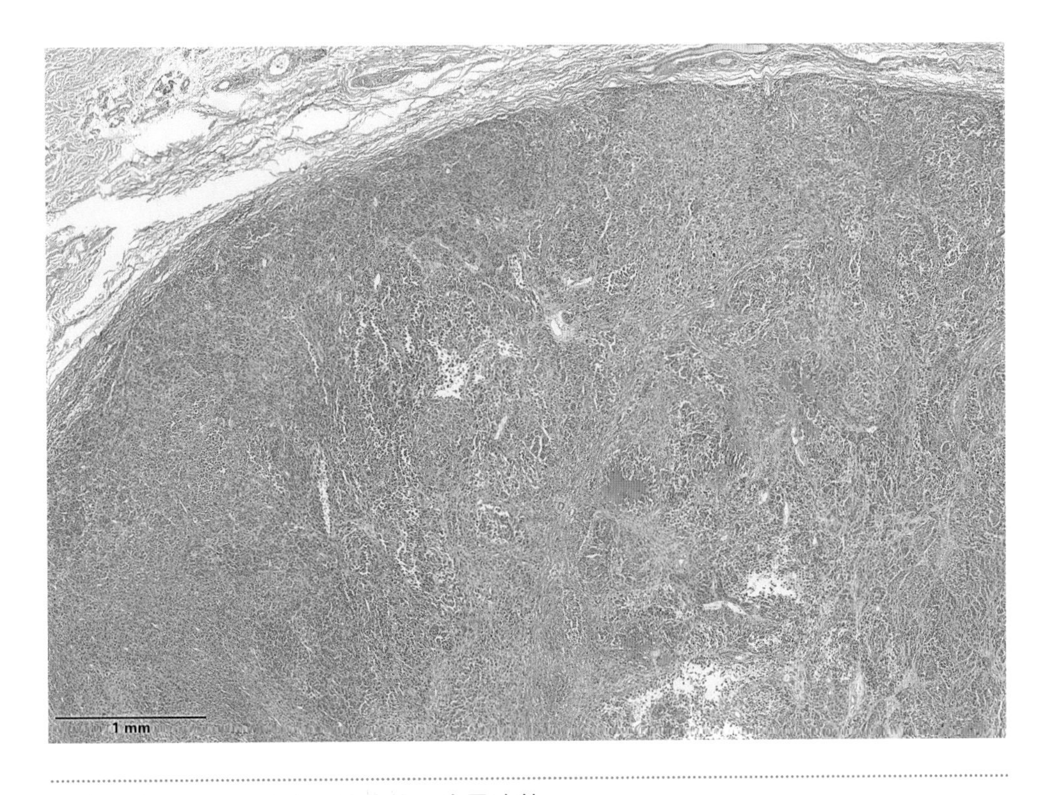

转移性黑色素瘤：肿瘤呈结节状，边界清楚

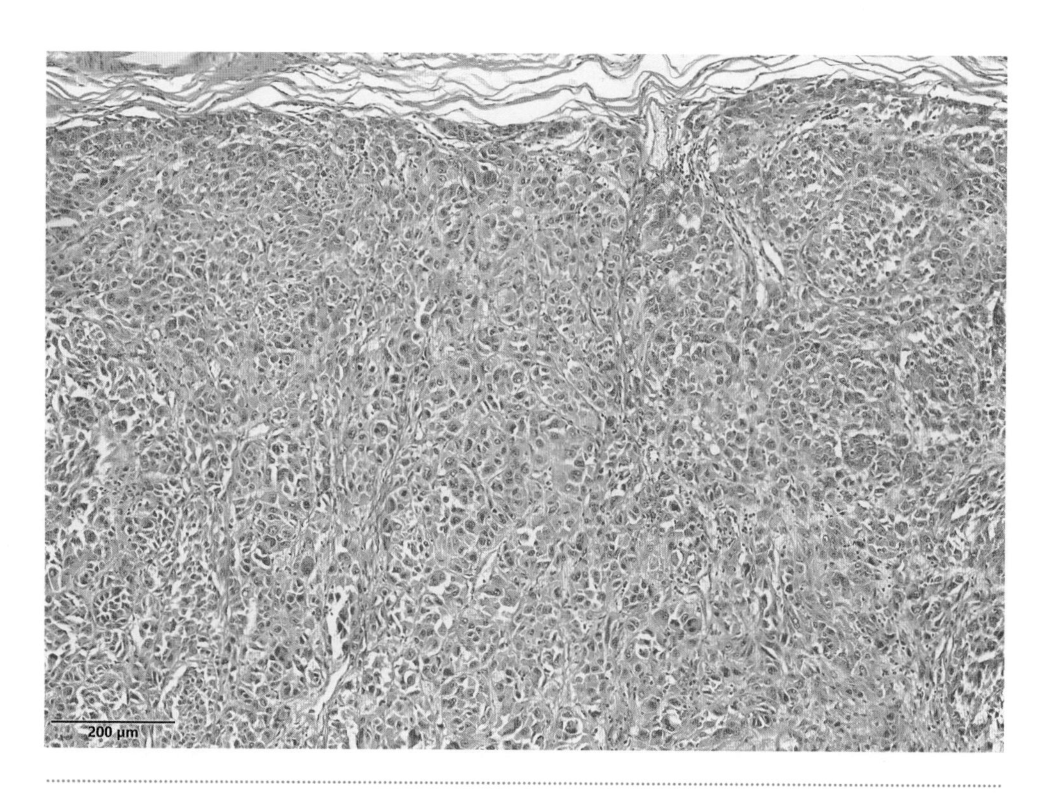

转移性黑色素瘤：为上皮样细胞及梭形细胞

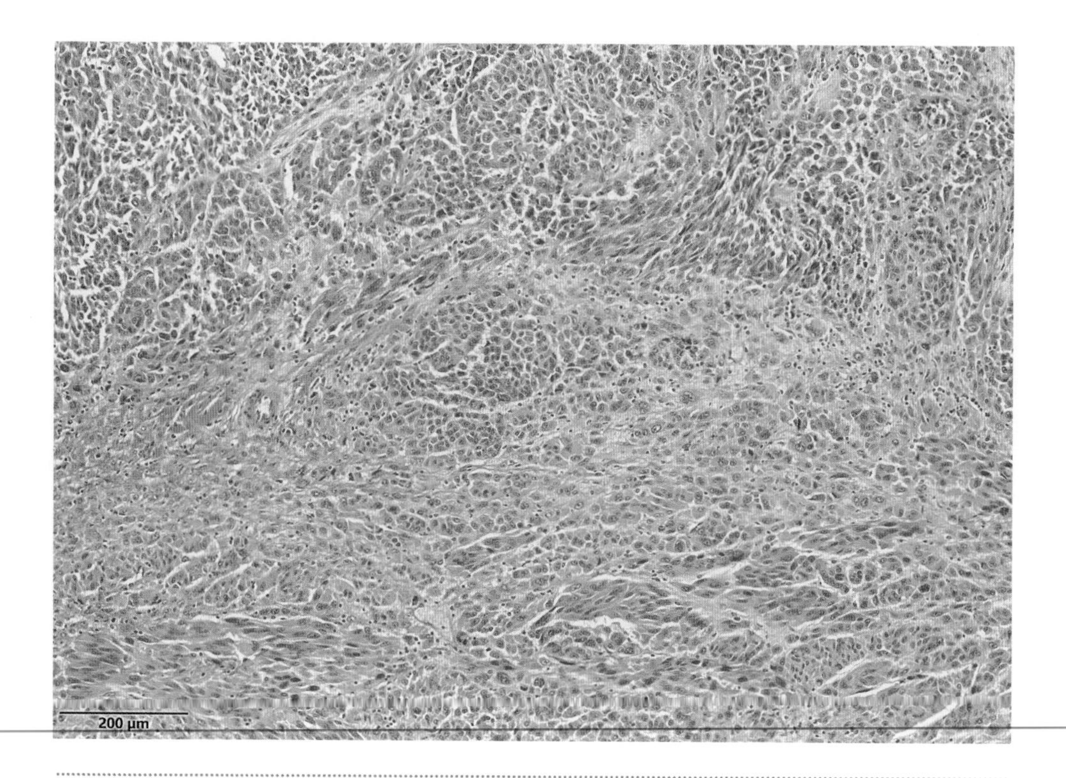

转移性黑色素瘤：为上皮样细胞及梭形细胞

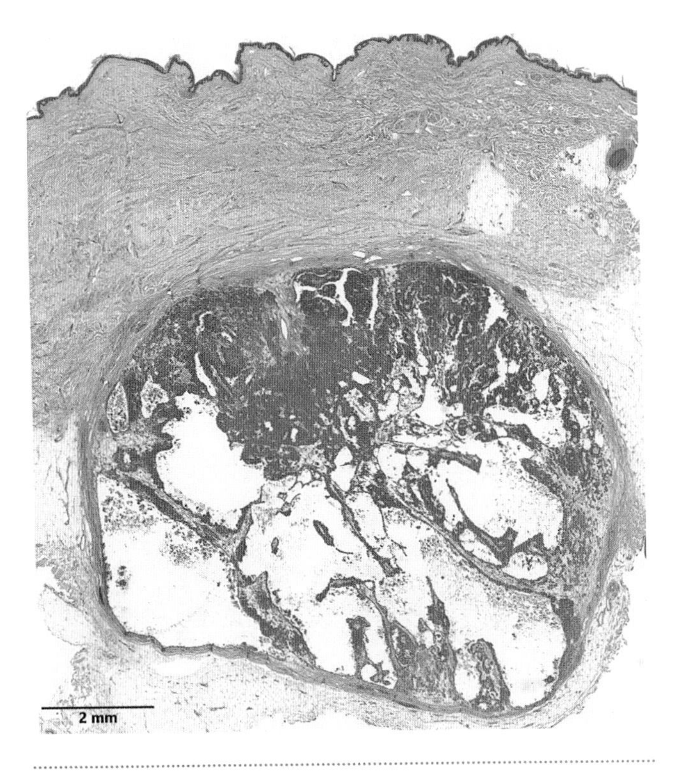

转移性黑色素瘤：肿瘤位于真皮及脂肪层

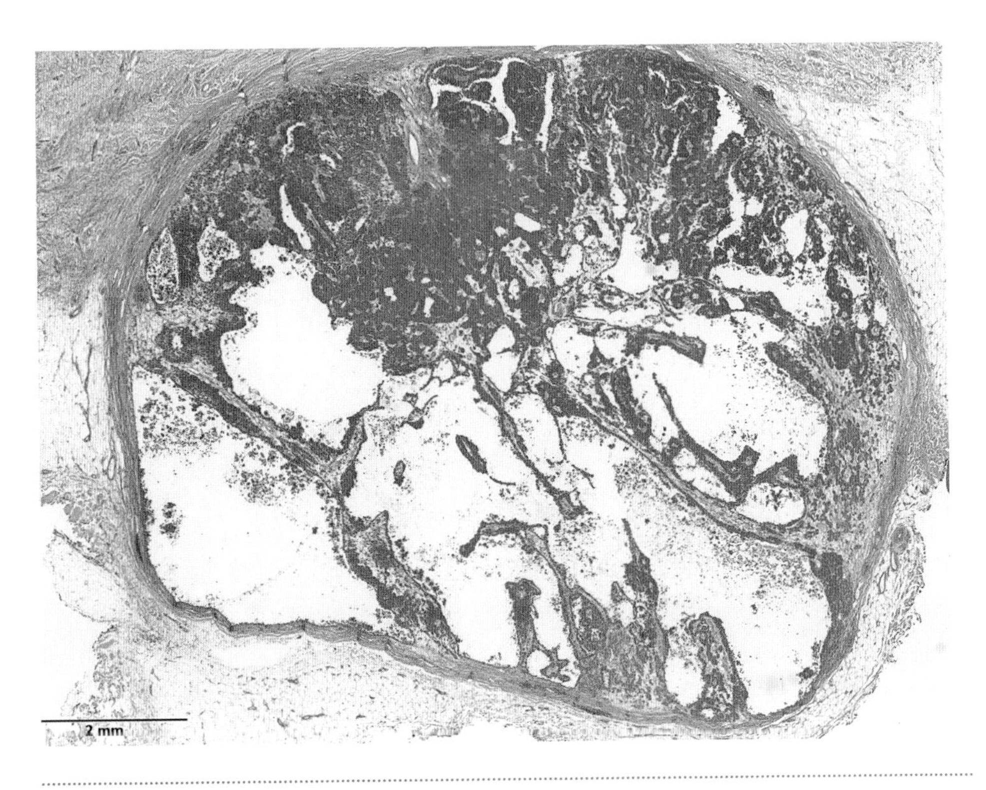

转移性黑色素瘤：肿瘤边界清楚，肿瘤内可见较多腔隙

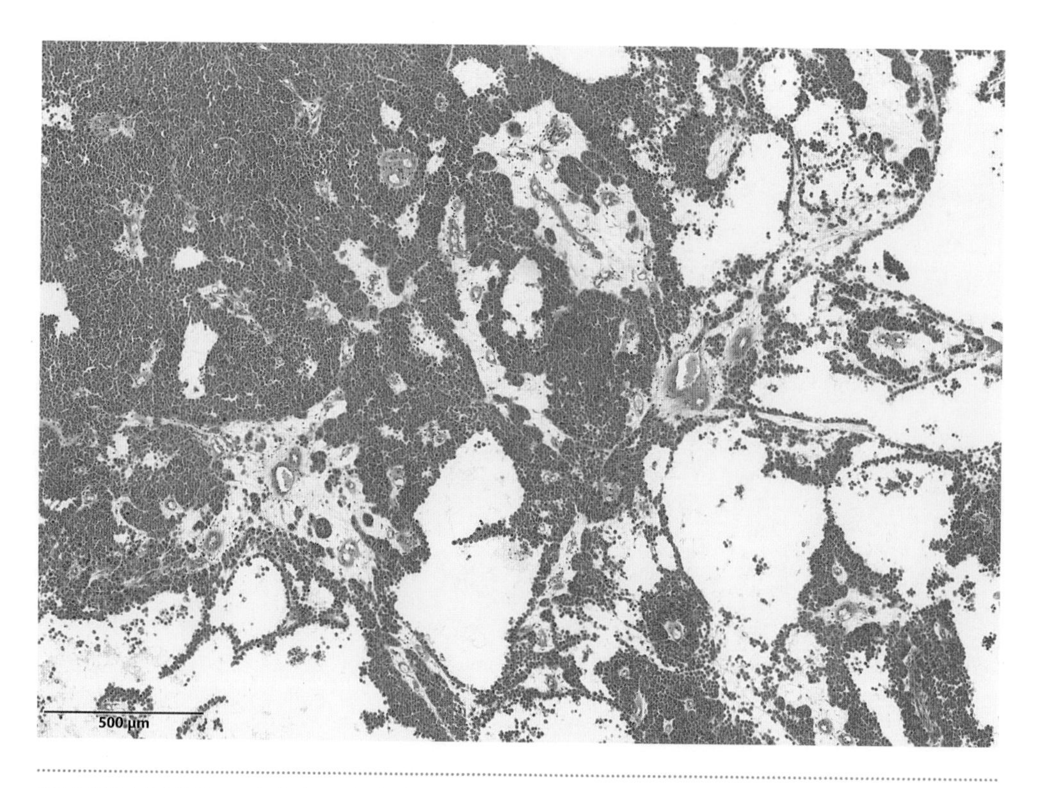

转移性黑色素瘤：肿瘤内有多发囊腔

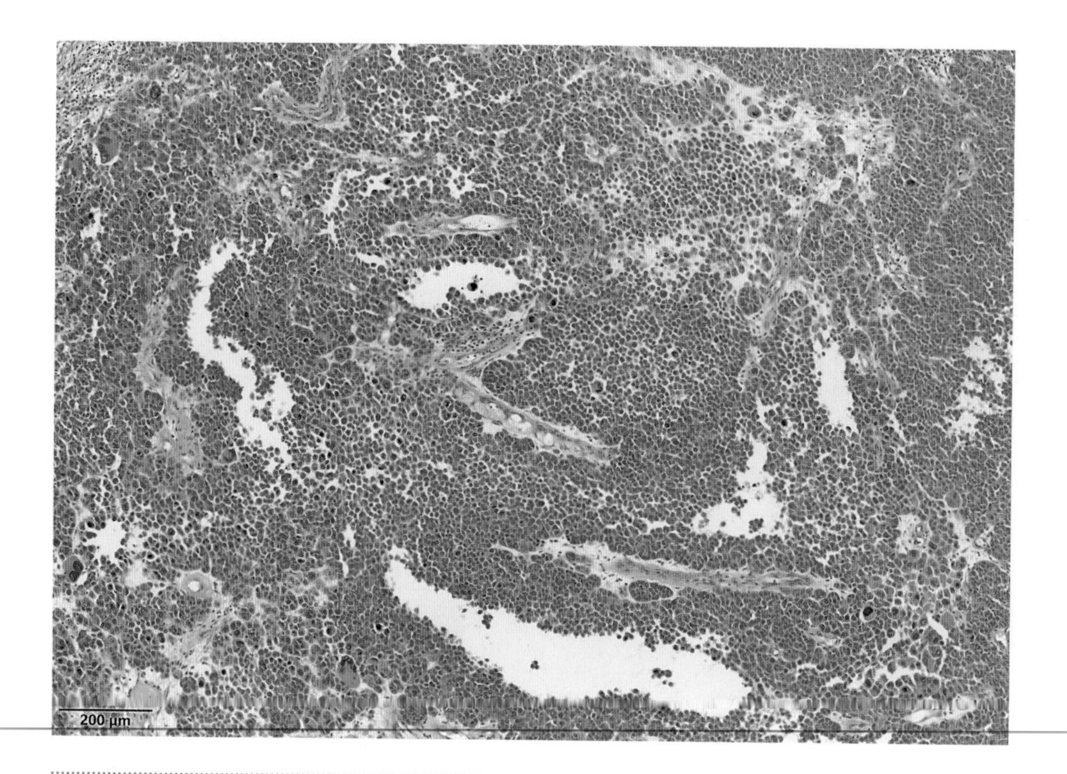

转移性黑色素瘤：主要为上皮样细胞

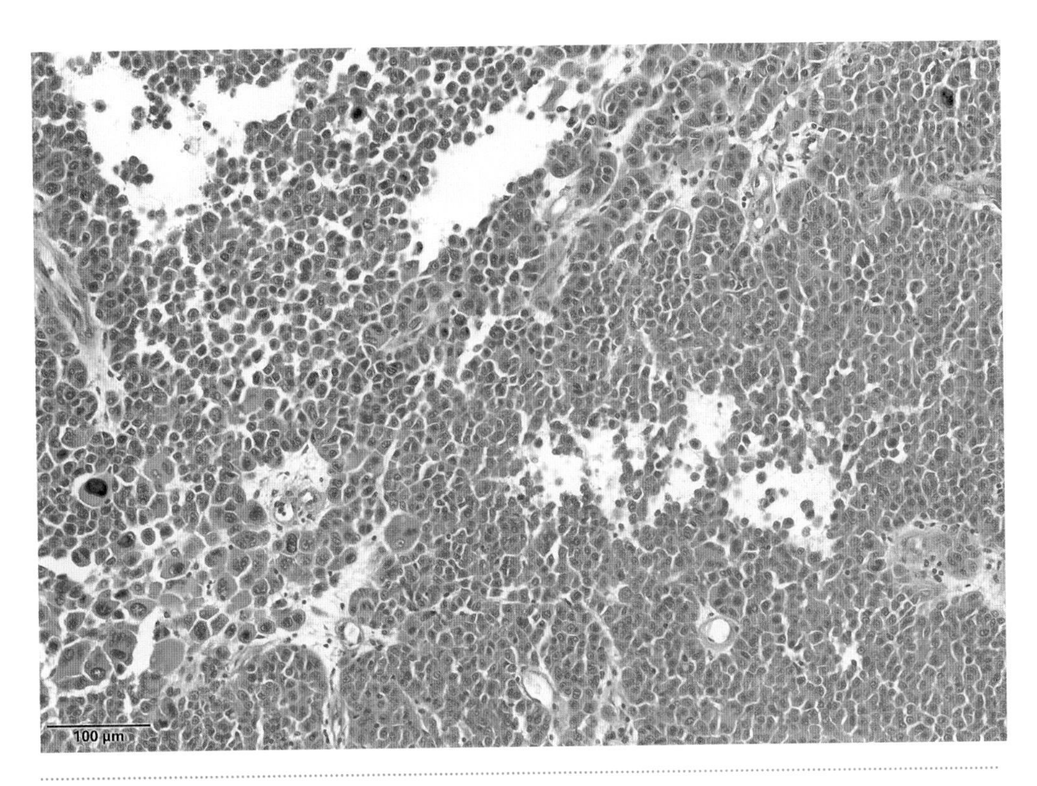

转移性黑色素瘤：主要为上皮样细胞，异型性明显

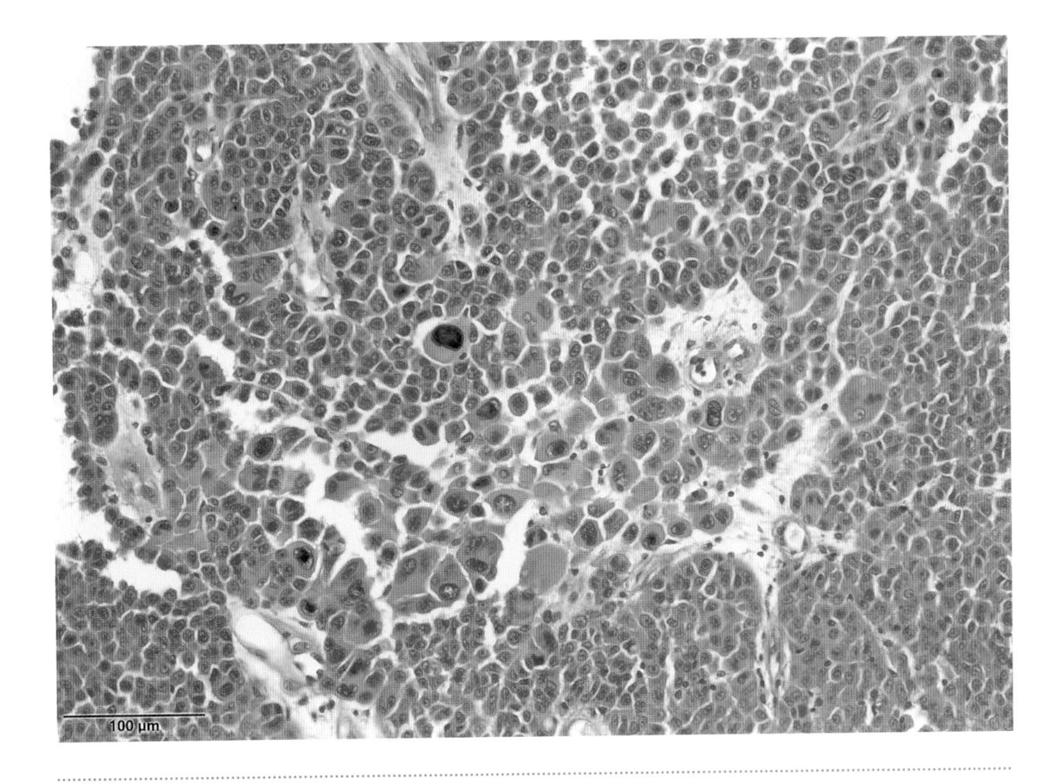

转移性黑色素瘤：细胞异型性明显

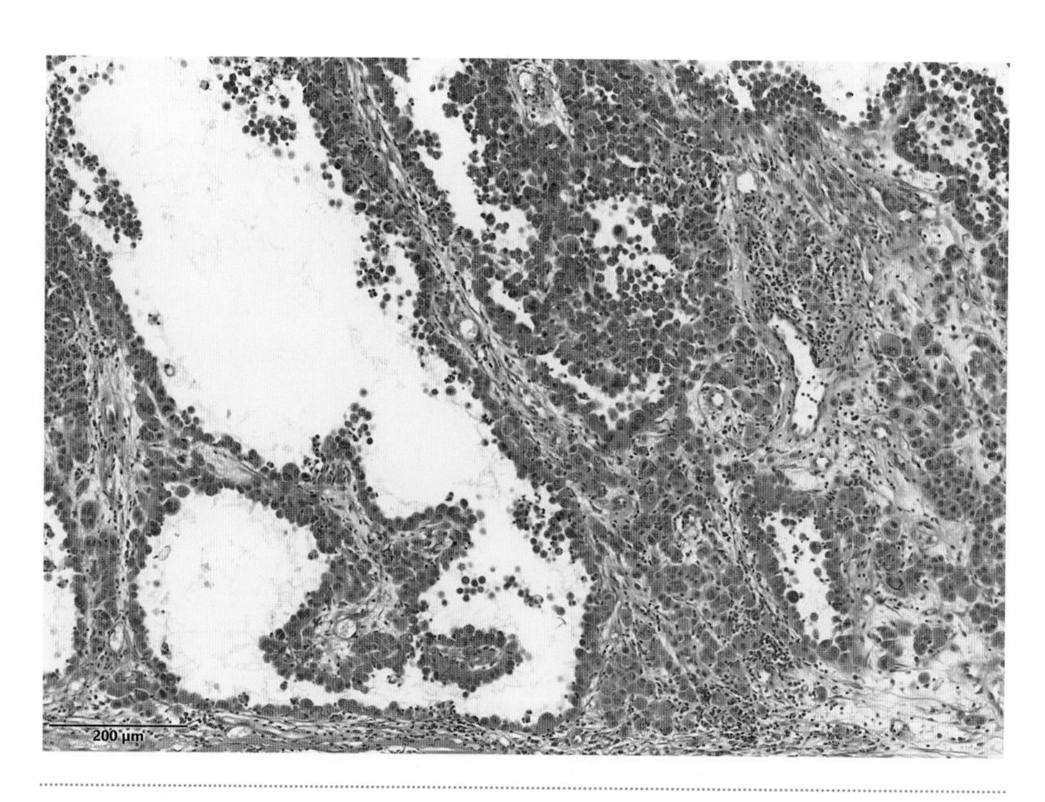

转移性黑色素瘤：可见假血管腔及肿瘤细胞松解现象

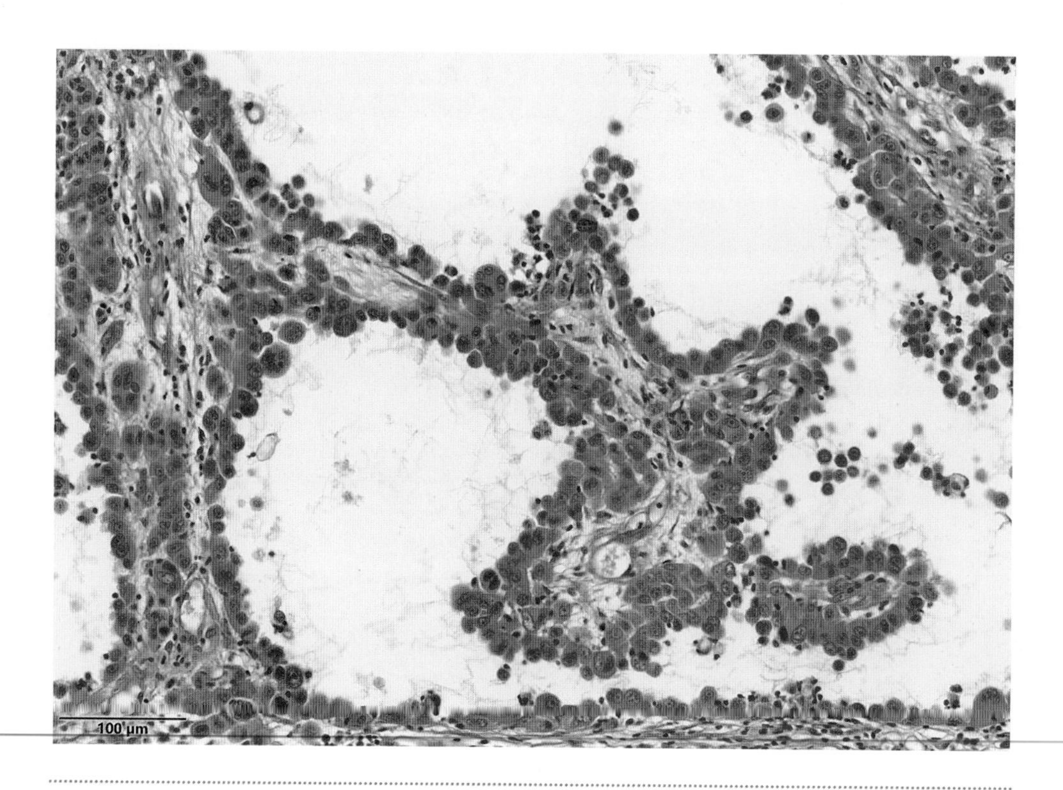

转移性黑色素瘤：可见假血管腔及肿瘤细胞松解现象

52. 基底样黑素细胞肿瘤
Basomelanocytic tumour

- 是一种罕见复合双相肿瘤
- 多位于真皮浅层
- 可与表皮相连
- 肿瘤内有基底细胞癌，同时又有黑色素瘤
- 表皮内可有黑色素瘤表现

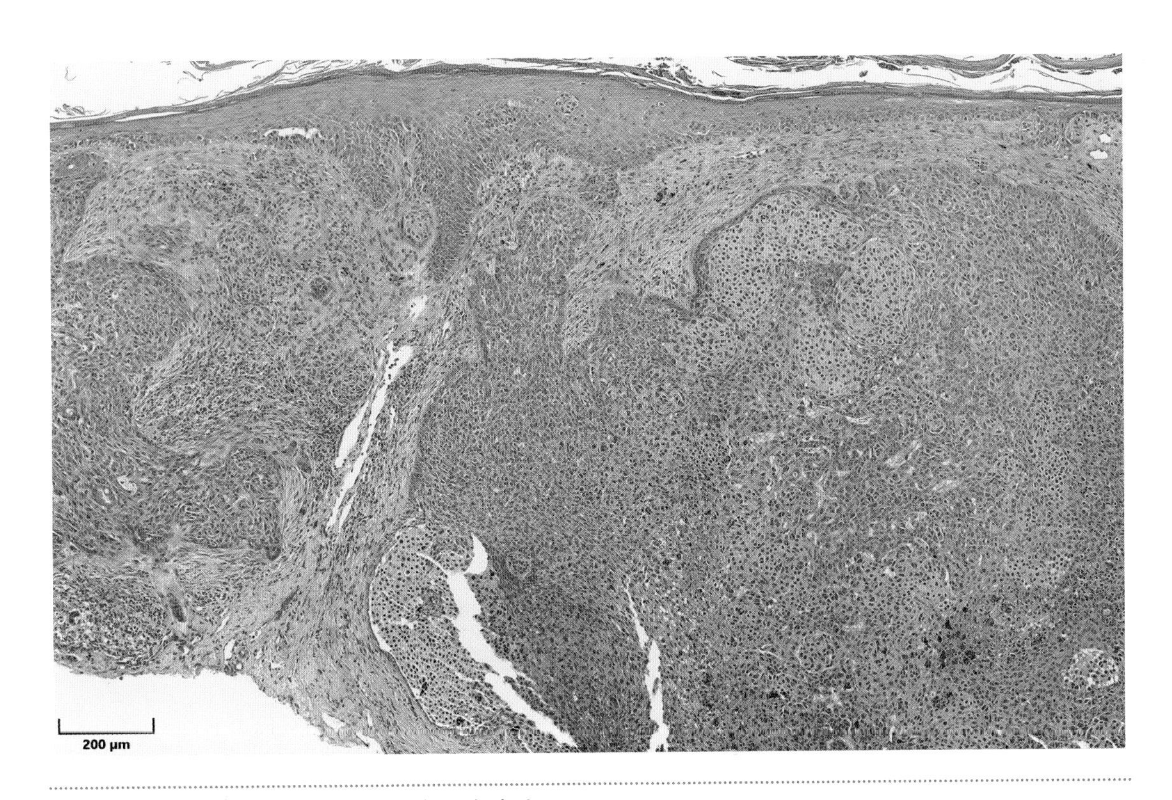

基底样黑素细胞肿瘤：肿瘤主要位于真皮内

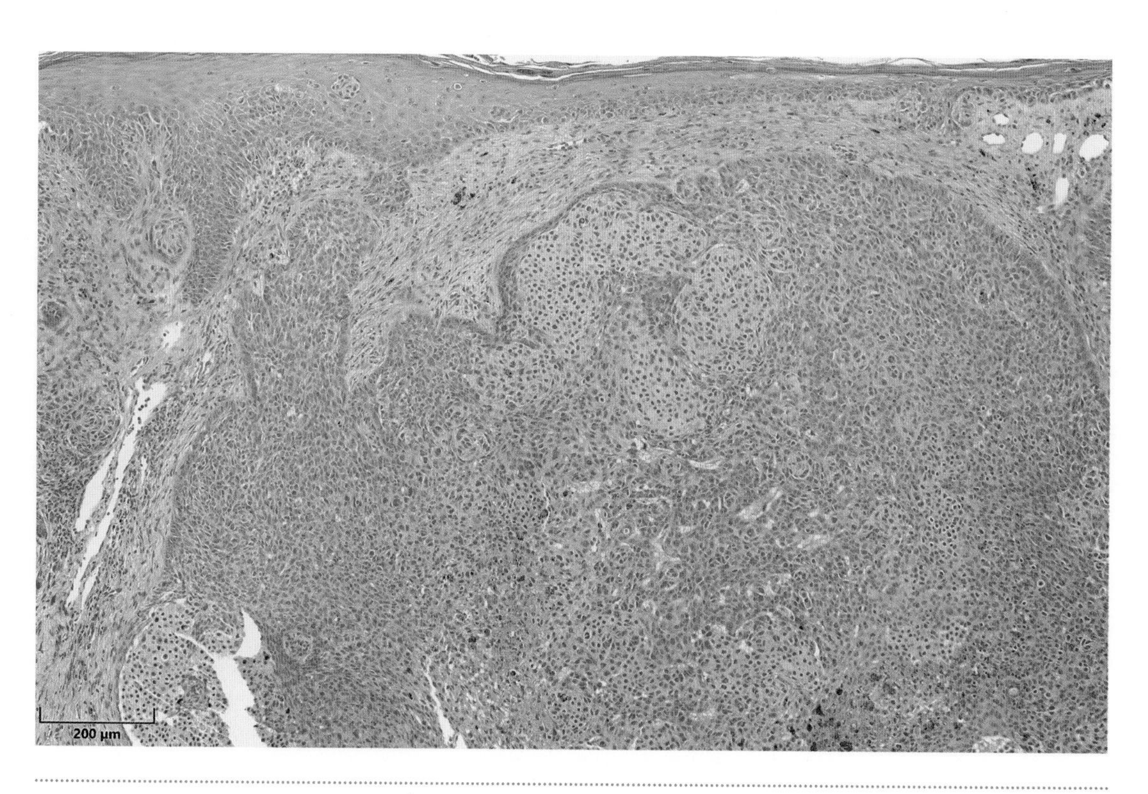

基底样黑色素细胞肿瘤：基底细胞癌肿瘤内可见黑色素瘤肿瘤团块

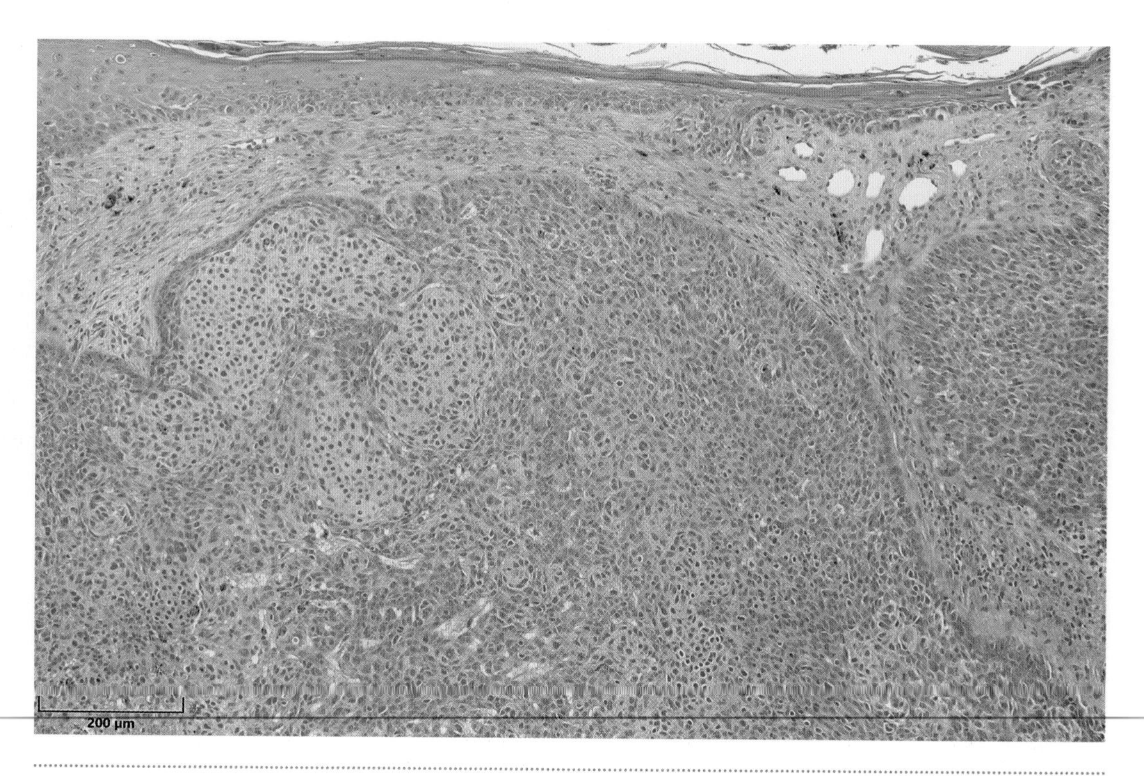

基底样黑色素细胞肿瘤：表皮内可见黑色素瘤细胞巢，真皮基底细胞癌内可见黑色素瘤团块

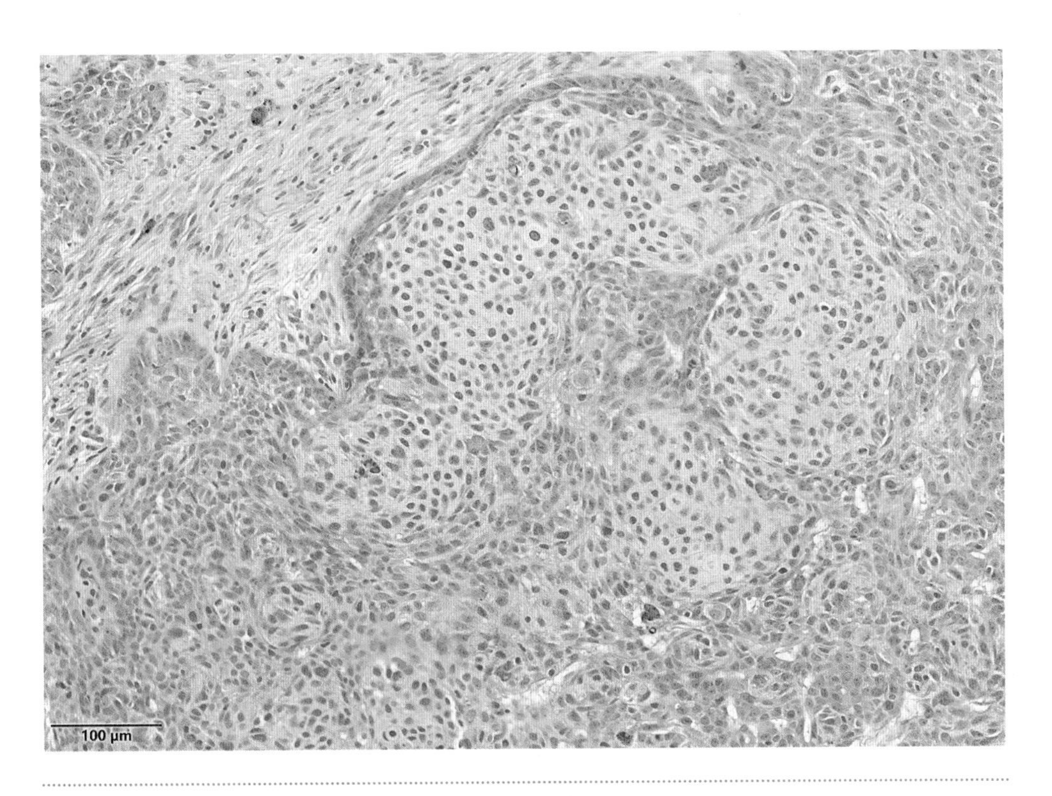

基底样黑色素细胞肿瘤：基底细胞癌内黑色素瘤团块

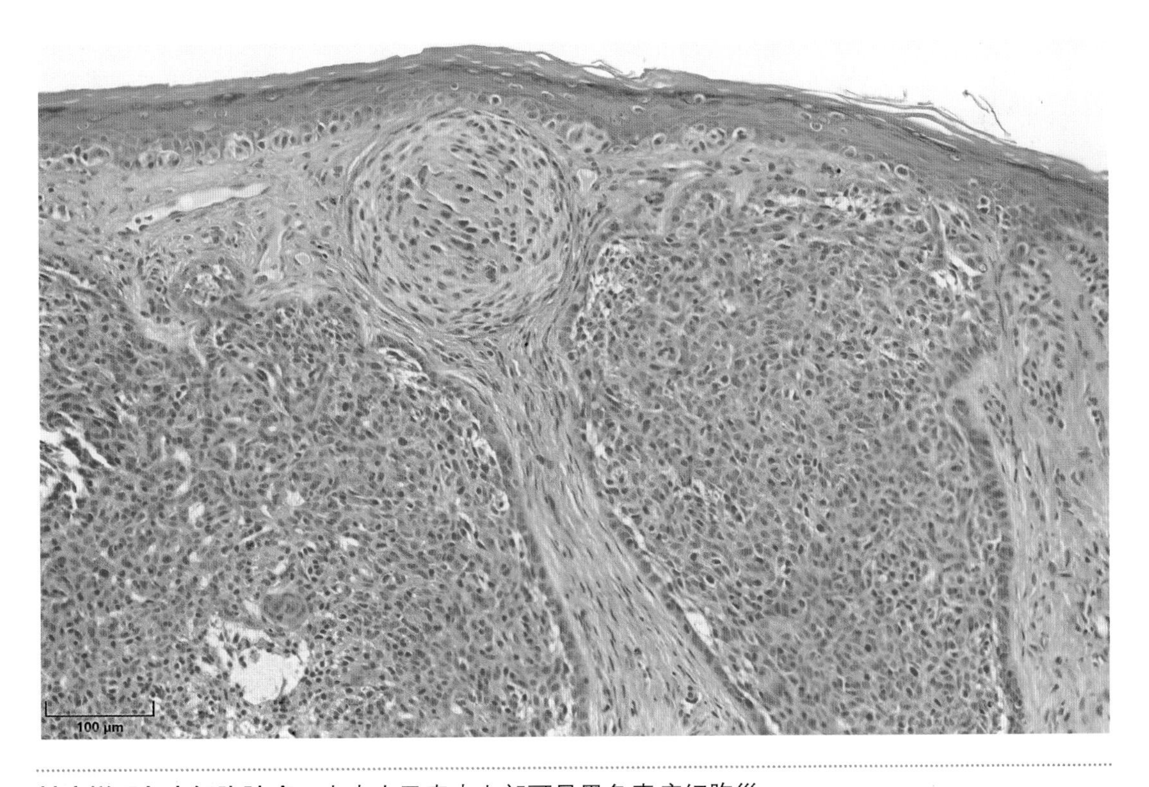

基底样黑色素细胞肿瘤：表皮内及真皮上部可见黑色素瘤细胞巢

Postscript
后　记

2020 年初春这段特殊时光，与八岁的女儿嘉贺（珠珠）朝夕相处，其乐融融。

每每我坐在书房电脑前，嘉贺便走过来，依偎在我身边，陪伴我一起整理病理图片。有时女儿还会为我奉上一杯热茶，令我倍感幸福。

经过数次观摩，嘉贺便开始用 photoshop 软件帮我处理病理图片。望着自己的劳动成果，女儿经常高高跳起，欣喜若狂。

感谢嘉贺的付出。谨以此记为念。

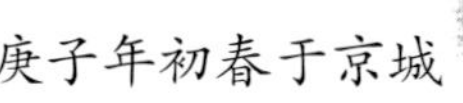

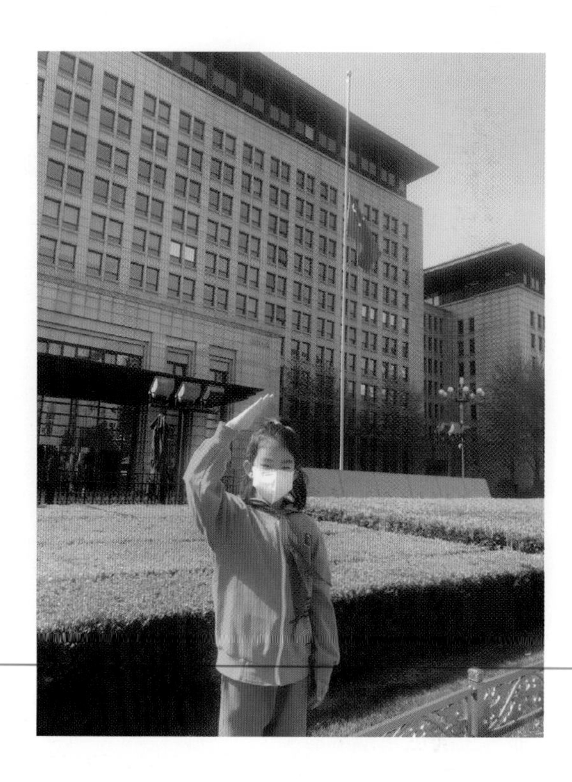